医药卫生高等院校创新教材

供口腔医学、口腔医学技术、口腔修复工艺等专业使用

口腔内科学

（第 3 版）

主　编　王左敏　邓嘉胤
副主编　周　璱　徐流亮
编　者　（以姓氏汉语拼音为序）
　　　　邓嘉胤　天津医科大学口腔医院
　　　　韩灿灿　唐山职业技术学院
　　　　韩亚琨　吉林医药学院附属医院
　　　　金建秋　北京医院
　　　　刘颖萍　山西省儿童医院
　　　　隋　红　黑龙江护理高等专科学校
　　　　万　敏　遵义医药高等专科学校附属医院
　　　　王家霞　山东医学高等专科学校
　　　　王左敏　首都医科大学附属北京朝阳医院
　　　　吴陈炫　天津医科大学口腔医院
　　　　徐流亮　开封大学医学部
　　　　张　正　天津市口腔医院
　　　　周　璱　首都医科大学附属北京朝阳医院

科学出版社

北　京

内 容 简 介

本教材是医药卫生高等院校创新教材之一。主要内容包括口腔内科学导论，口腔检查及病历书写，牙体牙髓病、儿童和老年口腔疾病、牙周病、口腔黏膜病的发病因素、病理、临床表现、诊断及鉴别诊断、治疗及预防等内容，以及相关的实训指导。本教材在编写上着重体现先进性、科学性和适教性。在章首引入临床案例，章末附自测题（题型同口腔助理医师考试），力求与临床实践接轨，深入浅出地阐述了口腔内科学的基础知识和基本技能。教材中配有大量图片，便于学生理解。

本教材供口腔医学、口腔医学技术、口腔修复工艺等专业学习使用。

图书在版编目（CIP）数据

口腔内科学 / 王左敏，邓嘉胤主编 . —3 版 . —北京：科学出版社，2022.12

医药卫生高等院校创新教材

ISBN 978-7-03-073778-6

Ⅰ . ①口… Ⅱ . ①王… ②邓… Ⅲ . ①口腔科学—内科学—医学院校—教材 Ⅳ . ① R781

中国版本图书馆 CIP 数据核字（2022）第 220085 号

责任编辑：丁海燕 / 责任校对：杨 赛
责任印制：霍 兵 / 封面设计：涿州锦晖

科学出版社 出版

北京东黄城根北街16号

邮政编码：100717

http://www.sciencep.com

北京汇瑞嘉合文化发展有限公司印刷

科学出版社发行 各地新华书店经销

*

2005年8月第 一 版 开本：850×1168 1/16
2022年12月第 三 版 印张：17 1/2
2024年6月第十七次印刷 字数：529 000

定价：99.80元

（如有印装质量问题，我社负责调换）

前言

Preface

　　为贯彻落实《教育部关于进一步推进职业教育信息化发展的指导意见》以及国务院《国家职业教育改革实施方案》，提升职业教育信息化基础能力，推动优质数字化教育资源共建共享，深化教育教学模式，由科学出版社组织编写《口腔内科学》（第3版）教材。本次教材的编写紧紧围绕学生工作岗位能力的需求，坚持先进性、科学性和适教性，对上一版教材的内容结构及章节顺序进行调整，便于老师教授和学生学习。同时，本教材突出互联网＋职业教育的融合，开发配套的教材数字化资源，打破了传统学习方式受时间和空间限制的缺陷。

　　本教材以中高职口腔医学专业学生为主要读者对象，结合临床需要和口腔助理医师考核大纲，对第2版教材内容进行了重新整合，增加了实训指导等内容。在章首引入临床案例，紧密联系实际，增加学生的学习兴趣；章中插入大量图片，增强学生学习时的直观感受。教材中还设计了医者仁心模块，把立德树人作为中心环节，贯穿于教育教学的全过程。

　　本教材编者均为教学一线的骨干教师，在此，感谢参与教材编写的所有工作人员。由于水平有限，教材中可能有疏漏之处，恳请各位读者在使用过程中提出宝贵意见，以便日后修正，以求再版时改进和完善。

王左敏　邓嘉胤

2022 年 3 月

配 套 资 源

欢迎登录"中科云教育"平台，**免费**数字化课程等你来！

"中科云教育"平台数字化课程登录路径

电脑端

▶ 第一步：打开网址 http://www.coursegate.cn/short/DL15C.action

▶ 第二步：注册、登录

▶ 第三步：点击上方导航栏"课程"，在右侧搜索栏搜索对应课程，开始学习

手机端

▶ 第一步：打开微信"扫一扫"，扫描下方二维码

中科云教育

▶ 第二步：注册、登录

▶ 第三步：用微信扫描上方二维码，进入课程，开始学习

PPT 课件，请在数字化课程中各章节里下载！

目 录

Contents

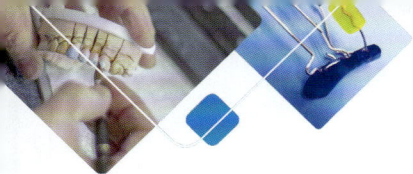

第1章 口腔内科学导论

一、口腔内科学概述

口腔内科学是口腔医学专业必修的重要临床学科，主要包括牙体牙髓病、牙周病、口腔黏膜病、儿童和老年口腔疾病的病因、病理、临床表现、诊断、治疗及预防等内容。口腔内科学的研究目的是维护牙齿及其周围支持组织和口腔黏膜组织的健康、保存其原有器官、恢复其原有功能，其研究对象涵盖了口腔最常见的两大疾病——龋病和牙周病，因此口腔内科学的学科进步对口腔健康乃至全身健康都意义重大。

口腔内科学与口腔其他学科关系密切。例如，口腔解剖生理学与口腔组织病理学是口腔基础学科，也是口腔内科学的知识基础；口腔内科治疗手段的进步很大程度上依靠治疗材料的发展，因此与口腔材料学联系紧密。口腔内科学与口腔其他临床学科治疗上多有交叉。例如，正畸治疗前需要口腔内科的治疗以控制菌斑、消除炎症；而正畸后理想的咬合关系与牙齿排列也有利于维护牙周组织的健康。口腔内科的根尖周手术和牙周手术等，需要遵循一些颌面外科的原则和方法，颌面外科手术前也需要先做必要的洁治术和牙体牙髓治疗，以消除感染隐患。口腔内科治疗后的患牙，需进行口腔修复学治疗进行保护，如全冠修复保护脆弱的牙体、修复夹板固定松动牙齿等。而口腔修复治疗前，常常也需要先对患牙进行口腔内科的治疗。此外，口腔健康作为全身健康的一部分，口腔内科学也与全身医学关系密切。口腔内的牙菌斑作为多种细菌的储存库，细菌的毒性产物和其释放的炎性介质可向全身播散。因而口腔炎症与糖尿病、心血管疾病、呼吸系统疾病等多种全身性疾病密切相关。

二、口腔内科学发展简史

从古代开始，在漫长的人类文明发展中，涌现出很多关于口腔内科疾病的文献记载。如我国殷墟甲骨文中，就有"贞，疾口，御于妣甲"占卜口腔黏膜病的卜辞。《黄帝内经》中有"女子七岁，肾气盛，齿更发长。……丈夫八岁，肾气实，发长齿更"关于乳恒齿替换时间的描述，"少阴终者，面黑齿长而垢"关于牙周病的描述，还有"火气内发，上为口糜呕逆"关于口腔黏膜病与系统病关系的描述等。汉墓帛书《五十二病方》中有龋齿充填方面的描述，东汉张仲景所书《金匮要略》中有关于砷剂治疗小儿牙痛的记载，三国时代嵇康所著的《养生论》中，有"齿晋而黄""薰之使黄而无使坚"的描述，说明氟牙症的发生与地域有关，颜色和质地也有改变。敦煌壁画中《揩齿图》和《漱口图》、辽代文物植毛牙刷等都反映了我国早期的口腔卫生措施。一些文明古国如埃及、印度、希腊等也在公元前3世纪到公元前6世纪有关于龋齿的记载。

但是直到近代，才有关于口腔内科学系统理论的建立。16世纪，荷兰人列文虎克首先在镜下看到口腔中的细菌。18世纪法国医师皮埃尔·福歇尔（Pierre Fauchard）将牙科学的知识加以系统化，并提出了分科的概念。1889年美国牙医米勒（Miller）提出了龋病的化学细菌病因学说，并提出牙周病是由非特异的口腔菌群混合感染所致。这些贡献对于口腔内科学乃至整个口腔医学的发展起到了极大的推动作用。口腔内科学的治疗技术在19世纪也得到了系统的发展，如银汞合金充填材料开始在欧美普及使用，出现了拔髓针、光滑髓针及扩大针，根管冲洗、消毒药物及牙胶尖在根管治疗中开始应用。到19世纪末期也开始出现了牙龈切除术、翻瓣术等牙周手术方法。

20世纪以后，随着现代科学技术的不断发展，口腔内科学也迅猛发展。超声治疗仪、激光治疗机、口腔内镜、口腔显微镜等新设备的应用，复合树脂、引导性屏障膜、植骨材料、牙髓再生材料等新材料的更新，根管治疗从冷牙胶侧压充填到热牙胶垂直加压充填、牙周手术从清创切除到牙周软硬组织增量等技术的进步，都使口腔内科治疗的目标和治疗的成功率得到了极大地提高。

三、口腔内科学发展趋势

口腔内科学的发展是相关知识和观点持续变化与更新的过程，近年来，基础理论研究和新兴技术的巨大进步极大地提升了人们对口腔内科疾病的认知和防治水平。随着科技发展和社会进步，口腔内科学正在由传统的干预性、侵入性治疗向积极预防、全面诊断和个性化治疗的医学模式转变。同时，新设备、新材料的陆续问世，也带来了口腔内科疾病诊疗手段和方法的不断革新。一些新兴领域，如口腔再生医学、口腔组织3D打印、基于干细胞的组织再生以及免疫疗法等都在蓬勃发展。干细胞技术广泛应用于医学领域，其与生物活性支架和纳米结构材料的结合在口腔再生医学中发挥着日益重要的作用。新的牙髓治疗方法正在兴起，对年轻恒牙的牙髓血管再生治疗应用逐渐增多。学者们在牙髓再生领域做出了巨大的努力，采用生物材料联合抗菌和抗炎分子进行生理性牙髓组织的再生将成为可能。此外，各种支架、生长因子（如血小板生长因子、骨形态发生蛋白质等）和牙本质基质分子的应用对于改善牙髓和牙周组织的生物学功能产生了重要影响。最近，微流控技术也首次用于分析牙齿组织和牙间充质干细胞中的神经支配作用，了解牙齿与其他器官的相互联系，研究它们对各种牙齿疾病的反应，这些便于我们精细控制和了解口腔环境，在预防口腔疾病领域发挥重要作用。总之，21世纪的口腔内科学将与先进的前沿新兴学科结合更为紧密，致力于为患者提供更先进、精准、舒适、高效的口腔疾病诊疗理念和手段。

四、口腔内科学学习目的与方法

（一）口腔内科学学习目的

口腔内科学涵盖了牙体牙髓病、牙周病、口腔黏膜病以及儿童与老年口腔疾病等内容。口腔内科学中所介绍的基本知识不仅是口腔临床门诊工作中必备的，而且是口腔修复、正畸、种植等学科获得良好治疗效果的基石。通过本课程的学习，学生不仅要熟练掌握口腔内科学相关基本理论知识，还应具备规范的临床操作技能。具体来说至少应获得以下三方面的能力：①能运用所学基本知识和临床技能对口腔内科的患者进行病史采集和一般检查。②能对口腔内科的常见病做出初步诊断和选择正确、合理的治疗计划，且能规范操作。③能对患者进行口腔卫生宣教和提出预防保健措施。

（二）口腔内科学学习方法

口腔内科学的学习内容主要包括基础理论学习、实训操作和临床实习三个部分。基础理论学习应以教材为本，结合相应的病例真实图片，掌握口腔内科学相关理论知识，为后续的临床操作打下扎实的理论基础。实训操作是使用仿头模型等模拟口腔环境开展的临床前操作，本部分的学习应在带教老师的指导下进行严格的操作练习。实训操作既能巩固理论知识，又可为临床实习部分作好铺垫与衔接。临床实习部分的学习需在带教老师的指导下进行从易到难的临床病例接诊，进行相应的临床操作，熟练掌握口腔内科常见病的诊疗方法，规范病例书写，学以致用。同时，在学习本课程的过程中，学生还应树立以患者为中心的思想，关心、爱护和尊重患者；培养良好的人际沟通能力；培养认真、务实、严谨的工作作风。学生只有同时具备良好的学习态度，并掌握专业知识和技能，才能为将来独立开展临床工作打下坚实的基础。

医者仁心

国之大医：张震康教授

张震康教授是我国研究颞下颌关节紊乱病和正颌外科的主要开拓者。他是第一个获得原卫生部科技进步奖一等奖和国家科技进步奖三等奖的口腔医师，并获原北京医科大学首届名医奖。他珍惜人才，认为"作为院长，如果没有发现人才、没有给年轻俊才创造平台，都是自己的失职"。他拓荒口腔预防事业，惠及大众口腔健康：他是中国牙病防治指导组创建人之一，"全国爱牙日"倡议人之一。他克服了重重困难，使中华口腔医学会成为国家一级学会，并任首届会长。他生病住院期间，仍不忘指导世界牙科联盟（FDI）年会的筹备工作。2006年，被誉为"国际牙科奥林匹克年会"的FDI盛会在中国首次举办，此次举办提升了中国口腔医学在国际上的地位。张震康教授为我国当代口腔医学的发展做出了卓越的贡献。

（邓嘉胤　王左敏）

第2章
口腔检查及病历书写

全面的病史采集及客观的口腔检查是医师进行诊断和治疗的基础。医师须对检查结果进行综合分析，做出准确诊断。在患者知情同意的基础上，选取最优治疗方案，以获得最佳临床疗效，整个过程应保证科学客观。

第1节 临床检查前准备

一、环境和医师准备

检查前对诊室及椅旁区域进行整理消毒，预防交叉感染。医师洗手、消毒，戴帽子、口罩、手套，调节椅位。检查时，医师位于患者头部右侧8点钟至12点钟位置，在检查时依需要调整体位。对于存在心脑血管风险的患者，应准备相应救治措施或在专科医师陪同下接诊。

二、器械准备

检查所用器械应经消毒灭菌或使用一次性器械，常用的检查器械如下。

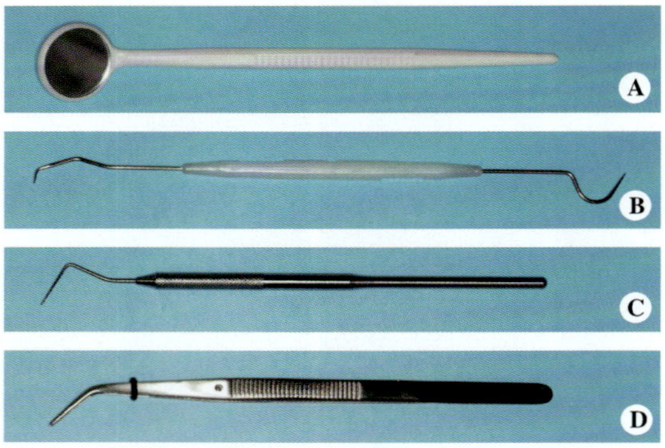

图2-1　常用口腔检查器械

A. 口镜；B. 尖探针；C. 牙周探针；D. 弯头镊

（一）口镜

口镜由手柄及玻璃镜片组成（图2-1A）。检查时左手执口镜，用于牵拉唇颊黏膜或推压舌体，或反射光线，使检查视野清晰。金属口镜手柄的平头末端可用于叩诊检查。

（二）探针

1. **尖探针**　尖探针的工作端呈尖锐状（图2-1B），可用于检查龋齿、牙石或寻找根管口。

2. **牙周探针**　牙周探针的末端较为圆钝（图2-1C），可避免在探诊时损伤牙周组织。其工作端的刻度标记可提示医师探诊深度。

（三）镊子

口腔镊子为反角式（图2-1D），尖端密合。用于夹持器械、取出异物，也可用于检测患牙、牙碎片、充填体或修复体的松动度。

第2节 临床检查

一、一般检查

一般检查由问诊、视诊、探诊、叩诊、触诊、咬诊、松动度检查、嗅诊等部分组成。检查时应首先检查主诉区域，随后按一定顺序检查其他区域，以免遗漏。

（一）问诊

医师通过问诊了解疾病的发生发展过程和治疗经历，了解患者局部症状、全身状况及其他与疾病相关的信息。问诊内容涵盖主诉、现病史、既往史、全身病史及家族史。

1. **主诉** 指患者前来就诊的主要诉求，反映疾病的症状、部位及持续时间。

2. **现病史** 包括口腔疾病发生发展的全过程。现病史的采集应该围绕患者主诉进行，医师应就主诉的症状、发生部位、发作时间、性质、刺激因素、用药情况及治疗史等方面进行询问。

3. **既往史** 包括与主诉相关的疾病史及治疗史。

4. **全身病史** 影响治疗方案并提示治疗风险。口腔医师应着重了解以下方面。

（1）传染病史 了解是否有艾滋病、肝炎、结核病等传染病史。

（2）系统病史 了解血压血糖水平、心脑血管状态，是否存在肿瘤、肝硬化等慢性消耗性疾病，是否存在免疫系统异常等，以便有针对性地拟定预防措施。

（3）过敏史及用药史 了解患者过敏史及用药史，治疗时注意避免引发过敏或药物交叉反应。

5. **家族史** 部分口腔疾病有遗传倾向，问诊时需采集家族史。

（二）视诊

口腔视诊涵盖颌面部、牙和牙列、牙周支持组织以及口腔黏膜状况等内容。

1. **颌面部** 颌面部视诊应观察颌面部的基本解剖情况，记录患者是否存在发育异常或解剖结构缺失，是否存在炎症、外伤或肿瘤等病理状态。

2. **牙和牙列** 牙和牙列视诊应观察牙齿的数目、形态、颜色、结构及萌出情况，记录是否存在龋齿或牙排列异常，记录是否存在充填体及修复体等。

3. **牙周支持组织** 牙周支持组织视诊应观察牙龈的颜色、形态以及质地的变化情况，有无出血或溢脓，记录相应指标。

4. **口腔黏膜** 口腔黏膜视诊应观察其色泽、质地、完整性，是否存在变色、溃疡、糜烂等异常状态，记录病损的位置、形态、范围等信息。

（三）探诊

口腔探诊检查牙体硬组织、牙周支持组织的形态及完整性，牙周袋及窦道的部位、范围及感觉。探诊时记录病变状态及探诊反应，如敏感、出血、溢脓等。

1. **龋齿** 龋齿探诊检查龋损的位置、范围、质地、深度，是否存在敏感处或穿髓点。对已充填牙面需检查边缘是否密合，有无继发龋及悬突。检查时应注意操作方法及力度，避免造成牙髓损伤。

2. **牙周组织** 牙周探诊检查牙周袋深度、附着水平，龈下牙石的量及分布，牙龈出血等。每牙取唇舌侧六个位点，采用提插式方法进行探诊，探诊力20～25g。全口牙周探诊时，应按象限顺序完成探诊，避免遗漏。

3. **窦道** 窦道探诊用于病灶定位。探诊时，应沿窦道方向缓慢进入，直至探及病源牙，切勿用力穿破窦道壁，以免造成创伤或误诊。

（四）叩诊

使用金属器械的平端（如口镜、充填器的柄）垂直或水平叩击牙冠可检查牙周及根尖周的健康情况。叩诊时先检查健康的邻牙或同名牙作为对照牙，再检查患牙。叩诊力量宜先轻后重，以叩诊正常牙不引起疼痛为适宜。观察并记录患牙的疼痛性质及程度，从而判断患牙牙周及根尖周组织的健康情况。

叩诊结果记录如下。

叩痛（－）：适宜力量叩诊，患牙反应同对照牙。

叩痛（±）：适宜力量叩诊，患牙感觉不适。

叩痛（＋）：重于适宜力量叩诊，患牙轻度疼痛。

叩痛（+++）：轻于适宜力量叩诊，患牙剧烈疼痛。

叩痛（++）：患牙叩诊反应介于叩痛（＋）和叩痛（+++）之间。

（五）触诊

触诊也称扪诊。医师通过手指触压病变部位了解病变性质、范围、症状等特征。触诊也用于检查颌面部肿物和淋巴结、颞下颌关节区、牙周及根尖周组织可疑病变区域。

1. 肿物和淋巴结　采用口内、口外联合扪诊，检查肿物的部位、大小、范围、质地及与周围组织的关系。淋巴结触诊应依次检查颌下、颏下、颈部，记录淋巴结的大小、硬度、数量、有无粘连等。

2. 颞下颌关节　触诊前应注意观察患者面部对称性、下颌骨发育情况等。检查关节动度，分析关节健康状况。

3. 牙周组织　用于𬌗创伤的检查。检查时，将示指横放于上颌牙唇颊面龈缘上方牙颈部，嘱患者进行咬合，对比可疑牙与邻牙或同名牙的动度差异，判断该牙是否存在𬌗创伤。

4. 根尖周组织　医师用示指触压健康牙或可疑患牙的根尖区，对比是否存在压痛、波动等异常表现，分析受试牙有无根尖周炎症或脓肿。

（六）咬诊

咬诊可用于检查受试牙是否存在牙周或根尖周炎症、创伤或咬合异常。常用的咬诊方法如下。

1. 空咬法　嘱患者紧咬牙做咀嚼运动，观察咬合时牙齿动度及牙龈颜色的变化。

2. 咬实物法　取棉纱布卷或橡皮片置于牙𬌗面，嘱患者咬合，对比正常牙确定受试牙是否存在敏感或疼痛。

3. 咬合纸法　取咬合纸置于受试区，嘱患者进行咬合运动，观察患者在正中𬌗或功能𬌗时牙面是否留有咬合印迹。医师可根据印迹确定𬌗干扰的部位。

4. 咬蜡片法　医师将多层蜡片折叠后烤软，嘱患者咬合，依据咬合区的蜡片厚度确定早接触点。

（七）牙齿松动度检查

使用镊子夹住或抵住受试牙，做唇（颊）舌（腭）向、近远中向或垂直向摇动，观察动度。

1. Ⅰ度松动　仅有唇（颊）舌（腭）向松动；或松动幅度小于1mm。

2. Ⅱ度松动　存在唇（颊）舌（腭）向松动，并伴有近远中向松动；或松动幅度在1～2mm。

3. Ⅲ度松动　唇（颊）舌（腭）向、近远中向及垂直向均有松动；或松动幅度大于2mm。

（八）嗅诊

在细菌感染或某些其他疾病时，患者口腔内可呈现不同的特异性气味。医师可据此推断病变的性质和程度。然而，嗅诊异常仅表示患者存在健康问题，应注意结合其他检查确定疾病类型及原发病灶。

二、特殊检查

当一般检查所获得的信息不能满足疾病诊断需要时，可借助仪器设备对患者进行特殊检查。

（一）牙髓活力测试

牙髓活力状况有助于判断龋病的进展程度及牙髓病的类型。医师可采用温度或电流刺激牙髓，根据受试牙的反应判断牙髓活力。

1. 温度测试

（1）冷测法　采用小冰棒或喷了制冷剂的小棉球刺激受试牙的颊舌侧中1/3处，观察患者是否存在不适或疼痛。

（2）热测法　将牙胶条加热后置于受试牙的颊舌侧中1/3处，观察患者是否存在不适或疼痛。

（3）注意事项　检查前确保患者可正常感知并描述症状。医师应避免在龋损处或修复体、充填体表面做温度检测，以免因热传递异常导致误诊。检查时，应先检测对照牙、健康同名牙，后检查可疑牙。冷测检查应从牙列后方开始逐渐向前。热测时，牙面应保持湿润，还应避免烫伤。

（4）结果　以对照牙为参考，受试牙温度测试结果可描述为正常、敏感、迟钝及无反应。

1）正常：受试牙与对照牙感觉相近。

2）敏感：受试牙痛感高于对照牙。可复性牙髓炎时，受试牙疼痛较轻且去除刺激后随之消失。急性牙髓炎时，受试牙疼痛快速而剧烈，且去除刺激后仍持续一段时间。慢性牙髓炎时，受试牙在刺激时或刺激去除后片刻出现疼痛，且持续一段时间。

3）迟钝：受试牙痛感低于对照牙，需提高刺激强度才有明显痛感。见于牙髓变性或晚期慢性牙髓炎。

4）无反应：受试牙对冷热刺激均无反应，见于牙髓坏死。

5）记录方式：牙髓温度测试结果为受试牙与健康牙的对照结果，在记录时应用文字表明受试牙不同的牙髓状态，不应以简单的（＋）或（－）表示。

2. 电活力测试
用于判定牙髓有无活力。检测时，应对受试牙进行隔湿干燥，并于牙面上放置适量的电导剂，随后将电活力测试仪（图2-2）的工作端贴紧受试牙唇颊侧中1/3处开始检测。当患者示意有"刺麻感"时停止测试并记录读数。

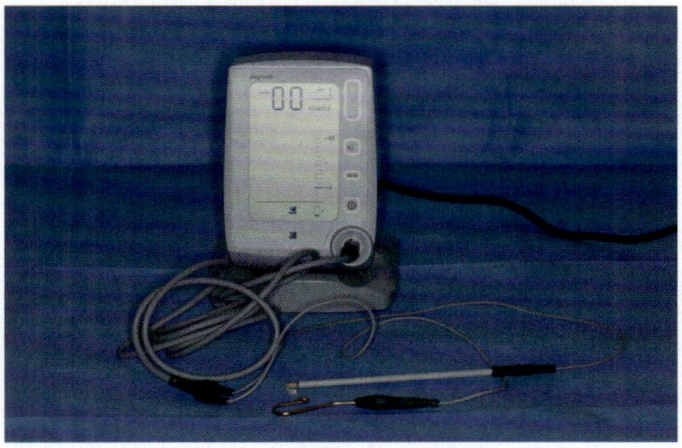

图2-2　电活力测试仪

电活力测试的结果用于反映测试牙的牙髓有无活力。当受试牙与对照牙对电流刺激反应相近时，可认为受试牙的牙髓存在活力。在相同的电流输出挡位下，测试牙与对照牙的电测值之差大于10时，表示测试牙的牙髓活力与正常有差异。若读数达到高限，受试牙仍无感觉，记为无活力，多见于牙髓坏死。因此，临床上对电测反应描述仅为正常和无反应，没有敏感和迟钝。应注意，安装心脏起搏器的患者不能进行牙髓电活力测试，以免因电流干扰引发起搏器工作异常。

（二）影像学检查

口腔影像学检查包括X线片（根尖片、咬合翼片、全口曲面体层X线片）检查及锥形束CT（CBCT）检查。

1. **根尖片** 涵盖2～4个牙位，为最常见的口腔影像学检查手段，可检查单个牙或一组牙的牙体硬组织完整性、根尖周组织及牙周组织健康情况等。主要应用如下。

（1）牙体牙髓病 检查龋损的位置、范围及与牙髓腔的关系，发现继发龋、隐匿性龋；检查是否存在牙发育异常、牙髓钙化、牙内/外吸收、牙根折裂等；检查髓腔形态、辅助根管治疗、评价根充质量；检查根尖周病的程度、类型及预后。

（2）牙周病 检查牙槽骨吸收水平及类型，根分叉区的病变进展情况等。

（3）其他应用 检查牙胚或牙根的发育情况等。

2. **咬合翼片** 所用胶片是由根尖片改制而成的，主要显示上、下颌多个牙的牙冠部影像，常用于检查邻面龋、髓石、牙髓腔的大小、邻面龋与髓腔是否穿通和穿通程度，以及充填体边缘密合情况等。此片还可较清晰地显示牙槽嵴顶，用于观察牙槽嵴顶有无骨质破坏。其缺点是不能显示整个牙根及根尖周骨质情况。

3. **全口曲面体层X线片** 涵盖了全牙列及上下颌骨，适用于检查阻生牙、埋伏牙或颌骨病变情况，也可用于评价牙周炎时患者全口牙槽骨吸收情况。曲面体层X线片的优点是投照方便快捷，患者所接受的照射剂量小于全口根尖片的照射量。缺点是对细微结构的显示较根尖片差，因投照时与颈椎重叠造成前牙区影像不清、放大或缩小，有时显示的牙槽骨吸收情况与临床不符，因此曲面体层X线片不能代替根尖片。

4. **锥形束CT（CBCT）** 可体现三维结构，能明确目标区域的空间构象，可用于牙种植、埋伏阻生牙定位、牙体牙髓和牙周疾病显示、颌骨和颞下颌关节疾病的诊断、口腔颌面发育异常的测量与治疗前后的对比评估，对于复杂性根折、复合型牙周袋及牙颌面畸形的检查诊断具有较大优势。与传统CT相比，锥形束CT可在较高的空间分辨率和较低的放射剂量下获得更清晰的牙弓和周围组织三维影像，而不需要暴露在CT扫描产生的高辐射环境中。然而，锥形束CT也存在一定的局限，如软组织成像能力差，易形成金属伪影等。

（三）其他检查

除上述方法外，医师还可根据临床需要选择其他检查方法。

1. **局部麻醉检查** 牙髓炎时，若医师无法确定病源牙位置，可采用局部麻醉法对可疑患牙进行排查。若注射麻药后疼痛停止，则可定位患牙。

2. **碘酊染色法** 用于牙隐裂的检查。检查时将碘酊涂布于可疑牙的表面，片刻后使用棉纱布拭去，若存在深染色的裂隙则表明有隐裂存在。

3. **穿刺检查** 在进行囊肿、脓肿或血肿的检查时，可采用穿刺法检查确定肿胀区内容物的性质，从而避免误诊。

4. **真菌直接涂片镜检** 可用于白色念珠菌等真菌感染性疾病的诊断。

第3节 病历记录

一、病历的基本内容

病历是记录疾病发生、发展、转归过程，以及检查、诊断、治疗等医疗行为的文件。病历具有法律效力，不仅体现患者的疾病状态，也可评价医疗质量。病历记录应遵循科学性、客观性和准确性原则。在记录时，应采用描述性语言，并使用相应的医学术语。

（一）一般资料

一般资料包括患者的姓名、性别、年龄、民族、职业、婚姻状态、受教育程度以及工作单位等。同时还应记录患者的住址及电话号码，以便约诊或随访。

（二）主诉

主诉为患者就诊的最主要原因。记录时应简单明了，一般不超过20字。主诉记录的三要素为主要不适的部位、症状及发生时间。

（三）病史

病史反映疾病基本特征及发生发展过程，包括现病史、既往史、全身病史和家族史，记录时应翔实、客观。

1. 现病史　按逻辑及时间顺序记录本次疾病的发生发展过程，包括患者目前状况及本次病程中的治疗情况与疗效。有意义的阴性结果也应记录。

2. 既往史　记录与本次疾病相关的疾病史及治疗史。对于氟牙症等与地域环境有关的疾病，还应记录其生活史。

3. 全身病史　记录患者与本次疾病相关的全身性疾病的发病及治疗情况，如传染病史、心脑血管疾病史、糖尿病史等。此外，患者过敏史、用药史也需要一并记录。

4. 家族史　对有遗传倾向或家族特点的疾病，应记录患者的家族史。常见于牙周病、牙颌面畸形、牙发育异常等。

（四）口腔检查

使用专业术语记录口腔检查时的客观所见，检查内容包括颌面部、口腔软组织、颞下颌关节及牙体、牙周组织等情况。应根据主诉，有选择地按照先口外后口内的顺序逐项检查记录，避免遗漏，尽量做到全面细致。有关鉴别诊断的重要阴性项目亦应记录。

1. 主诉牙　即引起症状的患牙。记录时首先记录牙位，随后按视、触、叩、咬、嗅的顺序记录检查过程及所见，再记录牙髓活力检查及影像学检查结果。阴性结果也应同时记录。

2. 非主诉牙　记录非主诉牙的龋病、非龋性疾病、牙髓病及根尖周病的发病及治疗情况。

3. 其他　记录牙周、黏膜、牙列、颌面形态等相关阳性体征。

（五）诊断

主诉疾病的诊断包括疾病部位和疾病名称。疾病名称的记录使用全国科学技术名词审定委员会或中华口腔医学会公布的正式医学名词，不可使用患者的叙述性词语。若患者同时存在多项疾病，应首先记录主诉疾病，随后根据严重程度按牙体、牙周、黏膜的顺序依次记录其他诊断。

（六）治疗

1. 知情同意　所有治疗均建立在患者知情同意的基础上。在治疗前，应充分了解患者的诉求，就患者关心的问题对其进行详细的交代，征得其同意后，请患者签知情同意书。

2. 治疗计划　应体现科学性、完整性，应以解决主诉问题为主，兼顾其他疾病，按症状-功能-结构的顺序拟定。在治疗过程中可依病情变化或患者需求对治疗计划进行调整、修改与补充，此时应与患者沟通并记录。

3. 治疗记录　记录治疗的部位、操作流程、关键步骤及临床所见。多次治疗时，应每次分别记录并签名，同时记录复诊的时间及拟行的治疗方式。

1）龋病治疗时应记录龋损内部情况，腐质的性质、腐质去除情况及去净腐质后牙髓的活力状态、疼痛反应等。同时应记录充填治疗的操作步骤，所使用的填充材料类型及注意事项等。

2）牙髓病及根尖周病治疗时应记录治疗过程、操作步骤、根管数目及通畅程度、根管长度、是否存在钙化或其他类型内容物等，同时应记录根管预备的锥度、型号、消毒封药及根充材料等信息。

3）牙周病的治疗过程中，除记录常规的治疗步骤外，还应记录特殊的牙周处理。对于需牙周手术的患者，应记录手术所见、手术方式、缝合方法及术后医嘱等。

4）口腔黏膜病的治疗应记录治疗方法及注意事项。

5）复诊时，应记录患者的疗效、对治疗的反应及病情变化。对需要补充诊断或更改治疗计划的，应予以记录。

所有病历记录应客观准确，并附医师的签名。实习或进修医师还应请指导医师签名。

二、牙位记录法

（一）部位记录法

部位记录法（zsigmondy/palmer记录法）也称符号记录法，是临床上应用较为广泛的牙位记录方法。本法以符号"十"将全牙列分为四个象限，分别对应右上、左上、左下及右下牙列。

恒牙记录时，以阿拉伯数字1到8分别表示各类型牙。1表示中切牙；2表示侧切牙；3表示尖牙；4表示第一前磨牙；5表示第二前磨牙；6表示第一磨牙；7表示第二磨牙；8表示第三磨牙。记录时首先标出"十"符号，随后将相应的数字符号书写于对应的象限内即可（图2-3）。

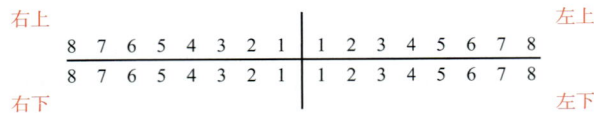

右上　　　　　　　　　　　　　　　　　　　　左上

| 8 7 6 5 4 3 2 1 | 1 2 3 4 5 6 7 8 |
| 8 7 6 5 4 3 2 1 | 1 2 3 4 5 6 7 8 |

右下　　　　　　　　　　　　　　　　　　　　左下

图2-3　恒牙列部位记录法示意图

乳牙的牙位记录采用罗马数字或大写英文字母表示各类型牙。Ⅰ（A）表示乳中切牙；Ⅱ（B）表示乳侧切牙；Ⅲ（C）表示乳尖牙；Ⅳ（D）表示第一乳磨牙；Ⅴ（E）表示第二乳磨牙。记录时，首先标出符号"十"，随后将相应的数字符号书写于对应的象限内（图2-4、图2-5）。

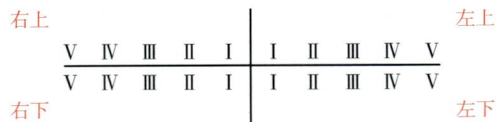

右上　　　　　　　　　　　　　　　　　　　　左上

| Ⅴ Ⅳ Ⅲ Ⅱ Ⅰ | Ⅰ Ⅱ Ⅲ Ⅳ Ⅴ |
| Ⅴ Ⅳ Ⅲ Ⅱ Ⅰ | Ⅰ Ⅱ Ⅲ Ⅳ Ⅴ |

右下　　　　　　　　　　　　　　　　　　　　左下

图2-4　乳牙列部位记录法示意图（罗马数字）

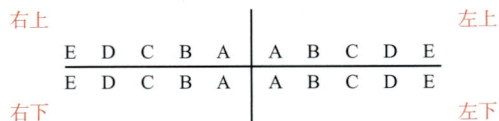

右上　　　　　　　　　　　　　　　　　　　　左上

| E D C B A | A B C D E |
| E D C B A | A B C D E |

右下　　　　　　　　　　　　　　　　　　　　左下

图2-5　乳牙列部位记录法示意图（英文字母）

（二）国际牙科联合会记录法

除部位记录法外，国际牙科联合会（FDI）还推出了数字牙位记录法（ISO1903950）。该法适用于电子病历书写，得到了世界卫生组织的批准并已在国际上推广。

该法为双位数记录，其中首位数字为目标牙所在牙列象限。数字1代表右上恒牙列；数字2代表左上恒牙列；数字3代表左下恒牙列；数字4代表右下恒牙列；数字5代表右上乳牙列；数字6代表左上乳牙列；数字7代表左下乳牙列；数字8代表右下乳牙列。

牙位记录的末位数字为目标牙的类型。在恒牙列中，1表示中切牙；2表示侧切牙；3表示尖牙；4表示第一前磨牙；5表示第二前磨牙；6表示第一磨牙；7表示第二磨牙；8表示第三磨牙。在乳牙列中，1表示乳中切牙；2表示乳侧切牙；3表示乳尖牙；4表示第一乳磨牙；5表示第二乳磨牙。

FDI记录法示意图，见图2-6、图2-7。

右上														左上
	18	17	16	15	14	13	12	11	21	22	23	24	25	26	27	28
	48	47	46	45	44	43	42	41	31	32	33	34	35	36	37	38
右下														左下

图2-6　恒牙列FDI记录法示意图

右上									左上
	55	54	53	52	51	61	62	63	64	65
	85	84	83	82	81	71	72	73	74	75
右下									左下

图2-7　乳牙列FDI记录法示意图

自 测 题

A₁型题

1. 下列哪项不属于口腔影像学检查的内容（　　）
　　A. 龋损与髓腔的距离　　B. 牙槽骨吸收情况
　　C. 牙髓活力　　　　　　D. 根尖周囊肿的范围
　　E. 阻生牙与下牙槽神经管的位置关系

2. 在FDI记录法中，下列哪项表示右上第三磨牙（　　）
　　A. 48　　　　　　　　　B. 38
　　C. 28　　　　　　　　　D. 18
　　E. 13

B₁型题

（3、4题共用选项）
　　A. 根尖片　　　　　　　B. 咬合翼片
　　C. 全口曲面体层X线片　D. 锥形束CT
　　E. 头部正位片

3. 检查单个牙或一组牙的牙体硬组织完整性、根尖周组织及牙周组织健康情况应采用（　　）

4. 可体现三维结构，能明确目标区域的空间构象的检查方法为（　　）

（韩亚琨）

第3章 龋病

案例 3-1

患者，女，27岁，右下后牙发现有洞半年余。患者自述无自发痛，偶有酸甜刺激不适感。既往体健。检查：46 拾面中央窝龋坏，龋洞内大量腐质，探稍痛，未探及穿髓孔，冷热测试同对照牙，叩痛（－），无松动。口腔卫生一般，可见少量牙石及软垢。X线检查显示：46 拾面低密度影像达牙本质浅层。余未见明显异常。

问题：该患者的诊断是什么？该疾病的诊断依据有哪些？如何治疗？

第1节 龋病的概述

一、龋病的定义

龋病（dental caries）是一种以细菌为主要病原菌，在多种因素作用下，导致牙硬组织慢性、进行性破坏的疾病。

龋病的临床特征主要表现为牙硬组织在色、形、质各方面均发生变化。初期龋坏部位的牙硬组织发生脱矿，牙透明度下降，釉质呈白垩色；继之，病变部位出现色素沉着，局部呈黄褐色或棕褐色；随着无机物脱矿、有机物破坏分解，最终导致牙体缺损，形成龋洞（图 3-1）。

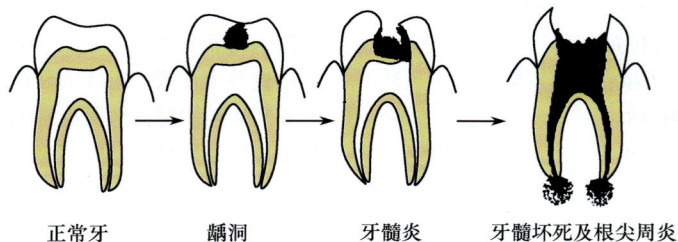

正常牙 　　龋洞 　　牙髓炎 　　牙髓坏死及根尖周炎

图 3-1　龋病的发展过程

龋病一旦形成实质缺损，无法通过其自愈而修复；龋病也不会因一次患龋获得终生免疫，甚至一颗牙龋病治好后，其他牙还可能发病；就算同一颗牙的一个牙面龋病治好后，其他牙面还可能发病。

龋病是常见病、多发病，其发病过程缓慢，自发生开始到肉眼可见病损或能感觉到不适一般需1年以上时间，一般不危及患者的生命，因此不易受到重视。实际上，病变若向深部发展，可引起牙髓病、根尖周病、颌骨骨髓炎等一系列严重并发症。龋病可以破坏咀嚼器官的完整性，影响咀嚼功能和美观，童年时期可影响牙颌系统的生长发育，甚至造成颌面部的后天畸形。此外，龋病及其并发症作为一个病灶，可引起远隔脏器疾病。因此需要大力开展龋病的治疗和预防工作。

二、龋病的流行病学

龋病是人类历史上一种古老的疾病。有史以来，人类就开始与龋病进行斗争，古代人患龋病的情况不太严重。随着人类进化及经济活动的发展，特别是糖摄入量的增加，龋病的发病率有所上升。随着经济的发展，精细食物消耗量的增加，龋病的发病率不断上升。

同时，不同地区，人群患龋率不同，我国有多个民族，每个民族有着不同的生活环境和生活习惯，龋病流行情况也有各自特征。生活方式和条件相同的不同民族没有明显区别，而生活在不同地区的同一民族患龋率明显不同。

对现代人而言，患龋病情况非常普遍，不分年龄、性别、种族和地区，在世界范围内广泛而普遍流行。恒牙列中，下颌第一磨牙患龋率最高，其次是下颌第二磨牙，以后依次为上颌第一磨牙、上颌第二磨牙、前磨牙、第三磨牙、上颌前牙、下颌前牙。乳牙列中，患龋率最高的是下颌第二乳磨牙，其次是上颌第二乳磨牙，以后依次是第一乳磨牙、上颌乳前牙、下颌乳前牙。上述规律是根据大量调查资料统计分析的结果，恒牙下颌前牙患龋率最低，但下颌乳前牙发生龋病却较多。

龋损的好发牙面中，咬合面最多，其次为邻面，再次是颊面。

龋病的发生与年龄因素息息相关。据统计分析，乳牙患龋率高于成人，乳牙一经萌出便可患龋。3岁后患龋率迅速上升，至6～8岁为最高峰。随后乳牙脱落，恒牙萌出，患龋率随之降低。随年龄增长，恒牙患龋率上升，25岁左右趋于平稳，中年以后，随口腔条件的变化，如牙龈退缩使牙根暴露，根面龋发生明显增加，患龋率又有所上升。

三、牙髓牙本质复合体

牙髓和牙本质从组织解剖和生理上讲是一个相关联的整体。牙髓和牙本质均来源于牙乳头，还在生活牙髓的整个生命过程中保持着密切联系。任何外界刺激影响到牙本质的同时都会对牙髓产生影响。因此，牙髓牙本质复合体的概念被提出来并得到人们的广泛认可。

牙髓牙本质复合体有丰富的神经支配，能够迅速将外界的刺激传送至中枢神经系统，但无论牙受到何种刺激，牙髓神经传入之后均表现为疼痛。

牙本质的通透性对于维持牙髓牙本质复合体的正常功能有着重要意义，当牙本质在受到龋坏、磨损等外界刺激时，牙髓牙本质复合体最重要的组织变化是修复性牙本质的形成，从而使牙本质通透性降低。

随着年龄的增长，牙髓牙本质复合体的增龄性变化主要表现在牙髓的体积变化、结构变化和功能变化3个方面。

1. **体积变化** 成牙本质细胞具有不断形成继发性牙本质的功能，随着年龄的增长，髓腔周围的牙本质不断增多，牙髓体积不断缩小，甚至闭塞，髓室、髓角、根管、根尖孔均会出现相应的变化。重度磨损或龋病可诱导牙髓形成修复性牙本质，加速牙髓增龄性变化。

2. **结构变化** 随着年龄的增加，牙髓内的结缔组织结构发生变化。细胞的大小和数目逐渐减少，牙髓基质逐渐失去水分，胶原纤维在牙髓内堆积使牙髓出现纤维变性，牙髓发生营养不良性钙化等。

3. **功能变化** 随着牙髓中细胞、血管、神经等的减少，各种功能会逐渐减低，防御和修复功能逐渐丧失，对外界刺激的敏感性也逐渐降低。

第 2 节　龋病的病因及发病机制

一、龋病的病因

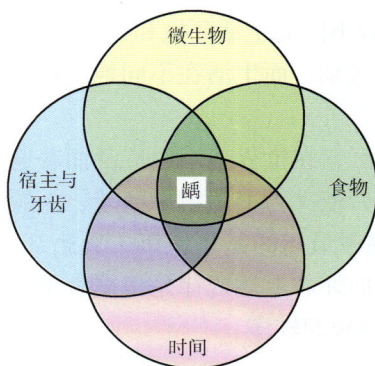

图 3-2　龋病发病四联因素

龋病的病因，至今仍未完全明了。龋病是一种多因素性疾病，凯斯（Keyes）（1960年）提出龋病发生的三联因素理论，即龋病是由细菌、食物和宿主三方面的因素共同作用发生的。纽伯恩（Newbrun）于20世纪70年代，在三联因素理论的基础上提出了增加时间因素，即龋病病因的四联因素理论（图3-2）。四联因素理论是指龋病的发生必须有宿主、微生物以及食物，同时还需一定的时间。

（一）微生素因素

大量证据已表明，微生物中的细菌是龋病发生的先决条件。1955年，奥米（Orland）等的研究表明，只有细菌存在时才会发生龋病。1960年，Keyes首次证明该病具有可传染性。其证据表现在以下几个方面：①无菌的动物不发生龋病；②未萌出的牙不产生龋病，萌出后可以产生龋；③给实验的动物应用抗生素可以降低动物的患龋率和严重程度；④在实验室内，口腔细菌能使牙体硬组织脱矿，形成龋样损害；⑤从龋坏的牙釉质或牙本质中找到细菌。

口腔中已知含有数百种天然菌群。与大多数感染性疾病不同，龋病不是由某一种细菌所致，也不是所有细菌都能致龋，最常见的致龋菌是变形链球菌、乳酸杆菌和放线菌。致龋细菌的促进菌斑生成、产酸能力、耐酸能力及其在牙表面的附着能力是其致龋特性。

1. 菌斑的组成　牙菌斑由细菌和基质组成，其中水约占80%，固体物约占20%，菌斑内细菌有20余种，最常见的有链球菌、放线菌、韦荣球菌、棒状杆菌等。牙菌斑的基质包括有机化合物和无机化合物。有机化合物中主要成分是多糖、蛋白质和脂肪。无机化合物中以钙和磷为主，此外含有少量氟和镁。牙菌斑的基质源于唾液、食物和细菌的代谢产物。由于牙菌斑附着部位、口腔卫生情况和食物种类不同，菌斑的结构和菌斑细菌也所有不同。光滑面菌斑主要为球菌和丝状菌；点隙窝沟内的牙菌斑主要是革兰氏阳性球菌和短杆菌。

2. 菌斑的形成　菌斑的形成过程分为三个阶段：获得性膜的形成、细菌附着、菌斑成熟。

（1）获得性膜的形成　获得性膜是指涎蛋白或糖蛋白吸附至牙面所形成的生物膜。厚度为30～60μm，清洁并抛光牙面20min后即可再形成，是菌斑微生物的底物和营养。

（2）细菌附着　获得性膜形成后，很快便有细菌附着，最初附着的细菌主要是血链球菌。

（3）菌斑成熟　细菌不断自身繁殖，最终成为成熟菌斑，具有致龋能力。

3. 菌斑的结构　在光学显微镜下，可将牙菌斑分为三层：即表层、中间层和菌斑-牙界面。表层是最外层，由许多球菌、短杆菌和食物残渣构成，厚度不均匀。中间层为一层栅栏式结构，其内有很多与牙面垂直的丝状菌，菌体长而互相平行，其间有很多的球菌。菌斑-牙界面紧贴牙面，结构均匀，无细菌。在电子显微镜下可观察到牙菌斑内的细菌进行着一系列的变化，如分裂、成熟和衰老等。因此，在体内的牙菌斑是一种生机旺盛的生态环境。

细菌只有在形成牙菌斑之后才具有致龋能力，牙菌斑内的产酸代谢活动是产生龋病损害的直接原因，牙菌斑在摄取糖之前，其内则以乙酸含量最高，摄取蔗糖后则以乳酸为最高。牙菌斑紧贴附于牙的表面，而且细菌与基质会逐步增多，其中产酸菌的代谢产物——酸，可使牙菌斑内pH下降。同时菌斑内的基质结构致密，影响牙菌斑的渗透性，使酸不易散出，又可阻止唾液对牙菌斑内酸的稀释中和。因此，在这种环境下，乳酸和其他的有机酸可造成牙体硬组织中有机化合物分解、无机化合物脱钙。

4. 菌斑微生物

（1）链球菌 在牙菌斑中链球菌的数目最多。变异链球菌的致龋能力最强。变异链球菌有与致龋关系密切的生物学特征：能将蔗糖合成不溶性的葡聚糖；产酸快而强且耐酸，可以使pH下降到5.5以下；能在坚硬的牙面上生存；能在菌斑内无氧的环境中生存。

（2）放线菌 在菌斑中也是常见的，也能产生细胞外多糖，黏附于牙的表面，特别是牙根面。

（3）乳酸杆菌 在龋洞内也大量存在，且具有相当强的发酵能力，在龋病的发生过程中起一定的作用。其致龋性次于变异链球菌，更多涉及牙本质龋，同时与牙面的亲和力甚低。

菌斑结构和微生物组成受到局部微环境因素影响，平滑面和窝沟内菌斑的微生物组成不尽相同。前者以球菌和杆菌为主，其中大多数为革兰氏阳性菌，后者以短杆菌为主，且缺少栅栏状排列的中间层。

（二）宿主因素

影响龋病发生的宿主因素主要包括牙和唾液。

1. 牙
发育良好的牙，即使其他致龋因素很强也不会发病，缺陷很少的牙，一般也不会发生龋齿。牙的形态、结构、排列等因素在龋病发病过程中有重要影响。

（1）牙的形态、排列 牙的形态与龋病的发生密切相关，因为口腔中的食物残渣和细菌易滞留在窝、沟、裂、隙中，易形成菌斑，因此具有较多窝、沟、裂、隙的牙易患龋病。反之，光滑牙面则患龋率低。牙排列拥挤、不整齐、重叠、易出现不易清洁的间隙，利于龋病的发生。反之则不利于龋病的发生。

（2）牙的结构、组成 在牙的发育时期，如果营养不良，缺乏蛋白质、维生素A、维生素D、维生素C或钙、磷、矿物盐等可使牙的结构和钙化受到影响，使牙的抗龋能力降低，导致龋病的发生。

2. 唾液
龋病的发生与唾液的分泌量、流速、流量、成分等密切相关。

（1）唾液是一种混合性液体，主要成分是水，水占99.0%~99.5%，固体成分不足0.7%，包括有机化合物和无机化合物。有机物主要包括各种蛋白质、少量脂肪等，其中蛋白质与龋病发病有密切关系。

（2）唾液是牙生存的外环境，对牙的代谢有重要影响。唾液对牙面有清洗作用，而且唾液中的某些成分，对龋病的发生有抑制作用。

（3）唾液分泌量越多，其中重碳酸盐的含量越高，这有利于牙面的清洗，而且也增强了缓冲作用，能中和菌斑内的酸性产物，增强抗龋能力。

（4）唾液中溶菌酶、免疫球蛋白等抗菌因子对龋病的发生产生一定的影响。

除牙、唾液等因素外，还有其他的宿主因素，如机体的全身状况与龋病有一定的关系，而全身状况又受到营养、内分泌、机体免疫能力、遗传及环境等因素的影响。

（三）食物因素

食物与龋病的发生关系十分密切。随着人类的不断进化，食物逐渐精细，精制食物和糖类摄入量的增加，使龋病的发病率不断增加。

粗制的食物，在咀嚼时需要较大的咀嚼力和较长的时间，所以对牙有清洁作用，同时易磨平殆面上的裂沟不利于食物残渣、菌斑的附着。同时，粗制食物本身不易附着在牙表面。综上所述，粗制食物不利于龋的形成，同时具有一定的抗龋能力。

在食物与龋病的关系中，最重要的是食物中的糖类，特别是蔗糖。精制食物除加工精细外，其蔗糖含量比粗制食物高。许多资料证实，龋病的发生与进食的蔗糖量直接相关。糖的致龋作用与食糖的时间、方式及糖的物理性状等有关。每日多次食糖，特别是睡前食糖，糖黏附于牙面上，会发酵产酸，造成牙的龋坏。蔗糖的致龋性远远超过葡萄糖，木糖醇致龋力最低。

（四）时间因素

龋病的发生，时间因素更具有特殊的意义。龋病发生的每一个过程都需要一定的时间才能够完成。龋病发生在牙硬组织，从获得性膜形成、细菌附着、牙菌斑生物膜到引起牙颜色、形态和质地损害，一般至少需要1年的时间。

二、龋病的发病机制

龋的发病过程要经过牙菌斑形成、牙菌斑中糖代谢、牙硬组织脱矿几个重要环节。

（一）牙菌斑形成

牙菌斑指附着在牙表面的膜样物质，即牙表面生物膜，含有微生物（菌斑容量的60%～70%）、基质和水。细菌是牙菌斑微生物中的主体，基质主要由细菌分泌的多糖组成。其他成分包括细菌代谢生成的有机酸，来自唾液或龈沟液的成分等。

牙菌斑的形成开始于获得性膜的形成。获得性膜是牙面上沉积的唾液薄膜，其沉积机制类似静电吸附的作用。获得性膜的主要蛋白质成分有糖蛋白、唾液蛋白、黏蛋白等。纯粹的唾液薄膜在光学显微镜下观察，是一种无细胞的均质结构。获得性膜可以在清洁后的牙面迅速形成并在数小时的时间内达到稳定的状态，且不易为一般的清洁措施清除。获得性膜的形成在很大程度上决定了牙面对细菌的吸引力。

几乎在获得性膜形成的同时，细菌就可以借其在牙面上黏附，并在其中生长、发育，形成稳定的细菌菌落。细菌在获得性膜的黏附靠的是膜表面电荷间的吸引。最早借助获得性膜定居在牙面上的是球菌，而后才有其他菌类的黏附和生长。

黏附到牙面的细菌要经过生长、繁殖，同时吸聚其他细菌，才可能成为成熟的菌斑。细菌利用蔗糖合成葡聚糖成为菌斑的基质。葡聚糖在细菌与牙面、细菌与细菌之间起桥梁作用，促进细菌对牙面获得性膜的黏附和细菌间的聚集，是菌斑成熟的关键成分。

早期形成的菌斑质地疏松，随着时间的延长，菌斑内部的细菌数量增多，密度增加，渗透性降低，有毒产物增加。一般认为3天后的菌斑中细菌种类、细菌成分和密度基本恒定，是为成熟菌斑。成熟菌斑深处接近牙面的部分常呈厌氧状态或兼性厌氧状态。

成熟的菌斑结构致密，渗透性减弱，成为相对独立的微生态环境，有利于细菌产酸，不利于酸的扩散和清除。菌斑中液态环境称牙菌斑液，是牙硬组织溶解的液态环境。现代研究证明，龋只有在菌斑聚集的部位才可以发生，所以说，没有菌斑，牙就不会患龋病。

（二）牙菌斑中糖代谢

人进食时摄入的糖尤其是小分子的蔗糖、葡萄糖、果糖，可直接进入菌斑，为致龋细菌代谢利用。细菌在菌斑内的糖代谢包括分解代谢和合成代谢，还包括代谢生成的物质在菌斑内外的储运。

1. 分解代谢　对于龋病有意义的是菌斑的无氧酵解过程。由于菌斑深层缺氧，细菌代谢主要通过无氧酵解过程，生成有机酸和乳酸，改变pH，增加菌斑液的脱矿能力。

2. 合成代谢　包括细菌利用糖合成细胞内和细胞外两类多糖。细胞内多糖可以作为细菌生存和获取能量的来源。合成的细胞外多糖，是菌斑基质的主要成分，与致龋能力密切相关。

（三）牙硬组织脱矿

由于口腔菌斑环境的不断变化，牙早期龋损的过程不是一个连续的脱矿过程。当代谢糖生成有机酸时，可以出现脱矿，而当糖或酸的作用消失，在唾液和氟化物的作用下，脱矿的牙体组织可以再矿化。因此，早期龋是动态的脱矿与再矿化交替出现的过程。但是一旦龋洞形成，细菌在窝洞内的产酸能力更强，而唾液的清除能力和氟化物都难以到达病变部位，脱矿就是占压倒优势的病理活动，无法逆转了。

第3节 龋病的病理特点

龋病是一种细菌感染性疾病，与一般软组织感染性疾病明显不同。龋损产生的各种破坏到达一定程度时，无法自愈，必须采用人工方法修复。

一、釉 质 龋

龋病早期，釉质表面层的损坏极少，其下方表现为脱矿。釉质表层脱矿后失去水分，折光率改变，干燥后表面呈白垩色，光泽度降低或消失。但在肉眼和普通光学显微镜下，釉质表面仍相对完整。有色素沉着时则表现为褐色或黑褐色。龋病的进展是一个连续的过程。表层下方是病损体部，为釉质龋病理改变主要部分，也是病损严重的部位。该部位矿物质大量溶解丢失，硬度较低，正常结构破坏，釉柱纹理消失，病理磨片上可见球菌和短杆菌。紧贴病损体部为暗层，内含微小孔隙，孔隙内充满气体，在偏光显微镜下显示颜色较深。暗层可能与龋病发生和再矿化有关。釉质龋最深层为透明层，在光学显微镜下发亮，致密度高，可能是病损体部溶解下来的钙、磷沉积于此所致。形成机制可能是牙釉质对龋损的一种防御性反应。

二、牙本质龋

龋损潜行性破坏牙釉质，沿釉牙本质界向侧方扩展，沿牙本质小管方向侵入牙本质，形成基底在釉牙本质界处，尖端指向牙髓的锥形损害。

光学显微镜下，牙本质龋由浅入深分四层。最外层为坏死崩解层，组织松软，破坏最严重，牙本质破坏崩解，出现龋损。细菌侵入层的牙本质松软，牙本质小管变形，小管扩张呈串珠状，扩大的管腔内有大量细菌进入，在治疗中必须去净此层，以免发生继发龋。脱矿层位于细菌感染层下，仅有部分矿物质丢失，牙本质小管形态基本完整或管腔稍有扩大，牙本质硬度可有轻微降低，有色素沉着而呈淡黄色，染色检查细菌未侵入其内部，治疗中可保留此层。当牙本质深龋进展较慢时，在脱矿层下方形成一硬化层。硬化层在牙本质龋的最深层，在病变的最前沿。此层结构致密，牙本质小管密集，管径变小，通透性降低。

在硬化层的下方可形成一层修复性牙本质，既增加了牙本质的厚度，又使成牙本质细胞退到牙髓腔内。去净深的龋损后，用氢氧化钙处理形态完整的脱矿层，能保护牙髓，诱导修复性牙本质形成（图3-3）。

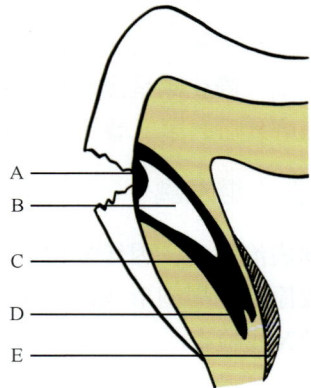

图 3-3 牙本质龋的病理变化

A.坏死崩解层；B.细菌侵入层；C.脱矿层；D.硬化层；E.修复性牙本质

三、牙骨质龋

在临床上，常见到因老年人牙龈退缩或食物嵌塞等因素导致牙根暴露而形成牙骨质龋。牙骨质龋呈浅碟形，常发生在牙颈部或牙根面的牙骨质层。因牙骨质呈层板状，通常仅为20～50μm厚度，矿化程度较低，若发生龋损很快便会波及牙本质。牙骨质龋进展缓慢时，在相应的髓腔侧也可出现类似于牙本质龋发生时的修复反应，即形成修复性牙本质。

第4节　龋病的分类和临床表现

一、按病变进展速度和发病特点分类

（一）急性龋

急性龋又称湿性龋，多见于儿童和青少年。病变进展较快，龋坏组织着色浅，呈浅棕色或淡黄色，质软，湿润，易用刮匙大片挖出。因进展速度快，牙髓组织来不及形成修复性牙本质，易受感染，产生牙髓病变。

猖獗龋是急性龋的一种类型，也称为猛性龋，表现为在短时间（6～12个月）内全口多个牙、多个牙面同时患龋。猖獗龋多见于全身系统性疾病累及了口腔局部环境。如头颈部肿瘤放射治疗后，破坏了唾液腺，引起唾液的质和量的改变。此外，舍格伦综合征患者易患猖獗龋。

（二）慢性龋

慢性龋又称干性龋，多见于成人和老年人。慢性龋最常见，一般龋病都属于此种类型。病程进展缓慢，龋坏组织着色较深，呈棕色或深褐色，病变组织较干硬，用刮匙不易去除。因牙髓组织受到长期慢性刺激，修复性牙本质形成量多。慢性龋在一定条件下可以变成急性龋。

（三）静止龋

龋损发展过程中，由于局部环境条件改变，使原来隐蔽的龋坏暴露于口腔，细菌和食物残渣易被进食、漱口或刷牙所去除，菌斑不能形成，失去代谢产酸的条件，龋损不再继续发展而保持原状，称为静止龋。静止龋呈黑褐色、坚硬，一般无临床症状，多见于浅而平坦的邻面龋损，典型的例子是拔除第三磨牙后，第二磨牙远中邻面浅龋或中龋往往停止发展而成为静止龋。

（四）继发龋

龋病治疗后，因修复材料与牙体组织不密合、充填物或周围牙体组织破裂、病变组织未去净等情况导致原龋洞周围形成菌斑滞留区，产生继发龋。继发龋较隐蔽，单纯临床检查不易被查出，往往需要辅助X线检查。

二、按损害的解剖部位分类

（一）窝沟龋

窝沟龋指发生于后牙𬌗面窝沟、磨牙颊面沟和上颌前牙舌面沟处的龋病。在临床上，常见的窝沟形态如图3-4所示，V形、U形、I形、IK形、Y形，还有其他形态，这些不规则的表面，由于先天性特征，缺少自洁作用，尤其是细而深的窝沟较平坦和浅的窝沟更易积存食物残渣且不易清洁，更易发生龋病。龋损沿釉柱方向发展，从窝沟底或侧方开始，达到牙本质后沿釉牙本质界扩散。窝沟龋常为口小底大的潜行性破坏，最初临床表现为窝沟四周的釉质颜色发生改变，呈黑色或墨浸状。探针探之有粗糙感，有时探针尖可卡在窝沟内，不易被取出。

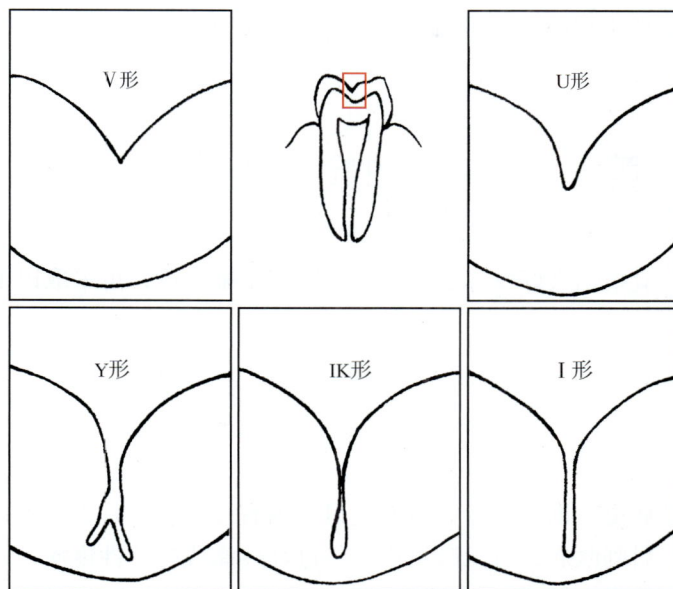

图 3-4 咬合面常见的不同窝沟形态

（二）平滑面龋

平滑面龋可分为邻面龋和颈部龋。发生于近远中接触点处的损害称邻面龋。发生在牙唇颊面或舌腭面，靠近釉牙骨质界处的损害称为颈部龋。龋损呈三角形，底朝釉质表面，尖向牙本质。当损害达釉牙本质界时，损害沿釉牙本质界部位向侧方扩散，在正常釉质下方逐渐发生潜行性破坏。

最初是牙釉质表面粗糙，形成白垩色或深浅不一的黄褐色，无光泽、不透明的龋损。平滑面浅龋的初期，观察龋损表面无组织缺如。若龋损继续发展，则可形成浅的龋洞，用探针检查时有粗糙感或能钩住探针尖端。牙釉质平滑面龋在临床上患者常无主观症状，无任何不适，因此不易被发现。

（三）根面龋

根面龋是指发生在牙根部牙骨质的龋损，多见于牙龈退缩、根面外露的老年人牙列。

（四）隐匿性龋

隐匿性龋好发于磨牙沟裂下方和邻面，病变区色泽较暗，易漏诊，应仔细检查，有时用探针可以探入洞中，X线片可确诊。

三、按病变深度分类

根据病变深度可分为浅龋、中龋和深龋，这种分类方法临床最常用。

（一）浅龋

浅龋包括釉质龋和牙骨质龋，一般无明显牙体缺损或仅有牙面局部色泽改变。

（二）中龋

中龋指龋损发展到牙本质浅层，一般可见龋洞形成。

（三）深龋

深龋指已发展到牙本质中层或深层的龋坏。临床上多有明显龋洞形成，龋洞内含有大量软化牙本质或食物残渣。

第5节　龋病的诊断与鉴别诊断

临床上龋病的诊断，应根据其好发部位和色形质的改变来确诊，可采取以下方法。

一、龋病的诊断方法

（一）问诊

通过问诊获取主诉及病史。询问患者如何发现口腔内有牙疾患，是否发生过疼痛以及疼痛的部位、性质，有无冷、热、酸、甜刺激痛，有无激发痛（一过性疼痛或持续性疼痛），有无食物嵌塞痛等，有无龋病治疗史、过敏史、外伤史等。

（二）视诊

首先应该对待检查的患牙进行必要的清洁，牙表面应无软垢。然后用气枪吹干表面，观察牙面的颜色有无改变，有无变黑或棕褐色等；观察有无失去光泽的白垩色斑点；有无龋洞形成；当怀疑有邻面龋时，从殆面观察邻近的边缘嵴有无变暗的黑晕出现。可初步判断龋坏的性质和程度。

（三）探诊

利用尖探针探测龋损部位，有无粗糙、勾拉或插入的感觉。探测洞底或牙颈部的龋洞时注意是否变软、敏感、酸痛，是否出现剧烈的疼痛。此外还可以探测龋洞的部位、深度、大小和有无穿髓等情况。

早期邻面龋，探针检查难以发现，可采取以下方法进行。用牙线从咬合面滑向牙间隙，然后从牙颈部将牙线拉出，如果牙线有拉毛或撕断情况，说明可能有龋损。

（四）温度测试

龋损到达牙本质后，对冷、热刺激反应敏感，甚至出现酸痛或难以忍受的疼痛。因此，医生可以用冷或热刺激进行检查，也可以用电活力测试。

（五）X线检查

对患龋病的牙进行X线检查，可了解龋洞的部位、大小、深度，以及其与髓腔的关系，特别是邻面龋、继发龋或隐匿龋，用视诊、探诊等方法不易被发现，此时可行X线检查帮助诊断。

（六）透照

用光导纤维装置进行龋损牙的检查，能直接看出龋损的部位、范围大小及龋洞的深度，常用于前牙邻面龋的检查。

二、龋病的诊断标准

临床工作中通常按病变的程度分类进行诊断（图3-5）。

（一）浅龋

浅龋龋损仅限于牙表层，发生在牙釉质或牙骨质内。殆面窝沟的浅龋，洞底位于牙釉质层，探诊质软，可出现卡探针现象；龋发生在唇、颊面时，可见到白垩色或黄褐色改变，局部斑点状缺损，质软。浅龋时，患者一般无明显自觉症状。

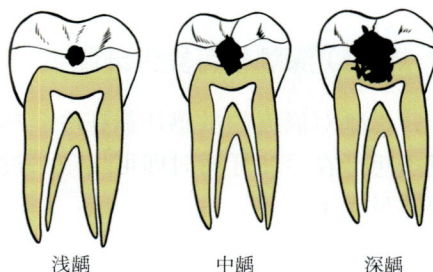

图3-5 龋病的病变程度

（二）中龋

中龋龋损达牙本质浅层，形成龋洞。探诊、视诊可见龋洞内有变性坏死的牙本质，一般呈棕色、深褐色改变。患者对冷、热、酸、甜等刺激敏感有时会引起反应性酸痛，特别是冷刺激，刺激去除后，症状会立即消失。患者无其他不适。当然由于个体反应的差异，有的患者可完全没有主观症状。此外龋洞内还可存有食物残渣和细菌等。

中龋有其典型的临床特征，因此诊断并不困难。

（三）深龋

深龋龋损达牙本质深层时，可有较深的龋洞，洞内有软化的牙本质、食物残渣和细菌等，龋洞着色很深。探诊敏感。对冷、热、酸、甜等刺激比中龋更为敏感，出现明显的反应性酸痛，尤其是食物嵌入洞内后，食物压迫使洞内压力增加，出现更明显的疼痛，但无自发性疼痛。去除刺激后，症状会立即消失。此外，如果深龋进展缓慢，髓腔内有修复性牙本质的形成，也可能不出现上述症状。根据深龋典型的临床特点，结合X线检查诊断并不困难，但应注意与慢性牙髓炎和可复性牙髓炎进行鉴别。

对于隐匿性龋和邻面损害者，可通过X线片检查发现。

三、龋病的鉴别诊断

龋病各阶段需与下列状况或疾病相鉴别。

（一）浅龋与釉质发育不全和氟牙症

浅龋探诊表面粗糙，质软，色素沉着呈灰黄色或黄褐色斑块。釉质发育不全是牙在发育过程中成釉细胞代谢障碍所致，表现为同一时期发育的牙受累，一般左右对称；釉质发育不全表面因色素沉着呈黄褐色或棕黄色；探诊表面粗糙不平，甚至有缺损，但质地坚硬，无卡探针现象。氟牙症为地方性水氟含量过高，造成成釉细胞功能障碍所致；氟牙症是一种地方性疾病，多发生在饮水中氟含量较高的地区，这一流行特点是与浅龋鉴别的重要因素，氟斑牙以前牙发病最多，常出现在同一时期发育的对称牙上，釉质是呈白垩色或黄褐色的斑点或条纹。严重者可出现整口牙呈黄褐色且有釉质的缺损，探诊光滑、坚硬。鉴别要点见表3-1。

表3-1 浅龋与釉质发育不全和氟牙症的鉴别

鉴别要点	浅龋	釉质发育不全	氟牙症
受累牙位特点	无对称性规律	一般左右对称	同期发育牙全部发病
釉质表现	病损局限，可呈白垩色色斑	呈黄褐色或棕黄色	呈黄褐色，表面光滑，重者可有牙体组织缺损

（二）深龋与可复性牙髓炎

深龋对温度的敏感往往在冷、热刺激进入深龋洞内时出现，刺激去除后症状不持续。而可复性牙髓炎患牙在冷测牙面时即可出现一过性敏感。如一时难以区别，可先进行安抚，观察后再确诊。鉴别要点见表3-2。

表3-2 深龋与可复性牙髓炎的鉴别

鉴别要点	深龋	可复性牙髓炎
激发痛	在食物或冷、热刺激进入龋洞内时出现疼痛，解除刺激后疼痛立即消失	冷、热温度刺激或甜、酸化学刺激立即出现瞬间疼痛，刺激去除后，疼痛持续数秒随即消失
自发痛	无	无
探诊	无穿髓，探诊敏感	无穿髓，探诊较深龋敏感
牙髓活力	正常	敏感
叩诊	无不适	无不适

（三）深龋与慢性牙髓炎

龋病发展到牙本质深层时，临床上可见明显的龋洞，患者有明显的冷热酸甜的敏感症状；食物嵌塞引起短暂疼痛症状，但无自发痛；探诊时敏感，去净龋损后不露髓；常规温度检查无明显不适；牙髓活力正常或阈值偏低；化学或物理刺激时引起疼痛，解除刺激后疼痛立即消失。慢性牙髓炎常有自发痛或有急性牙髓炎发作史，疼痛性质多为放射性，患者难以准确指出患牙；有穿髓孔的患牙牙髓腔内可见有牙髓息肉，咀嚼中食物压迫引起疼痛或出血；有轻度叩痛；电活力测试牙髓活力下降或迟钝。当患者曾有自发痛病史，深龋检查时对温度敏感或疼痛，可诊断为慢性牙髓炎。对于诊断不清或不确定的病例，建议试充填后随访观察，待确诊后再行永久充填。鉴别要点见表3-3。

表3-3 深龋与慢性牙髓炎的鉴别

鉴别要点	深龋	慢性牙髓炎
激发痛	无，只在食物嵌入洞内时或是当冷、热刺激进入深龋洞内才出现疼痛，解除刺激后疼痛立即消失	有，食物嵌入洞内时常引起剧烈疼痛，冷热刺激痛，疼痛会持续较长时间
自发痛	无	有自发痛史
探诊	无穿髓，探诊敏感	无穿髓者，探诊迟钝；有穿髓孔者，探诊疼痛明显，有渗血敏感或热测引起迟缓性痛
牙髓活力	正常	敏感
叩诊	无不适	不适或轻度叩痛

（四）深龋与牙髓坏死的鉴别

急性龋到达牙本质深层时，细菌毒素可以在龋损还没有到达牙髓的情况下感染牙髓，致牙髓坏死，而患者可以没有临床症状，可通过温度测试、探诊和活力电测试予以鉴别。

第6节 龋病的治疗

龋病是进行性发展的疾病，治疗龋病的目的是终止病变发展，保护牙髓，恢复牙齿形态和功能，维持牙齿与邻近软硬组织的正常生理解剖关系。龋病的治疗计划应包括对病因的控制和消除、龋损的修复以及功能的恢复。一般来说，早期牙釉质龋采用非修复性治疗；有组织缺损时，应采用修复性方法治疗；深龋近髓时，应先采取保护牙髓的措施，再进行修复治疗。

一、非手术治疗

非手术治疗是采用药物或再矿化等技术终止或消除龋病的治疗方法。

（一）药物治疗

药物治疗是采用化学药物治疗龋损、终止或消除病变的方法。

1.适应证

（1）恒牙牙釉质早期龋，尚未形成龋洞者，特别是位于易清洁的平滑面，如唇（颊）、舌（腭）面龋损。

（2）静止龋，如𬌗面点隙龋损，由于咬合磨耗将点隙磨掉，呈一浅碟状，使龋损环境消失。

2.常用药物

（1）氟化物 常用的氟化物有75%氟化钠甘油糊剂、8%氟化亚锡溶液、酸性磷酸氟化钠（APF）溶液、含氟凝胶（如1.5%APF凝胶）及含氟涂料等。氟化物对软组织无腐蚀性，不使牙变色，安全有效，前后牙均可使用。

（2）硝酸银 常用制剂有10%硝酸银溶液和氨硝酸银。硝酸银与人体组织和细菌的蛋白结合形成蛋白银沉淀，低浓度时有收敛、抑菌作用，高浓度时能杀灭细菌，有强的腐蚀性。也可造成牙齿变色，只用于乳牙和后牙，不用于牙颈部龋，避免对牙龈的损伤。

3.治疗方法

（1）磨除牙表面浅龋，暴露病变部位。

（2）清洁牙面，去除菌斑和牙石。

（3）隔湿，吹干牙面。

（4）涂布药物。

（二）再矿化治疗

再矿化治疗是采用人工方法使脱矿的牙釉质或牙骨质再次矿化，恢复其硬度，终止或消除早期龋损。牙釉质早期龋再矿化多采用人工再矿化液来治疗，可以获得一定疗效。

1.再矿化液的组成 再矿化液的主要成分为不同比例的钙、磷和氟，再矿化液中钙与磷的含量和比例对龋损再矿化的程度和范围有明显影响。

2.适应证

（1）光滑面早期龋，白垩斑或褐斑。

（2）龋易感者可作预防用。

3.应用方法

（1）配制成漱口液，每日含漱。

（2）局部应用：清洁、干燥牙面，将浸有药液的棉球置于患处，每次放置几分钟，反复3～4次。

二、牙体充填修复治疗

牙体充填修复治疗是首先通过牙体手术过程清除已有病变或失去支持的牙体组织及细菌，将牙体制备成一定形状的窝洞，使充填体能够长期保持而不松动脱落。为使牙体组织和充填体能够承受一定的咀嚼压力，选用适当的材料行充填治疗，或选择嵌体、冠修复恢复牙齿的形态与功能。

牙体修复必须遵循一定的原则，在恢复牙体形态与功能的同时，必须兼顾其作为口腔牙颌体系处于生理平衡状态的要求，达到真正意义上恢复健康的治疗目的。牙体修复应遵循以下基本原则：生物学原则、生物力学原则、美学原则。

1. 生物学原则　去净腐质，消除感染源，停止病变发展。严格遵守微创治疗的原则，尽可能地保留健康牙体组织，在保护牙髓牙本质复合体的前提下开展治疗。

2. 生物力学原则　采用生物力学和机械力学的基本原理预备窝洞，包括抗力形和固位形结构，确保既防止充填体的松动脱落，又防止因过度磨除牙体组织造成的牙体折裂。

3. 美学原则　通过调整充填体的色泽和形状，达到牙齿和周围组织对称协调。

充填材料的选择要综合牙齿的部位、窝洞所在部位和承受的咬合力、患者情况等因素进行考虑。常用的充填材料有银汞合金及复合树脂，银汞合金因美观性及汞污染等问题临床上应用较少，银汞合金充填修复逐渐被树脂类及玻璃离子类材料所替代。

牙体充填修复治疗的步骤可分为窝洞制备，窝洞隔湿和干燥，窝洞封闭、衬洞及垫底，窝洞充填。

（一）窝洞制备

窝洞制备是指采用牙体外科手术的方法去除龋损组织，并按要求备成一定的洞形。所制备的洞形称为窝洞。窝洞具有一定的形状，能容纳和支持充填材料，达到恢复牙齿形态和功能的目的。

1. 窝洞的分类　窝洞的分类方法较多，临床上常用以下几种方法。

（1）G. V. Black分类法　1908年布莱克（G. V. Black）以龋损发生的部位为基础，将窝洞分为5类。该分类方法是目前国际上普遍采用的窝洞分类法（图3-6）。

Ⅰ类洞：指发生在所有牙发育点隙裂沟的龋损所制备的窝洞。包括磨牙和前磨牙的𬌗面窝沟洞、上颌前牙腭面窝沟洞、磨牙颊（舌）面的颊（舌）沟洞。

Ⅱ类洞：指发生在后牙邻面的龋损所制备的窝洞。包括磨牙和前磨牙的邻面洞、邻𬌗面洞、邻颊（舌）面洞、邻舌面洞和邻𬌗邻洞。

Ⅲ类洞：指前牙邻面未累及切角的龋损所制备的窝洞。包括切牙、尖牙的邻腭（舌）面和邻唇面洞。

Ⅳ类洞：指前牙邻面累及切角的龋损所制备的窝洞。包括切牙和尖牙的邻切洞。

Ⅴ类洞：指所有牙的唇（颊）、舌（腭）面近龈1/3牙面的龋损所制备的窝洞。包括前牙唇舌面和后牙颊舌面的颈1/3洞。

由于龋损部位的多样化，G. V. Black分类不能涵盖临床上所有的龋损，有学者提出了Ⅵ类洞：指发生在前牙切嵴和后牙牙尖等自洁区域的龋损所制备的窝洞。

（2）按窝洞设计的牙面数分类　根据窝洞涉及的牙面数将窝洞分为单面洞（只累及1个牙面的窝洞）、双面洞（即复面洞，累及2个牙面且连成一个整体的窝洞）和复杂洞（累及2个牙面以上且连为一个整体的窝洞）。

2. 窝洞的命名　窝洞的名称以其所在的牙面命名。位于𬌗面的窝洞称为𬌗面洞，颊面的称为颊面洞，邻面和𬌗面双面窝洞称为邻𬌗面洞。

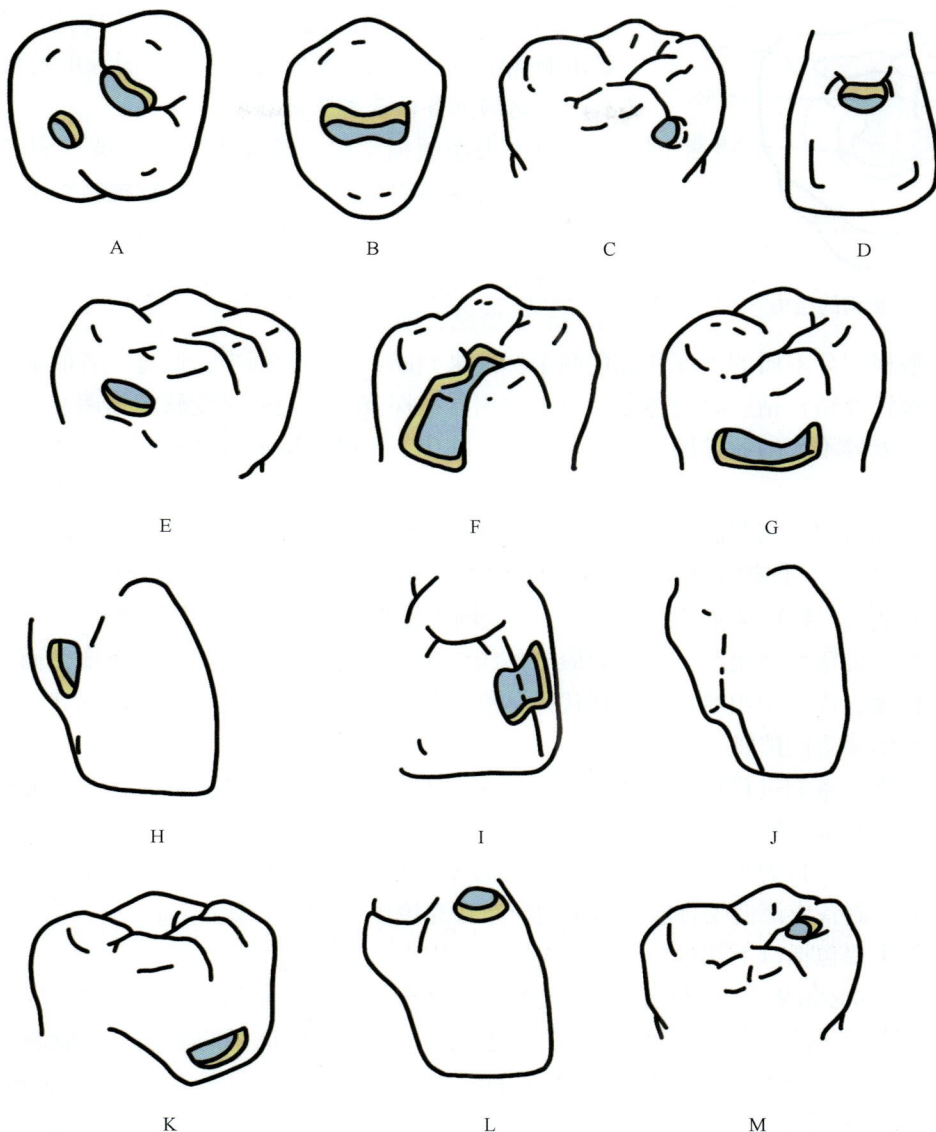

图3-6 G. V. Black窝洞分类法

A～D. Ⅰ类洞；E～G. Ⅱ类洞；H～I. Ⅲ类洞；J. Ⅳ类洞；K～L. Ⅴ类洞；M. Ⅵ类洞

临床为了便于记录，以牙面的英文名称的第一个字母大写表示：切缘I（incisal）、唇面La（labial）、舌面L（lingual）、颊面B（buccal）、𬌗面O（occlusal）、近中面M（mesial）、远中面D（distal）、腭面P（palatal）。唇面和颊面又可以统一以F表示（facial）。如舌面记录为L，远中邻𬌗面洞记录为DO。

3. **窝洞的结构** 包括洞壁、洞角和洞缘（图3-7）。

（1）洞壁 即洞的内侧壁，分为侧壁和髓壁。侧壁是与牙面垂直的洞壁，包括冠部的牙釉质壁和牙本质壁、根部的牙骨质壁和牙本质壁。侧壁以所在的牙面命名。位于颊面称为颊壁，近龈缘称为龈壁，还有舌壁、近中壁、远中壁、切壁、𬌗壁等。

位于洞底覆盖牙髓的洞壁称底壁，包括髓壁和轴壁，与洞侧壁垂直的壁称髓壁，与牙长轴平行的壁称轴壁。

（2）洞角 洞壁相交形成的角，分为线角和点角。两壁相交构成线角，三壁相交构成点角。洞角以构成它的各壁联合命名，如轴壁与髓壁相交构成的线角称为轴髓线角，由舌壁、轴壁、龈壁三壁相交构成的点角称为舌轴龈点角。

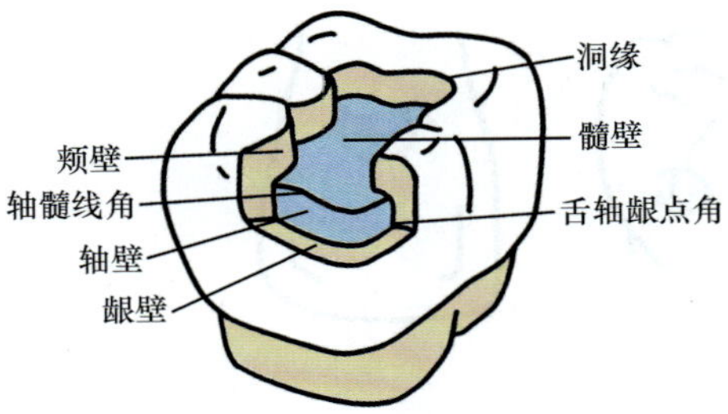

图3-7 窝洞的结构

（3）洞缘 窝洞的侧壁与牙面相交构成的边缘称为洞缘，是由洞侧壁与牙面相交形成的线角，即洞缘角或洞面角。

4. 窝洞制备的基本原则

（1）去净龋损组织 龋损组织是指被龋病破坏的牙体组织，含有大量的细菌及其代谢产物。龋损组织可引起牙体组织继续破坏或造成对牙髓的不良刺激。为了消除感染及刺激物，终止龋病发展，窝洞制备时原则上应去除龋损组织，确保充填体与洞壁紧贴，防止继发龋。

临床上一般根据牙本质的硬度和着色两个标准来判断：①硬度标准：通过术者的触觉来判断，即术者用刮匙、探针及钻针钻磨时的感觉。应去除用器械探查时质地明显变软的细菌侵入层，而保留硬度与正常牙本质差异不大的脱矿层。②着色标准：临床上不必去除所有着色的牙本质，应保留较硬的再矿化牙本质。

（2）保护牙髓组织 窝洞制备时尽量减少对牙髓的刺激，避免造成不可逆的牙髓损伤。因此，备洞时应做到以下方面：①应清楚了解牙体组织结构、髓腔解剖形态及增龄变化，以防止意外穿髓。②勿向髓腔方向加压，特别是制备深窝洞时。③间断性操作，制备过程中用水冷却。

（3）尽量保留健康牙体组织 保留健康牙体组织不仅对充填材料的固位很重要，而且使剩余的牙体组织有足够强度，以承担咀嚼功能。现代牙体修复技术对窝洞预备的要求更趋保守，尽量多保留牙体组织，尽量不作预防性扩展。

（4）无痛操作 备洞过程可能会造成疼痛反应，备洞前应做必要的解释工作，缓解患者的紧张情绪，中深度窝洞的制备最好在局部麻醉下进行。

（5）制备抗力形 抗力形是使充填体和余留的牙体组织获得足够的抗力，在承受咬合力时不会折裂的形状。抗力形制备应该使咬合应力均匀地分布在充填体和牙体组织上。

窝洞抗力形主要包括以下几点。

1）洞深：窝洞必须要有一定深度，使充填体有足够厚度和一定强度。窝洞的深度要求为充填体能承受正常咀嚼压力的最小厚度，洞底必须在健康牙本质上，保证洞的深度。一般洞深要求在釉牙本质界下0.2～0.5mm，不同部位的窝洞所要求的深度不一样。𬌗面洞深应为1.5～2.0mm，邻面洞深1.0～1.5mm即可。不同充填材料要求的洞深也不一样，抗压强度小的材料要求洞的深度较抗压强度大的深。银汞合金的最小厚度为1.5mm。

2）盒状洞形（图3-8）：是窝洞最基本的抗力形，要求窝洞底平壁直、侧壁平面与洞底垂直，点、线角圆钝。盒状洞形使咬合力均匀分布，避免产生应力集中。圆钝的点、线角应力向四周传递，同时利于充填材料的填入。若洞底为圆弧形，则受力时充填体会移动而产生剪切力。

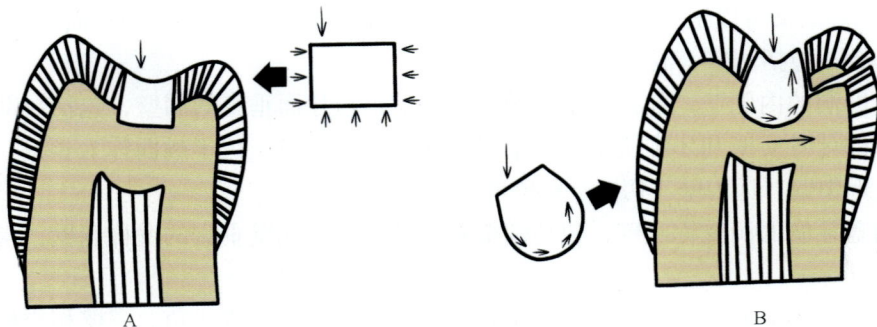

图3-8 盒状洞形

A. 正确；B. 错误

3）阶梯结构：双面洞的殆面洞底与邻面洞的轴壁应形成阶梯。阶梯不仅分散力，使殆力由殆面髓壁和邻面龈壁分担，而且是保护牙髓的必要措施。髓壁与轴相交形成的轴髓线角应圆钝。尖锐的轴髓线角会使充填体在承受咬合力时受到张应力作用而折裂。邻面的龈壁应与牙长轴垂直，要有一定深度，不得少于1mm，邻面部分才能承担力。

4）窝洞外形：窝洞外形线呈圆缓曲线，避开承受咬合力的尖、嵴。圆缓的外形有分散应力的作用，尖锐的转角可使传向牙体组织的应力集中到一起而致牙体折裂。

5）余留牙体组织的抗力：去除无基釉，在制备过程中应避免形成新的无基釉；尽量保留承力区的牙尖和牙嵴；如龋坏过大，应修整脆弱牙尖和牙嵴以降低高度，减轻咬合力负担，防止牙体破裂和折断。

（6）制备固位形 固位形是防止充填体在侧向或垂直方向力量作用下移位、脱落的形状。

窝洞的固位形结构包括以下几种。

1）侧壁固位：是各类窝洞最基本的固位结构，要求窝洞有足够深度，呈底平壁直的盒状洞形。相互平行，与洞底垂直，并具有一定深度的侧壁借助于洞壁与充填材料间的摩擦力而产生固位作用，防止充填体沿洞底向侧方移位。

2）倒凹固位（图3-9）：倒凹是一种机械固位，在洞底的侧髓线角或点角处平洞底向侧壁牙本质做出的潜入小凹，有时也可沿线角做固位沟。充填体突入倒凹或固位沟内，形成洞底略大于洞口的形态，防止充填体与洞底呈垂直方向的脱位。倒凹一般做在牙尖的下方，此处牙本质较厚，但牙尖下方的深层是髓角所在部位，要注意洞的深度，一般以0.2mm深为宜。

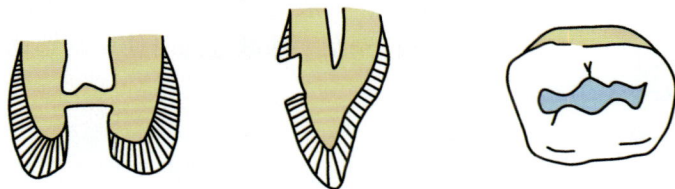

图3-9 倒凹固位

3）鸠尾固位（图3-10）：鸠尾是机械固位结构，多用于双面洞。如后牙邻面洞在殆面做鸠尾，前牙邻面洞在舌面做鸠尾。此种固位形的外形似斑鸠的尾部，由鸠尾峡和膨大的尾部组成，借助于峡部的扣锁作用防止充填修复体从与洞底呈水平方向的脱位。鸠尾的制备要求与邻面缺损大小相匹配，使充填体在受力时保持平衡。鸠尾要有一定深度，特别在峡部，以获得足够抗力。在预备鸠尾时应顺殆面的窝洞扩展，避开牙尖、牙嵴和髓角。鸠尾峡的宽度一般在后牙为所在颊舌尖间距的1/4～1/3，前牙为邻面洞舌方宽度的1/3～1/2。鸠尾峡的位置应在轴髓线角的内侧。

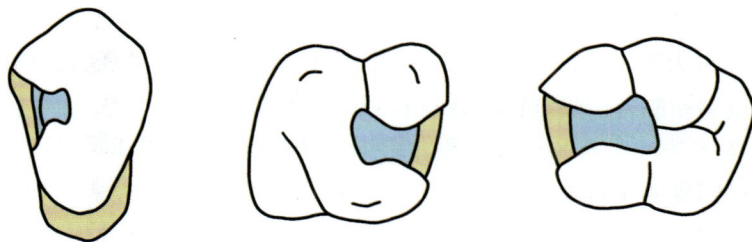

图3-10 鸠尾固位

4）梯形固位：邻殆洞的邻面应制备成龈方大于殆方的梯形，防止充填体垂直方向的脱位，梯形固位多用于双面洞。

充填体的固位与所选用的充填材料有关，不同的充填材料，固位形的设计不同。银汞合金没有粘接性，依靠材料与洞壁间的摩擦力和机械扣锁固位。复合树脂、玻璃离子水门汀材料可与牙体组织粘接，以加强固位。

5. 窝洞制备的器械　窝洞制备所用的器械包括机动器械和手用器械。

（1）机动器械　目前临床上使用的为气涡轮机，依靠空气压缩机产生的高速气流推动钻针转动。高速涡轮手机转速可达20万～50万r/min，切割效率高，震动轻，扭转力小，并有喷水冷却装置。

1）慢速机头：又称慢速手机，有直、弯两种，备洞多用弯机头，需配套气动马达使用。

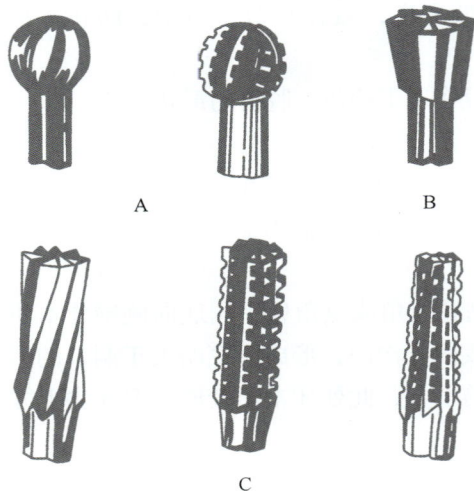

图3-11　钻针
A. 球钻；B. 倒锥钻；C. 裂钻

2）钻针：用于切割牙体组织。其样式和品种多样，临床根据备洞需要选择。工作时把钻针安装在手机上。用于制备窝洞的钻针分裂钻、球钻和倒锥钻三种。裂钻的钻头有柱状和锥状，裂钻的刃口互相平行，平行的刃口有的与钻针方向一致，有的则倾斜，有的刃口呈锯齿状，工作头长4～5mm，常用于扩大洞形，修整洞壁。倒锥钻的钻头顶端直径大于柄端，侧面有刃达顶端，钻头较短，0.5～1.5mm长，常用于制作倒凹、磨平洞底、扩大洞形等。球钻有倾斜单刃和锯齿刃两种，常用于去除龋坏、开扩洞口、制作圆弧形倒凹等。各种钻针均有不同大小和型号（图3-11）。

（2）手用器械　常用的是刮匙，其工作头呈匙形，边缘为刃口，一般是双头，调整工作头的方向则可以左右两个方向进行剔刮。深龋近髓时使用刮匙比较安全，不易引起意外穿髓。

6. 制备窝洞的基本步骤

（1）扩大开口进入龋洞　根据龋洞的位置、形态等不同情况采取不同的方式。如位于𬌗面或唇（颊）、舌（腭）侧面的龋洞，洞口开放时，器械较易进入。但对窝沟龋、隐匿性龋，则需将洞口扩大，使龋洞充分暴露。当龋洞位于邻面，未破坏边缘时，则需磨除少部分健康牙体组织以暴露病变区。在前牙，如龋洞靠唇侧，则应从唇面进入，可保留健康的舌侧边缘嵴，当龋洞位于近舌（腭）侧，应从舌（腭）侧进入而保留完整的唇面以利美观。在后牙，应从𬌗面进入，磨除边缘嵴，进入龋洞。

（2）去净龋坏组织　用球钻或刮匙去净龋洞内的软化牙本质。

（3）制备洞外形　窝洞的洞缘构成了洞外形。外形的建立，应最大限度地保存牙体组织和减少继发龋的发生。其原则为尽量避开牙尖和嵴，沿点、隙、裂沟作适当预防性扩展，外形曲线圆缓，以减少应力集中，邻面洞的外形线应达自洁区。

（4）制备固位形和抗力形　在洞外形基本形成侧壁和洞底后，经修整制备具备抗力形和固位形的盒状洞形，并用球钻或裂钻制备清晰圆钝的线角和洞底的倒凹。

7. 各类窝洞的制备方法及要点　以下主要介绍Ⅰ、Ⅱ、Ⅲ、Ⅴ类洞的制备方法。临床上Ⅳ类洞充填治疗方法已经被粘接修复或全冠修复等治疗方法取代。

（1）Ⅰ类洞（图3-12）

1）𬌗面点、隙、裂沟窝洞的制备方法：将病变范围探查清楚后，用小圆钻或裂钻自𬌗面的龋坏部位钻入，后用较大的裂钻将洞稍扩大，用刮匙挖净洞内腐质，用裂钻扩展，制成洞壁和洞底。洞底应平，侧壁应直，洞外形呈圆缓曲线（图3-13）。

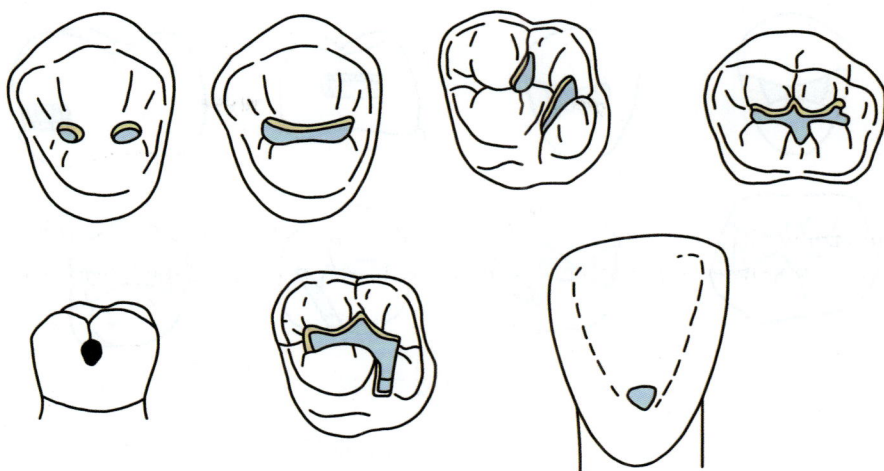

图3-12 Ⅰ类洞外形

去除殆面、点、隙、裂沟龋不应破坏上颌磨牙斜嵴和下颌前磨牙横嵴，故嵴两侧龋坏可分别备洞。若两龋坏间正常牙体组织小于1mm，应将嵴两侧洞连成一个洞形。因此，殆面点、隙、裂沟窝洞的制备要点为洞底要平，洞壁要直，洞应有1.5～2.0mm的深度，洞宽大于洞深时洞底应制备倒凹固位，洞面角呈直角，洞外形呈圆缓曲线，点、线角清晰圆钝，注意保护牙髓，洞底应与殆面外形一致，以防止穿髓。如下颌第一前磨牙，颊尖高，舌尖低，洞底也应呈斜面。深龋洞底不平，应用垫底材料垫平。

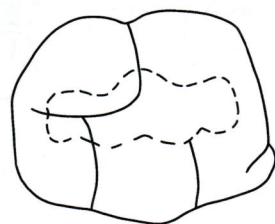

图3-13 洞外形呈圆缓曲线

2）上颌磨牙腭面和下颌磨牙颊面裂沟窝洞的制备方法：若病变范围小时可制备成单面洞，制备要点为制备成洞口略小于洞底的洞形，不做预防性扩展。

3）磨牙复面洞的制备方法：当殆面龋与颊（腭）面龋相连，或颊（腭）面龋的范围大，造成殆面边缘嵴脆弱时，应制备成颊（腭）殆复面洞。将殆面制备成鸠尾形，髓壁和轴壁交界处制备成阶梯。各部位洞宽均不得小于1.5mm。

4）上前牙腭面洞的制备方法：窝洞的外形呈圆钝三角形或圆形，洞深1.0～1.5mm，洞底与舌面平行，洞侧壁与洞底垂直，点、线、角清晰。

（2）Ⅱ类洞（图3-14） 根据病损范围可制备成单面洞或复面洞，如病变已累及接触区，应制备成邻殆复面洞。

1）后牙邻面单面洞的制备方法：后牙邻面龋如邻牙缺失或龋坏近牙颈部，牙龈退缩，器械易进入，视野又清楚，可只在邻面做单面洞。预备成盒状洞形，洞底弧度与邻面平行，在殆轴线角和（或）龈轴线角做固位沟或倒凹，加强固位。

2）后牙邻殆面洞的制备方法：后牙邻面龋已经破坏接触点，需制备成邻殆面洞。先邻面去龋，制备邻面洞形，再根据邻面龋的范围来制备殆面固位形，殆面制备成鸠尾辅助固位。

邻面：制备龈壁、轴壁、颊壁与舌壁。从邻面边缘嵴钻入，在向深处钻磨的同时应向颊舌方向扩展至自洁区，形成略外敞的颊、舌壁，洞壁与釉柱方向保持一致，去除无基釉；龈壁平直，深度约1.5mm；轴壁与牙长轴平行，与牙邻面弧度一致；并使形成龈方大于殆方的梯形。

殆面：制备髓壁、鸠尾和鸠尾峡。应沿点、隙、裂沟扩展洞形，避让牙尖和嵴，并注意适当预防性扩展。前磨牙越过中线；上颌磨牙尽量勿破坏斜嵴，在斜嵴一侧制备鸠尾；下颌磨牙鸠尾做在中央窝；鸠尾峡应做在髓壁上方，其宽度为颊舌二尖间距的1/4～1/3，外形曲线圆缓。余同殆面Ⅰ类洞。

图3-14 Ⅱ类洞外形

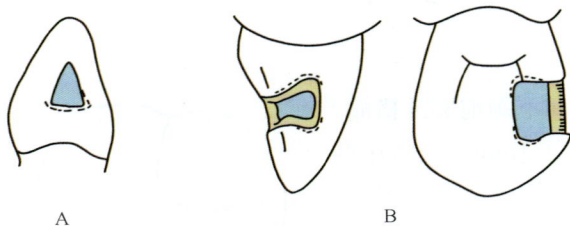

图3-15 Ⅲ类洞外形

A. 单面洞；B. 复面洞

（3）Ⅲ类洞（图3-15）　根据病变范围和邻牙情况，制备成单面洞或复面（邻舌或邻唇）洞。

先用小号球钻或裂钻邻面去腐，再根据邻面洞的大小，在舌腭面设计并制备鸠尾形。鸠尾峡宽度为邻面洞舌方宽度的1/3～1/2。必要时，可在龈轴线角和切轴线角做倒凹，以增强固位。线角应圆钝。如邻牙缺失或牙间隙大者，可在邻面做单面洞。

邻面单面洞可制备成与前牙邻面相似的底向根方的三角形盒状洞形。

邻舌复面洞在邻面制备成唇侧大于舌侧的梯形，并在龈轴线角和切轴线角制备固位沟；在舌面制备扣锁形，并在龈髓线角和切髓线角做固位沟。不做预防性扩展。允许适当保留洞缘无基釉，并应修整光滑，与釉柱方向一致。

（4）Ⅴ类洞（图3-16）　为单面洞，因不直接承受咬合力，备洞时以固位形和外形为重点。

Ⅴ类洞多在颈面，不需扩大洞形。前磨牙和磨牙制成肾形，前牙制成半圆形。

Ⅴ类洞制备以固位形为主。凸面向着牙颈部，凸缘距牙颈线1mm处；近远中壁与釉柱方向一致略向外敞开；在𬌗轴线角与龈轴线角制备倒凹；洞深1.0～1.5mm；轴壁与相应牙面弧度一致。

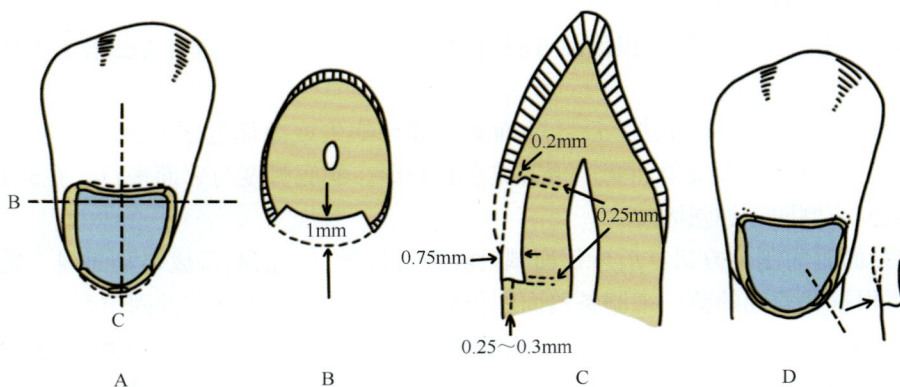

图3-16 Ⅴ类洞的外形

A. 在𬌗轴线角和龈轴线角处制作固位沟；B. 图A的横切面观；C. 图A的纵切面观，显示固位沟的位置和深度；D. 4个点角处做倒凹

（二）窝洞隔湿和干燥

1. 窝洞隔湿　窝洞制备完成后，必须将充填的牙齿与口腔环境隔离开来，防止唾液进入窝洞污染

洞壁及影响充填材料的性能。在条件允许的情况下，整个治疗过程都应进行术区隔离，保证视野清晰，避免窝洞再感染。常用的窝洞隔湿方法有以下几种：

（1）棉卷隔湿法　将消毒棉卷置于患牙颊（唇）侧前庭处和舌侧口底，吸去术区附近的唾液，达到隔湿目的。此法简便易行，不需特殊设备，但隔湿维持时间短，术中要注意随时更换棉卷。

（2）吸唾器　利用水流和抽气产生的负压，吸出口内的唾液。使用时将吸唾管置于患者口底，注意勿紧贴黏膜，以免损伤黏膜和封闭管口。吸唾器常与棉卷隔离配合使用。

（3）橡皮障隔湿（图3-17）　是将橡皮布打孔后套在牙齿上，利用橡皮布的弹性箍紧牙颈部，使治疗牙齿与口腔完全隔离开来。此法具有较多优点：将术区与口腔完全分隔开来，使术区不被唾液污染，并且不受口腔湿气影响；可防止手术过程中对牙龈、口腔黏膜和舌的损

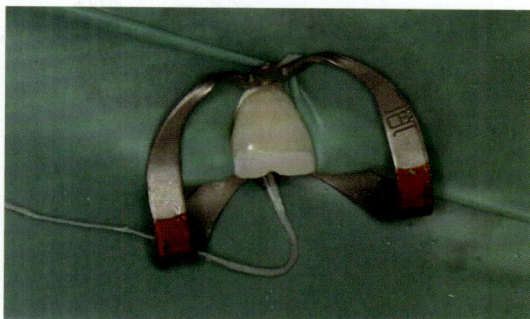

图3-17　橡皮障隔湿法

伤；避免手术器械、切削的牙体组织碎屑及修复材料等吞入或吸入食管、气管，确保手术安全；避免医师的手接触患者的唾液，减少医源性交叉感染，特别是防止乙肝和艾滋病的传播。

（4）排龈法（图3-18）　将排龈线压至龈沟内，使龈缘与洞缘分隔开，适用于接近龈缘和深达龈下的牙颈部窝洞充填前的隔湿。

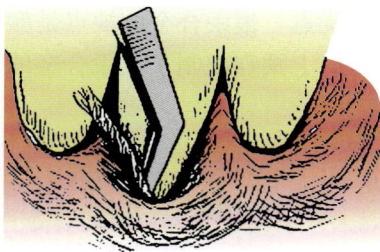

图3-18　排龈线的使用

2. 窝洞干燥　窝洞充填前需充分干燥窝洞，以使充填材料或其他垫底材料能充填接触牙体，不会因水分而出现空隙，也避免因洞内壁的水分影响材料性能。干燥窝洞可用干棉球将洞内的水分吸干，然后用气枪吹干。

（三）窝洞封闭、衬洞及垫底

深洞洞底常不平整，且部分修复材料对牙髓有刺激性。因此，在充填前应根据窝洞的深度和修复材料的性质对窝洞做适当处理。其目的是隔绝外界和充填材料的刺激，保护牙髓，并垫平洞底，形成充填窝洞。

1. 窝洞封闭　在窝洞洞壁涂一层封闭剂，以封闭牙本质小管，阻止细菌侵入，隔绝充填材料的刺激。窝洞封闭剂主要包括洞漆、树脂粘接剂。

2. 衬洞　在洞底上衬一层能隔绝化学和一定温度刺激且有治疗作用的洞衬剂，其厚度一般小于0.5mm。常用的洞衬剂有氢氧化钙及其制剂，玻璃离子水门汀、氧化锌丁香油酚水门汀。

3. 垫底　在洞底（髓壁和轴壁）垫一层足够厚度（＞0.5mm）的材料，隔绝外界和充填材料的温度、化学、电流及机械刺激，同时又垫平洞底，形成窝洞，承受充填压力和咀嚼力的作用。常用的垫底材料有磷酸锌水门汀、聚羧酸锌水门汀、玻璃离子水门汀、氧化锌丁香油酚水门汀。

洞衬剂和垫底材料不能完全分开，只是做衬洞时较薄，垫底时则有一定厚度。临床上，根据余留牙牙本质厚度及充填材料的种类选用不同的封闭剂、洞衬剂及垫底材料。

洞底距髓腔的牙本质厚度大于1.5mm的浅窝洞，无需垫底。

洞底距髓腔的牙本质厚度大于1mm且小于1.5mm的中等深度的窝洞，一般只垫一层磷酸锌水门汀、聚羧酸锌水门汀或玻璃离子水门汀。磷酸锌水门汀垫底需先涂封闭剂。

洞底距离髓腔很近的深的窝洞，为了保护牙髓，应做双层垫底处理：第一层垫氧化锌丁香油酚水门汀或氢氧化钙，第二层垫磷酸锌水门汀。复合树脂充填时不能采用氧化锌丁香油酚水门汀垫底，可选用聚羧酸锌水门汀或玻璃离子水门汀垫底。

垫底部位只限于𬌗面髓壁和邻面轴壁，要求底平壁净，留出足够深度（1.5～2.0mm），使充填体

有足够的抗力和固位（图3-19）。

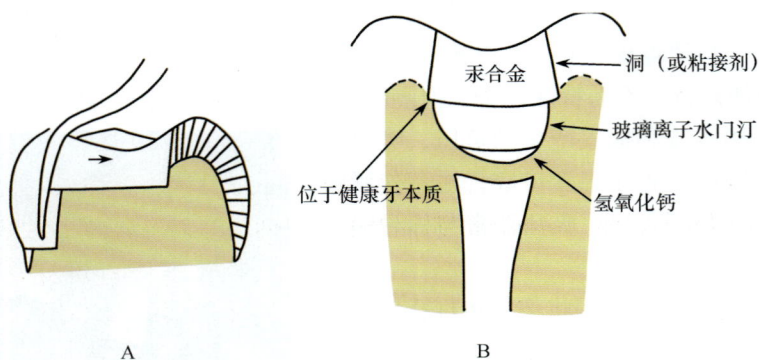

图3-19 垫底
A. 轴壁垫底；B. 髓壁垫底

（四）窝洞充填

临床常用银汞合金充填术，下面详细介绍。

银汞合金作为牙体修复材料已有较长的历史，随着对银汞合金材料性能的不断改进，银汞合金在牙体修复中的应用已得到包括世界卫生组织（WHO）在内的多家国际卫生组织的认可。银汞合金具有抗压强度好，硬度高、耐磨性强，对牙髓无刺激，可塑性大，操作方便等优点。银汞合金的缺点是颜色与牙不一致，无黏结性，固位形要求高，汞的使用可对环境造成污染。以上缺点限制了银汞合金的使用，逐步被牙色材料所取代。

1. 适应证

（1）后牙Ⅰ类洞、Ⅱ类洞。

（2）后牙Ⅴ类洞，特别是可摘义齿的基牙修复。

（3）对美观要求不高患者的尖牙远中邻面洞，龋损未累及唇面者；大面积龋损时配合附加固位钉的修复。

（4）冠修复前的牙体充填。

应注意，牙冠有劈裂可能的牙体缺损（如隐裂），不宜做银汞合金充填。汞过敏的患者禁用。

2. 窝洞预备的要求 银汞合金的材料特性要求窝洞必须符合窝洞预备的总要求外，还应具有以下特点。

（1）窝洞必须有一定的深度和宽度，方可使充填体获得足够的固位强度。

（2）银汞合金没有粘接性，窝洞要制备成典型的盒状洞形，必要时增加辅助固位形，以使充填体具有良好的固位。

（3）洞面角应成直角，不能在釉质的侧壁做短斜面（图3-20）。

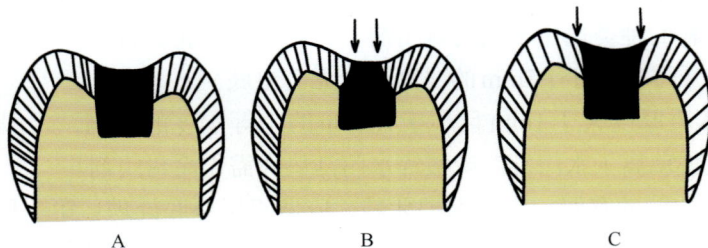

图3-20 银汞合金充填的洞面角
A. 正确；B. 错误：洞缘有无基釉；C. 错误：洞缘有短斜面

3. 调制 目前多使用银汞合金胶囊，用银汞合金调拌机调制。这种调制方法使用简便，调拌的银汞合金质量好，且能节约时间，减少汞污染。调拌时间不得长于40s。

4. 充填

（1）保护牙髓 由于银汞合金的热导系数大于牙体组织，为保护牙髓，中等深度以上的窝洞在银汞合金充填前需要封闭、衬洞或垫底。

（2）放置成形片和楔子（图3-21） 双面洞在充填前应安放成形片，作为人工假壁，便于充填材料的加压，形成邻面的生理外形，建立与邻牙的邻接关系。根据牙的大小选择适宜的成形片。其边缘应置于龈壁的洞缘稍下方，注意勿损伤牙龈。邻面龈间隙尚需放小楔子，使成形片紧贴龈壁洞缘的牙颈部，稳固成形片，并防止充填时材料压入龈沟形成悬突，损伤牙周组织（图3-22）。

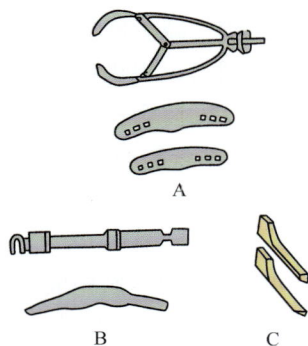

图3-21 成形片、成形夹、楔子
A、B. 成形片、成形夹；C. 楔子

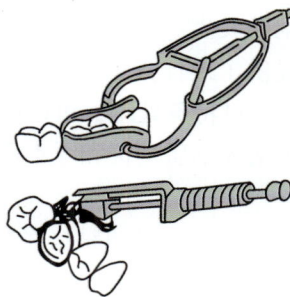

图3-22 固定成形片

（3）填充银汞合金材料 用银汞合金输送器将银汞合金少量分次送入窝洞内。先用小的充填器将点、线角及倒凹、固位沟处压紧，再换大的充填器向洞底和侧壁层层加压，使银汞合金与洞壁密合。每次送入窝洞的银汞合金量，在铺平后最好不超过1mm厚。双面洞一般先充填邻面洞部分，再充填𬌗面洞（图3-23）。银汞合金从调制到充填完毕，应在6～7min完成。

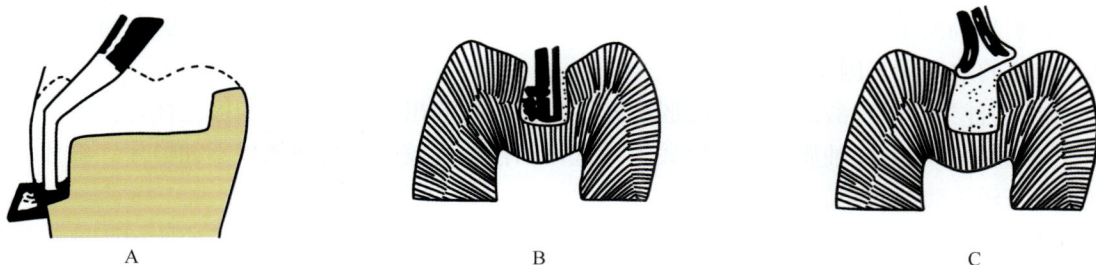

图3-23 银汞合金充填方法
A. 选用小的银汞合金充填器填压洞底倒凹、固位沟和点、线角处；B. 向洞底和侧壁层加压；C. 用较大的充填器与洞缘釉质表面平行做最后加压

（4）雕刻成形 雕刻要恢复牙的功能外形、边缘嵴、邻面接触关系，楔状间隙及牙颈部的正常突度。

（5）调整咬合 银汞合金充填体外形初步雕刻完成后，𬌗面受力部位应做咬合调整，使其有正常的咬合关系。如对颌牙有高陡的牙尖或边缘嵴，应先调磨，让患者作正中及侧方运动的咬合，检查有无咬合高点直至调磨合宜。值得注意的是，此时银汞合金强度较低，嘱患者轻轻咬合，防止重咬使充填体破裂。

（6）打磨抛光 银汞合金充填体尚未完全硬固，不能承受咀嚼压力，不能打磨抛光，24h后待完全硬固后方可打磨抛光。嘱患者术后24h之内勿用患侧咀嚼。

5. 汞污染的预防 银汞合金的调制应在有通风设备的密闭箱中进行。医务人员禁止用手直接触摸、揉搓银汞合金。挤出的余汞和废弃的合金残渣，不可随意丢弃，应收集并装入专用容器回收。定期测定工作环境中的汞含量。

三、牙体缺损的粘接修复

（一）牙体缺损粘接修复的原理

借助牙齿硬组织表面处理和粘接系统的作用，使材料与牙齿硬组织连接的方法称为牙体粘接修复术。粘接材料和粘接技术的发展和应用，对牙体修复学产生了重大的影响。传统的银汞合金修复技术，必须进行洞形预备，为修复材料提供机械固位力，故需切割较多的牙体组织。而粘接修复技术通过粘接系统使修复材料与牙体组织紧密结合，可以保存更多的牙体组织，减少修复材料与牙体组织之间的微渗漏，减少继发龋的发生。以复合树脂为代表的粘接性牙色材料可以提供更美观的修复效果，不仅为预防和治疗龋病提供了最佳方案，而且扩大了牙体修复的适应证。复合树脂本身对牙釉质和牙本质均不具粘接性，牙面经过特殊处理，可以明显提高其与复合树脂的结合能力。

粘接系统主要包括牙釉质粘接和牙本质粘接。

1. 牙釉质粘接

（1）牙釉质粘接系统　牙釉质粘接系统由牙釉质酸蚀剂和牙釉质粘接剂构成。牙釉质酸蚀剂通常为浓度为30%左右的磷酸，多为凝胶剂型。牙釉质粘接剂多为低黏度疏水性树脂，如双酚A-甲基丙烯酸缩水甘油酯，一般不含无机填料或含少量填料。

（2）酸蚀粘接的机制　牙釉质经酸蚀处理后，表面变成具有高表面自由能的蜂窝状，低黏度的树脂借助毛细作用渗入微孔中聚合，形成树脂-釉质的微机械嵌合，渗入的树脂形成树脂突。树脂突通过机械的扣锁作用增强牙釉质和树脂的粘接强度。

（3）酸蚀剂的作用　①可暴露出牙釉质新鲜层，增大牙釉质表面可湿性和表面自由能，有利于粘接剂的渗入；②酸蚀还可活化牙釉质表层，易与粘接树脂结合；③酸蚀还可增加牙釉质表面的粘接面积和粗糙度。

（4）影响牙釉质酸蚀的因素　临床鉴定酸蚀的效果是看到经酸蚀处理的牙釉质表面失去光泽，呈白垩色。酸蚀的效果受多因素的影响。

1）酸蚀剂种类：以磷酸最优，磷酸脱矿较均匀，出现的粗糙面可湿性和极化性好。

2）牙齿类型：乳牙牙釉质矿化程度较恒牙低，釉柱结构较少，酸蚀效果不如恒牙。氟牙症抗酸性较强，应适当延长酸蚀时间。

3）酸蚀面与釉柱方向的关系：酸蚀面与釉柱方向垂直，釉柱末端暴露，形成的树脂突较长，酸蚀效果好；酸蚀面与釉柱方向平行者，酸蚀效果较差。

4）酸蚀剂涂布的压力：①轻轻涂布酸蚀剂，牙釉质表面形成特征清晰的凹凸不平粗糙面，以釉柱为中心脱矿形成蜂窝结构，粘接强度最高。②中等用力涂布酸蚀剂，出现蜂窝结构的凹凸不平粗糙面较模糊，牙釉质周围的凹陷浅，边缘不清。③重压力涂布酸蚀剂，牙釉质表面的蜂窝结构压塌，结构不清，无凹凸不平粗糙面，粘接强度较弱。

2. 牙本质粘接

牙本质的矿化程度较牙釉质低，有机物化合物和水含量较牙釉质高。牙本质小管与牙髓相通，外界刺激作用可引起小管内液体的快速流动，不利于复合树脂对牙本质的粘接。

牙本质粘接系统根据作用机制不同可分为酸蚀-冲洗粘接系统和自酸蚀粘接系统两大类。

（1）酸蚀-冲洗粘接系统　由酸蚀剂、预处理剂和粘接树脂三部分组成。酸蚀剂为10%～37%的磷酸凝胶，预处理剂为含有亲水和疏水基团的酯类功能单体，粘接树脂多为不含或含少量填料的低黏度树脂。

临床操作为酸蚀、冲洗、预处理和粘接几个步骤。

首先用酸蚀剂处理牙本质表面，冲洗后去除玷污层，然后涂布预处理剂，预处理剂是树脂的良好助渗剂，可促疏水粘接树脂润湿牙本质，多与粘接剂合用，并能与粘接剂的树脂共聚。粘接剂的主要作用是稳定混合层和延伸至牙本质小管中形成树脂突。粘接剂不宜太厚，太厚可降低粘接强度。

（2）自酸蚀粘接系统 包括自酸蚀预处理剂和粘接树脂两部分。自酸蚀粘接系统具有操作简便，技术敏感性低，对牙髓刺激性小，对修复材料隔绝性好等优点。

自酸蚀粘接技术是微机械固位和化学粘接的结合，对牙本质的酸蚀和预处理两个过程同时发生，也可与树脂发生化学结合。

（二）复合树脂修复术

复合树脂被认为是目前较为理想的牙色修复材料。具有美观、磨除牙体组织少、绝缘、固位好等优点。

1. 适应证 复合树脂可用于临床上大部分牙体缺损的修复，主要包括：①Ⅰ～Ⅴ类洞的修复；②桩冠修复中桩核的构建；③窝沟封闭；④美容性修复，如贴面、牙外形修整、牙间隙封闭；⑤间接修复体的粘接；⑥暂时性修复体；⑦牙周夹板。

2. 窝洞预备的要求 洞外形依龋坏大小而定，只需去除龋坏组织，尽量保留更多的健康牙体组织。洞缘牙釉质壁制成45°角的短斜面，以加宽牙釉质酸蚀刻带。承受力部位，应修整为底平壁直的盒状洞形，以使复合树脂充填体具最佳抗力形，并顺应龋坏情况做出一定固位形，不必过多削磨牙体组织。不承受力的部位，可不形成标准盒状洞形，Ⅴ类洞牙釉质壁面积比较大，可以不制备洞形。

3. 复合树脂修复的基本步骤

（1）复合树脂色度选择 根据邻牙颜色，在自然光下比色，选择合适色度的复合树脂。

（2）清洗窝洞，隔湿。

（3）保护牙髓 洞深达牙本质层的窝洞应衬洞和（或）垫底。常用玻璃离子水门汀。忌用洞漆和酚类材料（如氧化锌丁香油酚水门汀），以免影响复合树脂聚合。

（4）洞壁粘接界面的处理

1）酸蚀-冲洗粘接技术：经典的酸蚀-冲洗粘接技术有酸蚀、预处理、粘接3个步骤。改进后的酸蚀-冲洗粘接技术将预处理和粘接合并为一个步骤。①酸蚀，使用凝胶状的酸蚀剂，可用小毛刷蘸涂，也可用小注射器直接注射到酸蚀部位，酸蚀15s后，大量流水彻底去除酸蚀剂。②预处理，用小毛刷蘸上预处理剂，涂布于窝洞。气枪轻吹以让溶剂挥发。③粘接，用小毛刷蘸上粘接树脂，涂布于窝洞。气枪轻吹以让溶剂挥发，使粘接形成很薄一层粘接层，光照固化10s。

2）自酸蚀粘接技术：与酸蚀-冲洗粘接技术比较，自酸蚀粘接技术酸蚀与预处理作用同时进行，免去冲洗步骤。因此临床操作较简单和方便。自酸蚀粘接技术包括二步法自酸蚀粘接技术和一步法自酸蚀粘接技术，以及近年来出现的选择性牙釉质酸蚀加自酸蚀粘接技术。

① 二步法自酸蚀粘接技术：首先在窝洞内涂布自酸蚀预处理剂，作用20s，气枪轻吹，用另一支小毛刷蘸粘接树脂，轻吹让溶剂挥发，光照固化20s。

② 一步法自酸蚀粘接技术：用小毛刷蘸自酸蚀粘接剂，直接在窝洞内涂布，作用20s；气枪轻吹，让溶剂挥发，并形成薄膜；光照固化10s。

③ 选择性牙釉质酸蚀加自酸蚀粘接技术：为了克服自酸蚀技术对牙釉质粘接较对牙本质粘接差的不足，近年来出现选择性牙釉质酸蚀加自酸蚀的改良技术。该技术首先用磷酸酸蚀洞缘牙釉质部分15s，冲洗后吹干水分，涂自酸蚀粘接剂20s，轻吹，光照固化10s。

无论采用何种粘接技术，使用前要仔细阅读产品使用说明书，按产品说明书的具体要求操作。

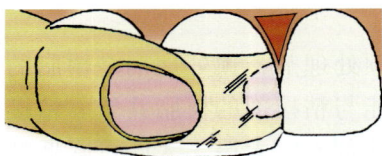

图 3-24 前牙聚酯薄膜成形片的使用

（5）安放成形片　因复合树脂固化后没有可塑性，在固化前需要利用成形片和楔子将治疗牙与邻牙分开，放置成形片有利于材料的充填，正确恢复邻接关系。临床常用透明聚酯薄膜成形片（图3-24）。

6）充填复合树脂　复合树脂充填的原则是控制厚度，分层充填和固化，目的是减少复合树脂的聚合收缩。分层充填时复合树脂的厚度对光照固化有明显影响，第一层树脂的厚度应在1mm内，以后每层树脂的厚度不要超过2mm。

复合树脂的充填和固化是一个连续过程，逐层填充后逐层光照固化。在临床操作时，需注意光固化灯距离和固化时间。光固化灯引导头应尽可能接近材料表面。每层充填后光照20s，复合树脂可以获得充分的固化。如果材料过厚，或光引导头难以接近的部位，可以延长固化时间。因蓝光射线会损害视网膜，操作者在照射过程中应做防御性的保护，佩戴防护眼镜。

（7）修整和抛光　复合树脂完全固化后，修整外形，用咬合纸检查咬合情况，调整高点。用橡胶抛光尖或抛光碟抛光后结束治疗。

四、深龋的治疗

深龋接近牙髓，细菌和代谢产物可通过牙本质小管进入，加之外界温度、理化刺激，牙髓常有一定的炎症反应。如能去除刺激，牙髓可恢复正常。因此，要注意深龋治疗的特殊性。

（一）深龋的治疗原则

1. 停止龋病发展，促进牙髓的防御性反应　去除龋坏组织，消除感染是停止龋病发展的关键步骤。原则上应去净腐质，而尽量不穿髓。去腐时应特别小心，必须根据不同年龄的髓腔解剖特点，结合洞底的颜色、硬度和患者的反应等具体情况做处理。操作时应采取两次甚至多次去腐法，利用药物（如氢氧化钙）促进脱矿的牙本质再矿化。

2. 保护牙髓　术中必须保护牙髓，减少对牙髓的刺激。在治疗深龋时应防止机械钻磨对牙髓温度的刺激。手术操作时器械的使用要间断，器械要锋利，勿向髓腔方向加压；随时用温水冲洗窝洞，棉球拭干，保持视野清晰；注意消毒药物的选择，垫底时材料要适当，采取双层垫底法。

3. 正确判断牙髓状况　正确判断牙髓状况是深龋治疗成功的基础。深龋时，牙髓受外界刺激而发生病变的可能性很大，因此首先要对牙髓状况做出正确判断，才能制订出正确的治疗方案。临床应仔细询问患者有无自发痛和激发痛，结合临床检查做出正确诊断，切勿将牙髓炎误诊为深龋。

（二）洞形制备特点

1. 深龋洞破坏较大，入口容易，深度已达牙本质深层，接近牙髓。注意去除洞缘的龋坏组织和无基釉，以便充分暴露洞内壁，前牙唇面允许保留无基釉。

2. 抗力形预备除洞底呈圆弧形以顺应髓室顶的弧形和龋损的圆弧外，其余侧壁均应制成平直，形成盒状，固位形设计按制备洞形的原则进行。切忌将洞底磨平，以免意外穿髓，不平的洞底用材料垫平。

3. 深龋的破坏较大，应对承受咬合力的牙尖、牙嵴进行修整，适当降低咬合高度，减少咬合力。

（三）治疗方法

对深龋治疗方法的选择，主要考虑患者有无明显的主观症状和洞底软龋是否能够去净。

1. 患牙具有温度刺激痛的症状，但程度不严重，刺激去除后，疼痛立即消失，洞底软龋能够彻底去净。这类病例可以直接用复合树脂粘接修复，如用银汞合金充填，则需双层垫底。

2. 患者主观临床症状比较明显，温度刺激程度较重，洞底软龋能去净，但极近髓，可先用氧化锌丁香油糊剂安抚治疗或行间接盖髓术。待1～2周复诊症状消除，再行复合树脂粘接修复或垫底充填。若症状未能缓解，需进一步检查，考虑是否进行牙髓治疗。

3. 患者主观临床症状不明显，属深龋范围内应有的临床表现，但洞底软龋不能去净。急性龋患者，可行间接盖髓术，3个月后，经查牙髓活力正常，并行X线片检查可行永久充填。若系慢性龋，去净后若牙髓暴露，则需进一步行牙髓治疗，如未穿髓，也可行间接盖髓术，3个月后经检查后做永久充填。

五、龋病治疗中和治疗后的并发症与处理

龋病治疗过程中对牙髓状况判断失误或操作不当，可能造成治疗失败，甚至引起并发症。故在治疗过程中应严格规范操作，减少并发症的发生。

（一）意外穿髓

在窝洞制备过程中，出现健康牙髓的意外暴露。

1. 原因　①对患牙髓腔解剖知识掌握不足。②操作不当。③髓腔解剖结构变异。
2. 处理　根据患者的年龄、牙位、穿髓孔的大小选择直接盖髓术或行根管治疗。

（二）牙髓性疼痛

1. 原因

（1）激发痛、冷热痛　多为钻磨过程产热或窝洞使用强消毒剂和酸蚀剂刺激致牙髓充血表现。

（2）自发痛　原因同上或诊断有误。

（3）咬合接触痛　用银汞合金充填的患牙，若对𬌗牙为异种金属修复体，咬合接触时出现电击样刺痛，脱离接触或反复咬合多次后疼痛消失，应考虑是否是与异种金属间产生电流作用有关。

2. 处理　牙髓充血者，应去除充填体，行安抚治疗，待症状消失后再行充填；由电流作用引起者，去除银汞合金充填体，更换非金属材料充填；如对𬌗牙修复体不良，则更换对𬌗牙修复体。患牙出现自发痛，应行牙髓治疗，但治疗前应排除同侧有无其他牙髓炎的患牙。

（三）牙周性疼痛

1. 咀嚼时疼痛　在咬合时引起钝痛，不咬物则不痛，与温度变化无关。

（1）原因　①充填物过高引起患牙早接触，牙周膜的调节失去平衡，引起牙周创伤。②粘接修复时酸蚀液过多，刺激牙颈部牙骨质、牙周膜。③消毒药溢出，灼伤牙龈。

（2）处理　①用咬合纸检查有无复合树脂的高点，或银汞合金充填体上有无亮点；若发现早接触，及时磨除高点，可消除症状。②颈部用氟化钠糊剂脱敏，用牙周塞治剂保护；轻度疼痛，可随时间逐渐消除。③灼伤牙龈，用0.9%氯化钠溶液清洗，或上塞治剂。

2. 持续性自发钝痛　可以定位，与温度无关，咀嚼可以加重疼痛。

（1）原因　①充填物形成颈部悬突，压迫牙间乳头，易于形成菌斑，产生龈炎，长期可引起牙槽嵴吸收、牙龈萎缩，出现牙周炎症。②由于邻面接触区的凸度恢复不够、接触点过小或无接触，咀嚼时食物易嵌入压迫牙间乳头引起疼痛，长期可引起牙槽骨吸收，出现牙周炎。③邻面外形过凸，则失去了食物对牙龈的按摩、自洁作用，牙龈易发炎，出现疼痛。

（2）处理　①应及时调磨已有悬突。②因邻面接触区的凸度恢复不够、接触点过小或无接触出现食物嵌塞，必须重新充填，或者酌情做固定修复，以恢复接触点。③邻面外形过凸者，应调改充填体形态，恢复正常凸度。

（四）继发龋

1. 原因　龋坏组织未去净；充填材料与洞壁界面间存在微渗漏；洞缘无基釉未去净；洞边缘设计在滞留区或深的窝沟内。

2. 处理　去除充填物及继发龋，修整洞形，重新充填。洞漆和粘接剂的使用可以增加充填材料与洞壁间的密合度，从而减低微渗漏的发生率。

（五）充填物折断、脱落

1. 原因　窝洞预备不良；充填材料调制不当；充填方法不当；过早承担咬合力。

2. 处理　去除原残存充填体，针对洞形存在问题，按照备洞原则修整洞形，按正规操作调制材料，完成窝洞充填，认真交代医嘱。

（六）牙齿折裂

1. 原因　洞周有薄壁弱尖，窝洞制备时未除去无基釉，未减低咬合；磨除过多的牙体组织；点线角过锐，应力集中；充填体过高、过陡，存在殆创伤；充填物的过度膨胀。

2. 处理　部分折裂者，去除充填物后，修整洞形，重新充填。固位和抗力不够者，行粘接修复术、附加固位钉修复术、嵌体或冠修复。完全折裂至髓底者应予拔除。

第7节　龋病的预防

龋病是多因素导致的慢性进行性破坏的一种疾病，只有全面了解和掌握龋病预防和控制的知识，才能合理安排治疗计划，并将龋病的预防工作贯穿于整个临床工作实践中。坚持三级预防的理念下，对龋病的预防应采取综合的防治措施。

一、控制牙菌斑

龋病只有在菌斑存在的环境中才可能发生，因此，有效地清除或控制牙菌斑是预防龋病的主要环节。控制菌斑主要靠患者自己。临床上可以通过镜子或使用菌斑显示剂染色后，向患者解释牙面菌斑的积聚情况等，帮助患者了解牙菌斑的危害，让患者意识到自我菌斑控制的重要性。

菌斑控制主要有机械方法和化学方法两种。机械清除菌斑是简易的自我保健方法，包括刷牙，使用牙线、牙签、牙间隙刷及牙间清洁器清洁牙。刷牙是主要的清除菌斑的方法。帮助患者根据自身情况选择合适的牙刷，如刷头的大小，刷毛的硬度，刷柄的长短等。宣教正确的刷牙方法，强调刷牙的力度和清洁的效果，有效清除牙菌斑，争取养成饭后漱口、早晚刷牙的好习惯，保持口腔卫生。对于特殊的口腔治疗，如正畸治疗，应鼓励患者使用特制的牙刷。牙线是清洁牙邻面菌斑的良好工具。应鼓励患者养成定期使用牙线的习惯，有助于减少邻面龋的发生。化学方法可用0.2%氯己定漱口，0.2%氯己定有相当强的抑菌、杀菌作用，以减少龋病的发生。

建议患者定期到正规的口腔医疗机构清洁牙。只有受过专门训练的医护人员才可能有效清洁患者牙面的各个部位。对于已形成的牙石更要靠医护人员帮助去除。

二、使用氟化物

科学研究和临床实践证明，氟化物的抑龋作用主要是通过局部加强牙结构、抑制脱矿过程和增强再矿化实现的，是目前最有效的预防龋齿的制剂。

在临床上，利用氟化物防龋有三种途径：一是通过社区、学校、幼儿园，氟化饮水或结合健康教育的有组织的漱口项目；二是通过家庭或个人，自用含氟化物的口腔保健用品，如含氟牙膏、含氟漱口水等；三是由口腔专业人员在医疗机构使用，如氟涂料（如2.26%氟化钠，又名多乐氟）、氟溶液（2%氟化钠溶液）、氟凝胶、含氟粘接和修复材料。后者由于含氟浓度高，必须由专业人员使用。

三、限制糖的摄入

糖是菌斑代谢产酸的底物，限制糖的摄入或改变糖的摄入方式，可以起到减少龋的效果。

致龋性食物应是那些可以迅速将菌斑pH降低到临界pH 5.5以下并能维持较长时间的食品。研究表明，致龋食物主要是含糖的食物，尤其那些含糖量高（蔗糖或果糖）、黏性大又不易清除的食物。适当控制对糖的摄入量，不仅对防止龋齿，也对全身健康有益。在减少糖摄入总量的同时，强调减少进食糖的频率更为重要。黏性含糖食物不易被自然清除，医生要强调进食后刷牙或漱口的重要性。为了减少糖在牙面的停留时间，要特别强调不在睡前进食的重要性，强调睡前有效清洁牙的重要性。鼓励进食高纤维类食物，如蔬菜。为了满足喜好甜食者需求，降低含糖食物的产酸水平，可以选择糖代用品（如木糖醇、山梨醇），它们具有甜味作用但所产能量很低，不会被细菌利用产酸的特点。

通过改变饮食方式进行控制龋病宣教时，医生要有一定的营养学知识，避免片面性。

四、窝沟封闭

牙的窝沟发育独特，常存在结构和矿化上的薄弱环节，尤其是乳牙和第一恒磨牙。深的窝沟更易存留菌斑，且不易清洁。预防窝沟龋最直接的方法是早期使用窝沟封闭剂将窝沟与外界隔绝，使致龋过程不能在窝沟内发生。窝沟封闭的操作分为清洁牙面、酸蚀、冲洗干燥、涂布封闭剂、固化和检查六个步骤。窝沟封闭是否成功，取决于窝沟是否受到唾液的污染，所以，操作全程中应注意隔湿。

医者仁心

追求至善的赵铱民教授

中国工程院院士赵铱民教授，从战士到院士，一直在奋斗。他崇尚"厚德精业、止于至善"，坚持"志存高远、不断创新"。他创立了中国的颌面赝复学，研制出世界首台自主式种植手术机器人、我军首款智能战创伤模拟人，为意外失去耳朵的战士戴上义耳，为缺牙18年的"坑面女"装上义齿，并荣获中国口腔界的首个国家科技进步一等奖。他遵循"为世界建馆、为中华立碑、为口腔书史、为民众启智"宗旨，创建了世界牙科领域藏品历史最久、数量最多、门类最全、质量最高、影响最大的国际口腔医学博物馆。

自 测 题

A₁型题

1. 下列有关龋病描述不正确的（ ）
   A. 龋病是一种由多因素引起的疾病
   B. 龋病是一种慢性间歇性破坏性疾病
   C. 龋病是牙体慢性进行性破坏性疾病
   D. 龋病的基本变化是无机物脱矿和有机物分解
   E. 龋病是牙体硬组织的细菌感染性疾病

2. 龋病发生过程中无以下哪项（ ）
   A. 色素沉着
   B. 硬组织崩解
   C. 硬组织再生
   D. 软化牙本质存在

E. 上述四项都存在

3. 龋齿发生的四联因素指（　　　）

   A. 牙形态、排列、结构和唾液

   B. 微生物、菌斑、葡聚糖和时间因素

   C. 微生物、食物、宿主和时间因素

   D. 蔗糖、菌斑、牙和口腔卫生

   E. 蔗糖、微生物、唾液和时间因素

4. 最主要的致龋菌是（　　　）

   A. 变异链球菌、乳酸杆菌、放线菌

   B. 变异链球菌、乳酸杆菌、血链球菌

   C. 变异链球菌、放线菌、血链球菌

   D. 变异链球菌、放线菌、血链球菌

   E. 乳酸杆菌、血链球菌、韦永菌

5. 牙骨质龋临床上多见于（　　　）

   A. 乳前牙　　　　　　B. 乳磨牙

   C. 年轻恒牙根龋　　　D. 老年人冠龋

   E. 老年人根龋

6. 釉质龋病变的主要部分是（　　　）

   A. 表层　　　　　　　B. 病损体部

   C. 暗带　　　　　　　D. 透明层

   E. 细菌侵入层

7. 以下龋病类型中，按损害程度分类的是（　　　）

   A. 中龋　　　　　　　B. 急性龋

   C. 窝沟龋　　　　　　D. 静止龋

   E. 慢性龋

8. 急性龋的临床表现为（　　　）

   A. 多见于中、老年人　　B. 龋洞内腐质湿软

   C. 病变进展较平稳　　　D. 龋坏牙本质着色深

   E. 进展与全身情况无关

9. G. V. Black 分类中，属于Ⅱ类洞的是（　　　）

   A. 上颌第一磨牙近中面龋损制备的洞形

   B. 上颌中切牙舌窝龋损制备的洞形

   C. 上颌第二前磨牙颊面龋损制备的洞形

   D. 下颌第二磨牙颊面颈1/3龋损制备的洞形

   E. 下颌中切牙切角龋损制备的洞形

10. 以英文字母MO记录的窝洞是（　　　）

  A. 近中𬌗面洞　　　　B. 颊𬌗面洞

  C. 远中舌面洞　　　　D. 远中𬌗面洞

  E. 舌𬌗面洞

11. 窝洞制备的原则不包括（　　　）

   A. 保护牙髓组织

   B. 制备抗力形

   C. 尽量保留健康牙体组织

   D. 梯形结构

   E. 去净所有变色的牙体组织

12. 临床上去除龋坏组织的标准主要依据（　　　）

   A. 洞壁牙体组织的颜色深浅

   B. 洞壁牙体组织的硬度

   C. 洞底的位置

   D. 预计剩余牙体组织的多少

   E. 患者的敏感程度

13. 中等深度以上的窝洞用银汞合金充填时需要垫底的原因是充填材料（　　　）

   A. 有牙髓刺激性　　　B. 为温度良导体

   C. 具有收缩性　　　　D. 具有微渗漏

   E. 其中的汞有一定毒性

14. 用复合树脂修复的窝洞预备洞斜面的目的是（　　　）

   A. 提高抗力性

   B. 去除无基釉

   C. 增加树脂的聚合收缩

   D. 减少树脂的聚合收缩

   E. 增加粘接面积

15. 牙体粘接修复术洞形制备的特点是（　　　）

   A. 前牙切角缺损不必磨除正常釉质

   B. 洞缘的釉质壁不必做短斜面

   C. 可不做预防性扩展

   D. 不承受𬌗力处，可形成盒状洞形

   E. 垫底时可过多覆盖牙本质

16. 倒凹固位主要是防止（　　　）

   A. 充填体垂直方向脱位

   B. 充填体折断

   C. 充填体翘动

   D. 充填体水平方向脱位

   E. 充填体侧方移动

17. 窝沟封闭成功的关键是（　　　）

   A. 酸蚀时间长　　　　B. 酸蚀面积大

   C. 光固化时间适宜　　D. 涂布封闭剂有气泡

   E. 酸蚀后不被唾液污染

A₂型题

18. 患者，男，24岁。左下后牙遇冷水痛2周。平时无不适。检查左下第一恒牙𬌗面龋洞深，叩痛（－）。冷水入洞一过性疼痛，冷测同对照牙。该患牙诊断最有可能是（　　　）

   A. 慢性牙髓炎　　　　B. 可复性牙髓炎

   C. 牙本质敏感症　　　D. 深龋

   E. 中龋

19. 患者，女，23岁。因右侧后牙进食时嵌塞食物疼痛就诊。检查：右上第一磨牙远中邻𬌗面龋洞，探洞底敏感，叩痛（－）。冷刺激入洞后疼痛，去除刺激立即消失，热测同对照牙。该牙诊断可能为（　　　）

   A. 慢性牙髓炎　　　　B. 急性牙髓炎

   C. 浅龋　　　　　　　D. 中龋

   E. 深龋

20. 患者，男，18岁。右上后牙刷牙时遇冷水刺激疼痛，

刺激去除后症状即缓解，检查见咬合面龋，探诊不适，冷测同对照牙，冷水入洞敏感，叩痛（−）。最佳治疗方法为（　　）

A. 牙髓失活　　　　B. 间接盖髓

C. 牙脱敏治疗　　　D. 安抚治疗

E. 开髓引流

A₃/A₄型题

（21、22题共用题干）

患者，男，24岁。右上后牙进冷热食物嵌塞痛1周，无夜间痛史。检查：右上颌第二磨牙远中面龋洞深达牙本质中层，探稍敏感，叩痛（−），冷热测同对照牙，余未见明显异常。

21. 做温度测试时，选择对照牙应是（　　）

A. 右上第一磨牙　　B. 左上第一磨牙

C. 左上第二磨牙　　D. 右上第二前磨牙

E. 左上第二前磨牙

22. 该患者最有可能诊断为（　　）

A. 可复性牙髓炎　　B. 慢性牙髓炎

C. 浅龋　　　　　　D. 中龋

E. 深龋

（23、24题共用题干）

患者，男，16岁。左下后牙龋洞，无明显自发痛，食物嵌入时痛。检查：𬌗面龋坏，软化牙本质较多，叩痛（−），冷测敏感，电活力正常。去除无基釉后去腐敏感，不能全部去净。

23. 患牙最可能的诊断是（　　）

A. 中龋　　　　　　B. 深龋

C. 慢性龋　　　　　D. 慢性牙髓炎

E. 急性牙髓炎

24. 该牙的初诊治疗是（　　）

A. 垫底充填

B. 安抚治疗

C. 间接盖髓后，垫底充填

D. 活髓切断术

E. 双层垫底后充填

B₁型题

（25、26题共用选项）

A. Ⅰ类洞　　　　　B. Ⅱ类洞

C. Ⅲ类洞　　　　　D. Ⅳ类洞

E. Ⅴ类洞

25. 后牙邻面龋损制备的洞形为（　　）

26. 上颌中切牙唇面1/3龋损制备的洞形为（　　）

（27、28题共用选项）

A. 鸠尾固位　　　　B. 梯形固位

C. 侧壁固位　　　　D. 盒状洞形

E. 倒凹固位

27. 主要防止充填体从水平方向脱位的是（　　）

28. 主要防止充填体垂直方向脱位的是（　　）

（韩灿灿　隋　红）

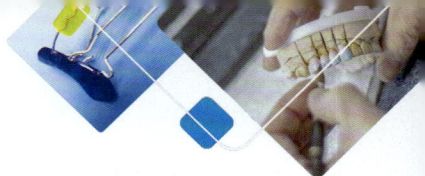

第4章
牙体硬组织非龋性疾病

案例 4-1

患者，女，20岁。右上前牙外伤1天，疼痛明显，影响进食，前来就诊。口腔检查发现11牙冠折断达冠长的2/3左右，牙髓外露，探痛明显，叩痛（＋），剩余牙体不松动。牙龈正常，触诊上前牙牙槽骨无异常动度。张闭口运动及咬合关系检查正常。X线片显示未见牙槽骨骨折线及上前牙根折线。

问题：1. 该患者最可能的诊断是什么？诊断依据是什么？

2. 该患者应如何治疗？

牙体硬组织非龋性疾病是指发生在牙体硬组织上的非龋蚀造成的牙体硬组织色、形、质的改变，包括牙发育异常、牙体损伤（牙外伤、牙体慢性损伤）和牙本质敏感症。

第1节　牙发育异常

牙发育异常较为复杂，可分为牙结构异常、牙形态异常、牙数目异常和牙萌出异常。

一、牙结构异常

牙结构异常包括牙釉质发育不全、氟牙症、四环素牙、遗传性牙本质发育不全、先天性梅毒牙等。

（一）牙釉质发育不全

牙釉质发育不全是指在釉质发育期间，由于全身、局部以及遗传等因素所导致的牙釉质结构异常。根据致病的性质不同，可分为牙釉质形成不全和牙釉质矿化不全。

1. 病因及发病机制

（1）严重营养障碍　维生素A、维生素C、维生素D、钙、磷的缺乏，通过影响成釉细胞分泌牙釉质基质、矿化和（或）成牙本质细胞的功能，造成牙釉质和牙本质发育异常。

（2）内分泌失调　甲状旁腺与钙磷代谢有密切关系。若甲状旁腺功能降低，会降低钙盐的吸收和利用，血磷正常或偏高，影响釉质的正常发育，从而造成釉质发育异常。

（3）婴儿或母体疾病　婴幼儿和母亲妊娠期间的一些疾病，如水痘、猩红热、风疹、毒血症等均可使成釉细胞发育异常。严重的消化不良，也可使牙釉质发育不全。

（4）局部因素　乳牙根尖周严重感染，导致继承恒牙牙釉质发育不全。这种情况常发生于个别牙，以前磨牙居多，又称特纳牙。

（5）遗传因素　牙釉质发育不全偶见于一个家庭几代成员中，无明显性别差异。多为常染色体显性遗传。

2. 病理变化　在磨牙上，牙釉质部分有凹陷。在凹陷底部，有加重的牙釉质发育间隙线。釉丛和釉梭明显且数目多。牙釉质易被染料浸透，故牙釉质中常有色素沉积。与牙釉质发生障碍同一时期发生的牙本质部分，也有增多的球间牙本质和牙本质发育间隙线。

3. 临床表现　根据牙釉质发育不全的程度可将其分为轻症和重症。

（1）轻症　牙釉质无明显缺损，仅有色泽和透明度的改变，呈白垩色。这是由于釉质矿化不全、折光率改变所致。同时，由于釉质渗透性增高造成色素沉着，患牙也可呈黄褐色。患者一般无自觉症状。

（2）重症　牙面有实质性缺损，形成带状、沟状或窝状的棕色凹陷。

1）带状缺陷（横沟状缺陷）：同一时期的釉质形成全面遭受障碍时，将在牙面上形成带状缺陷。带的宽窄可以反映障碍时间的长短，如果障碍反复发生，牙面上就会有数条并列的带状凹陷出现。

2）窝状缺陷：是由成釉细胞成组的破坏所致。严重者牙面呈蜂窝状，甚至完全缺乏牙釉质，前牙切缘变薄，后牙𬌗面牙尖向中央聚拢或消失。

4. 诊断与鉴别诊断

（1）诊断

1）牙釉质发育不全的特点是牙表面有黄褐色的带状和窝状凹陷，缺陷处光滑、质地坚硬。

2）牙釉质发育不全常发生在同一时期发育和萌出的牙上，有规律性和对称性。因此，根据牙釉质发育不全发生的牙位或部位可以推断致病因素作用的时期。如上颌中切牙、尖牙和第一恒磨牙及下颌中切牙、侧切牙、尖牙和第一恒磨牙的切缘处或牙尖出现釉质发育不全，可以推断致病因素发生在出生1年内；上颌侧切牙切缘受累时，可推断致病因素发生在出生后第2年；如果全口只有上、下颌双尖牙和第二恒磨牙受累，则致病因素发生在出生后第3年（图4-1）。如为乳牙根尖周感染继承恒牙发育不全，表现为牙冠小，形状不规则，常呈灰褐色。

（2）鉴别诊断　牙釉质发育不全应与浅龋相鉴别。牙釉质发育不全同时出现在牙胚发育时期相同的一组牙上，有对称分布的特点，患牙表面发生颜色和（或）形态改变区探诊质地坚硬。龋齿的发生部位无对称性，病变区探诊质地变软。

5. 预防和治疗　依靠妇幼保健工作，有效地预防本病的发生。牙釉质发育不全是牙在颌骨内发育矿化期间所留下的缺陷，而在萌出以后才被发现，并非牙萌出后机体健康情况的反映。所以对这类患牙补充维生素D和矿物质是毫无意义的。

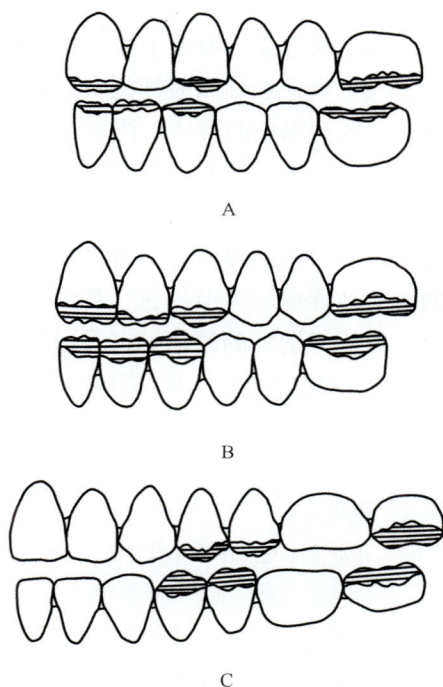

图4-1　不同年龄釉质发育不全的罹患部位
A. 出生后第1年罹患牙位；B. 出生后第1、2年罹患牙位；C. 出生后第3年罹患牙位

治疗原则是对症处理，美学修复。①轻症，牙釉质发育不全，可不作处理。因这类牙矿化程度低，易磨耗，患龋后进展快，可以用氟化钠涂擦，预防龋。②重症，牙缺损凹陷严重者并发龋病或可能发生龋病者，可考虑树脂充填、光固化树脂贴面修复、瓷贴面或冠修复。

（二）氟牙症

氟牙症又称斑釉症或氟斑牙，是指在牙发育形成期间，因摄入过量氟化物而引起的病理性改变的牙齿。氟中毒的主要临床表现之一。特征性改变发生在牙釉质，包括釉面呈白垩色、黄棕色或缺损等，但也可累及牙本质和牙骨质。此症具有地区性，为慢性氟中毒早期最常见而突出的症状。严重时累及骨骼，并发氟骨症。我国氟牙症流行区很多，涉及辽宁、吉林、黑龙江、内蒙古、宁夏、陕西、山西、甘肃、河北、河南、山东、贵州、福建等地。

1. **病因** 饮水中氟含量过高，是人体氟摄入量高的主要来源。一般认为水中含氟量以 0.5～1.0mg/L 为宜，该浓度既有效防龋，又不致发生氟牙症。若超过此浓度，可发生氟牙症。氟牙症的发生及严重程度随饮水中含氟量的上升而增加。

饮水中氟含量过高，并不是引起氟牙症的唯一原因，因为某些地区食物中含氟量较高，即便当地的饮水中氟含量不高，也会影响牙的发育，出现氟牙症。

2. **发病机制和病理变化** 碱性磷酸酶可以水解多种磷酸酯盐，在骨、牙代谢中提供无机磷，作为骨盐形成的原料。当氟浓度过高时，其可抑制碱性磷酸酶的活力，而造成釉质发育不良、矿化不良和骨质变脆等骨骼疾病。其病理表现为柱间质矿化不良和釉柱的过度矿化。这种情况在表层的釉质更显著，表层釉质含氟量是深层釉质的10倍左右。氟牙症表层釉质呈多孔性，易于吸附外来色素如锰、铁化合物而产生氟斑。重型氟牙症的微孔量可达25%，位于釉柱间，并沿横纹分布。如果这种多孔性所占的体积大，釉质表面就会塌陷，形成窝状釉质发育不全。

3. **临床表现**

（1）氟牙症一般见于恒牙，其中上颌恒前牙最为多见，发生在乳牙者甚少，程度亦较轻。

（2）氟牙症临床表现的特点是常发生在同一时期萌出牙的牙釉质上，具有对称性。患牙牙釉质上有白垩色到褐色的斑块，严重者还并发釉质的实质缺损。临床上常按其程度分为白垩型（轻度）、着色型（中度）和缺损型（重度）3种类型（Smith分类法）。

（3）氟牙症釉质硬度降低，耐磨性差，但对酸蚀的抵抗力强。

（4）严重的慢性氟中毒患者，可有骨骼的增殖性变化，骨膜、韧带等均可钙化，从而产生脊柱和四肢关节疼痛、关节僵直、骨骼变形等症状。急性中毒症状为恶心、呕吐、腹泻等。由于血钙与氟结合，形成不溶性的氟化钙，可引起肌痉挛、虚脱和呼吸困难，甚至死亡。为了掌控好氟牙症的发病情况，Dean提出了氟牙症的分级标准（表4-1）。

表4-1　Dean氟牙症的分级标准

级别	临床特征	记分
正常	釉质呈乳白色、半透明、有光泽	0
可疑	能见到数个白色斑点	0.5
极轻	有白垩色条纹或不规则散布的小面积不透明区，整个面积不超过牙面的1/4	1.0
轻度	白垩色区扩大，但整个面积不超过牙面的1/2	2.0
中度	牙形态无变化，但上述所见常累及牙面全部，牙面有广泛着色，呈棕褐色	3.0
重度	釉质具有严重发育不全，常有表面形态的改变并伴广泛着色；其颜色可自棕色至灰黑色不等	4.0

4. **诊断与鉴别诊断**

（1）诊断　氟牙症是一种地区流行病，患者多有高氟区生活史。氟牙症可发生于任何牙齿，尤以上前牙最明显，具有对称性。患牙表面呈白垩色或黄褐色斑块或线条，质地坚硬，重者釉质可出现窝状凹陷，质软，着色加重。

（2）鉴别诊断　氟牙症主要应与牙釉质发育不全相鉴别。

1）牙釉质发育不全白垩色斑的边界比较明确，并且其纹线与牙釉质的生长发育线相平行吻合；氟牙症为长期性损伤，其斑块呈散在的云雾状，边界不明确，与生长线不吻合。

2）牙釉质发育不全可发生在单颗牙或一组牙；氟牙症发生在多数牙上，尤以上颌前牙多见。

3）牙釉质发育不全者无高氟区生活史；氟牙症患者有高氟区生活史。

5. 预防和治疗

（1）预防　氟牙症最根本的预防方法是改良水源，降低氟的摄入量。可选择新的含氟量最适宜的水源，也可应用活性矾土或活性炭以去除水源中过量的氟。另外要全面加强营养，可适当补充维生素A、维生素D、钙、磷，减轻氟对机体的损害。

（2）治疗　轻度和中度的氟牙症患牙可用漂白脱色法脱色。重度氟牙症釉质有缺损者可用复合树脂贴面、瓷贴面或冠修复。

（三）四环素牙

在牙发育、矿化期间服用四环素族药物，使牙颜色和结构改变的疾病称为四环素牙。常见四环素族药物，包括四环素、金霉素、土霉素、多西环素、地美环素、米诺环素等。

1. 病因　在牙发育、矿化期间，服用了四环素族药物。

2. 发病机制和病理变化　四环素可与牙体硬组织中的钙螯合成稳固的四环素钙正磷酸盐复合物，该物质呈现出带荧光的黄色，沉积在牙本质中的量是在牙釉质中量的4倍，从而能使牙变色，同时可抑制牙本质细胞合成胶原和矿化物的沉积。大剂量四环素服用后，不仅伤害牙本质，还可能造成釉质发育不全（图4-2）。

在牙着色的同时，还有骨组织的着色，但是后者可随代谢排除，牙的着色却是永久的。此外，四环素可在母体通过胎盘引起乳牙着色。

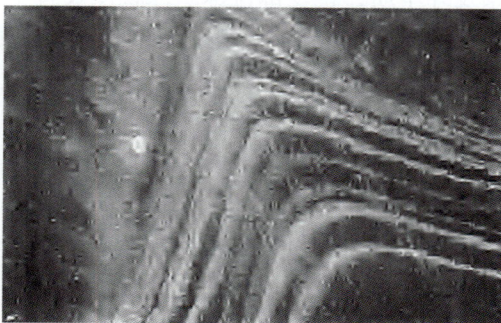

图4-2　荧光显示下的四环素牙磨片

影响四环素牙着色程度的因素：①服药种类，如地美环素呈镉黄色，土霉素呈柠檬黄色（表4-2）。②用药的剂量和时间长短，同样剂量药物短期服用牙着色深，长期服用牙着色浅。疗程长短与着色程度呈正相关，服用药物时间越长，牙着色越深。③用药时间，在婴幼儿期越早服药，着色带越靠近釉牙本质界，越易着色。④降解而呈现的色泽，四环素对光敏感，可在紫外线或日光下变色。⑤牙釉质的结构，在严重釉质发育不全釉质完全丧失时，则着色的牙本质明显外露；若轻度釉质发育不全，釉质丧失透明度而成白垩色时，可遮盖着色的牙本质，反而使牙色接近正常。

表4-2　四环素族药物与牙着色

药物	牙着色
金霉素	灰棕色
四环素	黄色
地美环素	镉黄色
土霉素	柠檬黄色（黄色影响较小）
多西环素	未见报道有颜色改变
米诺环素	黑色

3. 临床表现

（1）牙着色　恒牙列全口均发生，以牙本质为主呈帽状着色。初呈黄色，在阳光照射下则呈现明亮的黄色荧光，以后逐渐由黄色变成棕褐色或深灰色。这种转变是缓慢的，并能被阳光促进，所以切牙的唇面最先变色。一般说来，前牙比后牙着色明显；乳牙着色又比恒牙明显，因为乳牙的釉质较薄、较透明，不易遮盖牙本质中四环素结合物的颜色。

根据四环素牙着色程度和范围，四环素牙可以分为以下4种类型：①轻度四环素着色，整个牙面呈现黄色或灰色，且分布均匀，没有带状着色。②中度四环素着色，着色牙由棕黄色至黑灰色。③重度四环素着色，牙表面可见到明显的带状着色，颜色呈黄-灰色或黑色。④极重度四环素着色，牙表面着色深，严重者呈灰褐色，任何漂白治疗均无效。

（2）牙釉质发育不全　可伴有不同程度的牙釉质发育不全。

四环素引起牙着色和牙釉质发育不全，均只在牙发育期服用药物才能显现出来。因此，在6～7岁后可用四环素治疗相关疾病。

4. 诊断与鉴别诊断

（1）诊断　①典型的临床表现。②四环素族药物服用史。

（2）鉴别诊断　四环素牙主要与牙釉质发育不全相鉴别。四环素牙有四环素族药物服药史，主要累及牙本质，色变部位深。牙釉质发育不全无四环素族药物服药史，主要累及牙釉质，色变部位浅。

5. 预防与治疗

为防止四环素牙的发生，妊娠期和哺乳期的妇女以及8岁以下的小儿不宜使用四环素类药物。四环素牙的治疗原则是恢复患牙的美观。其处理方法有光固化复合树脂修复、贴面、瓷冠修复或漂白脱色治疗等。

（四）遗传性牙本质发育不全

牙本质发育缺陷分为遗传性牙本质发育不全和遗传性牙本质发育不良。遗传性牙本质发育不全可根据临床表现分为3型。

Ⅰ型：伴有全身骨骼发育不全。

Ⅱ型：即遗传性乳光牙本质，无全身骨骼异常。

Ⅲ型：是被称为壳牙的一种牙本质发育不全。牙本质极薄，髓室和根管明显增大。

本节仅讨论Ⅱ型，即遗传性乳光牙本质。因其具有遗传性，并且牙外观有一种特殊的半透明乳光色而得名。

1. 病因

本病属于常染色体显性遗传病，可在一家族中连续出现几代，但亦可隔代遗传。男、女患病率均等，乳恒牙均可受累。

2. 病理变化

釉质结构基本正常，釉牙本质界失去小弧形的排列而呈直线相交，有的虽呈小弧形曲线，但界面凹凸较正常牙为浅。牙本质形成较紊乱，牙本质小管管径较大，数目较少，甚至有的区域完全没有小管，并可见未钙化的基质区域（图4-3）。由于不断较快形成牙本质，成牙本质细胞退变消失，有的细胞被包埋于基质内，髓腔也由于不断形成的牙本质充满而消失（图4-4）。

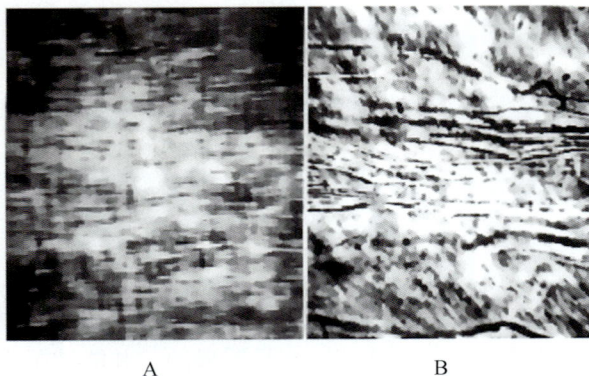

图4-3 遗传性乳光牙本质的组织学表现

A. 正常牙本质为规则的牙本质小管；B. 乳牙本质为大的不规则的牙本质小管

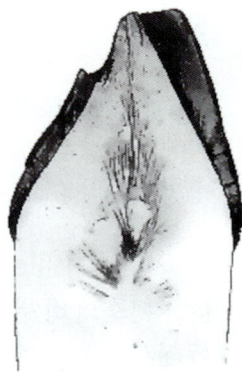

图4-4 遗传性乳光牙本质磨片

3.临床表现

（1）牙齿表现　牙冠呈微黄色半透明状，光照下呈现乳光，釉质易从牙本质表面分离脱落使牙本质暴露，从而发生严重的咀嚼磨损。在乳牙列，全部牙冠可被磨损至龈缘，造成咀嚼、美观和语言等功能障碍。有严重磨损导致低位咬合时，也可继发颞下颌关节功能紊乱等疾病。

（2）X线表现　可见牙根细、短，牙本质肥厚。牙萌出后不久，髓室和根管完全闭锁（图4-5）。乳牙可见牙本质萎缩，髓腔增宽。

4.诊断　根据临床牙齿冠表现及X线表现即可做出正确诊断。

5.治疗　乳牙列常有严重咀嚼磨损，故需用覆盖殆面和切缘的殆垫预防和处理。在恒牙列，为防止过度的磨损，前牙用全瓷冠，后牙用全冠，也可用覆盖义齿修复。

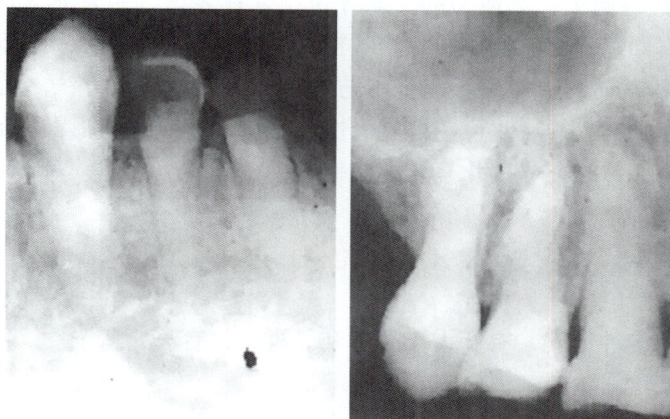

图4-5　遗传性乳光牙本质患者牙髓腔变窄或闭锁

（五）先天性梅毒牙

先天性梅毒牙包括半月形切牙和桑葚状磨牙等。主要见于恒牙，乳牙极少受累。10%～30%的先天性梅毒患者有牙表征。

1.病因　先天性梅毒牙是在胚胎发育后期和出生后第1个月，牙胚受梅毒螺旋体侵犯所造成的牙釉质和牙本质发育不全。先天性梅毒牙涉及上下颌切牙和第一恒磨牙。

2.发病机制与病理变化

（1）发病机制　在牙胚形态分化期间，梅毒螺旋体使牙胚内及其周围组织发生炎症，炎症细胞浸润致使成釉细胞受害，部分釉质的沉积停止。牙本质的矿化障碍，前期牙本质明显增多，导致牙本质塌陷，形成半月形损害。

（2）病理变化　镜检发育期牙胚，曾发现牙胚周围有螺旋体，牙乳头和牙囊有炎症。梅毒牙的病理改变是釉质明显缺少或完全缺失，牙本质生长线明显，球间牙本质增多，前期牙本质明显增宽，牙颈部可见含细胞牙本质和骨样牙本质。

3.临床表现

（1）半月形切牙　也称哈钦森牙。多见于上颌中切牙，切缘宽度比牙颈部狭窄，切缘中央有半月形缺陷，切牙之间有较大空隙（图4-6A）。

（2）桑葚状磨牙　发生在第一恒磨牙，牙尖皱缩，表面粗糙，釉质呈多个不规则的小结节和坑窝凹陷，散在于近殆面处，故有桑葚状之称；牙尖向中央凑拢，牙横径最大处是在牙颈部（图4-6B）。

（3）蕾状磨牙　有时第一恒磨牙虽不似桑葚状，但其牙尖向殆面中央凑拢，致使殆面收缩，有如花蕾，因而得名（图4-6C）。

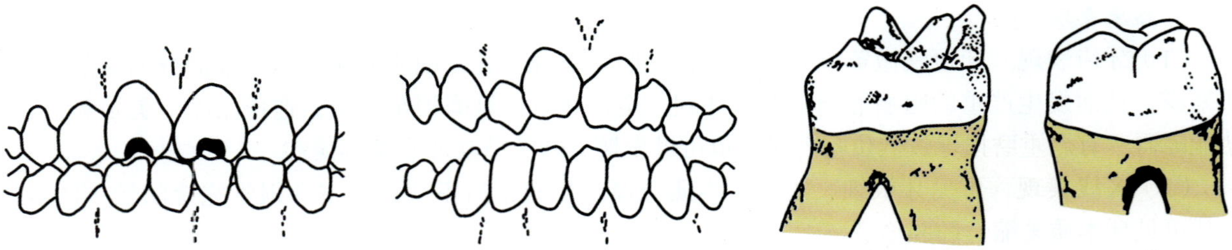

图 4-6　先天性梅毒牙
A. 半月形切牙；B. 桑葚状磨牙；C. 蕾状磨牙

4. 诊断　①母亲有梅毒病史。②典型的受累牙位、牙体表征，结合先天性梅毒的其他临床表现。③血清学检查，可用非梅毒螺旋体血清试验筛查，梅毒螺旋体抗原血清试验验证，阳性可确诊。

5. 预防与治疗　在妊娠早期治疗梅毒，是预防先天性梅毒的有效方法。若在妊娠 4 个月内规范地使用抗生素行抗梅毒治疗，95% 的婴儿可免得先天性梅毒病，有效防止梅毒牙的发生。

已发生的梅毒牙可用冠修复或光固化复合树脂修复。

二、牙形态发育异常

牙形态异常可表现为多种形式，有牙大小异常和牙外形发育异常等。

（一）牙大小异常

牙大小与身高及全身各个组织器官均应比例协调，否则，偏离比例过多时，如体积过小者称为过小牙，体积过大者称为过大牙。过小牙多见于上颌侧切牙、第三磨牙和多生牙。如牙呈圆锥形时则称锥形牙。

（二）牙外形发育异常

1. 牙内陷　是牙在发育时期，成釉器过度卷叠或局部过度增殖，深入到牙乳头中所致。常见于上颌侧切牙，偶发于上颌中切牙或尖牙。

（1）病因及发病机制　病因较多，包括局部的外部压力增加，生长中心延缓生长，以及牙蕾的某个区域生长中心受刺激生长。牙根内陷通常是由于赫特维希上皮根鞘的内裹造成的。

（2）临床表现　根据牙内陷的深浅程度及其形态变异，临床上可分为畸形舌侧窝、畸形根面沟、畸形舌侧尖和牙中牙。

陷入的舌侧窝

指状舌尖

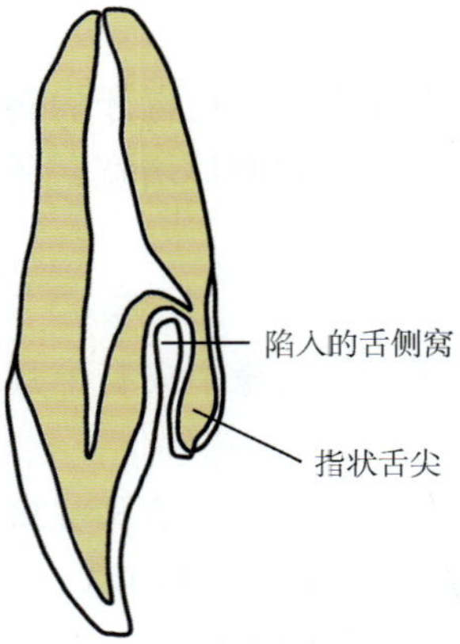

图 4-7　畸形舌侧窝剖面

1）畸形舌侧窝：是牙内陷最轻的一种。由于舌侧窝呈囊状深陷，容易滞留食物残渣，利于细菌滋生，再加上囊底常缺乏牙釉质覆盖，常引起牙髓的感染、坏死及根尖周病变（图 4-7）。

2）畸形根面沟：可与畸形舌侧窝同时出现。当舌侧窝内陷呈纵行沟裂时称为畸形根面沟，畸形根面沟向舌侧越过舌面隆突，并向根方延伸，严重者可达根尖部、将根一分为二，形成一个额外根。畸形根面沟尚未引起病变时，一般很难被发现。偶在 X 线片上显示线样透射影像，易被误认为副根管或双根管。畸形根面沟使龈沟底封闭不良，上皮在该处呈病理性附着，并且形成骨下袋，成为细菌、毒素入侵的途径，易导致牙周组织的破坏（图 4-8）。

3）畸形舌侧尖：为舌侧窝内陷的同时舌隆突增生突起，形同一牙尖，又称为指状舌尖。牙髓组织亦随之进入舌侧尖内，形成纤细髓角，易遭磨损而引起牙髓及根尖周组织病变。

4）牙中牙：是牙内陷最严重的一种。牙呈圆锥状，且较其固有形态稍大，X线片示其深入凹陷部好似包含在牙中的一个小牙，其实陷入部分的中央不是牙髓，而是含有残余成釉器的空腔（图4-9）。

图4-8 畸形根面沟

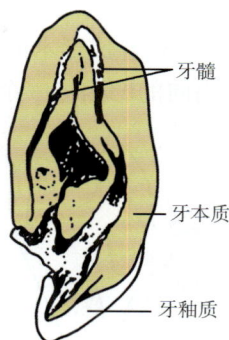

图4-9 牙中牙

（3）诊断　①典型的临床表现。②X线表现。③如未合并牙髓感染或牙周损害，患者常无自觉症状。

（4）治疗　牙内陷的治疗原则，应视其牙髓是否遭受感染而确定采用牙体修复还是牙髓治疗。牙内陷早期可按深龋处理的方法，将空腔内软化组织去净，形成洞形，做间接盖髓术。若去腐质时露髓，应将内陷处钻开，然后根据牙髓状态和牙根发育情况，选择进一步处理的方法。如果畸形牙的外形有明显异常，可考虑将其拔除再行修复治疗。

对畸形根面沟的治疗应根据沟的深浅、长短以及对牙髓、牙周波及的情况，采取相应的措施：①如牙髓活力正常，但腭侧有牙周袋者，先做翻瓣术，暴露牙患根面，沟浅可磨除，修整外形；沟深制备固位，常规玻璃离子水门汀或树脂水门汀充填，0.9%氯化钠溶液清洗创面，缝合，上牙周塞治剂，7天后拆线。②如牙髓无活力伴腭侧牙周袋者，可在根管治疗后，即刻进行翻瓣术兼裂沟的处理。若裂沟已达根尖部者，常预后不佳，应予以拔除。

2. 畸形中央尖　是后牙粭面中央一个额外的圆锥形突起（图4-10）。

（1）病因及发病机制　一般认为发生此种畸形是由于牙齿发育早期，内层釉质上皮和其下方的牙源性间叶细胞在某个区域的增生或外突深入牙器官中所致，在此基础上形成牙釉质和牙本质。

（2）临床表现　畸形中央尖多见于下颌前磨牙，尤其下颌第二前磨牙最多见，偶见于上颌前磨牙。常为对称性发生，一般位于粭面中央窝处，也有出现在颊尖或舌尖三角嵴上者。

图4-10 畸形中央尖

中央尖大部分由釉质组成，中央有纤细的髓角突入。中央尖折断或被磨损后，临床上表现为圆形或椭圆形黑环，中央有浅黄色或褐色的牙本质轴，在轴的中央有时可见黑色小点。若此时牙根尚未发育完成，因牙髓感染，牙乳头遭到破坏，会造成牙根发育停止。这种停止发育的牙根在X线片上显示为牙根短，根尖部敞开呈喇叭口形。也有一些中央尖逐渐被磨损，修复性牙本质逐渐形成，或中央尖内无髓角伸入者，则牙髓保持正常而不影响牙根的继续发育。

（3）诊断　①年轻患者，主诉为牙髓炎症状，无龋病及牙周损害。②检查可见畸形中央尖或其折断后的特定形态，常对称发生。③X线检查可见髓角异常突起。如牙髓已感染坏死，常伴见根尖孔敞开呈喇叭口形。

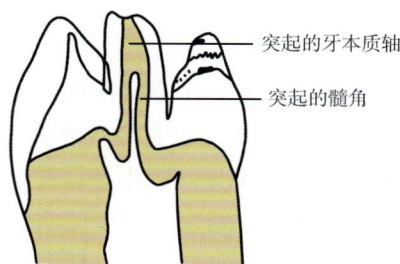

（4）治疗　畸形中央尖的治疗原则尽可能保存活髓，促进牙根继续发育完成。治疗原则：①对圆钝而无妨碍的中央尖可不做处理。②尖而长的畸形中央尖易折断或被磨损而露髓，从而引起各种并发症。因此，在牙萌出早期发现这种牙尖，可在中央尖周围做预防性树脂加固。也可在适当调整对颌牙的同时，多次少量调整此尖，这样可防止中央尖折断或过度磨损，且可促进髓角处修复性牙本质形成。③中央尖已折断，并发牙髓炎或根尖周炎的患牙，为保留患牙可采用根管治疗术。年轻恒牙为促进牙根继续发育完成，可采用根尖诱导成形术或牙髓血运重建术。

3. **双生牙**　是由一个内向的凹陷将一个牙胚不完全分开而致。通常双生牙为完全或不完全分开的牙冠，有一个共同的牙根和根管（图4-11）。

4. **融合牙**　是指两个正常牙胚融合而成，可以是完全融合，也可以是不完全融合。两个融合牙的牙本质是相通连的。无论是乳牙或恒牙均可发生，最常见于下颌乳切牙（图4-12）。

5. **结合牙**　为两个牙的牙根发育完成以后发生粘连的牙。两牙借助增生的牙骨质结合在一起，牙本质不相通连（图4-13）。结合牙偶见于上颌第二恒磨牙和第三磨牙区。

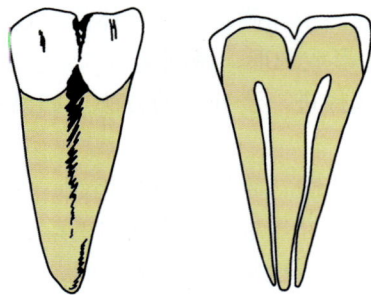

图4-11　双生牙

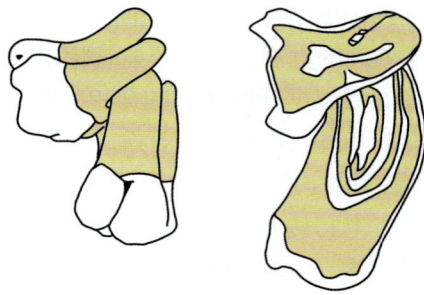

图4-12　融合牙　　　　图4-13　结合牙

三、牙数目异常

牙数目异常主要是指多生牙和先天性缺额牙。

1. **多生牙**　正常牙数之外多生的是多生牙（又称额外牙）。多生牙可发生在颌骨任何部位，但最多见的是正中牙。正中牙位于上颌两个中切牙之间，常为单个，也有成对出现的。多生牙体积小，牙冠呈圆锥形，根短。多生牙萌出或阻生于颌骨内，如有阻生，常影响邻牙位置，甚至阻碍其正常萌出，亦可导致牙列拥挤，成为牙周病和龋病的发病因素，因此多生牙大多需要拔除。

2. **先天性缺牙**　正常牙列中因牙胚未能发生而造成的牙数目不足称为先天性缺牙。先天性缺牙又可分为个别缺牙、多数缺牙和全部缺牙三种情况。个别缺牙多见于恒牙列，且多为对称性。最多见者为缺少第三恒磨牙，其次为上颌侧切牙或下颌第二前磨牙缺失。先天缺牙在乳牙列很少见。

个别牙缺失的原因尚不清楚，但一般认为有遗传倾向。全口多数牙数目不足或全口缺牙，又称无牙畸形，常为全身性发育畸形在口腔内的表现。

四、牙萌出异常

正常情况下，乳牙和恒牙都在一定的年龄按照先后顺序萌出。牙萌出异常主要表现为早萌、迟萌等。

萌出过早，以下颌乳切牙多见。早萌的牙多在出生时或出生后不久即萌出，如诞生牙或新生儿牙。早萌的原因可能是正常乳牙胚距口腔黏膜过近所致，也可能为多生牙。早萌牙的牙根常发育不全，甚至无牙根，因而附着力较小，常自行脱落，为避免发生危险，可尽早拔除。个别恒牙早萌，多由于乳牙早脱所致。多数或全部恒牙早萌极为罕见。

萌出过迟、萌出异位和萌出困难在临床上经常可见。全口牙迟萌多是由于系统病或遗传因素的影响，个别乳牙迟萌可能与外伤或感染有关。一般情况下，乳牙很少有异位或萌出困难。恒牙迟萌或异位，往往因乳牙滞留，占据恒牙位置或乳牙过早脱落，造成邻牙移位以致间隙不够。恒牙萌出困难，常见于上颌切牙，因乳切牙过早脱落，长期用牙龈咀嚼，局部黏膜角化增强，牙龈质地坚韧肥厚所致，必要时需切去部分龈组织，使未萌出的恒牙露出切缘以利其萌出。

第2节 牙 外 伤

牙外伤是指在突然的机械外力作用下，牙体硬组织、牙髓或牙周组织发生急性损伤的一种疾病。这些损伤可单独发生，亦可同时出现。同时，应注意是否伴有颌骨或身体其他部位的损伤。

一、牙 震 荡

牙震荡是牙周膜的轻度损伤，牙体硬组织一般无缺损。

（一）病因

牙震荡是由于牙受到较轻外力碰撞或进食时骤然咀嚼硬物所致。

（二）病理变化

根尖周围的牙周膜充血、渗出，甚至轻微出血，常伴有牙髓充血、水肿。

（三）临床表现

伤后患牙有伸长不适感，叩痛（±～＋），有轻微松动。龈缘可有少量出血。牙髓活力检测反应不一。通常牙齿受伤后牙髓对冷热刺激无反应，数周或数月后反应恢复，3个月后仍有反应的牙髓，大多数可保持活力。X线片表现正常或根尖周膜影像增宽。损伤较轻者经局部休息，数天后症状消失；创伤过大者，根尖部血管受到损伤，便产生冷热刺激痛等牙髓炎症状，或表现为数月后牙逐渐变色。

（四）诊断

1. 牙齿受较轻外力碰撞或骤然咀嚼硬物史。
2. 伤后患牙有伸长不适感，叩痛（±～＋），有轻微松动。
3. X线片表现正常或根尖周膜影像增宽。

（五）治疗

牙震荡的治疗原则是使患牙休息、定期观察。牙震荡后1～2周内应使患牙充分休息。必要时可降低咬合来减轻患牙的𬌗力负担；有明显松动的患牙应做固定。此外，在受伤后1、3、6、12个月应定期复查患牙。1年后，若牙冠不变色，牙髓活力测试正常，可不进行处理，若有牙髓坏死迹象时，应进一步做根管治疗术。年轻恒牙应进行至少1年的定期复查，原因是其活力一般在受伤1年后才丧失。

二、牙 折

牙折指由于外力作用造成牙体组织折断。

（一）病因

猛烈的外力撞击是造成牙折的常见原因。也可因咀嚼时咬到沙石、碎骨等硬物所致。

（二）病理变化

冠折牙本质暴露后，成牙本质细胞突起发生变性或坏死，或可形成透明牙本质、修复性牙本质或死区。冠折露髓，牙髓表面很快会有一层纤维蛋白膜覆盖，膜下中性粒细胞浸润，牙髓内细胞成分增多，以后炎症向深部蔓延。

根折处牙髓组织和牙周膜出血，然后凝血发生，牙髓和牙周膜充血，近髓端成牙本质细胞和牙髓细胞增殖，部分进入折断线，近牙周膜端，牙周结缔组织增生，并进入折断线。

（三）临床表现

牙折按部位可分为冠折、根折和冠根联合折3型。

1. **冠折** 前牙可分为横折和斜折；后牙可分为斜折和纵折（图4-14）。根据损伤的程度，冠折又可分为露髓和不露髓两种情况。

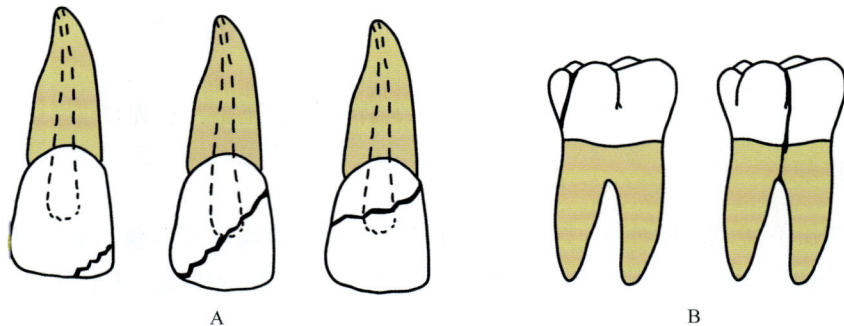

图4-14 冠折
A. 前牙冠折；B. 后牙冠折

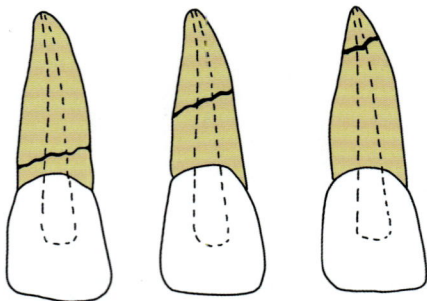

图4-15 根折

2. **根折** 多发生在牙根完全形成的成人恒牙，按其部位可分为根颈1/3、根中1/3和根尖1/3。最常见者为根尖1/3（图4-15）。根折后患牙疼痛，不能咬合，触痛明显，可有龈沟出血，牙松动。松动度依根折部位而定，根折线距牙颈部越近，松动度越大；反之，松动度越小或无明显松动。牙髓活力测验结果不一，由于牙折处能为水肿牙髓提供减压的通道，并与牙周膜建立侧支循环，因此根折牙多数能保存活髓。X线片检查是诊断根折的重要依据。

3. **冠根联合折** 较少见，多表现为斜行冠根折，牙髓常暴露。

（四）诊断

1. **外伤史** 如摔倒时前牙碰地，猛烈的面部外力撞击等。
2. **临床表现** 患牙断裂、疼痛、不能咬合等，具体同前述临床表现。
3. **X线检查** X线片上折断线有助于根折诊断。

（五）治疗

牙折的治疗原则是尽量保留患牙，恢复牙体外形和功能。在治疗过程中保存活髓的患牙，应追踪观察牙髓状况的变化。成人牙折露髓应先行根管治疗。

1. **冠折** 缺损少，牙本质未暴露的冠折，可将锐缘磨光。牙本质暴露，并有轻度敏感者，可行脱敏治疗。敏感较重者，可先做安抚治疗，待有足够修复性牙本质形成（6～8周）并且症状减轻或消失后，再用复合树脂修复牙冠形态，修复时须用氢氧化钙制剂垫底，以免对牙髓产生刺激。牙髓已暴露的前牙，可视情况而定，牙根发育完成者可行根管治疗术；若为年轻恒牙应根据牙髓暴露多少和污染程度做牙髓切断术或根尖诱导成形术，以保证牙根的继续发育。牙冠的缺损，可用复合树脂修复或冠修复。对于仍保存活髓的患牙，临床上应定期复查，即分别在治疗后1、3、6个月及以后数年中，每半年复查1次，以判明牙髓的活力状况。牙的永久修复都应在受伤后6～8周进行。

2. **根折**

（1）根折的治疗首先是促进其自然愈合，应尽早使用夹板固定，以防活动。如果是在牙外伤数周后才就诊，松动度较小则不需固定。

一般认为根折越靠近根尖预后越好。当根折限于牙槽内时，有利于预后；但当折裂累及龈沟或发生龈下折时，常使治疗复杂且预后较差。

1）根尖1/3折断者，在许多情况下只行夹板固定，而不必做根管治疗，因为根折后立即进行根管治疗常有可能把根管糊剂压入端之间，反而影响其修复。但当牙髓有坏死时，则应立即进行根管治疗术。

2）根中1/3折断者，可用夹板固定，如牙冠端有错位时，在固定前应先复位。复位固定后，应每月复查1次，检查夹板是否松脱，必要时可更换夹板。复查时若发现牙髓有炎症或坏死趋势，则应做根管治疗术。

3）颈1/3折断并与龈沟相交通者，患牙不会出现自行修复。如折断在龈下1～4mm，断根不短于同名牙的冠长，牙周情况良好者可选用：①冠延长术；②正畸牵引术（图4-16）；③牙槽内牙根移位术（图4-17）：常规根管预备和充填，根管口用磷酸锌水门汀暂封。局部黏膜下浸润麻醉。唇侧弧形切口翻开黏骨膜瓣，用骨凿去除根尖骨壁，暴露根尖，牙挺挺松牙根，再用牙钳将牙根断端拉出至龈缘，将敲下的唇侧牙槽骨骨板置入根尖部间隙，以维持牙根的理想位置，缝合黏骨膜瓣，置牙周塞制剂固定牙根，术后2周去除敷料。术后3个月，行桩冠修复。

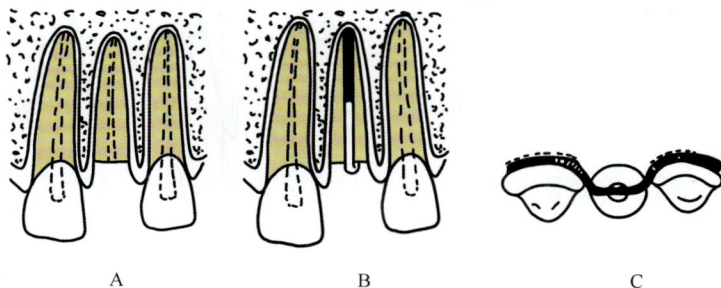

A   B   C

图4-16 正畸牵引术

A.颈部1/3根折；B.根管治疗后，4～8周根管内置桩钩；C.唇弓预备；D.弹力牵引；E.固定结扎2～3个月；F.桩冠修复

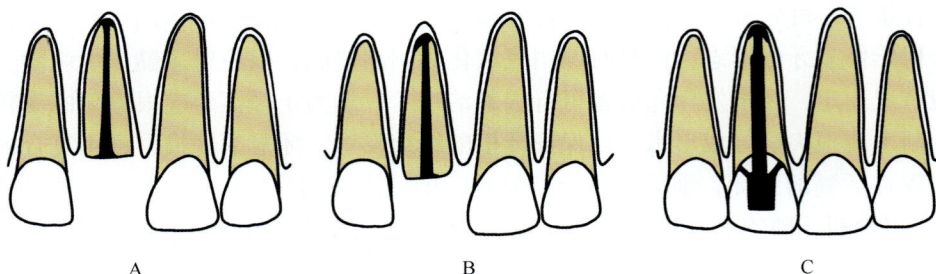

图4-17 牙槽内牙根移位术

A.完成根管充填；B.牙根断端拉至龈缘，凿去根尖骨壁填入根尖间隙；C.完成桩冠修复

（2）粘接夹板技术是固定根折最简单的方法，其步骤如下：

1）将患牙复位，拭净唇面，并用95%乙醇擦拭、吹干、隔湿。以同法处理两侧健康牙（至少每侧1颗牙）。

2）取直径为0.4mm的不锈钢丝，其长度相当于患牙牙冠宽度加上两侧至少各1颗正常牙的宽度，将其弯成弓形，使它与这些牙的唇面外形相一致。

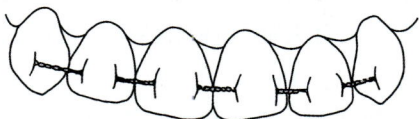

3）将牙唇面中1/3处酸蚀1～2min，用蒸馏水洗净拭干，用粘接剂和复合树脂将夹板固定于两侧健康牙上，凝固后，再以同法将患牙固定在钢丝上，此时应保证患牙位于固有的位置（图4-18）。最后拍X线片检查根折断端对位是否良好。在下颌前牙，应将弓形夹板放在牙舌面，以免妨碍咬合。固定3～4个月

图4-18 粘接夹板固定法

后应重新进行临床检查，摄X线片和进行牙髓活力检测，以后每6个月复查一次。根折愈合后拆除夹板、钢丝，修整抛光牙面。

（3）根折的预后 主要是指根尖及根中1/3的折断，其转归通常有4种形式（图4-19）。

1）与骨损伤的愈合很相似，即两断端由钙化组织联合。硬组织是由成牙骨质细胞所形成的。在活髓牙的髓腔侧有不规则牙本质形成。

2）两断端不发生联合，由结缔组织分开，两断面上分别有牙骨质生长。

3）未联合的两段由结缔组织和骨桥分开。

4）断端由慢性炎症组织分开，根端多为活髓，而冠侧段牙髓常坏死。这种形式实际上不是修复和愈合的表现。

第1种形式的愈合主要见于没有错位和早期

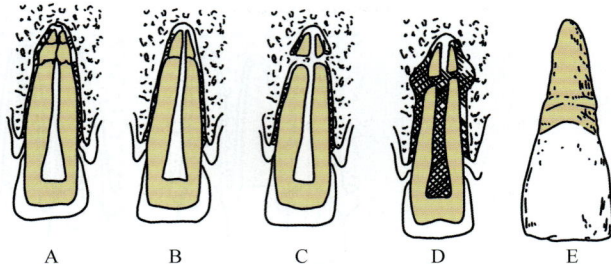

图4-19 根折的预后

A.钙化性愈合；B.结缔组织性愈合；C.骨、结缔组织联合愈合；D.断端被慢性炎性组织分开；E.离体牙显示根折的钙化性愈合

就进行了固定的患牙。根折牙未做固定或未做咬合调整时则可出现第2种和第3种形式的愈合。与这3种组织学修复形式相应，X线检查也可观察到3种修复形式，即看不到或几乎看不到折线；断端间有狭窄的透射区；断端边缘变圆钝，断端之间可见到骨桥等。

根折牙常常发生髓腔钙化。因外伤而髓腔变小的牙髓以胶原成分增加为特征，同时伴有细胞数目减少。

3. 冠根联合折 凡可做根管治疗，又具备桩核冠修复适应证的后牙冠折，均应尽力保留。对前牙的冠根折，可参考与口腔相通的牙颈部根折的治疗原则处理。

三、牙 脱 位

牙受外力作用而脱离牙槽窝称为牙脱位。根据外力的大小和方向不同，牙脱位的表现和程度不一，轻者偏离移位，称为部分脱位；重者可完全离体，称为完全脱位。

（一）病因

剧烈的碰撞常会引起牙脱位。拔牙时若器械使用不当亦可造成邻牙脱位。

（二）病理变化

牙脱位时，牙周膜撕裂或完全断裂，血管、神经断裂，外伤牙齿部分或全部与牙槽窝分离。常伴有部分牙槽骨骨折。

（三）临床表现

1. 部分脱位
（1）脱出性脱位 疼痛、牙冠伸长、龈沟内出血、松动。X线片显示根尖牙周膜间隙明显增宽。
（2）嵌入性脱位 牙冠变短、牙龈淤血、出血，不松动。牙槽窝骨折或碎裂。X线片显示患牙根尖的牙周膜消失。
（3）侧向脱位 叩痛明显、患牙向唇舌或近远中方向移位，常伴有牙槽窝侧壁牙槽骨骨折和牙龈撕裂。X线片显示一侧根尖的牙周膜间隙增宽，而另一侧的牙周膜间隙消失。

2. 完全脱位 整个牙冠完全脱出牙槽窝。牙槽窝空虚，可伴有牙槽窝骨壁骨折，牙龈撕裂、出血。牙脱位后，可以发生各种并发症：牙髓坏死、髓腔变窄或消失、牙根外吸收、牙槽突吸收等。

（四）诊断

1. 外伤史 牙齿受到外力剧烈的碰撞。
2. 临床表现 疼痛、牙冠位置改变、牙龈出血等。
3. X线检查 X线片表现为牙周膜间隙不同程度的增宽或缩窄消失。

（五）治疗

保存患牙是治疗牙脱位应遵循的原则。

1. 部分脱位 在局部麻醉下牙复位结扎固定4周。术后3、6、12个月进行复查，如发现牙髓活力丧失，应立即行根管治疗术。

嵌入性脱位，牙复位后2周应做根管治疗。对嵌入性脱位的年轻恒牙不可强行复位，对症处理，继续观察，任其自然萌出。

2. 完全脱位 牙应在30min内行再植，最长不超过2h。术后3～4周做根管治疗。如果不能即刻复位，可将患牙置于舌下或口腔前庭处，也可放在盛有牛奶、0.9%氯化钠溶液或自来水的杯子内，切忌干燥储藏，并尽快就诊。

脱位超过2h者，因牙髓和牙周膜细胞已坏死，只能在体外完成根管治疗术，并经根面和牙槽窝刮治后，将患牙植入固定。

（六）牙再植后的愈合方式

1. **牙周膜愈合** 仅限于牙脱位离体时间较短，牙周膜尚存活又无感染者。

2. **骨性粘连** 牙根的牙骨质和牙本质被吸收并由骨质所替代，发生置换性吸收使牙根与牙槽骨紧密相连。

3. **炎症性吸收** 在被吸收牙根面与牙槽骨之间有炎症性肉芽组织。再植牙干燥或坏死牙髓的存在都是炎症性吸收的原因。

第3节　牙体慢性损伤

一、磨　　损

磨损是指主要由机械摩擦造成的牙体硬组织渐进性丧失而引起的疾病，即非咀嚼性磨损，是病理性的。在正常的生理咀嚼活动中所造成牙齿𬌗面和邻面硬组织缓慢丧失，称为磨耗，即咀嚼磨损，是生理性的。两者并无明显界限。

（一）病因

磨损常见原因有刷牙不当、不良咬合习惯、医源性损伤、磨牙症等。

（二）病理变化

因磨损而暴露的牙本质小管，内有成牙本质细胞突起逐渐变性，形成死区或透明层，其近髓端有修复性牙本质形成，牙髓发生营养不良性钙化。修复性牙本质形成的量因牙本质暴露的面积、速度和牙髓反应而定。

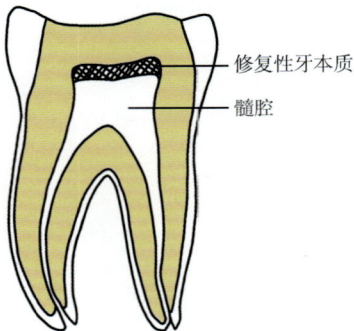

图4-20 𬌗面磨损

（三）临床表现与并发症

磨损一般发生在𬌗面（图4-20）或切缘，最初在牙尖和切缘处形成小而光滑的平面。随着磨损的逐渐加重，牙尖磨平，釉质部分丧失，牙本质暴露。磨损不均则会出现高耸的牙尖、锐利的边缘。若磨损较快，造成牙本质迅速暴露者，会出现牙本质敏感症状，严重者则可引起牙髓和根尖周病变。后牙相邻两牙的接触点发生磨损，使原来的点状接触成为面状接触，从而易出现食物嵌塞、邻面龋及牙周疾病。磨损可引起各种并发症，最常见的是牙本质过敏症、食物嵌塞、牙髓病和根尖周病、颞下颌关节功能紊乱综合征、咬合创伤等。

（四）诊断

依据临床表现，结合年龄、职业、不良习惯等，可做出诊断。

（五）治疗

磨损的治疗原则是去除病因，对症治疗，牙体组织缺损严重者可在牙髓治疗后恢复形态和功能。

去除和改正引起病理性磨损的原因。磨除尖锐牙尖和边缘。出现牙本质过敏者，做脱敏治疗。出现牙髓病和根尖周病时，及时做牙髓治疗。对个别牙的重度磨损，可用光固化复合树脂做充填治疗或冠修复。对多数牙的重度磨损，可用殆垫或用复合树脂垫高殆面和切缘，恢复颌间距离。

二、楔状缺损

楔状缺损是唇、颊侧牙颈部硬组织发生缓慢消耗所致的缺损，因这种缺损常呈楔形而得名。

（一）病因

1. 不恰当的刷牙方法　刷牙不当是造成楔状缺损的主要原因。临床上发现横向刷牙者楔状缺损严重；不刷牙者很少发生此病；少见于舌面；而唇、颊向移位的牙，楔状缺损常很严重。发生楔状缺损的牙常伴有牙龈退缩。

2. 牙颈部的薄弱结构　牙颈部釉牙骨质界处的结构较为薄弱，易被磨去，有利于缺损的发生。

3. 酸的作用　龈沟内的酸性渗出物与楔状缺损的发生可能也有关。

4. 牙体组织的疲劳　近年研究表明，长期的咀嚼殆力，可使牙体材料疲劳，于唇、颊面牙颈部应力集中区出现损坏。

（二）病理变化

楔状缺损的病理变化基本与磨损的病理变化相同。

（三）临床表现与并发症

楔状缺损好发于前磨牙，尤其是第一前磨牙，位于牙弓弧度最突出处，刷牙时受力大，次数多，多有牙龈退缩。年龄越大，楔状缺损越严重。典型楔状缺损，由两个面相交而成，有的由三个面组成（图4-21）。缺损边缘整齐，表面坚硬光滑，一般均为牙组织本色。

根据缺损程度，可分为浅型、中型和深型3型。

1. 浅型　损害局限于釉牙本质界或牙本质浅层，可有轻度敏感症状。

2. 中型　损害局限于牙本质中层或深层，有典型楔状缺损形态，可有敏感症状。

3. 深型　露髓，有牙髓病、根尖周病症状，缺损较大者甚至会发生牙横折。

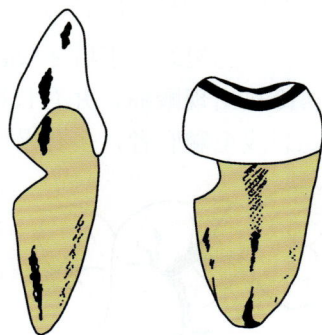

图4-21　楔状缺损侧面观

（四）诊断

1. 好发于前磨牙，尤其是第一前磨牙。

2. 具有典型的临床表现。注意其与牙颈部龋相鉴别。楔状缺损边缘整齐，表面坚硬、光滑；牙颈部龋边缘不整齐，表面变软、粗糙。

3. 不正确的刷牙方法可作参考。

（五）治疗和预防

消除病因，纠正不正确的刷牙方法，并选用较软的牙刷和磨料较细的牙膏。组织缺损少，无症状者，无需特别处理。有过敏症状者，可做脱敏治疗。缺损较大者可用充填法。有牙髓感染或根尖周病时，可做牙髓治疗或根管治疗术。若缺损已造成牙折者，可根据病情和条件，行根管治疗术后，予以桩核冠修复。

三、牙 隐 裂

牙隐裂又称牙微裂或不全牙裂，是指牙表面有非生理性的极微小而不易被发现的裂纹。这种裂纹深达牙本质，有些可直达髓腔，是引起牙痛的原因之一，同时，由于裂纹极微小而不易被发现，因此临床医师应给予足够的重视。

（一）病因

牙齿结构的薄弱环节不仅使其本身抗裂强度低，而且是牙承受咬合力时的应力集中部位。同时牙尖斜度愈大，所产生的水平分力愈大，隐裂发生的机会也愈多。

创伤性殆力造成的高陡牙尖，其牙尖斜度明显增大，咬合时所产生的水平分力也增加，使窝沟底部的釉板向牙本质方向加深、加宽，这就是隐裂的开始。在咬合力的继续作用下，裂纹逐渐向牙髓方向加深。

（二）病理变化

隐裂起自窝沟底或其下方的釉板，随咬合力作用逐渐加深。体视显微镜下，牙本质中隐裂壁呈底朝咬合面的三角形，其上牙本质小管呈多向性折断，如有外来色素与荧光物质沉积，则为陈旧裂面。在隐裂牙完全劈裂后的裂面上，陈旧裂面可与周围的新鲜断面明显分开。断面及其周边常可见牙本质暴露和并发龋损。

（三）临床表现

牙隐裂好发于后牙咬合面，以上颌第一恒磨牙最常见。表浅的隐裂常无明显症状，较深时则患牙遇冷热出现酸痛，并有长期咀嚼不适或咬合痛，咀嚼食物时，咬到某个特定部位会出现撕裂样锐痛。隐裂线至髓腔者，多有慢性牙髓炎症状，有时可急性发作。凡出现上述症状而未发现深的龋洞或深的

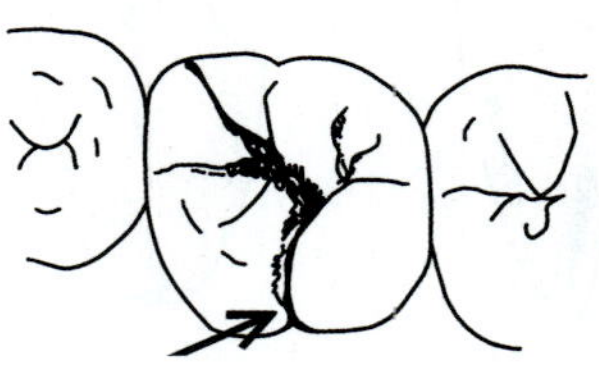

图4-22　上颌第一磨牙隐裂

牙周袋，牙面上探不到敏感点时，应考虑可能存在牙隐裂。隐裂线一般与窝沟重叠，上颌磨牙隐裂线常与殆面近中舌沟重叠（图4-22），下颌磨牙隐裂线与殆面近远中发育沟重叠并超过边缘嵴，前磨牙隐裂线呈近远中向。一般可用尖锐的探针检查，如隐裂不明显，可涂以碘酊或甲紫染色，也可将探针置于隐裂处加压或用力撬动，会出现锐痛；将棉签置于可疑牙的牙尖上，嘱患者咬合，如出现撕裂样疼痛，表示可能有牙隐裂的存在。

（四）诊断

1. 病史与症状　牙齿出现不明原因的刺激疼痛，在排除龋病、牙周病，且牙面探查不到过敏点时，应考虑牙隐裂存在的可能。

2. 温度测试　如已发展为牙髓炎，冷测或热测可引发疼痛。

3. 探针探查窝沟，必要时采用染色法。

4. 咬诊试验呈阳性。

5. 手术显微镜可观察到裂纹。

（五）治疗和预防

牙隐裂的治疗原则是消除创伤殆，平衡咬合力，防止劈裂；根据症状估计隐裂纹的深度，并根据

深度做出处理。

（1）消除创伤殆，均衡全口殆力负担。首先应调殆，降低牙尖斜度以减小劈裂力量。治疗或拔除其他患牙，修复缺失牙。

（2）隐裂较浅，仅达釉牙本质界，并且着色浅而无继发龋损者，可通过酸蚀法和釉质粘接剂光固化处理。

（3）隐裂有继发龋或裂纹着色深，已达牙本质浅层、中层者，可沿裂纹备洞，氢氧化钙垫底，氧化锌丁香油酚水门汀暂封，2周后无症状则换永久充填。

（4）隐裂较深或已伴有牙髓病或根尖周病者，可做牙髓治疗或根管治疗。为防止牙在治疗过程中劈裂，治疗前患牙先用钢丝结扎或作带环冠；牙体制备时，应尽量减少手术创伤，防止产热过多；同时，大量调磨牙尖斜面，减少侧向殆力。洞形充填时，最好选用粘接性能较好而产热后膨胀小的复合树脂充填，并及时行全冠修复。

四、牙根纵裂

牙根纵裂是指在某些致病因素作用下，发生在牙根的、平行于牙长轴的、由根尖向冠方的纵向裂纹。牙根纵裂未波及牙冠。患者多为中、老年人。一旦发生，预后较差。

（一）病因

创伤性殆力，对本病发生起着重要作用。牙尖高耸，磨耗不均，根分叉暴露皆与患牙承受殆力过大有关。

牙根发育缺陷和解剖结构：下颌第一恒磨牙近中根发生牙根纵裂的比例明显超过其他牙根，与近中根在解剖结构方面的弱点有关。

牙髓坏死与牙根纵裂有关。无髓牙致牙根裂的内因是牙本质脱水，失去弹性，牙变脆，致使牙抗折力降低。

医源性因素：过度根管预备、根管充填压力过大、不合适的根管桩等。

（二）病理变化

纵裂隙由根尖部向冠方延神，常通过根管并与牙本质小管方向一致。在根尖部，牙根完全断裂，近牙颈部则多为不全裂或无裂隙。根尖部裂隙附近的根管壁前期牙本质消失，牙本质和牙骨质面上均可见不规则的吸收陷窝，偶见牙骨质沉积或菌斑形成。牙髓为慢性炎症表现或有化脓灶或坏死，裂隙附近的根周膜变为炎症性肉芽组织长入并充满裂隙内。裂隙的根管端常见到嗜伊红物质充满在裂隙内。

（三）临床表现

牙根纵裂以承受殆力最大的第一恒磨牙发病率最高，其中下颌第一恒磨牙发生率又高于上颌第一恒磨牙。牙根纵裂临床表现为长期的咬合不适或咀嚼痛。早期有冷热刺激痛、咀嚼痛，晚期出现自发痛、咀嚼痛，并有牙龈反复肿胀，有叩痛和松动。绝大多数有牙周袋和牙槽骨破坏，牙周袋较深甚至达根尖，容易探及，也有不少患牙的牙周袋窄且深位于牙根裂缝相应的部位，须仔细检查才能发现。根管充填后引起的牙根纵裂无牙髓症状，早期也无牙周袋或牙槽骨的破坏，随着病程延长，感染通过根裂损伤牙周组织可使牙周病变加重，骨质吸收。典型根裂的影像学特点是管腔的下段、中下段甚至全长增宽，边缘整齐，根裂方向与根管长轴一致。不论其长度如何，均通过根尖孔，根裂早期根尖处变宽；长时间者裂片会发生移位（图4-23，图4-24）。

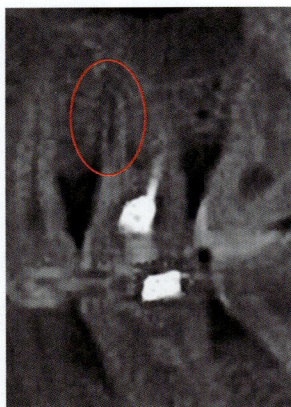

图4-23 牙根纵裂X线片

图4-24 牙根纵裂CBCT影像

（四）诊断

1. 典型的疼痛症状，特别是长期咬合不适或咀嚼痛。

2. 可探查到窄而深的牙周袋。

3. X线检查是确诊的重要依据。X线片可见从根尖到根管口长度不等的直线状均匀增宽根管影像，或断裂片分离、移位。可拍CBCT证实。

4. 开髓后利用根尖定位仪可辅助诊断。

（五）治疗

牙根纵裂的治疗预后较差，通常需拔除患牙或截除患根，待牙槽骨稳定后，再行修复治疗。

对于松动明显，牙周袋宽而深，局部反复肿胀、疼痛。或单根牙根管治疗后发生的牙根纵裂，保守治疗无效，均应拔除。对于牙周病损局限于裂缝处且牙稳固的磨牙，可在根管治疗后行牙半切除术或截根术。

五、牙酸蚀症

牙酸蚀症是因长期接触酸或酸酐造成牙体硬组织丧失的疾病。如果酸来自外环境，一般破坏发生在前牙唇面，下颌尤甚；如果酸来自胃部，则破坏牙齿的腭面、舌面。

（一）病因

牙酸蚀症的发生与酸的种类、浓度及接触时间有关。根据酸的来源，可分为外源性酸和内源性酸。盐酸和硝酸最易引起牙酸蚀症。大量频繁摄入含有碳酸、乳酸、柠檬酸、果酸等的饮料也可发生牙酸蚀症。

（二）病理变化

牙酸蚀症的病理变化基本与龋病的病理变化相同。

（三）临床表现与并发症

牙体硬组织逐渐产生均匀的实质性缺损，可伴有牙本质过敏，尤其对冷、热刺激敏感。牙损害的形式因酸而异。盐酸所致者，表现为自切缘向唇面形成刀削状的光滑斜面，质硬而色泽正常，切缘因变薄而易折断。硝酸所致者，损害常发生在牙颈部或唇面与牙面经常接触并潴留液体的部位，表现为牙面脱钙，形成白垩色、黄褐色或灰褐色斑块，如果损害处再受到机械摩擦作用，可形成类似龋洞的缺损。硫酸所致者，一般不引起牙酸蚀症，只是患者感觉口腔有酸涩感。食物酸引起的轻症表现为牙唇、颊面颈部沟状的缺损；重症表现为大面积深度破坏。胃酸多引起后牙的殆面与腭面的凹陷性损害。牙酸蚀症进一步发展，可使髓腔暴露，继发牙髓炎和根尖周病。严重的牙酸蚀症，还可出现皮炎、呼吸道炎症、食欲缺乏、消化道障碍、嗅觉减退等全身症状。

（四）诊断

1. 牙齿有较长时间接触酸雾、酸酐或其他酸性物质史。

2. 以牙体硬组织损害为主的，如果酸来自外环境，破坏主要在前牙唇面；如果酸来自胃部，破坏主要在牙齿的腭面、舌面。

3. 排除其他牙体硬组织疾病。

（五）预防和治疗

1. **防治原则**　去除病因，加强个人防护；对症治疗，美学修复牙体缺损。

2. **预防**　①预防牙酸蚀症的方法包括：控制饮食，减少酸性食物摄入；积极治疗消化系统的相关疾病；改善所处环境，减少和消除空气中的酸雾。②注意自我防护：戴防酸口罩、避免口呼吸、定时用2%碳酸氢钠漱口。

3. **治疗**　对已出现症状的牙酸蚀症患者，酌情采取相应的治疗措施。有牙本质过敏者，行脱敏治疗。牙体缺损影响美观者，用光固化树脂、冠修复。并发牙髓病或根尖周病者行牙髓治疗或根管治疗术。

第4节　牙本质过敏症

牙本质过敏症又称牙本质敏感症，是指暴露的牙本质对外界刺激产生的短而尖锐的疼痛，这种疼痛不能归为其他任何形式的牙齿缺陷或疾病，典型的刺激包括温度刺激、机械性刺激、渗透压刺激和化学刺激。症状的特点是随着刺激的来临和离去而迅速地出现和消失。牙本质过敏症并不是一种独立的疾病，而是各种牙体疾病所共有的症状，多见于中老年。

一、病　　因

（一）牙体硬组织病

凡能使牙釉质、牙骨质完整性遭到破坏，牙本质暴露的各种牙体疾病如龋病、磨损、楔状缺损、牙折等均可发生牙本质过敏症。

（二）牙周组织病

咬合创伤、牙周病等，牙龈退缩致牙颈部暴露。

（三）医源性

牙体充填时不密合，过度的龈下刮治和根面平整术使牙本质暴露等。

二、发病机制

关于牙本质过敏症的发病机制，目前尚不十分清楚，主要有以下3种学说。

（一）神经学说

该学说认为牙本质中存在着牙髓神经末梢，感觉可由牙本质表层传至牙髓。但该学说并未取得一致的意见。不少学者认为：在牙髓成牙本质细胞层内的无髓鞘神经，仅有一部分进入前期牙本质的内层，其外2/3并未见神经结构。

（二）牙本质纤维传导学说

该学说认为成牙本质细胞胞质突中含有乙酰胆碱酶，它在受刺激后释放乙酰胆碱酶，引起神经传导，产生疼痛。目前尚未定论。

（三）流体动力学说

该学说认为外部刺激作用于暴露的牙本质小管，导致牙本质小管中液体流动的速度或方向发生改变。这种改变刺激成牙本质细胞周围 A-δ 神经纤维和部分 A-β 神经纤维，从而产生敏感症状。

三、临床表现

牙本质过敏症的主要表现为刺激痛，当刷牙，吃硬物，酸、甜、冷、热等刺激时均可导致患者特殊的酸、软、痛症状。尤其对机械刺激最敏感。当刺激去除后，症状立即消失。检查时，可见牙本质暴露，用探针尖在牙面上可发现一个或几个敏感点或敏感区。尤其在𬌗面釉牙本质界或牙颈部釉牙骨质界处最为敏感。

四、诊　断

1. 患牙出现短暂、尖锐的刺激痛或不适，刺激去除后，症状立即消失。
2. 可探查到敏感点。伴有造成牙本质暴露的牙体硬组织疾病。
3. 需要排除其他牙体组织疾病，尤其是牙髓病变。

五、治　疗

牙本质过敏症的治疗原则：首先确定引起牙本质小管暴露的病因，针对病因进行治疗。然后采用脱敏治疗，必要时可采取创伤性治疗，如根管治疗、冠修复等。常用的脱敏治疗方法如下。

（一）氟化物脱敏法

多种形式的氟化物可用来处理牙本质过敏症。其中，0.76%单氟磷酸钠凝胶可保持有效氟浓度，为当前氟化物中效果最好者；也可用75%氟化钠甘油反复涂擦敏感区1～2min。氟化物的脱敏机制是氟离子渗入到牙体硬组织中与钙结合，形成氟钙磷灰石，从而机械堵塞、缩小牙本质小管直径，降低液压传导。

（二）氯化锶法

氯化锶为中性盐。高度水溶性，毒性很低。锶的脱敏作用被认为是通过形成钙化磷灰石，阻塞了开放的牙本质小管。用75%氯化锶甘油局部涂擦或10%氯化锶液牙膏。

（三）氟化氨银法

隔湿，38%氟化氨饱和小棉球涂擦患处2min，重复1次，共4min，擦去药液后漱口。该药有阻塞牙本质小管的作用，同时能与牙中的羟基磷灰石发生反应，促使牙的再矿化，提高牙的耐脱矿性，防止牙本质小管的再次开放，并使药效持久。

（四）碘化银法

隔湿，涂3%碘酊0.5min后，再以10%～30%硝酸银液涂擦，可见灰白色沉淀附着于过敏区，0.5min后，如法再涂擦1～2次即可。这是利用硝酸银能使牙体硬组织内蛋白质凝固而形成保护层，碘酊与硝酸银作用产生新生碘化银沉积于牙本质小管内，从而阻断了传导。

（五）牙本质粘接剂法

牙本质粘接剂可封闭牙本质小管，阻断外界刺激。对𬌗面敏感区，因牙本质粘接剂易被磨损，需多次封闭。

（六）激光法

Nd：YAG激光，功率15W。照射过敏区每次0.5s，是治疗牙本质过敏的安全阈值，10～20次为1个疗程。作用机制可能是该激光的热效应作用于牙本质小管，可在瞬间使暴露的牙本质小管热凝封闭，从而达到脱敏治愈的目的。

（七）家庭疗法

家庭中使用抗敏牙膏、咀嚼核桃仁、茶叶或生大蒜亦有一定的脱敏效果，适用于全口或多数牙咬合面过敏。

> **链接** 牙本质敏感的诊断和防治指南（2019修订版）简介
>
> 中华口腔医学会口腔预防医学专业委员会于2019年4月公布了《牙本质敏感的诊断和防治指南（2019修订版）》。介绍了牙本质敏感的定义、流行情况、解剖学基础、发病机制、危险因素、诊断、预防、治疗等。可帮助口腔医师在诊疗和预防牙本质敏感时，做出更科学、合理的决策。

自 测 题

A₁型题

1. 脱出性牙脱位的临床表现之一是（　　）
   - A. 牙冠较邻牙短
   - B. 牙冠较邻牙长
   - C. 牙齿没有松动
   - D. 牙冠呈粉红色
   - E. 牙髓测验敏感

2. 氟斑牙与牙釉质发育不全的区别主要为（　　）
   - A. 牙面缺陷不同
   - B. 临床表现不同
   - C. 发生牙位不同
   - D. 致病因素不同
   - E. 发生时期不同

3. 畸形中央尖疾病主要侵犯的牙齿是（　　）
   - A. 个别牙
   - B. 前磨牙
   - C. 对称牙
   - D. 全口牙

E. 上切牙

4. 引起四环素牙的主要因素是（　　）

　　A. 微生物　　　　　　　B. 外力

　　C. 四环素族药物　　　　D. 酸蚀

　　E. 原因不明

5. 牙隐裂的临床表现之一是（　　）

　　A. 多见于上前牙　　　　B. 隐裂明显可见

　　C. 温度测验正常　　　　D. 裂与窝沟重叠

　　E. 裂不越过边嵴

6. 牙隐裂的治疗方法如下，除外（　　）

　　A. 调磨牙尖　　　　　　B. 降低咬合

　　C. 干髓治疗　　　　　　D. 根管治疗

　　E. 全冠修复

7. 牙釉质发育不全的临床特点是釉质缺陷发生在（　　）

　　A. 切牙和第一恒磨牙　　B. 切牙和第一前磨牙

　　C. 同时期发育的前牙　　D. 同时期发育的后牙

　　E. 同时期发育的牙齿

8. 下列牙齿发育异常的类型，四环素牙属于（　　）

　　A. 牙齿数目异常　　　　B. 牙齿形态异常

　　C. 牙齿结构异常　　　　D. 牙齿萌出异常

　　E. 牙齿结构形态均异常

A₂ 型题

9. 患者，女，12岁，突然出现左下牙咬物痛，无明显诱因自发痛1天，夜间加剧。口腔检查：恒牙列排列整齐，口腔卫生好，软垢（－），未见牙石；35牙体颜色正常，未见明显缺损，叩痛（＋＋），牙体不松。最有可能引起疼痛的病因是（　　）

　　A. 隐匿龋　　　　　　　B. 牙隐裂

　　C. 畸形中央尖　　　　　D. 颌骨囊肿急性感染

　　E. 造釉细胞瘤合并感染

10. 患者，男，50岁，因左侧上后牙咬物痛3个月就诊。自述咬在某一特定位置时引起较强烈的痛。口腔检查：咬合面磨损可见牙本质暴露，颊尖高陡，近中边缘嵴至舌尖方向似有隐裂。进一步检查隐裂的方法是（　　）

　　A. 叩诊检查　　　　　　B. 温度测验

　　C. 碘酊染色　　　　　　D. 电活力测验

　　E. X线片检查

11. 某患者要求进行前牙美容治疗。自述牙齿从小就有花斑，同村居民也有类似表现。检查见全口牙釉面均可见不同程度的散在黄褐色及白垩状斑，无实质性缺损。

该患牙的诊断应考虑是（　　）

　　A. 猛性龋　　　　　　　B. 氟斑牙

　　C. 静止性龋　　　　　　D. 四环素牙

　　E. 釉质发育不全症

A₃/A₄ 型题

（12、13题共用题干）

患者，女，45岁，因近2个月来右上后牙遇冷水及甜酸食物时疼痛，咬硬物酸软无力，无自发痛史。检查时可见：26、27牙𬌗面牙釉质磨耗，有部分浅黄色牙本质外露，硬而光滑，尖探针探划26、27牙𬌗面某一点时，患者酸痛难忍。余未见异常。

12. 该患者的主诉症状是（　　）

　　A. 浅龋　　　　　　　　B. 牙隐裂

　　C. 牙髓炎　　　　　　　D. 釉质发育不全

　　E. 牙本质敏感症

13. 应做的处理是（　　）

　　A. 调磨观察　　　　　　B. 脱敏治疗

　　C. 充填治疗　　　　　　D. 牙髓治疗

　　E. 全冠修复

B₁ 型题

（14～18题共用选项）

　　A. 根尖片显示牙根中1/3有一条与牙根长轴成70°左右的折断线

　　B. 根尖片显示从根中1/3至根尖部直线状均匀增宽的根管影像

　　C. 根尖片显示牙根周牙周膜间隙消失

　　D. 根尖片显示根尖周牙周膜间隙明显增宽

　　E. 根尖片显示牙槽窝空虚

14. 符合脱出性脱位的根尖片影像是（　　）

15. 符合嵌入性脱位的根尖片影像是（　　）

16. 符合完全脱位的根尖片影像是（　　）

17. 符合根折的根尖片影像是（　　）

18. 符合牙根纵裂的根尖片影像是（　　）

（19～21题共用选项）

　　A. 牙釉质　　　　　　　B. 牙本质

　　C. 牙骨质　　　　　　　D. 牙髓

　　E. 牙周膜

下列疾病主要累积的组织是

19. 氟斑牙（　　）

20. 四环素牙（　　）

21. 牙震荡（　　）

（徐流亮）

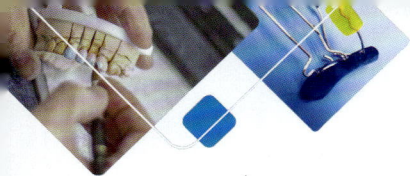

第5章 牙髓病及根尖周病

案例 5-1

患者，女，51岁，因右下后牙咬合痛1个月，加重1周前来就诊。检查见46牙骀面较大龋损至深层牙本质，探诊无反应，叩痛（++），松动Ⅱ度，冷测无反应，颊侧牙龈近移行沟处见直径约 3mm×4mm 类圆形隆起，有波动感，周围压痛。影像学检查可见46近、远中根尖周可见低密度影像。

问题：1. 此患者的诊断是什么？其病因是什么？

2. 其主要有哪些临床表现？此疾病与牙周脓肿如何鉴别？

牙髓病是指发生在牙髓组织的疾病，包括牙髓充血、牙髓炎、牙髓钙化、牙髓坏死和牙内吸收等，其中以牙髓炎最多见。根尖周病是指发生在根尖周围组织的炎症性疾病，又称为根尖周炎，多为牙髓病的继发病。

牙髓病和根尖周病的病因相似，多为感染引起。临床常见龋病引起牙髓病，再进一步发展为根尖周病，两者均可引起疼痛症状，治疗程序和方法有一定的连续性、一致性。因此，常将牙髓病和根尖周病一并叙述，统称为牙髓病学。

第1节 牙髓及根尖周组织生理学特点

一、牙髓组织生理学特点

牙髓组织是一种特殊的疏松结缔组织，位于由牙本质围成的牙髓腔内，借助于根尖孔与根尖周组织相通，由细胞和细胞间成分组成。

（一）结构特点

除具备其他疏松结缔组织的特点外，还具有自身的特点：①被较硬的牙本质包围，使牙髓易产生疼痛，且疼痛剧烈，炎症不易引流；②无有效的侧支血液循环，一旦出现炎症难以恢复；③基质富含纤维且具有黏性，临床可用拔髓针将有活力的牙髓从髓腔内完整拔出。检查可见：正常有活力的牙髓是一个坚实的、具有黏性和弹性的实体，并能保持它在牙髓腔中的形态。

1. 牙髓细胞　包括成牙本质细胞、成纤维细胞、防御细胞和干细胞等四种。

（1）成牙本质细胞　是一种特殊的牙髓结缔组织细胞，具有形成牙本质的作用，是牙髓牙本质复合体的特征性细胞，细胞突可贯穿整个牙本质层，到达釉牙本质界或牙本质牙骨质界。

（2）成纤维细胞　是牙髓中的主体细胞，又称牙髓细胞，其健康状态可反映牙髓的年龄和活力，并反映牙髓抵御外界刺激的潜能。

（3）防御细胞　包括巨噬细胞、树突状细胞、淋巴细胞和肥大细胞等，它们可能与牙髓细胞的免疫监视作用有关。炎症时，这些细胞的数目明显增多。

（4）干细胞　是牙髓细胞的储备库，可根据需要分化成不同类型的细胞，如分化为成纤维细胞或成牙本质细胞，炎症时也可分化为巨噬细胞、破牙本质细胞。

2. 纤维　以胶原纤维为主，它们在维持牙髓结构的完整性和牙髓生理功能方面具有重要意义。

3. 基质　是细胞间的不定形胶状物质，主要成分是蛋白多糖，是血管与细胞之间传递营养物质和代谢产物的介质。

4. 血管　牙髓内血管丰富。血管来自颌骨的牙槽动脉分支，它们经根尖孔进入牙髓，改称为牙髓动脉，沿牙髓中轴前进，沿途分出小支，最后在成牙本质细胞层下方形成稠密的毛细血管丛，冠部尤其是髓角处毛细血管网密集。牙髓中可见动静脉吻合，被认为是在牙髓炎症和损伤时调节血液循环的重要结构，可减轻炎症或损伤时的组织压力。

5. 淋巴管　牙髓中淋巴管常与血管伴行。淋巴毛细管起于牙髓表面，汇合成较大的小淋巴管，经髓核、穿过根尖孔与牙龈、牙周膜的淋巴管丛吻合。前牙的淋巴液引流入颏下淋巴管，后牙的则引流入下颌下和颈深部淋巴结。

6. 神经　牙髓内的神经很丰富，感觉神经和节后交感神经分别来自三叉神经和颈上神经节，伴同血管自根尖孔进入牙髓，并逐渐分成很多更细的分支。牙髓内的神经在受到外界刺激后，反应为痛觉，而不能区分冷、热、压力及化学变化等不同感受。此外，牙髓神经还缺乏定位能力，故牙髓炎患者往往不能准确指出痛牙的部位。

（二）牙髓的功能

牙髓具有四种基本功能：形成功能、营养功能、感觉功能、防御功能。

1. 形成功能　牙髓中的成牙本质细胞在牙的整个生命过程中有不断形成牙本质的功能，初期形成的牙本质为原发性牙本质，当原发性牙本质形成之后，牙髓会继续形成牙本质，即形成继发性牙本质。外界刺激可诱发牙髓的成牙本质细胞形成修复性牙本质。

2. 营养功能　牙髓通过向成牙本质细胞和细胞突提供氧、营养物质以及牙本质液来保护牙本质的活力。牙髓有丰富的周边毛细血管网，是牙髓行使营养功能的基础；牙髓缺乏有效的侧支循环且血管壁薄，受外界刺激时易扩张、充血和渗出。

3. 感觉功能　牙髓神经丰富，属游离神经末梢，仅有疼痛感受器而无本体感受器，分布复杂，对外界刺激如机械、温度或化学刺激，均表现为痛觉应答，且无定位能力。牙髓炎的主要症状是疼痛，特别是自发痛，急性炎症所导致的疼痛常不能定位。

4. 防御功能　牙髓在受到一定的外界刺激或损伤时，其内的神经、血管以及牙髓牙本质复合体会出现相应的反应，发挥防御功能。牙髓的防御功能包括疼痛、修复性牙本质形成和炎症反应。

（三）牙髓增龄性变化

牙髓增龄性变化是指随着年龄的增加，牙髓在体积、结构和功能上所发生的一些生理性变化；各种不良刺激可加速牙髓的这些变化。

1. 体积变化　成牙本质细胞具有不断形成继发性牙本质的功能，随着年龄的增长，髓腔周围的牙本质不断增多，牙髓体积不断缩小，甚至闭塞，髓室、髓角、根管、根尖孔均会出现相应的变化（图5-1）。在临床进行根管治疗时，需要先拍X线片了解髓腔的大小和位置，以及根管的情况再进行操作，

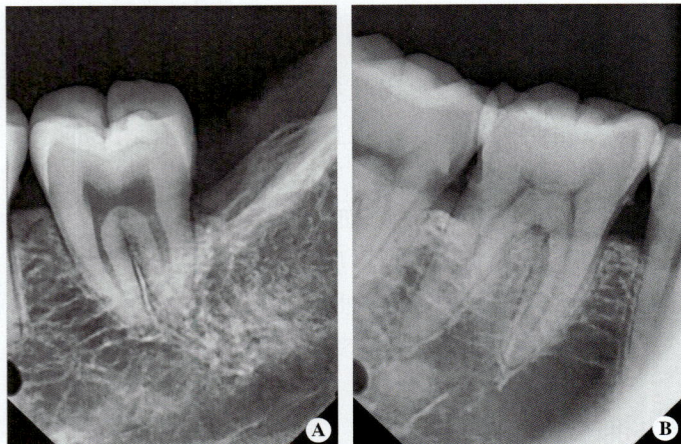

图5-1　牙髓增龄性变化
A. 青年人髓腔；B. 老年人髓腔

避免造成髓底或髓腔侧壁的穿孔。重度磨损或龋病可诱导牙髓形成修复性牙本质，加速牙髓增龄性变化。

2. 结构变化　随着年龄的增加，牙髓内的结缔组织结构发生变化。细胞成分逐渐减少，成牙本质细胞由高柱状变为矮柱状或扁平状，牙髓基质逐渐失去水分，胶原纤维在牙髓内堆积使牙髓出现纤维变性，牙髓发生营养不良性钙化等。

3. 功能变化　随着牙髓中细胞、血管、神经等减少，各种功能会逐渐减低，防御和修复功能逐渐丧失，对外界刺激的敏感性也逐渐降低。

牙髓组织和髓腔的增龄性变化情况见表5-1。

表5-1　牙髓组织和髓腔的增龄性变化

比较项	青年人	老年人
髓腔	髓腔大，髓角高，根尖孔大，牙本质小管粗大	髓腔小，髓角低，根尖孔小，牙本质小管细小
牙髓	牙髓细胞多，血管丰富，神经多，纤维少	牙髓细胞少，血管不丰富，神经少，纤维多
牙髓修复力	强	弱

二、根尖周组织生理学特点

根尖周组织是指根尖部的牙周组织，包括牙骨质、牙周膜和牙槽骨，其组织生理学特点与牙髓有着明显的不同。

（一）牙骨质

牙根冠方2/3的牙骨质为薄的板层状结构，而根尖1/3的牙骨质为较厚的不规则的板层状，多为细胞性牙骨质。牙骨质的基本功能是将牙周膜的主纤维附着于根面上。此外，在正常情况下，根尖1/3不断有细胞性牙骨质的沉积，以补偿牙齿切缘和𬌗面的磨耗，使牙根的长度不断增加，根尖孔逐渐缩小。根尖孔过度的缩小将影响血液进入牙髓，诱发牙髓的退行性或增龄性变化。牙根的长度不断增加，根管工作长度实际却在不断减小。因为根管治疗时，根管预备的深度是止于牙本质牙骨质界处，此处是根管最狭窄处，是牙髓与牙周组织的分界，通常距根尖孔0.5～1.0mm。牙骨质还可修复因炎症导致的牙根病理性吸收，以及修复因牙移位导致的牙根生理性吸收，在修复生理性吸收的过程中，可使根尖孔开口更偏向侧方。在根尖诱导成形术后，牙骨质在根端硬组织屏障形成中也具有重要作用。

（二）牙周膜

牙周膜的组织结构使牙能够附着于牙槽骨，并抵抗咀嚼力。牙周膜主要具有以下四大功能。

1. 支持功能　牙周膜的主纤维一端埋入牙骨质，一端埋入牙槽骨，将牙固定在牙槽窝中。同时可缓冲外力的冲击，保护其中的血管、神经及牙根免受外力的损害。牙周膜一旦受到损害，牙齿可能因失去附着而松动，甚至脱落。

2. 感觉功能　牙周膜中有丰富的神经和末梢感受器，对疼痛和压力、轻叩和震动都有很敏锐的感觉。通过神经系统的传导和反射，支配着颌骨、肌肉和关节的运动，因此牙周膜有调节和缓冲咀嚼力的功能。

3. 营养功能　牙周膜中丰富的血供，不仅营养牙周膜本身，也营养牙骨质和牙槽骨。

4. 形成功能　牙周膜不断地进行更新，成骨细胞和成牙骨质细胞不断地形成新的牙骨质和牙槽骨，新生成的牙周膜纤维被埋在其中，以保证牙和牙周膜的正常附着联系。

（三）牙槽骨

牙槽骨由固有牙槽骨和支持骨组成。固有牙槽骨为薄层致密骨，构成牙槽窝的内壁，在X线片上呈围绕牙根的连续阻射白线，又称硬骨板。其上有许多小孔，使固有牙槽骨呈筛状外观，为血管、神经进出的通道，筛状特点使牙周膜不像牙髓一样处在一个无让性的环境中，因此，根尖周炎引起的疼痛远没有牙髓炎那样剧烈。

牙槽骨是高度可塑性组织，也是人体骨骼最活跃的部分，牙槽骨具有受压力被吸收，受牵引力会增生的特性，临床上利用此特性可使错殆畸形得到矫正治疗。

第2节 牙髓病与根尖周病的病因及发病机制

引起牙髓病和根尖周病的原因很多，有细菌感染、物理和化学刺激、免疫反应等。细菌感染是导致牙髓病和根尖周病的主要因素。

一、细 菌 因 素

（一）感染途径

1. 由牙本质感染 牙本质内含有大量的牙本质小管，当牙釉质或牙骨质的完整性被破坏后，细菌可通过暴露的牙本质小管侵入牙髓，引发牙髓感染。龋病是引起牙髓感染的最常见原因，细菌在感染牙髓之前，其毒性产物可通过牙本质小管引发牙髓炎症反应。

除龋病外，一些牙体硬组织非龋疾病，如楔状缺损、磨损、牙齿发育畸形等也可造成牙釉质或牙骨质的缺损。此外，在龋病治疗时，窝洞充填前未去净的细菌亦可通过牙本质小管引发牙髓感染。

2. 牙髓暴露后感染 龋病、牙折、楔状缺损、磨损、牙隐裂及治疗不当等均可引起牙髓直接暴露于口腔环境，使细菌直接侵入牙髓。细菌毒力、宿主抵抗力、病变范围和引流情况的不同，暴露于口腔菌群的牙髓可以长期处于一种炎症状态，也可以迅速坏死。牙髓坏死后，根管即成为一个有多种细菌的感染根管，根管内的细菌可通过根尖孔或侧支根管扩散至根尖周组织，引起根尖周病变。

3. 由牙周袋感染 在牙周病时，深牙周袋内的细菌可以通过根尖孔或侧支根管侵入牙髓，引起牙髓感染。这种由牙周袋途径导致的牙髓炎症称为逆行性牙髓炎。

4. 血源性感染 受过损伤或病变的组织能将血流中的细菌吸收到自身所在的部位，这种现象被称为引菌作用。当机体发生菌血症或败血症时，细菌、毒素可由引菌作用随血行进入牙髓，引起牙髓炎症。这种感染途径极为少见。

（二）发病机制

1. 致病物质 进入牙髓或根尖周组织的细菌可产生多种有害物质，包括内毒素、荚膜、纤毛、酶和代谢产物等。这些有害物质可直接损伤组织细胞，或通过引发非特异性的炎症反应和特异性的免疫反应间接导致组织损伤。

2. 宿主对细菌感染的反应 细菌侵入后，局部组织可发生非特异性的炎症反应和特异性的免疫反应，目的是杀灭和清除细菌及其毒性产物。细菌是否引起组织的病变，以及导致组织损伤的程度，与宿主的防御能力密切相关。

二、物理因素

（一）温度

牙髓对温度刺激有一定的耐受范围，过冷、过热或温度的骤然改变均可刺激牙髓。临床上，异常的温度刺激主要与钻磨牙体组织产热和充填材料的刺激因素有关。钻磨牙体组织所产生的热量与施力的大小、是否冷却处理、钻针的种类、转速及钻磨持续的时间等有关。用银汞合金材料充填窝洞时，若未采取垫底或隔离措施，外界温度刺激将反复、长期刺激牙髓，引起牙髓损伤。

（二）创伤

1. 牙外伤 交通事故、运动竞技、暴力斗殴、异物撞击、摔倒跌伤、咀嚼时突然咬到硬物等均可造成根尖血管挫伤或断裂，使牙髓血供受阻，引起牙髓退变、炎症或坏死。牙外伤不仅可引起牙髓病变，还可损伤根尖周组织，导致炎症反应。

2. 咬合创伤 创伤性咬合、磨牙症、窝洞充填物或冠修复体过高等都可引起慢性的咬合创伤，从而影响牙髓的血供，导致牙髓变性或坏死。同时，这些咬合创伤因素也可能导致根尖周的急性或慢性损伤。

（三）医源性损伤

医疗工作中意外事故，如牙列矫正治疗时加力过猛，使牙移动过快，拔牙时误伤邻牙，刮治深牙周袋时累及根部血管等，也可引起急性牙外伤。

（四）电流刺激

临床所见电流刺激牙髓多发生在相邻或对𬌗牙上两种不同的金属修复体，两种金属存在电位差，咬合时可产生电流，通过唾液传导刺激牙髓，长时间可导致牙髓病变。此外，使用牙髓活力测定仪器或离子导入治疗牙本质敏感症时操作不当，使电流过大，也会导致牙髓病变，使用电刀行外科手术时，若不慎接触了银汞合金充填体，也可能导致牙髓坏死。

（五）其他

除上述物理因素外，高空飞行、登山运动、深水潜水等气压改变，恶性肿瘤患者接受放射治疗，激光应用等因素也可能导致牙髓的病变。

三、化学因素

（一）垫底和充填材料

在复合树脂充填窝洞时，材料中的刺激物质可穿过牙本质小管进入牙髓，引起牙髓的变性和坏死。深龋洞的充填治疗中，应考虑材料的刺激性和绝缘性能，一般应采取垫底处理；选择既绝缘又无牙髓刺激性的材料。

（二）酸蚀剂和粘接剂

对深洞应先行氢氧化钙制剂垫底，以避免酸蚀剂对牙髓的刺激。

绝大多数粘接剂中化学物质可刺激牙髓。随着粘接剂成分不断改进，第七代粘接系统已在临床广泛使用，同时完成酸蚀和粘接，细胞毒性较小，一般对牙髓仅有温和、短暂的刺激作用和极低的术后过敏，基本不会刺激牙髓发生炎症反应。

（三）失活剂和消毒药物

在牙髓病或根尖周病治疗过程中，若使用药物不当，药物会成为一种化学刺激引发根尖周炎，称为药物性或化学性根尖周炎。如在露髓处封含砷失活剂时间过长，或用于年轻恒牙，砷就可能扩散到根尖孔外，引起药物性根尖周炎；又如在根管内放置酚类或醛类等腐蚀性药物过多，特别是在治疗根尖孔较大的患牙时，药物也可能溢出根尖孔而引起药物性根尖周炎。

四、其他因素

侵入牙髓和根尖周组织的抗原物质可诱发机体的特异性免疫反应，导致牙髓和根尖周组织的损伤。在根管治疗中，长期反复使用某些药物效果不佳，甚至加重根尖周病变，或在封入某种药物后短时间内出现疼痛，均可能提示药物的半抗原作用。某些全身性疾病，如糖尿病、白血病、淋病等也可导致牙髓变性和牙髓炎。某些特异性因素可引起患牙牙髓的内吸收和外吸收。有些病毒，如带状疱疹病毒、人类免疫缺陷病毒可感染牙髓，导致牙髓的病变等。

第3节 牙髓病的分类、临床表现及诊断

牙髓病的临床表现是对其正确诊断的依据，准确的诊断是治疗成功的基础。在牙髓病的临床诊断中，确定患牙是关键，也是难点。牙髓病的诊断可按三个步骤进行，即了解主诉症状、寻找有致病途径牙齿、确定患牙及牙髓情况。力求不发生误诊，最终制订正确的治疗方案。

一、可复性牙髓炎

可复性牙髓炎又称牙髓充血，是牙髓组织以血管扩张、充血为主要病理变化的初期炎症表现。此时，若能彻底去除作用于患牙上的病原刺激因素，同时给予患牙适当的治疗，患牙的牙髓可以恢复到原有状态；若外界刺激持续存在，则牙髓的炎症继续发展，成为不可复性牙髓炎。

（一）临床表现

1. **症状**　当患牙遇到冷、热温度刺激或甜、酸化学刺激时，立即出现瞬间的疼痛反应，尤其对冷刺激更敏感；刺激去除后，疼痛持续数秒随即消失；没有自发性疼痛。

2. **检查**

（1）患牙有深龋、深楔状缺损等接近髓腔的牙体硬组织病损，或深牙周袋、咬合创伤、过大的正畸外力等。

（2）温度测验　冷测时，患牙表现一过性敏感，且反应迅速。当去除刺激后，症状仅持续数秒即缓解。

（3）叩诊　叩诊反应同正常对照牙。

（二）诊断

1. 了解主诉症状，尤其对温度刺激的一过性敏感，无自发痛病史。

2. 可找到能引起牙髓病变的患牙，如深龋、楔状缺损、深牙周袋、咬合创伤或过大的正畸外力等。

3. 确定患牙及牙髓情况，患牙对冷测的反应阈值降低，表现为一过性敏感，反应迅速。刺激去除后反应持续数秒即缓解，表明牙髓可恢复到原有状态。

（三）鉴别诊断

1. 深龋 对温度刺激也敏感，但一般是当冷、热刺激进入深龋洞内才出现，而刺激去除后症状并不持续。临床检查时，用冰棒冷测深龋患牙的正常牙面，不会引起疼痛，只有当冰水滴入龋洞中方引起疼痛；而可复性牙髓炎患牙在冷测正常牙面时即出现一过性敏感。当深龋与可复性牙髓炎一时难以区别时，可先按可复性牙髓炎的治疗进行安抚处理。

2. 不可复性牙髓炎 可复性牙髓炎与不可复性牙髓炎的区别关键在于前者无自发痛史，后者一般有自发痛史；对温度测验的反应，可复性牙髓炎患牙有一过性敏感，而不可复性牙髓炎患牙由温度刺激引起的疼痛反应程度重，持续时间较长，有时还可出现轻度叩痛。在临床上，若可复性牙髓炎与无典型自发痛症状的慢性牙髓炎一时难以区分，可先采用诊断性治疗的方法，即用氧化锌丁香油酚水门汀进行安抚治疗，在观察期，视其是否出现自发痛症状再明确诊断。

3. 牙本质过敏症 患有牙本质过敏症的患牙往往对探、触诊等机械刺激和酸、甜等化学刺激更敏感，而可复性牙髓炎主要是对冷、热温度刺激一过性敏感。

二、急性牙髓炎

急性牙髓炎的临床特点是发病急，疼痛剧烈。绝大多数属于慢性牙髓炎急性发作的表现，特别是龋源性者。无慢性过程的急性牙髓炎多发生在近期进行过牙体手术或受意外创伤的牙齿。如在备洞时，牙体硬组织切割过多或产热过多；使用较强烈的刺激性药物消毒窝洞；充填龋洞未作垫底处理等。

（一）临床表现

1. 症状 急性牙髓炎的主要症状是剧烈疼痛，疼痛的性质具有下列特点。

（1）自发性和阵发性疼痛 自发性疼痛指在未受到任何刺激的情况下发生疼痛。阵发性疼痛指疼痛可有持续过程和缓解过程。急性牙髓炎的疼痛是剧烈的尖锐疼痛，疼痛呈现阵发性发作或加重。在炎症早期，疼痛持续时间短，缓解时间长；到了炎症晚期，疼痛的持续时间延长，甚至没有间歇期。牙髓化脓时，患者主诉有搏动性跳痛。

（2）夜间痛 疼痛往往在夜间发作，或夜间疼痛较白天更剧烈。常因牙痛使患者不能入睡。

（3）温度刺激痛 冷、热刺激可激发患牙的剧烈疼痛，特别是当疼痛发作时。但若牙髓已有化脓或部分坏死，则表现为"热痛冷缓解"现象。这可能是因为牙髓的病变产物中有气体出现，受热膨胀后使髓腔内压力进一步增高，产生剧痛。反之，冷空气或冷水可使气体体积收缩，减小压力而缓解疼痛。因此，患者常含冷水就诊，以缓解疼痛。

（4）疼痛不能定位 疼痛发作时，患者大多不能明确指出患牙所在位置。疼痛呈放散性或牵涉性，常沿三叉神经第二、第三支分布区域放散至同侧的上、下颌牙或头、颞、面部，不会牵涉到对侧区域。

2. 检查

（1）患牙可查及接近髓腔的深龋或其他牙体硬组织疾病、充填体或深牙周袋等。

（2）探诊常可引起剧烈疼痛。有时可探及穿孔，并可见有脓血渗出。

（3）温度测验时，反应敏感或出现激发痛。刺激去除后，疼痛持续一段时间。

（4）牙髓炎症早期，患牙对叩诊无不适反应。晚期牙髓的炎症，可出现垂直向叩诊不适。

（二）诊断

由于急性牙髓炎的疼痛不能定位，因此，对患牙的定位是诊断的关键。

1. **了解主诉症状** 有典型的疼痛症状。

2. **寻找患牙** 有引起牙髓病变的牙体损害或其他病因的患牙。

3. **确定患牙及牙髓情况** 常采用温度测验帮助定位患牙，必要时可采用局部麻醉的方法帮助确定患牙。温度测验时，与对照牙相比，患牙敏感，反应速度快。疼痛程度强，持续时间长。

（三）鉴别诊断

急性牙髓炎的主要症状为剧烈的牙痛不能定位，应注意与下列可引起牙痛症状的疾病相鉴别。

1. **三叉神经痛** 表现为突然发作的电击样或针刺样剧痛，与牙痛非常类似。发作一般有疼痛"扳机点"。患者每触及该点即诱发疼痛，每次发作时间短，最多数秒，应特别加以详细询问相关病史。此外，三叉神经痛较少在夜间发作，多数不影响患者的睡眠，冷、热温度刺激也不引发疼痛。

2. **龈乳头炎** 可出现剧烈的自发性牙痛，但疼痛性质为持续性胀痛；对冷热刺激也有敏感反应，一般不会出现激发痛。患者对疼痛多可定位，检查时可发现患者所指示的龈乳头有充血、水肿现象，触痛明显。患处两邻牙间可见食物嵌塞的痕迹或有食物嵌塞史。

3. **急性上颌窦炎** 患侧的上颌后牙可出现类似牙髓炎的疼痛症状。这是因为上颌后牙根尖区恰与上颌窦底相毗邻，且该区域的牙髓神经先经过上颌窦侧壁或窦底，再进入根尖孔内。因此，上颌窦内的急性炎症可牵涉到相应上颌后牙牙髓神经而引发"牙痛"，此时疼痛也可放射至头面部而易被误诊。急性上颌窦炎时所出现的疼痛为持续性胀痛，患侧的上颌前磨牙和磨牙可同时受累而致两三颗牙均有叩痛，但未查及可引起牙髓炎的牙体组织疾病。检查上颌窦前壁可有压痛表现，可伴有头痛、鼻塞、脓涕等上呼吸道感染的症状。

4. **心源性牙痛** 心绞痛的典型症状是左胸部沉重感、紧迫感、左前胸闷痛，常放射到左肩胛或左臂。有部分患者牵涉至左侧下颌或牙齿，出现左侧后牙区牙髓炎样的疼痛。接诊这类牙痛的患者时，医师应详细了解患者的身体状况和既往病史，以及与心脏病有关的危险因素，如血压、吸烟、肥胖、缺乏锻炼等。在排除牙齿本身疾病后，应对心绞痛的牵涉症状有所警惕，及时将患者转诊至内科进行详细检查和诊断，以免延误病情。

三、慢性牙髓炎

慢性牙髓炎是临床最为常见的一型牙髓炎，大多是龋病发展的结果，或急性牙髓炎发展而成。有时临床症状不典型，容易被患者忽视或被医师误诊而延误治疗。

（一）临床表现

慢性牙髓炎一般不发生剧烈的自发性疼痛，有时可出现不甚明显的阵发性隐痛或钝痛。病程较长，可有长期的温度刺激痛史。因此，炎症容易波及全部牙髓及根尖部牙周膜。患牙常表现有咬合不适或轻度叩痛，患者一般可准确定位患牙。

在临床上，按髓腔开放与否又被分为慢性闭锁性牙髓炎和慢性开放性牙髓炎。后者又分为溃疡性和增生性两种类型。三种慢性牙髓炎除了具有慢性牙髓炎共同的表现外，又各具特点。

1. **慢性闭锁性牙髓炎**

（1）症状 一般无明显的自发痛，但可有急性剧烈的自发痛病史；有长期的冷、热温度刺激痛史。

（2）体征及辅助检查 可查及深洞、冠部充填体或其他的牙体硬组织疾病；探诊患牙感觉迟钝；去净腐质后无穿髓孔；温度测验引起迟缓性钝痛，或敏感；可有轻度叩痛或叩诊不适。

2. 慢性溃疡性牙髓炎

（1）症状　多无自发痛；当有食物嵌入洞内时常引起剧烈疼痛；当冷、热温度刺激时产生剧烈疼痛。

（2）体征及辅助检查　可查及深龋洞或其他近髓的牙体损害；因怕痛而出现长期废用的患牙、出现大量牙石堆积；去除腐质可见穿髓孔；探及穿髓孔疼痛明显，有渗血；温度测验敏感；一般无叩痛或仅有轻微叩诊不适。

3. 慢性增生性牙髓炎　多见于青少年，因其根尖孔粗大，血运丰富，当穿髓孔较大时，炎症牙髓增生呈息肉状，并自髓腔突出。

（1）症状　一般无自发痛，进食时可引起疼痛，偶有出血现象。

（2）体征及辅助检查　患牙上可见大而深的龋洞内有红色肉芽组织，又称为牙髓息肉，可充满整个洞内，达咬合面，探之无痛，但易出血；患牙及邻牙有牙石堆积。

慢性增生性牙髓炎龋洞内的息肉应注意与牙龈息肉或牙周膜息肉相鉴别。

牙龈息肉多是在患牙邻面出现龋洞时，由于食物长期嵌塞，加之患牙龋损处粗糙边缘的刺激，牙龈乳头向龋洞内增生，形成息肉样肉芽组织。

牙周膜息肉是在多根牙的龋损穿通髓腔后进而破坏髓室底，根分叉处牙周膜因外界刺激而反应性增生，肉芽组织由髓室底穿孔处长入连通髓腔的龋损内，洞口外观极像牙髓息肉。临床检查时可用探针探查息肉蒂部，以判断息肉的来源，必要时可将息肉自蒂部切除再做判断，或可拍摄X线片进行辅助诊断。

（二）诊断

1. 了解主诉症状　患者曾有自发痛病史及长期对冷、热温度刺激痛或进食痛的病史，少数患者无明显的自觉症状。

2. 寻找患牙　可以检查到引起牙髓炎的牙体硬组织疾患或其他原因的患牙。如龋齿、牙体硬组织的非龋性疾病等。

3. 确定患牙及牙髓情况　与对照牙相比，患牙对温度测验表现异常反应，一般表现为迟钝，测试后片刻出现较为剧烈的疼痛也称迟缓反应性痛；有轻度叩痛或叩诊不适。

（三）鉴别诊断

1. 深龋　慢性牙髓炎无典型自发痛症状时与深龋不易鉴别，主要可根据以下几点进行鉴别：①对温度测验的反应。深龋患牙对温度的反应与对照牙相同，只是当温度刺激进入洞内才出现敏感症状，刺激去除后症状立即消失，而慢性牙髓炎对温度刺激引起的疼痛会持续较长时间。②是否有穿髓点。深龋无穿髓点，而慢性牙髓炎除闭锁性外，可查出穿髓点，如遇到无典型临床表现的深龋患牙，在去净腐质或未去净腐质时发现穿髓孔，则诊断为慢性牙髓炎。③是否有叩痛或叩诊不适。慢性牙髓炎可出现叩痛，深龋患牙叩诊反应与正常对照牙相同。

2. 可复性牙髓炎　参见本节可复性牙髓炎鉴别诊断。

3. 干槽症　患侧近期有拔牙史。检查可见牙槽窝空虚，骨面暴露，出现臭味。拔牙窝邻牙也可有冷、热刺激敏感及叩痛，但无明确的牙髓疾患指征。

四、逆行性牙髓炎

逆行性牙髓炎来源于患牙牙周炎所致的深牙周袋，袋内的细菌及毒素通过根尖孔或侧、副根管逆行进入牙髓，引起根部牙髓的慢性炎症，也可由局限的慢性牙髓炎急性发作导致。因为此型牙髓炎的感染走向与通常由冠部牙髓开始，逐渐向根部牙髓进展的牙髓炎方向相反，故名为逆行性牙髓炎。逆行性牙髓炎是牙周-牙髓联合病变的一种。

（一）临床表现

1. 症状　患牙可表现为自发痛、阵发痛，冷、热刺激痛，放散性痛，夜间痛等典型的急性牙髓症状。也可呈现为慢性牙髓炎的表现，即冷、热刺激敏感或激发痛，以及不典型的自发钝痛或胀痛。患牙有长时间的牙周炎病史，可主诉有口臭、牙松动、咬合无力或咬合疼痛等不适症状。

2. 检查

（1）患牙有深达根尖区的牙周袋或较为严重的根分叉病变。牙龈水肿、充血、牙周袋溢脓，患牙有不同程度的松动。

（2）无引发牙髓炎的深龋或其他牙体硬组织疾病。

（3）对患牙进行温度测试可引发剧烈疼痛。

（4）患牙对叩诊的反应为轻度疼痛（+）至中度疼痛（++），叩诊呈浊音。

（5）X线片显示患牙有广泛的牙周组织破坏或根分叉病变。

（二）诊断

1. 患者有长期的牙周炎病史。

2. 患者近期出现牙髓炎症状。

3. 患牙未查及引发牙髓病变的牙体硬组织疾病。

4. 患牙有严重的牙周炎表现。

五、残　髓　炎

残髓炎也属于慢性牙髓炎。经过牙髓治疗后的患牙，由于残留了少量炎症根髓或多根牙遗漏了未做处理的根管，出现慢性牙髓炎的临床表现，称为残髓炎。

（一）临床表现

1. 症状　残髓炎是发生在经过治疗后的患牙，因此均有牙髓治疗的病史；残髓炎的临床症状与慢性牙髓炎相似，常表现为自发性钝痛、放散性痛、温度刺激痛；因为炎症是发生在根尖孔处的根髓组织，所以患牙多有咬合不适。

2. 检查　因为经过治疗，所以能见到有充填体或暂封材料的患牙；对患牙进行强的冷、热刺激出现迟缓性疼痛；叩诊轻度疼痛或不适；去除充填物，用根管器械探查根管深部时疼痛。

（二）诊断

1. 了解主诉症状　有慢性牙髓炎疼痛特点的主诉症状；有牙髓治疗史。

2. 寻找患牙　可查出有充填体或暂封物的患牙。

3. 确定患牙及牙髓情况　可查出在较强温度刺激下出现迟缓性疼痛的患牙；患牙叩诊不适或疼痛；探查根管有疼痛感觉，并在完善处理后症状消失方可确诊。

六、牙髓坏死

牙髓坏死常由各型牙髓炎发展而来，也可因外伤打击、正畸矫治所施加的过度创伤力、修复治疗进行牙体预备时的过度手术切削产热，以及使用某些修复材料（如硅酸盐粘接剂、复合树脂）所致的化学刺激或微渗漏引起。当牙髓组织发生严重的营养不良及退行性变时，由于血液供应的严重不足，最终可发展为牙髓坏死，又称渐进性坏死，多见于老年人。坏死的牙髓组织有利于细菌的定植，即所谓的引菌作用，因此，其比健康的牙更易被细菌所感染。牙髓坏死如不及时进行治疗，病变可向根尖周组织发展，导致根尖周炎。

（一）临床表现

1. 症状　患牙一般没有自觉症状，也可见以牙冠变色为主诉前来就诊者。变色的原因是牙髓组织坏死后红细胞破裂致使血红蛋白分解产物进入牙本质小管。还常可追问出自发痛史、外伤史、正畸治疗史或充填、修复史等。

2. 检查

（1）牙冠可存在深龋洞或其他牙体硬组织疾病，或有充填体、深牙周袋等。也可见有完整牙冠者。

（2）牙冠变色，呈暗红色或灰黄色，失去光泽。

（3）牙髓活力电测验无反应。

（4）叩诊同正常对照牙或有不适感。

（5）牙龈无根尖来源的窦道或瘘管。

（6）X线片显示患牙根尖周影像无明显异常。

（二）诊断

1. 患牙无自觉症状。

2. 牙冠变色、牙髓活力测验结果为无反应和X线片的表现。

3. 牙冠完整情况及病史可作为参考。

（三）鉴别诊断

慢性根尖周炎　患有慢性根尖周炎的患牙也可无明显的临床自觉症状。有窦型的慢性根尖周炎在进行临床检查时，可发现牙龈上有由患牙根尖来源的窦道口。X线片中若发现有根尖周骨质影像密度减低或根尖周膜影像模糊、增宽，即可作出鉴别诊断。

七、牙髓钙化

牙髓钙化是当牙髓的血液循环发生障碍时，造成牙髓组织营养不良，出现细胞变性，钙盐沉积，形成微小或大块的钙化物质，牙髓钙化有两种形式，一种是结节性钙化，又称髓石（图5-2）；另一种是弥漫性钙化。髓石或游离于牙髓组织中，或附着在髓腔壁上；弥漫性钙化可造成整个髓腔闭锁，常见于外伤后，或经盖髓、活髓切断治疗后的患牙。

（一）临床表现

1. 症状　一般不引起临床症状；个别会出现与体位有关的自发痛，也可沿三叉神经分布区域放射；一般与温度无关。

2. 检查　体征及辅助检查患牙对牙髓电活力测验可表现为迟钝或敏感；X线片显示髓腔内有高密度的钙化物或呈弥漫性高密度影像。

（二）诊断

1. 了解主诉症状　一般无临床症状，可有与体位有关的自发痛；可

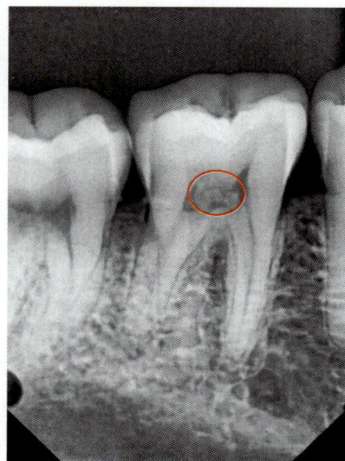

图5-2　髓石

有外伤或经盖髓、活髓切断等治疗的病史。

    2. 确定患牙及牙髓情况 牙髓电活力测验迟或敏感。

    3. 重要的诊断依据 X线片显示髓腔内有高密度的钙化物或呈弥漫性高密度影像。

（三）鉴别诊断

三叉神经痛 髓石引起的疼痛虽然沿三叉神经分布区域放射，但是无"扳机点"；主要与体位有关；X线检查结果可作为鉴别诊断的参考；经牙髓治疗后，症状消失。

八、牙内吸收

牙内吸收是指正常的牙髓组织肉芽性变，分化出的破牙本质细胞从髓腔内部吸收牙体硬组织，致髓腔壁变薄，严重者可造成病理性牙折。牙内吸收的原因和机制尚不清楚，临床少见，一般发生在受过外伤的牙、再植牙以及做过髓腔预备或牙体预备的牙齿。

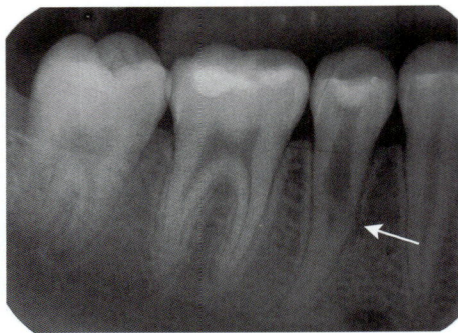

图5-3 牙内吸收

（一）临床表现

    1. 症状 一般无自觉症状，多因其他疾患进行X线检查时发现。少数病例可出现自发性、阵发性、放散性痛和温度刺激痛等牙髓炎症状。

    2. 检查 内吸收发生在髓室时，牙冠呈粉红色，有时可见牙冠出现小范围的暗黑色区域；对牙髓检测反应表现可正常或迟钝；叩诊同正常对照牙或有不适感；X线片显示髓腔内有局限性不规则的膨大投射区域（图5-3），严重者可见髓腔壁被穿通，甚至出现牙根折断线。

（二）诊断

1. X线片的表现作为主要依据。
2. 病史和临床表现作为参考。

第4节　根尖周病的分类、临床表现及诊断

根尖周病是指发生于根尖周围组织的炎症性疾病，又称根尖周炎，多为牙髓病的继发病，主要由根管内的感染通过根尖孔作用于根尖周组织引发。当根管内病源刺激的毒力很强，机体抵抗力较弱时，病变会以急性炎症的形式表现出来；反之，若机体抵抗力较强，而病原体刺激较弱，或经过不彻底的治疗时，病变则呈慢性表现。

一、急性根尖周炎

急性根尖周炎是从根尖部牙周膜出现浆液性炎症到根尖周组织形成化脓性炎症的一系列反应过程，是一个病变程度由轻到重、病变范围由小到大的连续过程；由浆液期逐步发展为化脓期的根尖周脓肿、骨膜下脓肿及黏膜下脓肿。由于炎症侵犯组织的范围不同，上述四个阶段的临床表现各有特点，因此应急处理方法也不尽相同。

　　成人急性根尖周炎的发生主要是因牙髓感染、坏死后，根管内的感染物质通过根尖孔使根尖周围组织产生局限性的炎症反应；也可由来自根管的机械、化学刺激引起；少数还可由外伤或咬合创伤所致。创伤造成的急性根尖周炎患牙多为活髓，其临床表现和治疗原则也与前者略有不同。乳牙和年轻恒牙罹患牙髓炎时，由于患牙根尖孔较粗大，牙髓组织血运丰富，感染较易扩散，往往在牙髓炎症的早期便可合并根尖周组织的急性炎症。

（一）急性浆液性根尖周炎

　　急性浆液性根尖周炎是根尖周炎发生的初期。

　　1. 病理　急性浆液性根尖周炎为根尖部牙周膜内血管扩张、充血，渗出物以血浆为主，局部组织呈现水肿，随即有多形核白细胞浸润。此刻的根尖部牙骨质及其周围的牙槽骨尚无明显变化。

　　此期临床过程往往很短，如果细菌毒力强，机体抵抗力弱，局部引流不畅，很快发展为化脓性炎症；反之，如果细菌毒力弱，机体抵抗力较强，炎症渗出又得到了引流，则可转为慢性根尖周炎。

　　2. 临床表现

　　（1）症状　主要为患牙咬合痛。这是因为根尖周膜充血、水肿而表现出来的症状。随着根尖周组织炎症病变的发展，临床上患牙初期只有不适、麻木、浮出、发胀、早接触，此时一般无自发痛或只有轻微钝痛；但是，当病变继续发展，根尖周膜内渗出物淤积，牙周间隙内压力升高，患牙浮出和伸长的感觉逐渐加重，出现自发性、持续性的钝痛，而咬合时压力增加了根尖部组织的负担，刺激神经导致更为剧烈的疼痛。疼痛范围局限于患牙根部，所以患者能够明确指出患牙。

　　（2）检查

　　1）检查患牙可见龋损、充填体或其他牙体硬组织疾患，或可查到深牙周袋。

　　2）牙冠变色，牙髓活力测验无反应，但乳牙或年轻恒牙对活力测验可有反应，甚至出现疼痛。

　　3）叩痛（＋）～（＋＋），扣压患牙根尖部位出现不适或疼痛，牙龈尚无明显异常。

　　4）患牙可有Ⅰ度松动。

　　5）X线检查根尖周组织影像无明显异常表现。

　　3. 诊断

　　（1）患牙呈典型的咬合疼痛症状。

　　（2）轻度或中度叩诊，扣诊根尖部位出现不适或疼痛。

　　（3）牙髓活力测验无反应，结合患者的年龄，患牙是否具有牙髓病史、外伤史以及不完善的牙髓治疗史等均可作为参考。

（二）急性化脓性根尖周炎

　　急性化脓性根尖周炎多由急性浆液性根尖周炎发展而来，也可由慢性根尖周炎转化而来。此阶段通常称作急性牙槽脓肿或急性根尖周脓肿。

　　1. 病理　根尖周组织的浆液性炎症继续发展，则发生化脓性变化。此阶段白细胞，尤其是多形核白细胞浸润增多，根尖周膜中的炎症细胞被细菌及其产生的毒素破坏致死，细胞溶解、液化并积聚形成脓液。分解、坏死的白细胞释放出组织水解酶（如胶原酶），致使牙周韧带破坏。脓液最初只局限在根尖孔附近的牙周膜内，炎症细胞浸润主要在根尖孔附近的牙槽骨骨髓腔中。此阶段称为根尖周脓肿阶段（图5-4A）。若根尖部的脓液得不到通畅的引流，其必向根尖周围更广泛的区域扩散，并从组织结构较薄弱之处突破。积聚在根尖附近的脓液可通过以下3种方式排出。

　　（1）通过骨髓腔突破骨膜、黏膜或皮肤向外排脓　炎症细胞自根尖附近的牙槽骨骨髓腔迅速在牙槽骨内蔓延，脓液穿过骨松质到达骨外板，再通过骨皮质上的营养孔到达骨膜下。

　　由于骨膜坚韧、致密，不易穿破，脓液在此处积聚，造成局部压力增高。此阶段称为骨膜下脓肿阶段（图5-4B）。当骨膜下的脓液积聚达到相当的压力时，骨膜破裂，脓液进入黏膜下或皮肤下，称为黏膜下脓肿或皮下脓肿（图5-4C）。最后，脓肿破溃，脓液排出，急性炎症缓解，转为慢性炎症。

上述排脓方式是急性根尖周炎最常见的。脓液突破的方向及破溃的位置与根尖周组织的解剖关系十分密切，临床上可见到以下4种排脓途径。

1）穿通骨壁突破黏膜：一般情况下，牙槽骨唇、颊侧的骨壁较薄，从牙槽骨的唇颊侧骨板穿过，形成骨膜下脓肿或黏膜下脓肿，最终在口腔前庭排脓。若患牙的根尖偏向舌、腭侧，脓液可穿过舌、腭侧骨板，在固有口腔中排脓，排脓孔久不愈合则形成窦道或瘘管称为龈窦或龈瘘。

2）穿通骨壁突破皮肤：有少数病例根尖部的脓液不在口腔内排脓，而是穿通骨壁绕过龈颊沟从皮肤排出，久之形成皮窦。如下颌切牙的根尖周脓肿可穿通颏部皮肤，形成颏窦；上颌尖牙可于同侧眼框的内下方皮肤排脓，形成面窦；下颌磨牙的根尖部脓液也可排放于颊部皮肤，形成颊窦。

3）突破上颌窦壁：上颌前磨牙和磨牙牙根与上颌窦相毗邻，特别是上颌第二前磨牙和第一磨牙、二磨牙的根尖部分，它们若发生根尖周炎，可累及上颌窦并发上颌窦炎，根尖脓液有可能穿通薄层上颌窦壁向上颌窦内排脓。这种情况在临床上较为少见。

4）突破鼻底黏膜：当上颌中切牙的牙槽突很短而牙根又很长时，脓液有可能在穿通唇侧骨壁后向鼻腔内排脓，这是一种极为罕见的排脓途径。

（2）通过根尖孔经根管从冠部缺损处排脓（图5-5A）　这种排脓方式对根尖周组织的破坏最小。但以此方式进行排脓需具备下述条件：根尖孔粗大、根管通畅、冠部缺损呈开放状态。患有急性根尖周炎的成人患牙很少同时具备这3个条件，因此，在临床上应尽早开通髓腔进行引流，尽量减轻炎症对根尖周组织的损伤。

（3）通过牙周膜从龈沟或牙周袋排脓（图5-5B）　成人患牙经此方式排脓多发生于同时患有牙周炎的情况，有深牙周袋或牙槽骨吸收明显，通常预后较差。

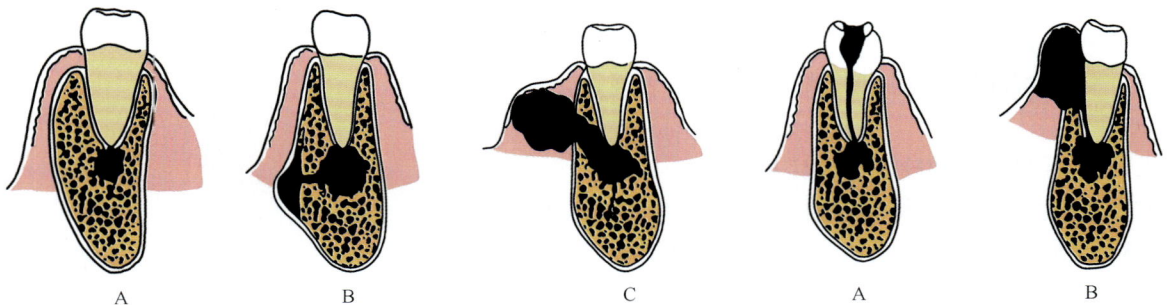

图5-4　急性化脓性根尖周炎发展的3个阶段
A.根尖周脓肿阶段；B.骨膜下脓肿阶段；C.黏膜下脓肿阶段

图5-5　急性化脓性根尖周炎排脓方式
A.通过根尖孔经根管从冠部缺损处排脓；B.通过牙周膜从龈沟或牙周袋排脓

2. 临床表现　在急性化脓性根尖周炎的病理变化过程中，根据脓液相对集聚区域的不同，临床上亦可分为各具特征性表现的3个阶段：根尖周脓肿、骨膜下脓肿以及黏膜下脓肿。

（1）根尖周脓肿

1）症状：患牙出现自发性、剧烈持续的跳痛，伸长感加重，以至于咬合时首先接触，并引起剧痛，患者因而不敢对殆。

2）检查：①患牙叩痛（++）～（+++），松动Ⅱ～Ⅲ度；②根尖部牙龈潮红，但尚无明显肿胀，扪诊感轻微疼痛；③相应的颌下淋巴结或颏下淋巴结可有肿大及压痛。

（2）骨膜下脓肿

1）症状：患牙的持续性、搏动性跳痛更加剧烈，因骨膜更坚韧、致密，脓液集聚于骨膜下所产生的压力很大，病程至此，疼痛达到最高峰，多数患者病期3～5日，患者感到极端痛苦。患牙更觉浮起、松动，即使是不经意地轻触患牙，如说话时舌、颊部碰触患牙，亦感觉疼痛难忍。患者常诉因疼痛逐日加剧而影响睡眠和进食，可伴有体温升高、身体乏力等全身症状。

2）检查：①患者有痛苦面容，精神疲惫。体温可有升高，约38℃，末梢血常规白细胞增多，计数多在（10～12）×10⁹/L，患牙所属区域的淋巴结可出现肿大和扪痛。②患牙叩痛（+++），松动Ⅲ度，牙龈红肿，移行沟变平，有明显的压痛，扪诊深部有波动感。③严重的病例可在相应的颌面部出现蜂窝织炎，表现为软组织肿胀、压痛，致使面部相应区域肿胀。如上切牙可引起上唇肿胀，上颌前磨牙及磨牙可引起眶下、面部肿胀；下牙可引起颏部、下颌部肿胀；有时下颌第三磨牙的根尖周化脓性炎症可出现张口受限，还可能引起口底蜂窝织炎。

若全身症状明显，则应注意观察，防止发展为颌骨骨髓炎和败血症等并发症。

（3）黏膜下脓肿

1）症状：由于黏膜下组织较疏松，脓液到达黏膜下，压力已降低，自发性胀痛及咬合痛也随之减轻，全身症状缓解。

2）检查：①患牙叩痛（+）～（++），松动度Ⅰ度。②根尖区黏膜的肿胀已局限，呈半球形隆起，扪诊时，波动感明显，脓肿较表浅而易破溃。

3. 诊断　主要依据患牙所表现出来的典型的临床症状及体征，由疼痛及红肿的程度来分辨患牙所处的炎症阶段。

4. 鉴别诊断

（1）急性牙髓炎　鉴别要点在于自发痛的特点、是否能准确定位患牙、牙齿松动与否、牙髓活力及X线检查（表5-2）。

表5-2 急性牙髓炎与急性根尖周炎的鉴别

症状及体征	急性根尖周炎	急性牙髓炎
疼痛	自发性持续性疼痛，咬合疼痛	自发性阵发性疼痛，无咬合痛
准确定位	可以	不能
牙髓活力试验	无反应	敏感
叩痛	（+）～（++）	（–）～（+）
扪诊	不适或疼痛	无不适
牙齿松动度	无或Ⅰ度	无
X线表现	可能有根尖低密度影	正常

（2）急性牙周脓肿　多发生在牙周炎的晚期，临床表现患牙可有搏动性疼痛、浮起、松动、咬合痛等症状，唇颊侧或舌腭侧牙龈出现椭圆形或半球状的脓肿突起，牙龈红肿光亮，扪诊有波动感。两者主要的鉴别要点见表5-3。

表5-3 急性根尖周脓肿与急性牙周脓肿的鉴别要点

项目	急性根尖周脓肿	急性牙周脓肿
感染来源	感染根管	牙周袋
病史	较长期牙体缺损史、牙痛史、牙髓治疗史	长期牙周炎病史
牙体情况	深龋洞，近髓的非龋疾患，修复体	一般无深及牙髓的牙体疾患
牙髓活力	多无	多有
牙周袋	无	深，迂回曲折
脓肿部位	靠近根尖部，中心位于跟颊沟附近	较接近龈缘

续表

项目	急性根尖周脓肿	急性牙周脓肿
脓肿范围	较弥散	局限于牙周袋壁
疼痛程度	重	相对较轻
牙松动度	相对轻，病愈后牙恢复稳固	明显，消肿后仍很松动
叩痛	很重	相对较轻
X线表现	无明显异常表现，若患牙为慢性根尖周炎急性发作，根尖周牙槽骨显现低密度影像	牙槽骨嵴破坏，可有骨下袋
病程	相对较长，脓液自根尖周向外排出需5～6天	相对较短，一般3～4天可自溃

二、慢性根尖周炎

慢性根尖周炎是指因根管内长期存在感染及病原微生物刺激而导致的根尖周围组织呈现慢性炎症反应，表现为炎症性肉芽组织的形成和牙槽骨的破坏。常因牙髓坏死、牙髓坏疽、牙髓治疗失败和急性根尖周炎未彻底治疗引起。在根除了根管内的病原微生物后，根尖周组织的损害可以修复。

病变类型可以分为根尖肉芽肿、慢性根尖周脓肿、根尖周囊肿和根尖周致密性骨炎。

（一）病理

1. 根尖周肉芽肿　这是慢性根尖周炎中最常见的一种病变类型。根尖部形成炎症性肉芽组织，周围有破骨细胞，使邻近的牙槽骨和牙骨质吸收破坏，骨质破坏的区域由肉芽组织所取代。这种以炎症性肉芽组织形成为主要病理变化的慢性根尖周炎，即根尖周肉芽肿。当局部病变活动时，肉芽组织中的纤维成分减少，炎症细胞和毛细血管增多，产生较多的破骨细胞，造成更大范围的骨质破坏。

2. 慢性根尖周脓肿　随着病程的进展，炎症性肉芽组织的体积不断增大，病变中央的组织细胞发生坏死、液化，形成脓液并潴留于根尖部的脓腔内，称为慢性根尖周脓肿，又称为慢性牙槽脓肿。根据是否有窦道形成，临床分有窦型和无窦型两种。前者因可从窦道口排脓，不易转化为急性炎症；而后者容易转化为急性根尖周脓肿。

3. 根尖周囊肿　根尖部的炎症肉芽组织内还有发育期间遗留的牙周上皮剩余，在慢性炎症的长期刺激下，可使其增殖为上皮团块或上皮条索，发生退行性变，甚至坏死、液化，形成小囊腔，囊腔逐渐扩大形成根尖周囊肿。

4. 根尖周致密性骨炎　当根尖周组织在受到长期轻微、缓和的刺激，机体抵抗力很强时，根尖部的牙槽骨不发生破坏，反而表现为骨质的增生，形成围绕根尖周围的一团致密骨在增生的骨小梁间有少量慢性炎症细胞分布，故称为根尖周致密性骨炎，多发生在下颌后牙。

（二）临床表现

1. 症状　患牙一般无明显的自觉症状，可有咀嚼不适，咬合无力、牙龈脓包，或有牙髓病史或反复肿痛史、牙髓治疗史等。

2. 检查

（1）患牙可查及深龋洞或充填体，以及其他牙体硬组织疾病。

（2）牙冠变色，失去光泽。深洞内探诊无反应，牙髓活力测验无反应。

（3）患牙对叩诊的反应无明显异常或仅有不适感，一般不松动。

（4）有窦型慢性根尖周炎者可查及窦道开口。窦道口大多数位于患牙根尖部的唇、颊侧牙龈表面，也有开口于患牙舌腭侧牙龈表面者，偶尔还可见开口位于远离患根之处者，必要时可自窦道口插入诊断丝拍摄X线示踪片以确定窦道的来源，避免将窦道口附近的健康牙误诊为患牙。

（5）根尖周囊肿的大小不定，可由豌豆大到鸡蛋大。小囊肿在牙根表面多无异常表现，囊肿发展较大时，可见患牙根尖部的牙根处呈半球状隆起，不红，双指交替按压扣诊时有乒乓球样弹性手感。囊肿过分增大时，因周围骨质吸收并压迫邻牙，造成邻牙移位或使邻牙牙根吸收。

（6）X 线检查显示出患牙根尖区骨质变化的影像。不同的 X 线影像有时可提示慢性根尖周炎的类型：①根尖部低密度影呈圆形，范围较小，直径小于 1cm，边界清晰，周围骨质正常或稍显致密，多考虑为根尖周肉芽肿；②根尖区低密度影边界不清楚，形状也不规则，周围骨较疏松呈云雾状，慢性根尖周脓肿的可能性大；③较小的根尖周囊肿在根尖片上显示的低密度影像与根尖周肉芽肿难以区别，大的根尖周囊肿可见较大的圆形低密度影像区，边界很清楚，并有一圈由致密骨组成的阻射白线围绕；④根尖周致密性骨炎表现为根尖部骨质呈局限性的高密度影像，无透射区，多在下颌后牙出现。

（三）诊断

1. X 线片上根尖区骨质破坏的患牙影像是确诊的关键依据。
2. 患牙牙髓活力测试结果和患者年龄可作为重要的参考。
3. 自发痛病史及牙体情况、牙龈脓肿、瘘口及叩诊不适可作为辅助诊断指标。

第 5 节　牙髓病和根尖周病的治疗

一、治疗原则

牙髓病和根尖周病的治疗原则是保存具有正常生理功能的牙髓或保存患牙。

（一）保存活髓

牙髓组织具有营养、防御、形成和感觉功能，对外界刺激能产生一系列的防御反应，是牙体组织健康的基础。对牙髓病变还处于早期阶段的恒牙和根尖孔尚未形成的年轻恒牙，应注意保存活髓，维护牙髓的功能。

（二）保留患牙

随着年龄的增加，由于牙髓的增龄性变化和血液循环的特殊性，牙髓炎症不易治愈。当患有牙髓病而不能保存活髓时，应当去除病变牙髓，尽量保存患牙，以维持牙列的完整，维护咀嚼功能。只有在患牙无保存价值或不能治疗时，才考虑拔除。然而，一旦失去活髓，牙体硬组织的营养供养仅来自于牙周组织，牙体硬组织变脆并容易折裂。因此在牙髓治疗结束后，应尽可能选用不同种类冠部修复体保护牙体组织。

二、应急治疗

牙髓病和根尖周病的患者的急症疼痛较为明显，可以发生在治疗前、治疗中或治疗后，需要通过应急处理减轻疼痛，缓解症状。

（一）开髓引流

急性牙髓炎应急处理的目的是引流炎性渗出物和缓解因其形成的髓腔高压，从而减轻疼痛。可在局部麻醉下开髓，去除全部或大部分牙髓后放置无菌小棉球并暂封髓腔，患牙的疼痛随即缓解。

急性根尖周炎的应急处理是在局部麻醉下开髓，疏通根尖孔，建立引流通道，使根尖渗出物及脓液通过根管得到引流，以缓解根尖部的压力，解除疼痛。应急处理中应注意：①麻醉要避开肿胀部位，以免引起疼痛和感染扩散，以神经阻滞麻醉为最佳。②开髓时尽量减少车针振动，可用手或印模胶固定患牙减轻疼痛。③初步清理疏通根管，用次氯酸钠溶液大量反复冲洗，直至根管内无脓液渗出。④如根管内脓液持续溢出，可在髓室内放置无菌棉球开放引流，待急性症状缓解后进行常规治疗。一般在开放引流1～2天后复诊，尽量避免髓腔长期的开放，减少根管暴露于口腔环境中导致的多重感染。

（二）切开排脓

急性化脓性根尖周炎发展到骨膜下或黏膜下脓肿时，应在根管开放的同时进行切开排脓。黏膜下脓肿切开排脓一般是在急性炎症的第4～5天，局部有较为明确的波动感。不易判断时，可行穿刺检查，如果回抽有脓，即可切开引流。脓肿位置较深，可适当加大切口，放置橡皮引流条，1～2天更换一次，直至无脓时抽出。通常髓腔开放与切开排脓可同时进行，也可以先开放髓腔，待脓肿成熟时再切开。总之，把握切开时机非常重要，切开过早不但达不到引流目的，同时会增加患者的痛苦，还可造成炎症扩散。过迟会延误病情，造成病变范围扩大，引起全身反应。

（三）调整咬合

由创伤引起的急性根尖周炎，应调𬌗使患牙降低咬合。通过调整咬合，牙髓及根尖周症状有可能消除。死髓牙和隐裂牙治疗应常规调𬌗，以缓解症状及减少牙齿纵折的机会。

（四）消炎止痛

一般可采用口服或注射方法给予抗生素或止痛药物，也可以局部封闭、理疗及针灸止痛。局部可用清热、解毒、消肿、止痛类的中草药，以加速症状的消退。口服止痛药对牙髓炎和根尖周炎有一定镇痛效果，但对于疼痛剧烈的急性牙髓炎和急性根尖周炎，只有在局部麻醉下开髓引流或切开排脓才能有效地止痛。镇痛剂可以局部使用，如将浸有樟脑酚或丁香油酚类镇痛剂的无菌小棉球放在引起牙髓炎的深龋洞中，待急性症状缓解后再进行彻底的根管治疗。

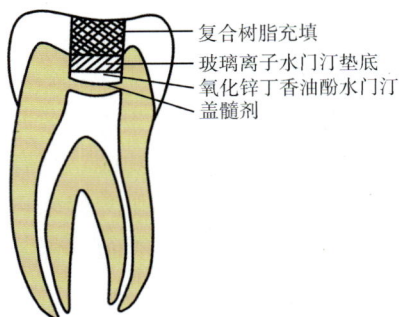

复合树脂充填
玻璃离子水门汀垫底
氧化锌丁香油酚水门汀
盖髓剂

图5-6 间接盖髓术

三、活髓保存治疗

（一）间接盖髓术

间接盖髓术是将盖髓剂覆盖在接近牙髓的牙本质表面，以消毒止痛、控制炎症、促进成牙本质细胞形成修复性牙本质，以保存活髓的方法（图5-6）。主要用于治疗深龋或深龋所致的可复性牙髓炎。常用的盖髓剂有氢氧化钙制剂、三氧矿物聚合物（MTA）等。

1. 适应证

（1）深龋、外伤所致牙髓接近暴露的患牙。

（2）深龋引起的可复性牙髓炎。

（3）无明显自发痛，除腐质后未见穿髓却难以判断是慢性牙髓炎或可复性牙髓炎时，可采用间接盖髓术作为诊断性治疗。

2. 操作步骤

（1）局部麻醉 对患牙选择合适的麻醉方法进行麻醉。

（2）隔离患牙 橡皮障隔离患牙。

（3）去龋 局部麻醉下以大球钻低速去除龋坏牙体组织，再以刮匙去除近髓软化的牙本质，应尽可能去净龋坏组织。为防止牙髓暴露也可保留少量近髓软化牙本质。可采用选择性去龋，即窝洞洞缘和侧壁去龋至硬化牙本质，窝洞的髓壁和轴壁则保留韧化牙本质，以免露髓。

（4）放置盖髓剂 用消毒棉球拭干窝洞后，于近髓处放置氢氧化钙或其他盖髓剂。

（5）充填 腐质能去净的患牙盖髓术后观察1～2周，如果无任何症状，且牙髓活力正常者，可保留部分暂封剂垫底，再进行永久充填。对于曾保留有少许软龋的窝洞，可在6～8周后去净软龋，重新垫底，永久充填。若患牙经盖髓治疗后对温度刺激仍有一过性敏感，应更换新的盖髓剂暂封，直到症状消失后再行永久充填。

（二）直接盖髓术

直接盖髓术是用药物（盖髓剂）直接覆盖在较小的意外穿髓孔处，以保存牙髓活力的一种治疗方法（图5-7）。

1. 适应证

（1）根尖孔尚未发育完成，因外伤性或机械性露髓的年轻恒牙。

（2）根尖已发育完全，外伤性或机械性露髓，穿髓孔直径不超过0.5mm的恒牙。

（3）露髓位置无出血或仅有少量出血。

以下情况不适用于直接盖髓术：①龋源性露髓的乳牙；②临床检查有不可复性牙髓炎或根尖周炎表现的患牙；③露髓孔较大的患牙；④露髓点有不可控的出血。

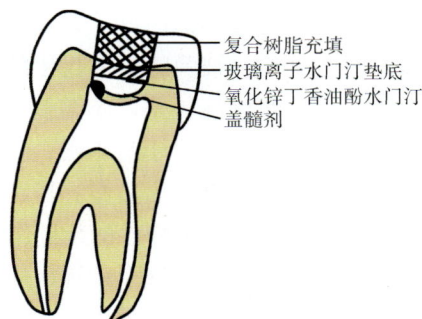

复合树脂充填
玻璃离子水门汀垫底
氧化锌丁香油酚水门汀
盖髓剂

图5-7 直接盖髓术

2. 操作步骤

（1）局部麻醉 对患牙行局部麻醉。

（2）隔离患牙 橡皮障隔离患牙。

（3）制备洞形

1）对于机械性或外伤性因素引起牙髓暴露的患牙，操作过程中要求动作准确到位，避开穿髓孔，及时清除洞内牙体组织碎屑，以防止牙髓再感染。

2）对于深龋近髓的患牙，以球钻或刮匙依次去除洞壁和洞底的龋坏组织，最后清除近髓处的软龋，牙髓意外暴露应即刻清洗窝洞，置盖髓剂并封闭洞口。尽量减少细菌污染牙髓的机会。

（4）消毒止血 可用生理盐水棉球或次氯酸钠（NaClO）棉球置于露髓孔处。

（5）放置盖髓剂 用生理盐水缓慢地冲洗窝洞，清除血凝块及残存的次氯酸钠，严密隔湿，消毒棉球拭干窝洞，选用MTA、氢氧化钙或其他直接盖髓剂覆盖于暴露的牙髓及周围1～2mm的牙本质上。

（6）充填 可采用一步直接盖髓术或两步直接盖髓术。盖髓剂以MTA为例，一步直接盖髓术即盖髓后直接用玻璃离子水门汀垫底，复合树脂充填。两步直接盖髓术即盖髓后窝洞内放置一小的湿棉球，用玻璃离子水门汀封闭窝洞，1～2周后无任何症状且牙髓活力正常，可去除暂封材料及棉球，复合树脂永久充填。若患牙盖髓治疗1～2周后，对温度刺激仍敏感，可继续观察1～2周，也可去除暂封物及盖髓剂，更换盖髓剂后暂封观察1～2周，症状消失后行永久充填。更换药物时，应注意无菌操作，避免再感染。外伤冠折的牙本质大面积暴露或露髓者，盖髓8周，待牙髓组织恢复正常后，再行永久充填。若患牙盖髓后出现自发痛、夜间痛等症状，应改行根管治疗。

3. 预后　直接盖髓术能否成功,与适应证的选择、操作时对牙髓的创伤与污染有密切的关系。选择适应证时,必须根据病变的程度、患牙年龄以及全身健康情况等做出正确的判断。预后取决于以下因素:

(1)年龄　根尖孔尚未形成,血供充分的年轻恒牙预后较好。牙髓组织细胞成分减少,钙化增加,牙本质修复力降低的成熟恒牙预后较差。

(2)牙髓暴露的类型　机械性或外伤性露髓的患牙预后比因龋坏露髓者好。外伤露髓患牙的炎症多局限在距牙髓表面2mm范围内,因此备洞后行直接盖髓术的成功率较高。而龋源性露髓患牙可能存在细菌感染或牙髓炎,因此预后较差。

(3)牙髓暴露的范围　牙髓暴露的范围越小,预后越好。因为牙髓暴露的范围越大,感染的牙髓组织越多,预后越差。根尖未形成的年轻恒牙,若牙髓暴露的直径大于1mm则不宜行盖髓术,应行牙髓切断术以保存未感染的根髓,使牙根能够继续发育形成。

(4)牙髓暴露的位置　牙髓暴露处如果位于牙轴壁,如颈部龋,直接盖髓后所形成的钙化桥可能阻断冠部牙髓的血液供应,导致牙髓脓肿或坏死,预后差,应行活牙髓切断术。

(5)牙髓暴露的时间　牙髓暴露于唾液中初始时,有一定抵抗细菌微生物侵入的能力。随着牙髓暴露时间延长,细菌感染引起牙髓炎的可能性越大,因此,露髓时间越短预后越好。

(6)边缘渗漏　是影响盖髓治疗预后的重要因素,如果修复体边缘渗漏,牙髓炎症将持续存在而不能修复,最终导致牙髓坏死。

(7)牙髓暴露的出血量、持续时间和止血能力　如果暴露部位出血过多或在止血5~10min后出血仍难以控制,说明炎症性的牙髓组织未完全去除或牙髓炎症已侵及根髓,则应立即行根管治疗术。

(8)全身因素　许多系统疾病干扰牙髓结缔组织的修复过程,其中包括肝病、糖尿病、血液病等,长期使用激素或抗代谢药物者也不宜进行盖髓治疗。

4. 转归　直接盖髓治疗后牙髓组织的转归有以下结果。

(1)成功　常见于外伤或机械性引起的意外露髓,因盖髓治疗前牙髓无明显感染,愈合效果好。经直接盖髓后,在露髓孔处血凝块形成,其下方的牙髓组织充血,出现暂时性炎症反应,随后血凝块机化,成牙本质细胞形成修复性牙本质,封闭穿髓孔,这种修复在术后2个月左右完成。

(2)失败　直接盖髓后,牙髓也可能发展为牙髓炎,牙髓组织内残留的毒性产物可以引起慢性炎症反应,出现疼痛症状,或因循环障碍导致牙髓钙化或内吸收。

直接盖髓治疗后,应定期复查以判断疗效,即半年复查1次,复查2年。通过观察临床表现,牙髓活力测验及X线检查等确定治疗是否成功。如果异常应立即进行根管治疗术。

5. 治疗失败及处理

(1)诊断错误　误诊和漏诊都可以造成治疗失败,临床上将慢性牙髓炎、牙髓坏死或慢性根尖周围炎误诊,或遗漏了待治疗患牙,都可以在术后出现疼痛,甚至疼痛加剧。

(2)未除净腐质　腐质未完全除净,不但妨碍对牙髓状况的确诊,还可能造成牙髓的继发感染,在行直接盖髓术后出现疼痛症状。

(三)牙髓切断术

牙髓切断术(pulpotomy)指切除炎症牙髓组织,将盖髓剂覆盖于正常牙髓断面上,保留正常牙髓组织的一种治疗方法。根据所用盖髓剂的不同,牙髓切断术主要分为意义不同的两种:①氢氧化钙牙髓切断术,使断端愈合,保持健康的活髓;②甲醛甲酚牙髓切断术,固定断端下方的牙髓组织。本节仅介绍氢氧化钙牙髓切断术,又称活髓切断术。

1. 原理　在判断牙髓炎症范围的基础上,通过临床体征确定牙髓切除的深度,切除髓室内的炎症牙髓组织,将盖髓剂轻轻覆盖在健康的牙髓断面上,维持牙髓正常的状态和功能(图5-8)。

2. 适应证 病变局限于冠髓的根尖未发育完成的年轻恒牙，无论是龋源性、外伤性或机械性露髓，均可行牙髓切断术以保存活髓，直到牙根发育完成。在牙根发育完成后，进行牙髓摘除术或根管治疗。如果牙髓切断术失败，可进行根尖诱导成形术或根尖外科手术。

3. 操作步骤

（1）术前准备 手术前准备常规治疗器械，需严格消毒。拍摄X线片了解根尖周组织及牙根吸收情况。牙根吸收1/2及以上时不宜做活牙髓切断术。

（2）局部麻醉 患牙采用神经阻滞麻醉。

（3）隔离患牙 橡皮障隔离患牙。

（4）去净龋坏组织 先用温水清洗窝洞，去除表面的食物残渣及表层的软龋，再用小号球钻去除干净洞内的软化牙本质，用温生理盐水冲洗。

（5）揭髓室顶 按照髓腔侧壁的延长线在牙齿表面的投影线，揭净髓室顶（见根管治疗术）。

（6）切除冠髓 用锐利刮匙将牙髓从根管口处切断，尽量去净髓室内的细小牙髓组织纤维，使牙髓在根管口处形成整齐的断面。用生理盐水或无菌水冲洗组织断面，以去除所有组织碎屑。彻底消毒，整个过程要遵循严格的无菌操作。

（7）止血 生理盐水冲洗，用消毒棉球轻压止血。如果牙髓断面出血较多，可用小棉球蘸0.1%肾上腺素放置根管口处轻压止血。

（8）放置盖髓剂 牙髓组织断面止血后，干燥窝洞，将新鲜调制的氢氧化钙等盖髓剂覆盖于牙髓断面，厚度约1mm，轻压与根髓密合，用氧化锌丁香油酚水门汀暂封窝洞。

（9）充填 牙髓切断术后可立即行永久充填，亦可暂封后观察1～2周，如果患者没有自觉症状，且牙髓活力正常，保留部分暂封的氧化锌丁香油酚水门汀作第一层垫底，玻璃离子水门汀作第二层垫底，进行永久充填。

4. 预后和转归

牙髓切断术成功与否，与患者的年龄、牙位、病变的程度、盖髓剂的选择及术中防感染的措施等均有关系，预后常有3种情况。

（1）牙髓切断术后，牙髓断面出现牙本质桥，有排列整齐的成牙本质细胞样细胞形成规则的牙本质，封闭根管口，根髓保持正常活力。

（2）牙髓切断术后，牙髓断面形成不规则钙化物，形成不规则牙本质。

（3）牙髓切断术后，牙髓断面虽有部分牙本质桥形成，但根髓已形成慢性炎症，或发生内吸收，导致治疗失败。

牙髓切断术后要定期复查，根管钙化、牙内吸收和牙髓坏死常是牙髓切断术的潜在并发症，本手术适用于根尖未发育完善的年轻恒牙，保留活的根髓，让牙根发育完善。

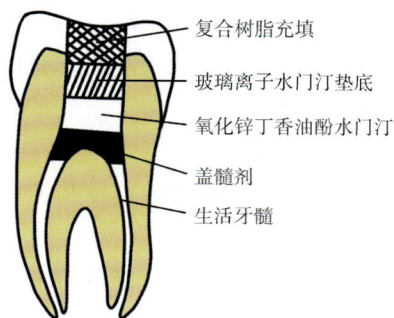

图 5-8 牙髓切断术
- 复合树脂充填
- 玻璃离子水门汀垫底
- 氧化锌丁香油酚水门汀
- 盖髓剂
- 生活牙髓

四、根管治疗术

根管治疗术（root canal therapy，RCT）是目前治疗牙髓病和根尖周病最有效、最常用的方法。它采用专用的器械和方法对根管进行清理、成形（根管预备），用有效的药物对根管进行消毒灭菌（根管消毒），最后用根管充填剂严密填塞根管（根管充填），并行牙冠修复，从而达到控制感染、修复缺损，促进根尖周病变的愈合或防止根尖周病变发生的目的。

（一）根管治疗术的原理

根管治疗是通过机械清创和化学消毒的方法预备根管，将牙髓腔内的病源刺激物（包括已发生不可复性损害的牙髓组织、细菌及其产物、感染的牙本质层等）全部清除，经过对根管的清理、成形，必要的药物消毒，以及严密充填，达到消除感染源、堵塞、封闭根管空腔，消灭细菌的生存空间，防止再感染的目的。根管治疗术的原理实际上就是控制感染、促进愈合，其中控制感染是判定疗效是否成功的关键。

辨识根管感染的程度并加以区别对待是根管治疗成功的先决条件，根据根管感染的程度，临床上可将患牙分为3类。

1. 活髓患牙 牙髓已遭受不可复性损害，但根管深部尚未感染或感染轻微的牙髓仍保存活力。对此类患牙治疗操作，应尽量避免感染带入根管深部，全程应严格无菌操作，在良好局部麻醉效果下即刻摘除牙髓并一次完成治疗，可以最大限度地防止感染扩散。

2. 死髓患牙（牙髓坏死和根尖周病患牙） 牙髓组织坏死或坏疽，根管严重感染。此类患牙，牙髓腔内除了含有坏死感染牙髓的残余，还有大量细菌及其毒性产物，故称为感染根管。对于感染根管清创，既要去除髓腔内的有形物质，更要有效处理根管壁和复杂根管系统的生物膜。要注意的是，髓腔在口腔中的开放，会导致根管深部菌群复杂化，使细菌的致病性和抗药性增强。因此，临床应慎用髓腔开放。

3. 再治疗患牙 根管治疗失败需要再治疗的患牙多数与感染控制不足有关，应作为感染难以控制的根管对待。可能存在解剖的特殊性、诊断的不确定性、操作缺陷或微渗漏等问题。分析既往治疗失败的原因，才有可能明确提出有效的处理对策。对于可确诊为感染控制不佳的病例，再治疗成功的关键仍然取决于根管内感染的有效控制。

（二）根管治疗术的病例选择

根管治疗术适应证广泛，适用于各种牙髓病变及根尖周病变，但根管治疗术步骤繁多，费时费力，复诊次数多，疗程长。选择病例主要考虑牙体情况、根尖周情况、牙周情况、患牙保留价值、年龄及全身健康状况等方面。

1. 适应证 根管治疗术适用于有足够牙周支持组织且需保存患牙的下述情况。

（1）不可复性牙髓炎。

（2）牙髓坏死。

（3）牙内吸收。

（4）根尖周炎。

（5）牙周 - 牙髓联合病变。

（6）牙根已发育完成的移植牙、再植牙。

（7）某些非龋性牙体硬组织疾病。①重度釉质发育不全、氟牙症、四环素牙等发育异常患牙需行全冠或桩核冠修复者。②重度磨损患牙出现严重的牙本质敏感症状，又无法用脱敏治疗缓解者。③隐裂牙需行全冠修复者。④牙根纵裂患牙需行截根手术，患牙的其他根管。

（8）因其他治疗需要而牙髓正常者。①义齿修复需要：错位、扭转等患牙牙体预备必定露髓或需要桩核冠修复。②颌面外科治疗需要：某些颌骨手术涉及牙齿。

2. 禁忌证

（1）牙周和（或）牙体严重缺损而无法保存的患牙。

（2）患有较严重的全身系统性疾病，一般情况差，无法耐受治疗过程。

（3）张口受限，无法实施操作。

（4）没有功能或没有修复价值的患牙。

（5）患牙可疑为病灶感染的病源牙。

（6）患者不愿意接受根管治疗。

（三）髓腔应用解剖与开髓术

1. 上颌切牙

（1）应用解剖 髓腔近远中径在切端最宽，唇腭径在颈部最宽，髓室与根管无明显的界限，髓室投影在舌隆突的上方靠近颈1/3处，舌面窝中央呈圆三角形形状（图5-9）。

1）上颌中切牙：髓室较大，根管较粗，通常为单根管，根管的方向与牙根相一致，根管直，呈锥形，唇腭径宽，根管多在根尖1/3偏向唇侧或远中，此区约24%有侧支根管，切端到根尖的长度平均约为22.5mm。

2）上颌侧切牙：髓室与上颌中切牙相似，但略小，根管直径较中切牙小，平均长度为22mm，根尖1/3稍偏向远中，26%有侧支根管。

（2）开髓术

1）开髓部位：在舌侧窝进行，其形状和大小应与髓室在舌面的投影位置大小相适应。洞口的外形呈三角形，三角形的角较圆钝，三角形的尖朝向根方，底端与切缘平行。

2）开髓方法：上颌切牙开髓位置在舌隆突上方的舌窝，开始车针与舌面垂直，达到釉牙本质界后调整车针方向，使其与牙体长轴平行，穿通髓腔时有明显落空感，更换球钻提拉车针揭掉髓室顶，修整洞壁，形成直线通道。注意避免形成台阶或造成唇侧侧穿。

图 5-9 上颌切牙髓腔解剖特点及开髓洞口外形

2. 上颌尖牙

髓腔在髓角处最小，逐渐向颈部扩大，并逐渐向根尖缩窄。髓腔的唇腭径较近远中径宽，通常为单根管，其截面呈椭圆形，是口腔中最长的牙，平均长度为26.5mm，30%有侧支根管（图5-10）。

（1）开髓部位 从舌面正中进入，通过舌嵴，洞口呈椭圆形。

（2）开髓方法 同上颌切牙。

3. 上颌前磨牙

（1）应用解剖 髓室大致呈长方形，颊舌径大于近远中径，牙颈部显著缩窄，髓角在颊尖和舌尖处较高（图5-11）。

图 5-10 上颌尖牙髓腔解剖特点

1）上颌第一前磨牙常为双根、双管，占87%，其次为单根管，另有2.4%为三根管，根尖1/3常有弯曲，49.5%有侧支根管，平均长度为20.6mm。

2）上颌第二前磨牙多为单根，约占75%，根尖1/3多在远中弯曲、也可向颊侧弯曲，髓腔在牙颈部平面处呈椭圆形，侧支根管发生率为59.5%，平均长度21.5mm。

（2）开髓术

1）开髓部位：从𬌗面中央钻入，颊舌向扩展至颊、舌尖三角嵴中点处，呈长椭圆形。

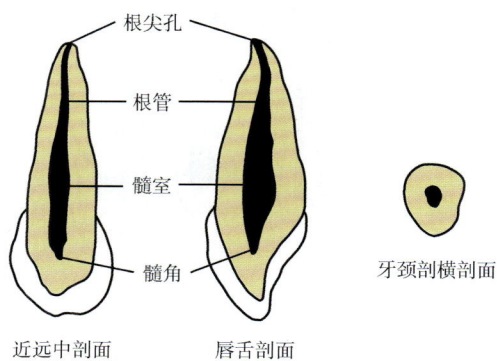

2）开髓方法：以裂钻钻入后向颊舌方向扩展，并逐渐深入，从颊侧进入髓腔，更换球钻以提拉动作去净髓室顶，最后用裂钻修整洞形，尽量不要损伤髓室侧壁。上颌前磨牙近远中径在牙颈部较窄，开髓揭顶时注意车针尽量与牙长轴一致，以免造成髓室侧穿。

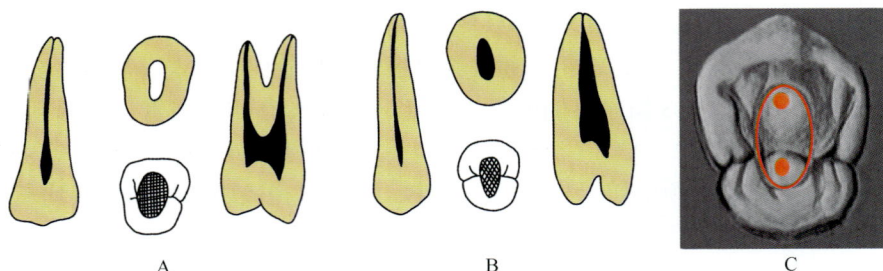

图5-11　上颌前磨牙髓腔解剖特点及开髓洞口外形

4.上颌磨牙

（1）应用解剖　牙冠𬌗面呈斜方形，髓室呈立方体形，髓角突入牙尖中；颈部横断面有3～4个根管口，即2～3个颊侧根管，1个腭侧根管，排列成颊舌径长、近远中径短的四边形或三角形，两颊根管口距离较近，而与腭根管口距离较远，远颊根管口位于近颊根管口的远中舌侧。上颌第一磨牙近颊根管弯曲且较细、变异多，出现2个根管的比例约为60%，临床治疗时易发生遗漏。牙齿平均长度为20.8mm。上颌第二磨牙通常有3个根管，有时颊根可发生融合，平均长度为20.2mm。

（2）开髓术

1）开髓部位：开髓部位在上颌磨牙𬌗面，依据髓室顶在𬌗面的投影的位置开髓。最终开髓揭顶形态为钝圆三角形，三角形的尖指向腭侧，底平行于颊侧，颊舌径略宽于近远中径，远中不超过斜嵴，整个髓腔偏近中（图5-12）。

2）开髓方法：开髓时根据髓室顶投影的形状。用裂钻在𬌗面正中偏近中磨一深洞，沿腭根方向进入，进入髓室可有明显落空感，穿通髓角。更换球钻，揭净髓室顶，充分暴露颊腭根管口。

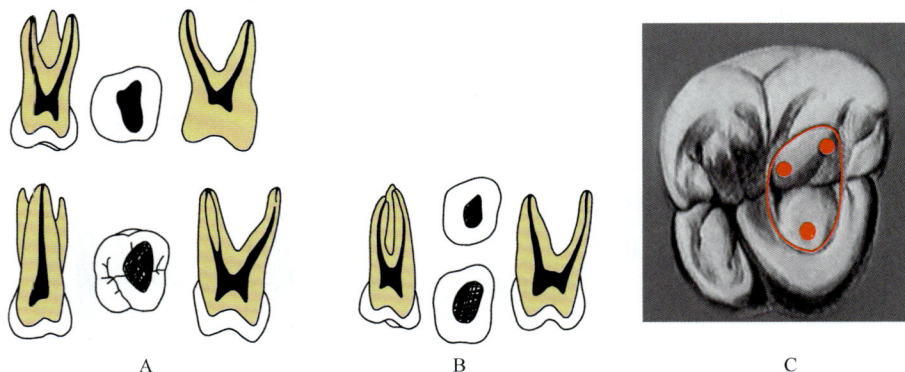

图5-12　上颌磨牙髓腔解剖特点及开髓洞口外形

5.下颌前牙

（1）应用解剖　下颌中、侧切牙形态相似，下颌中切牙髓腔体积最小，髓室近远中径宽，根管则是唇舌径宽，以单根管为主，亦有双根管（约占30%），20%有侧支根管。下颌中切牙平均长度为20.5mm；下颌侧切牙平均长度为21mm；下颌尖牙髓室和根管都较窄，髓角较圆。一般为单根管，偶尔出现双根管，30%有侧支根管，平均牙长为25.5mm。

（2）开髓术

1）开髓部位：舌面窝正中，颈部狭窄，应注意勿向近远中扩展，以免造成颈部侧穿，呈椭圆形

（图5-13）。

2）开髓方法：具体开髓方法与上颌前牙相同。

6. 下颌前磨牙

（1）应用解剖

1）下颌第一前磨牙：髓室顶上有颊、舌两个髓角，髓室与根管的分界不清、多为单根管，少数有双根管，根管口大且呈椭圆形，根管近远中径窄，牙冠向舌侧倾斜，髓腔进入牙根的方向与牙长轴一致，平均长度为21.6mm，侧支根管发生率为44.3%。

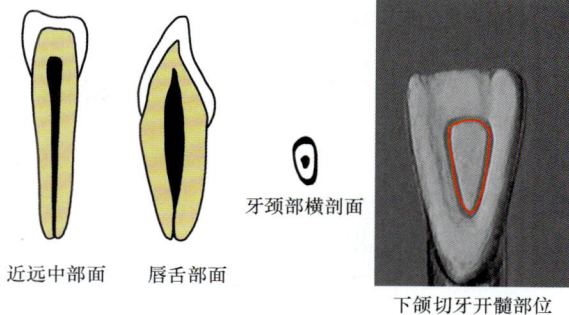

2）下颌第二前磨牙：髓室形态与下颌第一前磨牙相似，颊、舌髓角明显，颊侧髓角稍高于舌侧髓角，两者均位于牙冠颈1/3处。多为单根管，根管在颈平面呈椭圆形，逐渐向根尖变细，平均牙长为22.3mm。

（2）开髓术

1）开髓部位：在𬌗面正中偏颊侧，开髓揭顶洞形呈椭圆形，颊舌向长，近远中向短（图5-14）。

2）开髓方法：用裂钻从𬌗面中央窝偏颊侧钻入，穿髓后更换球钻以提拉动作揭净髓室顶，最后用裂钻修整洞壁，使洞壁与根管呈直线关系。

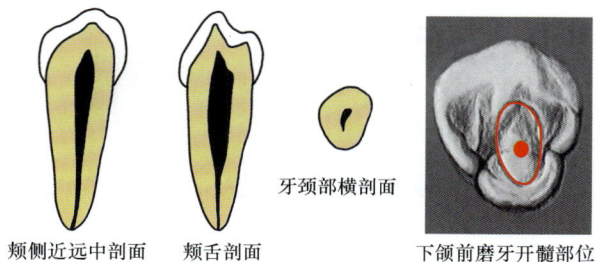

近远中部面　　唇舌部面

牙颈部横剖面

下颌切牙开髓部位

图5-13 下颌切牙髓腔解剖特点及开髓洞口外形

7. 下颌磨牙

（1）应用解剖

1）下颌第一磨牙：髓室呈立方形，髓室顶形凹，最凹处约与颈缘平齐，近舌髓角与远舌髓角高度相近，两者均接近牙冠中1/3处。通常有3个根管，即近中2个根管，远中1个根管。远中根管粗大呈椭圆形，有时亦可出现2个根管，近颊根管弯曲较明显。平均牙长为21mm，侧支根管发病率为30%（图5-15A）。

颊侧近远中剖面　　颊舌剖面

牙颈部横剖面

下颌前磨牙开髓部位

图5-14 下颌前磨牙髓腔解剖特点及开髓洞口外形

2）下颌第二磨牙：与下颌第一磨牙相似，但牙冠较短，牙根较长，通常有3个根管，即近中2个、远中1个；有时近远中根在颊侧融合，根管也在颊侧连通，出现2个甚至1个根管，根管断面呈C形，中国人约31.5%的牙根会融合成C形牙根和根管，平均牙长为19.8mm（图5-15B）。

（2）开髓术

1）开髓部位：开髓部位在下颌磨牙𬌗面，依据髓室顶在𬌗面的投影的位置开髓。髓室顶在𬌗面投影的形状呈钝圆四边形，略偏近中颊侧，近远中向长，颊舌向短，近中边宽，远中边窄。

2）开髓方法：开髓时根据投影的形状，用裂钻在𬌗面正中偏近中颊侧磨一深洞，开髓后换用球钻揭净髓室顶。注意下颌第一磨牙因髓室顶与髓室底相距较近，开髓时应防止穿通髓室底（图5-15C）。

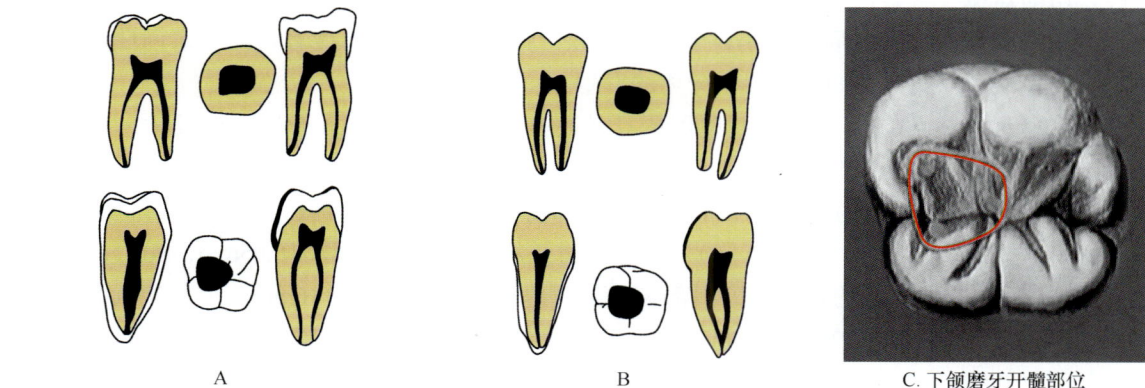

A　　　　　　　　　　B　　　　　　　　　C. 下颌磨牙开髓部位

图5-15 下颌磨牙髓腔解剖特点、开髓洞口外形及开髓部位

（四）根管治疗的器械

根管治疗器械分为开髓器械、根管预备器械、根管长度测量器械、根管冲洗器械和根管充填器械等。

1. 开髓器械 常用的开髓器械包括高速和低速手机、各种裂钻和球钻（图5-16～图5-18）以及根管口探查器械。一般情况下应以裂钻穿通牙釉质和牙本质进入髓室，然后用球钻进入髓腔上下提拉去除髓室顶，充分暴露髓室和根管口位置，形成进入根管的近似直线的通道，利于器械进入。

2. 根管预备器械 包括拔髓器械、根管切削器械、根管长度测量器械、根管冲洗器械和根管充填器械等。

（1）**拔髓器械** 也称拔髓针，具有一定的锥度，在金属丝上刻有细长的倒刺，主要用于拔除根管内牙髓或取出遗留在根管内的棉捻或纸捻。分为普通拔髓针和后牙专用拔髓针（图5-19）。

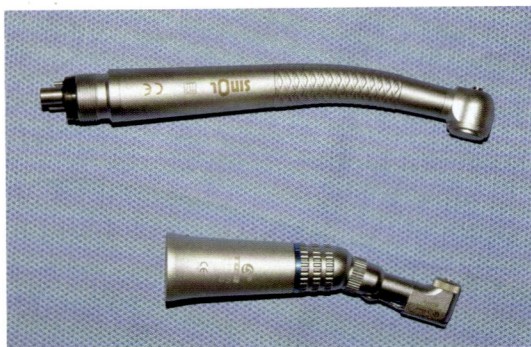

图5-16 高速和低速手机

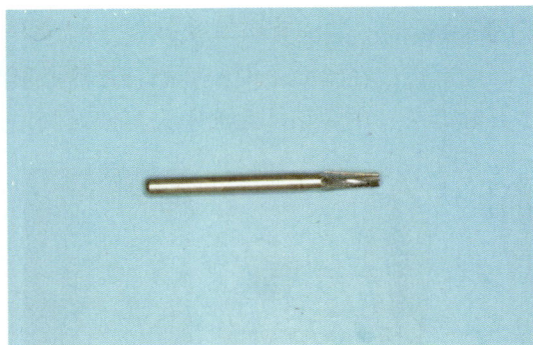

图5-17 裂钻

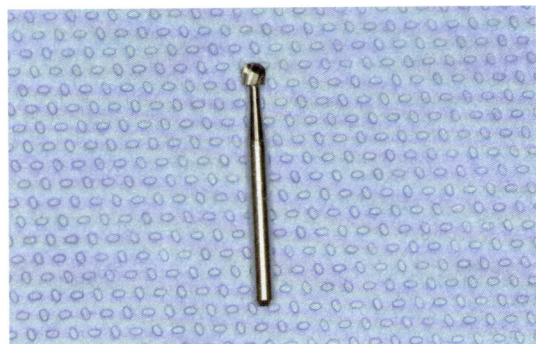

图5-18 球钻

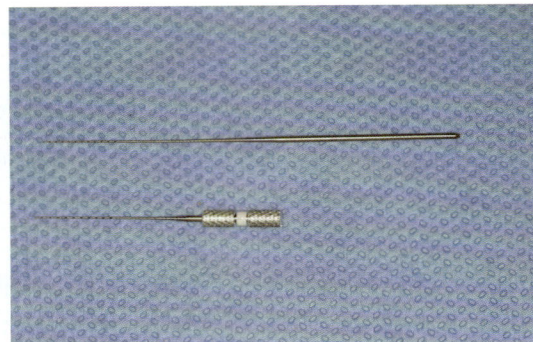

图5-19 拔髓针

（2）**根管切削器械** 一般由柄部、颈部和刃部组成，用于切削牙体组织，成形根管。常用的切削器械主要有不锈钢和镍钛两种材质。不锈钢器械刚性强，弹性差；镍钛器械有较高的柔韧性，预备弯曲根管的效果较好，可降低根管偏移及器械分离的发生。

1）手用不锈钢器械：主要有K型、H型器械及其改良产品。1958年Lngle提出标准化，继而发展成为国际标准化组织（ISO）标准（图5-20），其要求为：①器械编号，每一器械的号码以器械尖端直径（D1）乘以100计算，如器械的D1为0.1mm，该器械即为10号；下一号器械的D1为0.15mm，该器械即为15号，以此类推20号、25号等。10～60号，每号器械的D1较前一号增加0.05mm，60号以上增加0.1mm。②刃部，每一器械刃部的长度，即刃部尖端到刃部末端距离，均为16mm；刃部尖端的角度为75º。③器械的长度，有21、25、28和31mm 4种。④锥度：所有器械刃部的锥度为0.02，即长度每增加1mm，直径增加0.02mm；D2（刃部末端直径）一律比其D1大0.32mm。⑤柄部颜色：从15号开始按三暖色（白、黄、红）及三冷色（蓝、绿、黑）顺序循环作颜色标志；10号为紫色，10号以前另加两个细号，分别为6号（粉色）和8号（灰色）（图5-21）。

2）机用不锈钢器械：目前临床上常用的主要有G钻、P钻（图5-22）和长颈球钻等。

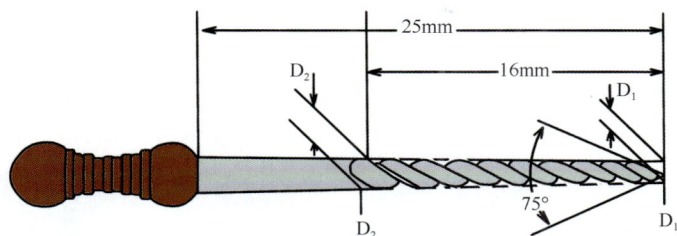

图 5-20 25mm 根管预备器械标准

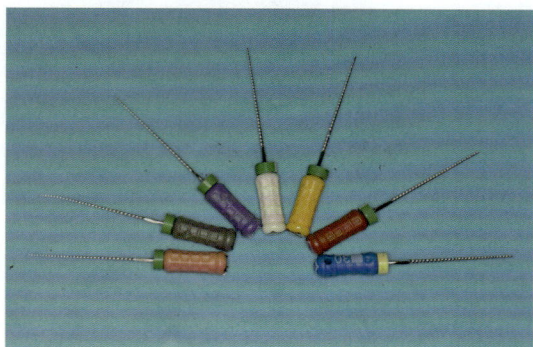

图 5-21 根管锉

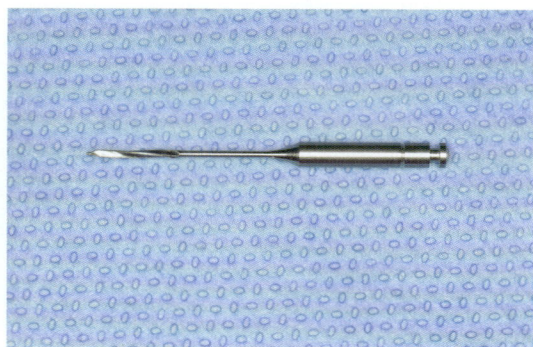

图 5-22 不锈钢——P钻

3）镍钛合金器械：在临床上应用越来越广泛，按照其使用方法分为手用器械和机用器械。手用器械设计上与不锈钢器械相似，但有优越的柔韧性。机用镍钛器械与手用不锈钢器械相比，有明显的优势：①可明显提高根管预备的效率和减少术者的疲劳；②具有很强的柔韧性，可明显减少根管偏移和台阶的形成；③预备后的根管更为通畅，形成利于根管冲洗和充填的锥形形态。机用镍钛器械需要与专用的马达配合使用，以防止器械折断。机用镍钛器械种类很多，如ProTaper等（图5-23）。

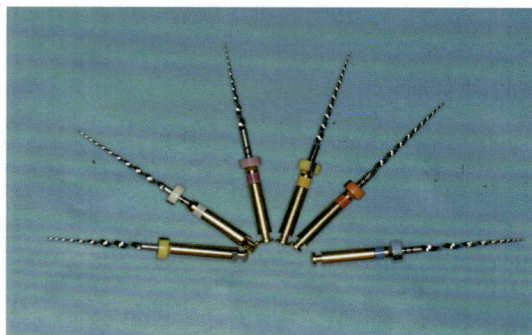

图 5-23 镍钛合金——ProTaper

3. 根管长度测量器械

（1）根尖定位仪 是进行根管长度测定的电子仪器，常用的是基于计算多种交流电信号在根管内电阻比值，其准确性较高（图5-24）。

（2）根管长度测量尺 可由塑料或金属制作，使用时可按照测量的结果在根管预备器械上标明根管工作长度，方便、准确。

4. 根管冲洗器械

（1）冲洗用注射器 临床上常使用带27号冲洗针头的注射器插入根管中进行冲洗。侧方开口的根管冲洗专用针头，便于冲洗液在根管内回流，不但冲洗液不易超出根尖，而且冲洗效果理想。

（2）超声治疗仪 使用超声治疗仪的冲洗效果明显优于注射器冲洗法。超声治疗仪配有多种工作尖，可分别可用于根管冲洗、根管预备以及牙周洁治等。专门用于超声冲洗的工作尖，其刃部柔软、无切削作用，也可为镍钛合金制作。

图 5-24 根尖定位仪

5. 根管充填器械 螺旋充填器主要是向根管内输送根管充填糊剂（图5-25）。充填牙胶的器械主要有侧向加压器、垂直加压器、热牙胶充填系统等（图5-26）。

（五）根管治疗的基本步骤

1. 治疗前准备 根据患者主诉、病史、临床检查及X线片检查明确诊断。诊断明确后，制订根管治疗计划，并向患者讲明治疗方案及可能出现的问题，经患者知情同意后再进行治疗。

图5-25 螺旋充填器

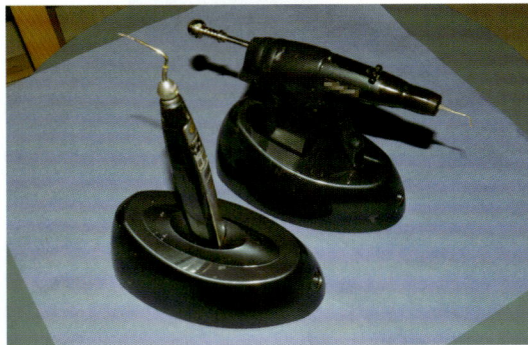

图5-26 热牙胶充填系统

2. 髓腔预备和牙髓摘除

（1）髓腔预备

1）开髓：开髓的基本要求是使根管器械能尽可能地循直线方向进入根管。开髓的部位和洞形应根据髓腔大小、根管数目、根管口的位置决定，术前应拍摄X线片了解髓腔和根管大致情况。开髓洞口大小适宜，既不妨碍髓室清理及器械进入根管，也不能过多磨切健康的牙体组织，避免形成薄壁弱尖。

2）拔髓：开髓后，若牙髓成形可将拔髓针插入到根管中下1/3处，单向旋转90°～180°，尽可能抽出完整的牙髓组织。如果牙髓组织已不成形，则可向根管内滴入氯亚明，用根管锉在根管内轻轻捣动，使腐败坏死物质溶解，然后用3%过氧化氢和0.9%氯化钠交替冲洗根管。

3. 根管工作长度的测定 根管工作长度是指从牙冠部参考点到牙本质牙骨质界的距离。牙本质牙骨质界通常位于根管最狭窄处，此处是根管预备的终止点，通常距根尖0.5～1.0mm。目前确定工作长度的方法主要有X线片法和电测法。确定根管工作长度的常用方法如下。

（1）X线片法 ①首先确定待测牙的冠部参照点，通常前牙在切缘，后牙在洞缘或牙尖，该参照点在整个根管治疗过程中要稳定无变化，且预备器械杆部的橡皮片能与之接触。②根据术前X线片测量出患牙长度，在此基础上减去1mm作为初始长度，按参照点以初始长度插入15号锉，拍X线片。③在X线片上量出根管锉尖端与根尖的距离，若该距离为1mm，则锉尖至橡皮片间的长度为工作长度；若该距离距根尖2mm，则把初始长度加1mm即为工作长度，反之一样。若该距离大于3mm，则需重拍X线片。④采用平行投照技术拍X线片较分角技术准确，对于多根管牙齿可改变投照角度，以便区分根管。此外，X线片法对根尖孔不在根尖顶端的牙工作长度测量存在误差。

（2）电测法 根尖定位仪是目前临床上根管治疗最常用的必备仪器。测量时一个电极（唇钩）挂于口角处，另一电极与根管锉（一般用小号K锉）相连，锉杆上的橡皮片与参照点接触，当锉尖达到根尖止点，即可测出根管工作长度。测定时要求根管内干燥，电极不与金属接触（银汞合金及其他金属修复体）。

电测法与X线片法相比，具有简便、快捷、准确、减少X线辐射等优点，但患牙根尖孔较大时测量不够准确，可与X线片法联合使用。

4. 根管预备 是根管治疗技术成功的关键，根管预备方法经历了一个不断完善的过程。根管预备方式可分为手用器械预备法和机用器械预备法。根管预备技术可基本概括为逐步后退技术、冠向下技术和混合技术。

（1）基本概念、原则及质控标准

1）基本概念：以到达根管工作长度并与根管壁有摩擦感的第一根锉为初尖锉，其尖部的直径代表牙本质牙骨质界，即根尖狭窄处根管的直径，如若初尖锉为15号K锉，则该处直径为0.15mm。完成根尖部预备所用的最大号锉为主尖锉，它通常要比初尖锉大2～3号，至少为25号锉。在根管预备过程中，在换锉之前采用小一号锉再次到达工作长度，该动作称为回锉，其目的是带出根尖处的碎屑和维持工作长度。当根尖部预备时可选用初尖锉或小一个号的锉回锉，预备根管冠2/3时可用主尖锉回锉。

2）基本原则：①根尖区预备之前一定要准确测量工作长度；②根管预备过程中需保持根管湿润；③根管预备过程中每退出或换用一次根管锉均需彻底冲洗根管，防止碎屑阻塞；④预备过程中根管锉不可跳号；⑤对弯曲根管，根管锉应预弯；⑥为保证根管治疗效果，主尖锉最小为25号，至少比初尖锉大2～3号。

3）根管预备的质控标准：①保持根尖狭窄区的原始位置和大小，形成明显的根尖止点；②预备后的根管形态为冠方大根方小的连续锥形、无偏移；③根管壁连续光滑无台阶；④主牙胶尖易于进入到根管的尖部并且有摩擦感。

（2）手用器械预备法 是最基础的根管预备方法，常用的根管预备方法有标准技术、逐步后退技术和逐步深入技术。

1）标准技术：又称常规技术，是临床常用的根管预备方法。用较小的器械探查和疏通根管后，测定根管工作长度，然后从小到大逐号使用根管锉进行根管预备，每根器械均要求完全达到工作长度。该技术适用于直或较直的根管，不宜在弯曲根管中使用。

2）逐步后退技术（图5-27）：主要适用于轻、中度的弯曲根管。其主要原理是先用小号器械完成根尖部的预备，逐渐用较大的器械向冠方后退预备，主要为了避免弯曲根管预备产生的预备不良，并形成锥度较大的根管预备形态利于根管充填。主要步骤：①确定工作长度。②根尖预备：从初尖锉到主尖锉预备都要求达到工作长度，主尖锉一般预备到25号或比初尖锉大2～3号。每换一根锉都要进行回锉和根管冲洗。③后退预备：当主尖锉预备完成后，根管锉每增大一个号工作长度减少1mm，一般后退2～4根锉，每换一根锉要用主尖锉回锉和冲洗。④根管中上段敞开：按顺序使用1～3号G钻预备根管的中上部，每换用大一号G钻时，操作长度减少2mm左右，并用主尖锉回锉和冲洗。⑤根管壁修整：用主尖锉到达工作长度切削根管壁，消除小台阶，形成连续的根管锥形形态。

逐步后退技术的优点是简化了根尖预备的难度，不易损伤根尖周组织；减少了弯曲根管中可能出现的台阶和根管偏移；根管预备成锥形，便于根管充填。其缺点是操作时费时、费力；器械易于将残屑推向根尖区，造成根尖区堵塞。

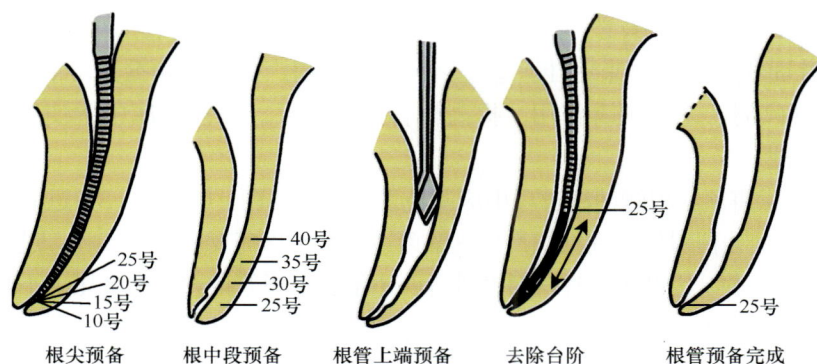

| 根尖预备 | 根中段预备 | 根管上端预备 | 去除台阶 | 根管预备完成 |

图5-27 逐步后退技术

3）逐步深入技术：由格列（Goerig）等在1982年提出，是对逐步后退技术的改良。其原理是先用G钻和手用锉完成根管入口预备，然后进行根尖区的预备，主要分为三步，即冠部入口预备、根管入口预备及根尖区预备，最后用主尖锉修整锉平根管壁，形成连续的锥形形态。

逐步深入法的优点是：①先将到达根尖部分的通路变直，使根尖1/3的预备简单化；②去除了存在于根管中上段的微生物，减少将其带入根尖区的可能性；③提供的直线通路可减小根管的弯曲度，有利于防止预备不良的产生。

（3）机用器械预备法　主要是指机用镍钛器械的预备方法，实际上是运用了手用器械预备法的原理。机用镍钛器械可因扭转和弯曲疲劳等因素发生折断，在临床使用中医师可通过控制这两种因素来预防和减少器械分离的发生。使用原则和注意事项如下。

1）确保根管通畅：在使用镍钛器械进行根管预备之前，保证器械可沿直线进入根管，且均需先用手用不锈钢器械来疏通根管，确定根管通畅平滑。

2）熟练掌握机用预备技术：医师应非常熟悉相关镍钛器械的性能和使用方法，尽量减少器械折断的发生。

3）控制扭力和转速，最好选用扭力控制马达，遵循厂家推荐的扭矩和转速，建议采用较轻的接触，减少器械折断的概率。

4）保持转动和移动：所有镍钛机用器械均应在转动状态下进、出根管，在根管中应保持上下移动，避免出现应力集中导致扭转折断的发生。

5）保证短时间：每支器械在每一根管内的工作时间不超过5s，当器械到达工作长度后要立即退出。

6）根管冲洗和润滑：临床上每换一支器械需采用次氯酸钠冲洗根管，用15号锉疏通根管，并保持根管的润滑，可降低器械折断的风险。

7）控制使用次数：通常镍钛机用器械预备4～5颗磨牙后即丢弃。

5. 根管冲洗和消毒

（1）根管冲洗　机械预备完成的根管内仍存在一部分细菌，细菌可以存在于根管壁、牙本质小管以及侧支根管、峡部、根尖分歧、管间交通支等部位。而根管冲洗是通过冲洗器械和冲洗剂对根管系统进行清理和消毒的过程，是根管预备过程中的重要组成部分。

1）根管冲洗的目的：在整个根管预备过程中要对根管进行反复冲洗，目的主要有：①消毒、灭菌根管系统；②清除切削掉的牙本质碎屑、微生物及其代谢产物，去除玷污层；③溶解残留的牙髓组织；④润滑根管壁并有利于根管成形。

2）冲洗剂：目前临床常用的根管冲洗剂有0.50%～5.25%次氯酸钠和17%乙二胺四乙酸（ethylene diamine tetraacetic acid，EDTA），也可用过氧化氢、氯己定、氯亚明（氯胺T）等。

3）根管冲洗的方法：根管冲洗方法主要有注射器冲洗法和超声冲洗法。①注射器冲洗法：选用27号弯针头的注射器，冲洗时针头必须宽松地放在根管内，保证冲洗药物易于回流，侧方开口的专用冲洗针头可增大冲洗面积，冲洗效果更佳。②超声冲洗法：超声仪的高频振荡可活化根管内的冲洗液，增强冲洗剂清除根管碎屑、杀菌消毒作用，提高根管冲洗效果。目前临床中常使用次氯酸钠、EDTA或蒸馏水配合超声冲洗。

4）根管冲洗的注意事项：根管冲洗过程中应避免发生以下问题：①疼痛：3%过氧化氢液冲洗根管后要吸干根管，防止冲洗液残留对根尖周组织产生刺激而造成患者疼痛反应。②气肿：过氧化氢液冲洗时若超出根尖孔易引发皮下气肿。因此根管冲洗时冲洗针头不能紧卡根管内壁，冲洗压力不宜过大。③针头误吞：冲洗根管时冲洗针头必须卡紧，冲洗压力过大易导致针头脱落。针头被误吞入食管或气管，会引起严重后果。

（2）根管消毒　感染根管经过机械预备和化学药物冲洗后，在牙本质小管深层和侧支根管等部位仍然存留有微生物和毒素，需经过根管消毒才能达到进一步控制微生物和毒素的目的。根管消毒的方法有激光、微波、超声和药物消毒等，其中，药物消毒最为常用。目前广泛使用的根管消毒药物是氢氧化钙和氯己定。

1）氢氧化钙：可在水中释放氢氧根离子，产生强碱性环境，具有很强的抗菌活性，在感染根管内达到抑菌和杀菌的目的。氢氧化钙调拌成糊剂，输送到根管内，氢氧化钙封药时间至少要达到1周，才能充分发挥其抗菌作用。

2）氯己定：为广谱抗菌剂，抗菌能力优于氢氧化钙。根管内封药主要采用凝胶剂型，临床上可将氯己定凝胶与氢氧化钙糊剂等比例混合使用，以增强联合用药的效果，封药时间和剂型同氢氧化钙。

6. 根管充填与封闭　根管充填是根管系统经过根管预备和消毒后，利用根管充填材料进行严密封闭的方法，是根管治疗术的最后操作步骤，也是必不可少的关键环节。

（1）根管充填的目的　一方面是借助根管充填材料缓慢持久的消毒作用，消除根管内的残余感染，并促进根尖周病变的愈合；另一方面利用根管充填材料严密封闭根管系统，隔绝根管与根管周围组织的交通，杜绝再感染。

（2）根管充填的时机　已经经过严格的根管预备和消毒；患牙无疼痛或其他不适；暂封材料完整；根管内无异味、无明显渗出物。符合以上条件即可进行根管充填。

（3）根管充填的材料

1）理想根管充填的材料的性能包括：①有持续的抗菌作用；②与根管壁能紧密贴合；③充填根管后体积不收缩；④能促进根尖周病变的愈合；⑤易于消毒、使用和去除；⑥不使牙变色；⑦X线阻射，便于检查；⑧对机体无害，能促进根尖周病损组织修复愈合。

2）根管充填材料的种类：目前，临床上常用的根管充填材料是牙胶尖和根管封闭剂。使用前可将牙胶尖置2.50%～5.25%次氯酸钠或75%乙醇溶液中浸泡消毒1min。根管封闭剂主要是充填牙胶尖之间、牙胶尖和根管壁之间的空隙，充填侧、副根管和不规则的根管区域，以便形成严密的根管充填体。根据成分的不同，根管封闭剂主要分为5类，即氧化锌丁香油类、树脂类、氢氧化钙类、硅酮类和纳米生物材料类。

（4）根管充填技术　根管充填的方法较多，现在临床上常用的根管充填方法为侧方加压充填法和垂直加压充填法。

1）侧方加压充填法（图5-28）：是将与主尖锉大小一致的主牙胶尖放入根管内，用侧方加压器加压，然后插入副尖，如此反复，直至根管充填严密的方法。该方法操作简单、易于掌握，是最根本的根管充填技术。具体步骤如下：①根据工作长度和主尖锉的大小选择合适的主牙胶尖；②选择与主尖锉匹配的侧方加压器（图5-29）；③用根管吸潮纸尖充分干燥根管；④放置根管封闭剂；⑤放置主牙胶尖和副牙胶尖；⑥完成根管充填和髓室充填。

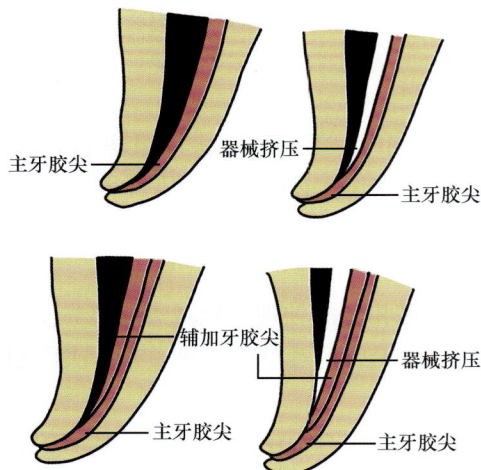

图5-28　侧方加压充填法

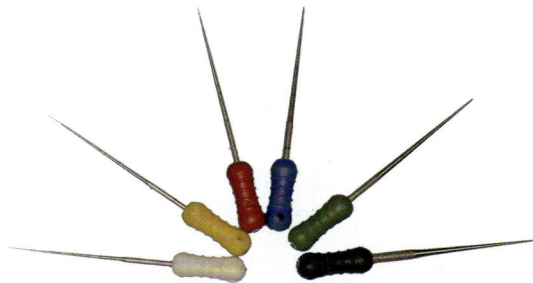

图5-29　侧方加压器

2）垂直加压充填法：其特点是加热根管中的根充材料使其软化，进而通过向根尖方向垂直加压，促使充填材料更为致密地充填根管各解剖区域，达到严密封闭根管的效果。具体操作步骤包括选择主牙胶尖、选择垂直加压器、涂根管封闭剂、放置主牙胶尖、垂直加压充填及完成根管充填和髓室充填。

（六）根管治疗的疗效评定标准

1. 临床标准

（1）牙冠修复合适，牙咀嚼功能正常。

（2）窦道消失，软组织颜色及结构正常。

（3）牙齿活动度在生理范围内。

（4）无触痛、叩痛。

2. X线标准
临床上根尖X线片检查判断根管充填质量，主要有以下几种情况。

（1）恰填　X线片显示根管内充填物均匀致密，严密封闭整个根管系统，充填物距根尖0.5～2.0mm。恰填是根管治疗术取得长远疗效的基本保证。

（2）欠填　X线片显示充填物稀疏、不致密；根充物与根管壁间存在空隙；根充物糊剂较多，固体牙胶尖较少；根充物距根尖大于2mm。以上任何一种情况均可视为根管欠填，欠填根管因根管封闭不完善往往易引起根管治疗失败。

（3）超填　在严密封闭根管系统情况下充填材料超出根尖孔到达根尖周组织。超填可能会引起术后不适和疼痛，但长远预后效果良好。

（4）超充　根管充填材料超出根尖孔到达根尖周组织，但根管系统内未形成严密的充填，该情况预后效果较差。

（七）根管治疗并发症

1. 急性炎症
在根管治疗过程中部分患者会出现局部肿胀、咬合痛、自发痛等症状。症状严重者，可以急性根尖周炎的形式表现出来，此时称为诊间急症。

（1）原因

1）牙髓组织残留：残留的牙髓受到生物、机械及化学刺激时均可引发残髓炎，产生疼痛反应。

2）根尖区的生物性刺激：根管治疗过程中，感染根管内感染碎屑被推出根尖孔，对根尖周组织造成持续的刺激引发术后疼痛。

3）根尖区的机械性刺激：根管治疗过程中根管工作长度不准确，超出根尖孔，器械对根尖周组织造成机械刺激，严重者造成根尖急性炎症的发生。

4）根尖区的化学刺激：根管治疗过程中若各种冲洗药物或消毒药物超出根尖孔，造成对根尖周组织的化学刺激。

（2）预防方法与处理原则

1）预防：预防急性炎症发生的关键在于彻底清理根管的同时，避免对根尖周组织的损伤与刺激。预防措施主要包括三个方面：①治疗过程中应准确把握根管工作长度；②预备过程中尽量减少牙本质碎屑等细菌感染物质超出根尖孔，对根尖产生生物刺激；③避免对根尖屏障的破坏，维持根尖孔的解剖形态。

2）治疗：一旦发生急症，应首先仔细检查，确定原因后做相应的处理。轻微疼痛可先给予消炎止痛药物，观察1～3天，适当调整咬合，利于患牙休息。如果3天后仍然疼痛明显，考虑去除根管内充填物或封的药物，引流后重新进行根管治疗。

2. 根管器械折断
根管治疗时由于根管系统的复杂性，在操作过程中，金属器械疲劳，有时可发生器械分离，术后效果较差。

（1）原因

1）根管解剖因素复杂，根尖部明显弯曲、狭窄等。

2）器械反复多次使用，金属疲劳。

3）操作方法不当，旋转角度过大、用力过大、跳号预备等。

（2）预防方法与处理原则

1）预防：使用前仔细检查器械有无损害、变形，避免器械过度反复使用；不要对根管内的器械盲目施力，特别是器械在根管中遇到阻力，施力幅度不要超过180°；器械使用时不要跳号使用。

2）治疗：一旦出现根管器械折断，首先拍摄X线片，检查器械折断情况。分离器械的取出一般需要借助于手术显微镜放大和照明的优势，定位分离器械滞留在根管内的位置，然后根据分离器械在根管中的确切位置及其在根管中的松紧程度，选择不同的处理方式。

3. 髓腔壁穿孔　易发生在髓腔狭窄部分和根管弯曲处。

（1）原因

1）不熟悉髓腔解剖，开髓位置不正确。

2）在治疗时使用切削器械不正确或过度切削。

（2）预防方法与处理原则

1）预防：熟练掌握髓腔解剖形态，正确判断钻磨方向，对无法判定的情况，可拍X线片检查开髓位置和方向；熟练使用切削器械，注意切削方向。

2）治疗：必须尽早阻断髓腔与牙周组织的交通，预防病变的扩大，促进病变组织的愈合。一旦出现髓腔穿孔，应探查穿孔部位，对患牙进行隔湿、干燥、清创、止血，使用具有生物活性的材料如生物水泥MTA进行穿孔封闭修补。根据不同情况，有的病例需进行手术治疗。

4. 器械落入消化道或呼吸道　此并发症虽然极为少见，但极为严重。

（1）原因

1）操作中未安置橡皮障，未使用安全链等防护措施。

2）医生操作时粗心大意，缺乏责任感，或器械沾有唾液较滑或患者体位过于后仰等。

（2）预防方法与治疗

1）预防：①在治疗过程中采取橡皮障隔离术区，保持术区干燥、保护周围软组织，防止误吸误咽；②当器械落入口腔之中时，术者应即刻撑开患者牙列，保持大张口，避免体位改变，尽早从口腔内取出脱落的器械，避免误吞与误吸。

2）治疗：①发生器械误咽时，应立即进行X线检查明确器械具体位置，及时转诊到消化内科，在纤维胃镜下将器械取出；若条件受限，应嘱患者多进食高纤维食品，X线追踪观察，待其自然排出。②发生器械误吸，会引起剧烈咳嗽。如果堵塞在呼吸道，咳嗽无法咳出时，必须立即转诊到呼吸专科就诊。器械位于大的呼吸道时，可在纤维支气管镜下取出；如果进入细小的支气管，可能引起感染性炎症，只能行胸部外科手术取出器械。

5. 皮下气肿　在根管治疗过程中，使用压缩空气吹干根管或使用过氧化氢液冲洗根管时施加压力过大，导致氧气分解逸出根尖孔，进入面颈部皮下疏松结缔组织所致。皮下气肿一般不需特殊治疗，可给予抗生素以防止感染。一般数日到1周左右皮下气肿大多可自然消退。

6. 牙折　进行牙髓治疗后的患牙，因无牙髓供给营养，牙齿脆性较大等原因易发生牙折。牙折发生后应尽量保存患牙，根据牙折的具体情况，选择不同的处理方式。

（八）根管再治疗

根管再治疗是根管治疗后的患牙发生病变，按照根管治疗的基本原则，对原有根管重新进行根管治疗的一种治疗方法。

1. 根管再治疗的适应证 不是绝对的，需根据患牙的综合情况而定。以下几类情况在患者同意的前提下，术前评估经根管再治疗后可提高根管治疗质量，应首选根管再治疗。

（1）根管治疗后出现临床症状和体征的患牙，包括根管感染引起的疼痛、牙龈肿胀、瘘管、叩痛和压痛。X线片检查患牙根管充填不良，经评估通过根管再治疗能够提高根管治疗的质量，该类病例应首选根管再治疗。

（2）由根管感染所引起的根尖周病损未愈合并扩大的根管治疗患牙。

（3）由根管感染所引发根尖周新病损的根管治疗患牙。

（4）根管治疗后4～5年根尖周病损仍持续存在的根管治疗患牙。

（5）根管治疗牙旧的修复体出现破损和裂隙，唾液进入根管系统超过30天，尽管原根充质量好，在重新进行冠修复前需行根管再治疗。

（6）根管欠填的患牙，尽管无根管治疗后疾病临床症状和体征，在做新的修复体前应考虑根管再治疗。

2. 根管再治疗的术前评估 根管再治疗的目的是保存患牙在口腔内行使功能，在进行根管再治疗前，应做以下评估。

（1）患牙的保存价值 评估根管再治疗后、患牙恢复咬合功能的价值，以及患者对该牙最终修复效果的期望值。

（2）患者的全身状况 患有全身疾病的患者，在全身疾病治疗控制后再行根管再治疗。根管再治疗没有绝对的禁忌证。但妊娠前3个月和临产的最后1个月应避免。

（3）患牙的状况 患牙应具备根管再治疗的价值且具备根管再治疗的条件。

（4）根管再治疗的难度分析 对于选择根管再治疗的患牙，临床上根据其根管内的情况，对再治疗难度进行分析，对于难度较大，超出医师诊疗条件的患牙，应及时转诊。

根据以上条件选择根管再治疗的患牙，在进行治疗前应充分与患者交流病情、治疗方法、可能发生的并发症、治疗效果及费用，在患者知情同意并签署书面知情同意书后，再进行相应的治疗。

3. 根管再治疗的步骤 根管再治疗的生物学原则与根管治疗一样，彻底清除根管系统内的感染物质并严密充填。根管再治疗的基本步骤与根管治疗一致，包括建立进入髓室的通道（开髓）、进入根管的通道（髓腔预备）、进入根管根尖部的通道（疏通根管），根管再预备，根管消毒以及根管充填。

五、橡皮障隔离术

橡皮障隔离术是使用橡皮布隔离牙齿，解决口腔操作中的唾液隔离问题，是目前最有效的隔离方法，与简易棉卷隔湿法相比效果更好。

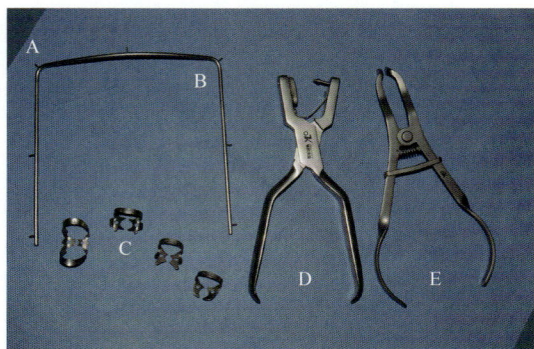

图5-30 橡皮障的基本组成
A. 橡皮布；B. 橡皮障支架；C. 橡皮障夹；D. 打孔器；E. 橡皮障夹钳

橡皮障隔离术的优点：为治疗提供一个干燥、清洁和无唾液污染的区域，保持术区视野清晰，提高操作效率；保护患者免于操作器械、药物、冲洗液等对口腔软组织造成的意外损伤，防止患者误吸误吞；为术者和患者双方提供更舒适的治疗条件，防止医源性交叉感染；防止潮湿环境对修复材料性能的影响。

（一）器材

橡皮障由橡皮布、打孔器、橡皮障夹、橡皮障夹钳和橡皮障支架组成（图5-30）。

1. 橡皮布（图5-30A） 是橡皮障的主体装置，起隔离作用。橡皮布有各种颜色、厚度、大小和材质供选择。深色相对于浅色的牙齿可提供较好的对比色背景。橡皮布的厚度有薄（0.15mm）、中（0.20mm）、厚（0.25mm）、加厚（0.30mm）和特厚（0.35mm）之分，临床上常用厚或加厚的橡皮布，弹性好不易撕裂，能更有效地回缩，严密地包绕在牙齿的颈部以阻止唾液进入术区。尺寸有127mm×127mm和152mm×152mm两种规格，前者用于乳牙或单颗牙齿的隔离，后者主要用于恒牙和多颗牙齿的隔离。制作的材质有乳胶和非乳胶。通常橡皮布有光泽面和哑光面，由于哑光面光反射少，临床使用时通常朝外放置。

2. 打孔器（图5-31） 用于在橡皮布上打孔，使橡皮布能套在拟隔离的牙齿上。打孔器是由切割盘和锥形尖锐的柱塞组成的手持钳。切割盘为可旋转的圆盘，盘上一般有5～7个不同大小的圆孔，直径在0.5～2.5mm，临床上根据拟隔离牙齿的大小旋转切割盘进行选择。

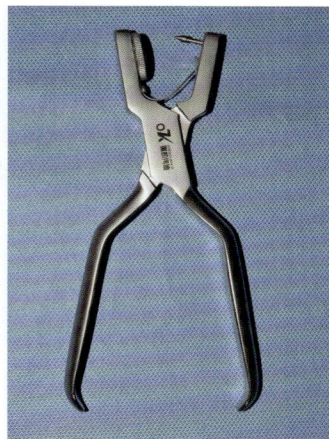

图5-31 打孔器

3. 橡皮障夹 用于将橡皮布固定到被隔离的牙齿上，它由两个夹臂和连接夹臂的弓部组成（图5-32），夹臂卡抱牙齿的部分称为喙，喙的两端各有一个喙尖，夹臂向外延伸的部分称为翼，夹臂上有孔方便夹钳夹持，其中喙是临床选择橡皮障夹的重要依据。

喙部的结构有宽窄、方向和是否有锯齿之分。宽喙的橡皮障夹通常用于磨牙，窄喙用于前牙和前磨牙。喙的方向也有两类，一类是水平方向，卡抱在高于龈缘的牙体上；另一类则向牙根方向延伸，能更好地卡抱在龈缘以下的牙面。部分喙的内侧缘为锯齿形，可以增加稳定性。

橡皮障夹根据适用的牙位大致可分为前牙、前磨牙和磨牙三类。前牙用的橡皮障夹有2个弓，又称蝴蝶夹（图5-33）。前磨牙和磨牙用的橡皮障夹外形相似，不同之处是喙的宽度。

根据有无翼的结构可以将橡皮障夹分为有翼和无翼两类，医师可根据所采用的橡皮障安置方式及口内操作空间进行选择。

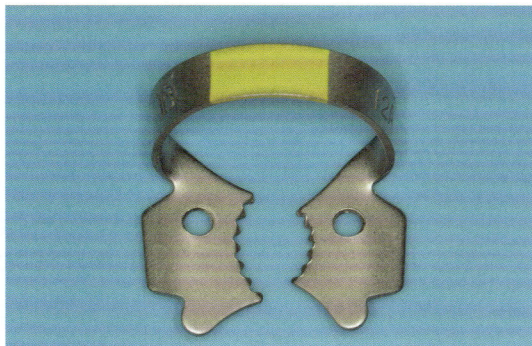

图5-32 橡皮障夹

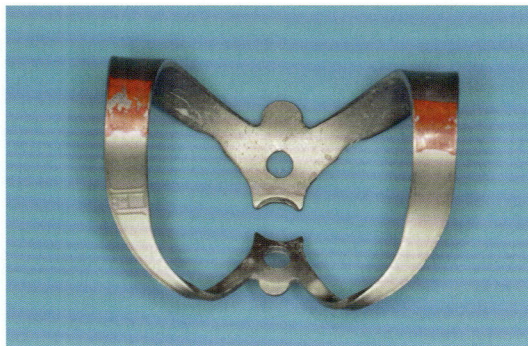

图5-33 蝴蝶夹

4. 橡皮障夹钳（图5-34） 用于安置或移除橡皮障时夹持和撑开橡皮障夹。夹钳的手柄部有1个可以滑动的圈，帮助保持夹钳撑开的状态。

5. 橡皮障支架（图5-35） 用于支撑和固定橡皮布，稳定橡皮布边界的位置。支架为U形或环形，周边有小钉突，用于固定橡皮布。支架可由金属或塑料制成。

（二）使用方法

见本教材实训4橡皮障隔离术。

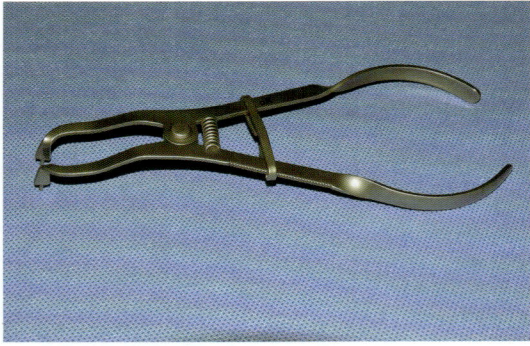

图 5-34　橡皮障夹钳

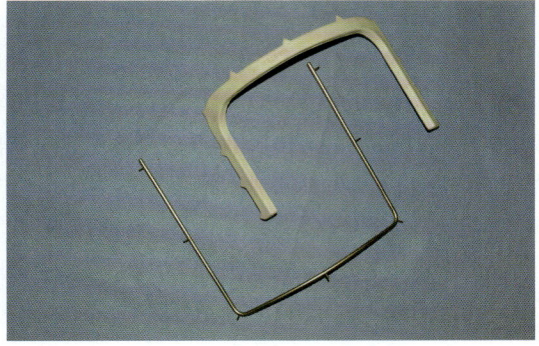

图 5-35　橡皮障支架

六、根尖手术

在牙髓病和根尖周病的治疗中，有些患牙仅用根管治疗难以治愈，需要辅助根管外科手术才能使患牙取得较好的治疗效果。下面简单介绍常用的三种根尖手术：根尖切除术、根尖倒充术、根尖刮治术。

（一）根尖切除术

根尖切除术是通过刮除根尖周病变组织，并切除感染的根尖，以促进根尖周病变愈合的一种手术方法。

1. 适应证　根尖周病变不能通过常规根管治疗方法消除者。包括根管治疗失败者、根管器械折断在根管内堵塞不通者、根尖周囊肿患者、根尖外伤折断者等。

2. 禁忌证

（1）患牙位置邻近重要器官，手术有损伤危险或带来严重后果者。

（2）有严重的疾病，如心内膜炎、风湿性心脏病、血友病等。

（3）急性根尖周炎者先应急治疗炎症，待炎症消退后再手术，以免感染扩散。

（4）严重牙周-牙髓联合性病变，牙周支持组织过少者。

3. 操作步骤

（1）拍 X 线片　了解患牙牙根形态、大小、长短、位置、与邻近组织的关系及根管治疗情况。

（2）准备　常规消毒、麻醉、铺无菌巾。

（3）切口　在患牙根尖部做弧形切口，长约 2cm（包括左、右各一邻牙），切口距龈缘 4～5mm，凸缘向切端，深达骨膜下。

（4）翻瓣　用骨膜分离器从切口进入直达骨面，翻起黏骨膜瓣，可见到骨质缺损，根尖暴露。如骨质完整，则确定根尖所在部位，去骨开窗，暴露根尖。

（5）刮治　显露患牙根尖后，用刮匙刮净根尖周肉芽等病变组织，再切断根尖约 3mm 长，根尖断面应与牙体长轴小于 10°，并将根周骨质与牙根断面锉磨平滑。

（6）根管充填　在根尖切除的断面处制备洞形，充填根管。

（7）清理、复瓣和缝合　温生理盐水冲洗干净创面，将黏膜骨膜瓣复位，行间断缝合。

（8）医嘱　1 周内不用患侧咀嚼，饭后盐水漱口，保持口腔清洁，并给予抗生素。

（9）拆线　5～7 天拆除缝线（图 5-36）。

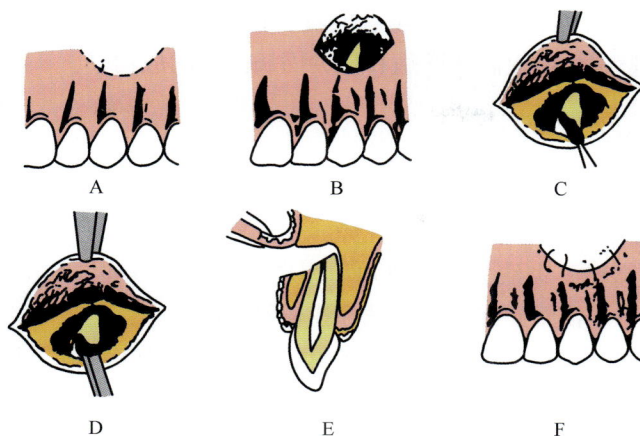

图 5-36　根尖切除术

A. 切口位置；B. 显露根尖；C. 去骨；D. 截根；E. 切除根尖后；F. 缝合

（二）根尖倒充术

若根管钙化不通，则不能进行常规的根管治疗术可行根尖倒充术，对需要保留的患牙，在根尖部开窗后，充填根管末端。根尖倒充术常与根尖切除术同时进行。

1. 适应证　髓腔钙化、根管堵塞等不通，并患有根尖周病变的患牙；根管治疗器械分离，并超出根尖孔者；牙根发育不全，根尖孔呈喇叭口状者。

2. 禁忌证　同根尖切除术。

3. 操作步骤

（1）消毒，局部麻醉，切开，翻瓣，根尖部去骨开窗，暴露根尖，根尖切除等步骤同根尖切除术。

（2）根管倒预备，选择合适的超声工作尖，将其放置于根尖断面的根充材料处，保持工作尖与牙体长轴一致。启动工作尖，进入根管倒预备 3mm。

（3）根尖倒充填　用温生理盐水冲洗、干燥根尖倒后，用根尖倒充填材料充填。目前，根尖倒充填首选材料是 MTA，玻璃离子水门汀也可作为充填材料。

（4）检查、冲洗及缝合创口。

（三）根尖刮治术

根尖刮治术是通过手术暴露根尖区病变组织，用刮治器去除根尖区所有病变组织、异物及牙根碎片等的治疗方法，常与根尖切除术一起进行。其优点是可以保留患牙的长度。

七、显微根管治疗

显微根管治疗（microendontics）是利用手术显微镜和显微器械进行根管治疗的方法。手术显微镜能提供充足的光源和清晰的视野，为术者提供精准操作的可能。显微根管治疗与传统根管治疗最大的不同点在于手术显微镜能提供充足的光源进入根管，并可以将根管系统放大，使术者在可视下进行治疗。

（一）手术显微镜简介

手术显微镜由支架系统和光学系统两大部分组成。支架系统包括底座、连接臂、关节（锁）和附加功能结构等，主要作用是为光学系统提供悬挂支持结构，其良好的稳定性、平衡性和灵活性是手术显微镜可以进行操作的前提。光学系统是手术显微镜的核心部分，具有放大、照明功能，将术区肉眼不易分辨的根管系统的细小结构放大成像，术者能看清根管内部结构，确认治疗部位术者在可视下进行治疗，并能检查治疗质量，可以提高牙髓病和根尖周病治疗的成功率。

（二）显微根管治疗的临床应用

手术显微镜可以在根管治疗的整个程序中使用，特别是在根管口定位、钙化根管的疏通、变异根管的预备和充填、根管再治疗等方面具有明显优势。

1. 根管口定位　在显微镜下彻底去除髓室顶后用次氯酸钠溶液冲洗髓室，使髓室底彻底暴露，然后配合使用根管口探针、小号根管锉或超声器械寻找根管口。

2. 钙化根管的疏通　根管钙化在临床上较为常见，主要表现为X线片上根管影像不清或根管细小，开髓后无法探及根管口或根管不通。显微镜下钙化根管内的修复性和继发性牙本质色泽较暗，呈黑色或褐色；高倍放大时通常可见细小的根管，使用8号或10号K锉、C先锋锉可直接疏通根管。

3. 变异根管的预备和充填　根管形态变异较大，在横断面上呈扁形、椭圆形或C形。临床上常用的根尖X线片不易诊断，使用常规根管治疗技术预备时，可能出现部分根管壁被过度预备，而另外根管壁未能清理现象。

4. 根管内台阶以及根尖偏移的处理　根管弯曲是导致预备中出现台阶和根尖偏移的重要因素。当根管弯曲度大于20°时，台阶和偏移的发生率明显升高。处理根管内台阶和偏移时，首先应仔细阅读X线片，了解根管形态及走向、台阶和偏移发生的部位和根尖病变的情况。在显微镜下利用显微器械或MTA输送器将MTA送至根尖偏移处，待MTA硬固后再完成根管充填。

自　测　题

A₁ 型题

1. 牙髓中的主要细胞成分是（　　　）
   A. 成牙本质细胞　　　　　　B. 成纤维细胞
   C. 未分化的间充质细胞　　　D. 组织细胞
   E. 淋巴细胞

2. 牙髓内的神经在受到外界刺激后，其反应均表现为（　　　）
   A. 无感觉　　　　　　　　　B. 热感
   C. 冷感　　　　　　　　　　D. 痛感
   E. 麻木感

3. 急性牙髓炎和急性化脓性根尖周炎的应急处理不包括（　　　）
   A. 开髓引流　　　　　　　　B. 切开排脓
   C. 调整咬合　　　　　　　　D. 拔除
   E. 消炎止痛

4. 关于直接盖髓术的预后，下列哪项是错误的（　　　）
   A. 穿髓孔越小，效果越好
   B. 暴露时间越久效果越差
   C. 牙颈部露髓较牙冠部露髓，直接盖髓效果好
   D. 外伤性露髓较龋源性露髓，盖髓效果好
   E. 暴露牙髓出血多较出血少盖髓效果好

5. 根管治疗的适应证不包括（　　　）
   A. 慢性根尖周炎

B. 急性牙髓炎
C. 牙槽骨破坏超过根长 2/3，松动 Ⅲ 度的牙周病牙
D. 因义齿修复需要
E. 外伤露髓的牙齿

6. 使用下列哪种根管冲洗液时必须使用橡皮障（　　　）
   A. 过氧化氢　　　　　　　　B. EDTA
   C. 次氯酸钠　　　　　　　　D. 氯己定
   E. 生理盐水

7. 下列根管治疗时，开髓的窝洞预备要求中哪一条不正确（　　　）
   A. 应从髓角最高处进入髓室顶
   B. 开髓窝洞外形同髓室顶形态
   C. 开髓窝洞应使根管治疗器械可直达根尖 1/3
   D. 开髓窝洞制备应尽量保留无龋坏的牙体组织
   E. 开髓窝洞壁可以形成台阶

A₂ 型题

8. 患者，女，21岁，因左下后牙自发痛、夜间痛2天就诊，口腔检查：36较深龋近髓，探诊疼痛，冷测疼痛持续较长时间。最可能的诊断是（　　　）
   A. 可复性牙髓炎　　　　　　B. 急性根尖周炎
   C. 慢性根尖周炎　　　　　　D. 急性牙髓炎
   E. 慢性牙髓炎

9. 患者，女，18岁。主诉右下后牙钝痛半年。检查：46殆面深龋洞，探诊不敏感，机械去腐反应迟钝，叩痛（+），冷热诊迟缓性反应痛。主诉牙的治疗方法应为（　　）

A. 充填治疗　　　　　B. 安抚治疗

C. 直接盖髓术　　　　D. 牙髓切断术

E. 根管治疗

A₃/A₄型题

（10～11题共用题干）

患者，男，35岁，因"右上后牙肿痛3天"来诊。口腔检查：16远中颈部深龋及髓，叩痛（+++），松动Ⅱ度，牙龈红肿，扪痛，有波动感。右面颊部轻度水肿。体温38℃。

10. 诊断最有可能是（　　）

A. 慢性根尖脓肿　　　B. 急性根尖周脓肿

C. 急性蜂窝织炎　　　D. 急性化脓性牙髓炎

E. 急性颌骨骨髓炎

11. 首次就诊最佳处理方法是（　　）

A. 开髓开放、切开排脓、消炎镇痛

B. 开髓开放、切开引流

C. 拔牙、消炎镇痛

D. 开髓开放、消炎镇痛

E. 切开引流、消炎镇痛

B₁型题

（12～14题共用选项）

A. 牙髓切断术或根尖诱导成形术

B. 干髓术

C. 间接盖髓术

D. 直接盖髓术

E. 根管治疗术

12. 根尖孔尚未形成的年轻恒牙深龋露髓，可采用（　　）

13. 年轻恒牙冠折未露髓者，一般采用（　　）

14. 乳牙备洞时意外露髓，可采用（　　）

（万　敏　王家霞）

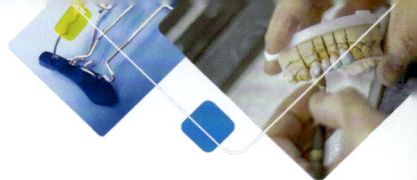

第6章
儿童口腔疾病和老年口腔疾病

案例 6-1

患儿，男，4岁。因口内多颗牙龋坏1年余就诊。检查发现口腔卫生状况差，可见大量软垢、食物嵌塞。54远中邻𬌗面及65近中邻𬌗面深龋坏，近髓，探质软，叩痛（－），不松动，牙龈未见明显异常。影像学检查可见54、65龋坏范围接近髓腔，牙周膜连续，根尖周组织未见明显异常。14、25牙胚未见异常。

问题：1. 此患儿的诊断是什么？
2. 各患牙应选择的治疗方案是什么？

第1节　乳牙及年轻恒牙的解剖生理特点

一、乳牙的解剖结构及生理特点

（一）乳牙的解剖形态

1. 牙体形态

（1）色泽　乳牙牙冠呈青白色或近白色，恒牙呈微黄白色。

（2）大小　乳牙均小于同类的恒牙。但与其继承恒牙相比，乳磨牙牙冠的近远中径大于前磨牙牙冠的近远中径，这有利于乳恒牙替换。

（3）牙冠外形　除乳磨牙外，乳牙牙冠的外形基本类似其继承恒牙。

（4）牙根形态　乳前牙均为单根，上颌乳磨牙有1个腭根和2个颊根，下颌乳磨牙一般为2个根，即近中根和远中根。

2. 牙髓腔形态　乳牙的髓腔形态与牙的外形一致，就髓腔和牙体的大小比例而言，乳牙髓腔相比恒牙大，表现为髓室大、髓角高、根管粗大、髓腔壁薄以及根尖孔大。随着时间的推移，咬合、磨耗等原因导致的组织变化使牙髓腔有所减小。

3. 乳恒牙鉴别

（1）外观

1）磨耗度：由于乳牙萌出早又易磨耗，故切嵴、牙尖磨耗明显。新萌出的恒切牙尚可见明显的切嵴结节。

2）色泽：乳牙色白或青白，而恒牙色微黄，更有光泽。

3）形态：乳牙牙冠高度短，近远中径相对较大，并具有牙冠近颈1/3处突出明显、颈部收缩等特点。

4）大小：与同名牙相比，乳牙比恒牙小。

（2）排列及位置关系　在完整的牙列中，可参考牙齿排列的次序加以鉴别。

（3）X线片　能显示根分叉度大、牙根生理性吸收、髓腔宽大等乳牙的特点以及继承恒牙牙胚的位置。

（二）乳牙的组织结构特点

1. 牙釉质　研究表明，乳牙的有机质含量的比例明显高于恒牙，这也是乳牙酸蚀时间长于恒牙的原因之一。乳牙釉质的厚度约为恒牙的1/2，且按乳切牙、乳尖牙、乳磨牙的次序有所增加，硬度低于恒牙。

2. 牙本质　乳牙牙本质有机质含量多于恒牙牙本质，尤其是明显多于乳牙釉质。乳牙牙本质的厚度约为恒牙牙本质的1/2，这也是乳牙龋病进展快并易导致牙髓感染的原因之一。

3. 牙髓　乳牙牙髓细胞丰富，胶原纤维较少且细，根尖部的胶原纤维较其他部位为多。随年龄增长与乳牙牙根吸收，胶原纤维增多。乳牙牙髓的神经纤维呈未成熟状，分布稀疏，这是乳牙感觉不敏感的原因之一。

（三）乳牙牙根生理性吸收

1. 乳牙牙根的稳定期　乳牙从牙根形成至牙根开始吸收这一时期，是牙根处于稳定的时期，也是临床上牙髓病治疗和根管治疗最有利的时期（表6-1）。

表6-1　乳牙牙根的稳定期

乳牙	牙根形成（岁）	牙根开始吸收（岁）	脱落期（岁）	牙根稳定期（岁）
乳中切牙	1.5	4	6～7	2～4（约2年）
乳侧切牙	1.5～2	5	7～8	2～5（约3年）
乳尖牙	3.5	7	9～12	4～7（约3年）
第一乳磨牙	2.5	8	9～11	3～8（约5年）
第二乳磨牙	3	8	10～12	3～8（约5年）

2. 乳牙牙根生理性吸收特点　乳牙牙根是人体中唯一能生理性吸收、消失的硬组织，其机制目前仍不清楚。其吸收有活动期和静止期，故临床检查时可以发现时而松动，时而稳固。乳恒牙替换期内，活动期的组织变化为乳牙牙根和局部骨质吸收，结缔组织溶解；静止期则表现为结缔组织增殖，局部骨组织和牙骨质增殖。

二、年轻恒牙的特点和临床意义

已萌出，但在形态、结构上尚未完全形成和成熟的恒牙称为年轻恒牙。

（一）年轻恒牙的解剖特点和临床意义

由于年轻恒牙尚处于不断萌出中，故临床牙冠的高度显得低。牙根尚未完全形成，根尖孔呈漏斗状，髓腔整体宽大，根管壁薄。因此，年轻恒牙牙髓治疗应尽量保存活髓组织，如果不能保存全部活髓，也应保存根部活髓，以使牙根能正常发育。临床治疗中常常选择盖髓术、牙髓切断术及根尖诱导成形术等。因年轻恒牙萌出不久、磨耗少、形态清晰，后牙𬌗面沟嵴明显、形态复杂，故临床工作中应重视年轻恒牙窝沟龋的预防，可选择氟化物防龋及窝沟封闭。

（二）年轻恒牙的组织学特点和临床意义

1. 牙釉质　年轻恒牙牙釉质薄，矿化度低，溶解度高，渗透性强。此特点亦为年轻恒牙龋损发展较快，且多为急性龋的因素之一。牙釉质的羟基磷灰石结晶较小，结晶间有间隙。结晶的化学性不稳定，易与氟等无机离子结合，故临床上局部涂氟有较好的防龋效果。

2. 牙本质 由于年轻恒牙的牙本质小管比成熟恒牙的粗大，管周牙本质和管间牙本质矿化程度低，因此在制备牙体时较为敏感，应低速切削，同时应注意冷却，减少操作对牙髓组织的刺激。

3. 牙髓 年轻恒牙的牙髓组织比成熟恒牙疏松，未分化的间叶细胞较多，纤维成分较少，成纤维细胞多。年轻恒牙的牙髓血运丰富、活力旺盛，具有较强抗感染能力及修复功能，有利于控制感染和消除炎症，是临床上保存活髓疗法的有利条件。由于牙髓抗感染能力强，炎症容易被局限呈慢性过程。又因牙髓组织疏松、根尖孔大、血运丰富，感染也易扩散，故应及时治疗。

第2节 牙齿的萌出和乳恒牙替换

一、牙齿发育过程

牙齿的发育过程包括牙胚的发生、牙及牙周支持组织的形成和牙齿萌出3个阶段。每个牙齿的发育时间不同，总的规律是牙齿发育有一定的时间、一定的顺序，左右呈对称性发育。

（一）牙胚发生

牙胚由3部分组成：①成釉器：起源于外胚层，形成釉质。②牙乳头：起源于外胚间叶，形成牙髓和牙本质。③牙囊：起源于外胚间叶，形成牙骨质、牙周膜和固有牙槽骨。胚胎4个月时恒牙胚开始发生。

（二）牙及牙周支持组织的形成

牙及牙周支持组织的形成包括牙本质、牙釉质、牙髓、牙根、牙周组织的形成。在这个过程中，牙釉质和牙本质的形成交替进行，层层沉积。在牙本质不断形成的同时，成牙本质细胞向中心移动，牙乳头的体积逐渐缩小，待原发性牙本质完全形成时，在牙髓腔内形成的多血管的结缔组织，即为牙髓。当牙冠发育接近完成时，牙根开始发生。

（三）牙齿萌出

牙齿萌出是牙冠形成后向𬌗平面移动，穿过骨隐窝和口腔黏膜，达到功能位置的过程。牙齿萌出可分为：萌出前期、萌出期和萌出后期。

1. 萌出前期 在牙根形成前，牙冠部组织生长、钙化到一定程度，牙胚产生整体移动。移动方向的骨吸收，反向则有骨质形成。

2. 萌出期 牙胚破龈而出的现象称为出龈。从牙冠出龈至上、下牙达到咬合接触的全过程称为萌出。

3. 萌出后期 刚刚萌出的牙体硬组织壁薄，髓腔宽大，牙根尚未完全形成，根尖孔呈喇叭口状，一般要经过2～3年，根尖部才形成，根尖纤维随之发育。牙本质和牙骨质继续发育，年轻恒牙要经过3～5年的发育才达到与成人相近的水平。

二、牙齿萌出的时间和顺序

牙齿萌出有一定的时间和顺序，左右对称萌出，同名牙下颌略早于上颌萌出。乳牙萌出顺序为Ⅰ→Ⅱ→Ⅳ→Ⅲ→Ⅴ，其萌出时间见表6-2。

表6-2　乳牙萌出时间

	乳中切牙	乳侧切牙	乳尖牙	第一乳磨牙	第二乳磨牙
上颌	7.5个月	9个月	18个月	14个月	24个月
下颌	6个月	7个月	16个月	12个月	20个月

恒牙萌出顺序多为：

上颌　6→1→2→4→3→5→7→8或6→1→2→4→5→3→7→8

下颌　6→1→2→3→4→5→7→8或6→1→2→4→3→5→7→8

恒牙萌出时间见表6-3。

表6-3　恒牙萌出时间

	中切牙	侧切牙	尖牙	第一前磨牙	第二前磨牙	第一磨牙	第二磨牙	第三磨牙
上颌	7～8岁	8～9岁	11～12岁	10～11岁	10～12岁	6～7岁	12～13岁	17～21岁
下颌	6～7岁	7～8岁	9～10岁	10～12岁	11～12岁	6～7岁	11～13岁	17～21岁

三、乳恒牙替换

乳牙从婴儿6月龄左右开始萌出，到儿童6岁左右陆续发生生理性脱落，到12岁左右全部被恒牙替换。乳恒牙替换是一个复杂的生物学过程，伴随着恒牙胚的生长发育、在颌骨中移动，乳牙根的生理性吸收，以及周围牙槽骨的改建。随着恒牙胚的移动，乳牙牙根开始生理性吸收。随着乳牙根牙骨质和周围牙槽骨吸收，牙周膜和牙髓组织也被吸收，乳牙松动、脱落，恒牙萌出，恒牙殆建立。

四、儿童时期的三个牙列阶段

牙列的整个发育过程可分乳牙列、混合牙列和恒牙列三个牙列阶段。

1. **乳牙列阶段（6个月至6岁）**　从乳牙开始萌出到恒牙萌出之前，称为乳牙列阶段。加强口腔卫生的宣传教育、注意维护乳牙的健康完好是非常必要的。

2. **混合牙列阶段（6～12岁）**　此阶段从乳牙开始脱落，恒牙依次萌出，一直到全部乳牙被替换完毕。口腔内既有乳牙也有恒牙，是儿童颌骨和牙弓主要生长发育期，也是恒牙殆建立的关键时期。

3. **年轻恒牙列阶段（12以上）**　此阶段全部乳牙已被替换完毕，全部恒牙均已萌出。

第3节　儿童龋病

一、乳牙龋病的患病情况

（一）患龋特点

乳牙在萌出后不久就可患龋。有文献报道出生后6个月的儿童，上颌乳中切牙已患龋。1岁左右呈直线上升，7岁时达高峰。与恒牙龋相比，乳牙龋病具有患病率高、发病早、进展速度快的特点。

（二）好发部位

1. **好发牙**　乳牙龋病的好发牙位以上颌乳切牙、下颌乳磨牙最多见，其次是上颌乳磨牙、上颌乳尖牙，下颌乳尖牙和下颌乳切牙较少。3岁前主要发生于上颌乳前牙。

2. **好发牙面** 乳切牙好发于邻面，乳磨牙好发于𬌗面和邻面。

（三）病变类型和临床表现

乳牙龋病在临床上可分为急性龋（湿性龋）与慢性龋（干性龋）。因儿童牙齿的解剖及组织结构特点，其龋病的临床表现较为复杂，可伴有一些特殊的类型。

1. **低龄儿童龋** 小于6岁的儿童，只要在任何一颗乳牙上出现1个或1个以上的龋、失、补牙面（decayed，missing or filled surfaces，dmfs），即为低龄儿童龋。临床表现：低龄儿童龋患牙在儿童两三岁或4岁时具有典型的特征。较早的龋首先涉及上前牙，以后逐渐波及上下第一乳磨牙、下尖牙，而下切牙常常不受影响。

2. **重度低龄儿童龋** 小于3岁儿童所患的严重龋齿。包括小于等于3岁儿童出现光滑面龋，或患儿口内dmfs≥4（3岁），dmfs≥5（4岁），dmfs≥6（5岁）。临床表现较低龄儿童龋更重，年龄更小、罹患牙面更多。

3. **奶瓶龋（喂养龋）** 是低龄儿童龋的一种，主要由于不良的喂养习惯造成，如含奶瓶入睡、牙齿萌出后喂夜奶、过多饮用含糖食物等。喂养龋在临床上常表现为环状龋，即围绕乳前牙牙冠中1/3至颈部1/3处的环形的特定龋病（图6-1）。

4. **猖獗龋（猛性龋）** 是指短时间内突然发生、涉及牙位广泛的急性进展型重度龋病（图6-2），常常发生在不易患龋的牙位和牙面上，如下颌前牙的唇面、近切端部位。猖獗龋多发生于特别喜吃含糖量高的食物且又不注意口腔卫生的幼儿。

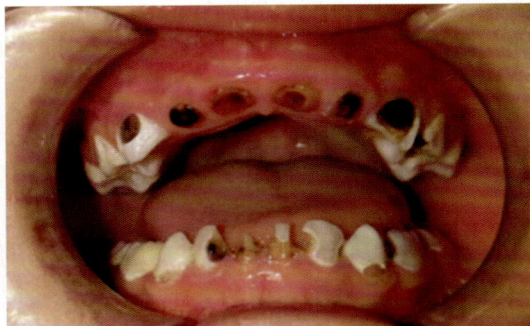

图6-1 环状龋

图6-2 猖獗龋

（四）诊断和鉴别诊断

1. **诊断** 对乳牙龋病的诊断，基本上同成人龋病。可结合问诊、视诊、探诊、叩诊、X线检查等方法。应注意患儿的年龄因素。由于患儿年龄小，存在恐惧心理，温度测试一般不可靠，仅供参考。乳牙龋病还具有患龋率高，进展速度快，自觉症状不明显，龋齿多发、龋坏范围广等特点，诊断时应注意以上特点。

2. **鉴别诊断** 乳牙龋病应注意与乳牙慢性牙髓炎相鉴别，鉴别要点同成人。乳牙深龋无自发痛病史，乳牙慢性牙髓炎可有自发痛史。乳牙深龋无叩痛，乳牙慢性牙髓炎可出现叩痛等。

二、乳牙龋病的危害性

乳牙龋病对儿童的口腔健康及生长发育都有不良影响，有时比恒牙龋更广泛、更严重。因此，对乳牙龋应更加重视及时治疗。

（一）局部影响

1. 对咀嚼功能的影响　乳牙因龋病造成牙体缺损，尤其在波及大多数乳磨牙时，咀嚼功能明显降低或丧失。

2. 对恒牙及恒牙列的影响　乳牙的龋蚀，牙冠的破坏，导致口腔卫生变差，使继承恒牙易患龋。乳牙龋继发根尖周炎可致继承恒牙釉质发育不全（特纳牙）。乳牙根尖周炎致牙根吸收异常，残根滞留等，使继承恒牙萌出过早或过迟，影响恒牙萌出顺序和位置。牙冠因龋缺损，或因龋早失，可能导致继承恒牙萌出间隙不足，从而引发错𬌗畸形。

3. 对口腔黏膜软组织的影响　残冠或残根可刺激局部唇颊黏膜及妨碍舌的运动。慢性根尖周炎时，根尖有时可穿透根尖部牙龈黏膜外露于口腔，使局部软组织发生创伤性溃疡。

（二）全身影响

龋齿数目较多时，咀嚼功能必然下降，影响儿童营养的摄入及消化吸收功能，长期营养缺乏将导致机体抵抗力下降。乳牙的缺损或早失会影响发音，尤其前牙严重龋损还会影响美观，造成儿童自卑心理。

龋病所致慢性根尖周炎可成为病灶，使机体的其他组织发生病灶感染，如低热、风湿性关节炎、慢性肾炎、视网膜炎等。

三、乳牙龋病的治疗

乳牙龋病的治疗目的是终止龋病的发展，保护牙髓的正常活力，恢复牙体的外形和咀嚼功能，使乳恒牙正常交替，有利于颌骨的生长发育。

（一）药物治疗

药物治疗也称非手术治疗，使用的药物主要是氟化物。

1. 适应证　一般多用于龋坏广泛的浅龋，白垩斑或剥脱状的环状龋及一些不易制备固位洞型的乳前牙邻面和唇面。

2. 常用药物　2%氟化钠溶液、8%氟化亚锡溶液、1.23%酸性氟磷酸钠溶液、75%氟化钠甘油糊剂、氟保护漆等。

3. 操作步骤

（1）修整外形　修整龋损周围，形成自洁区。

（2）清洁牙面，隔湿干燥　用棉卷隔湿，辅以吸唾器。

（3）涂药　参照不同药物的使用说明书，保证涂布药物要有足够的时间。

（二）修复治疗

1. 充填治疗　是指去除龋坏组织，制备大小与形态适当的窝洞，在保护牙髓的状况下，选用合适的充填材料充填窝洞、恢复外形的一种治疗方法。乳牙窝洞的制备原则同恒牙的牙体窝洞的制备，但应考虑乳牙牙体解剖结构的特点，如牙釉质、牙本质薄，牙髓腔大，髓角高等。常用的充填材料有复合树脂、玻璃离子水门汀、复合体等。

2. 预成冠修复　是一种预制成型的、具有乳磨牙牙冠形态的牙冠，常用不锈钢金属冠。适用于大面积龋坏或多个牙面龋坏的乳磨牙修复、其他牙科充填材料修复失败后的二次治疗以及牙髓治疗后，存在牙体折断风险的乳牙修复等。

（三）治疗中、治疗后的注意事项和并发症

1. 取得家长的信任和患儿的配合　注意无痛操作。

2. 意外露髓　乳牙牙釉质薄、髓腔大、髓角高，制备洞形时若操作不慎易造成意外穿髓，因此，术者一定要熟悉乳牙髓腔解剖特点。

3. 继发龋　乳牙易产生继发龋的原因如下：

（1）儿童不合作，备洞时软化牙本质未去净。

（2）乳牙解剖形态的限制，使得在洞形制备时，难以达到抗力形和固位形的要求，使充填体及牙体折裂，引起继发龋。

（3）牙龈乳头位置较高，操作时局部易受唾液、血液污染，使充填体或冠与牙体粘接不密合。

4. 充填后疼痛　备洞时机械的、温度的刺激，深龋使用了有刺激性的消毒药或深龋未垫底，均可刺激牙髓，引起疼痛。备洞时意外露髓，未及时处理，充填体过高，充填物悬突等，也可致充填后咬合痛以及牙龈炎症。

5. 充填体脱落及牙体折裂　洞形制备时，若无良好的抗力形和固位形，可致充填体折裂脱落，以及牙体折裂。

6. 冠修复的脱落、穿孔及牙龈炎　若选用的牙冠不合适，粘接剂溶解后会造成牙冠脱落；冠较薄易磨损穿孔；冠缘不密合易致食物滞留，引起牙龈炎症；或修复时冠缘过度伸入龈下刺激牙龈。

四、年轻恒牙龋病的临床表现、诊断和鉴别诊断

（一）临床表现

1. 年轻恒牙龋病常表现为病变组织颜色较浅，呈浅棕色，质地较软而且湿润，龋损很容易用刮匙去除。

2. 好发牙位包括第一磨牙、第二磨牙的𬌗面、邻面、颊侧沟、腭侧沟，及上中切牙的邻面。

3. 由于年轻恒牙髓腔大，髓角尖高，牙本质小管粗大，矿化程度差，所以进展速度快，易波及牙髓。

4. 第一恒磨牙常出现潜行性龋（隐匿性龋）　因为釉板结构的存在，致龋细菌可直接在牙体内部形成龋洞，而牙齿表面完好无损。

（二）诊断和鉴别诊断

年轻恒牙龋病的诊断和鉴别诊断同成人。

五、年轻恒牙的龋病治疗

（一）治疗原则

1. 年轻恒牙根尖或根尖孔尚未完全形成，而生活牙髓是牙根发育完成的根本保证，因此，对年轻恒牙的治疗，保护牙髓尤为重要。去净腐质后若接近牙髓，用间接盖髓术。去除深部感染牙本质时，应用刮匙挖除；选用对牙髓无刺激的修复材料。

2. 覆盖龈瓣的牙面患龋时，应先切除龈瓣，便于制备洞形。若龋患边缘与龈瓣边缘平齐，可以去腐备洞后进行玻璃离子水门汀暂时充填，待完全萌出后进行永久充填。

3. 年轻恒牙存在垂直和水平向的移动，修复时不强调恢复邻接关系，而应以恢复牙冠的解剖形态

为目的。

4.年轻恒牙修复能力强，其深龋治疗必要时可考虑二次去腐。

（二）治疗方法

1. **再矿化治疗**　用于早期脱矿但无缺损的牙釉质龋。

2. **预防性树脂充填术**　即窝沟点隙龋仅局限于釉质或牙本质层，去净腐质后，用复合树脂充填窝洞，其余相邻的深窝沟用封闭剂封闭。

3. **间接盖髓**　用于近髓的深龋，同时选择对牙髓刺激性较小的垫底材料护髓。

4. **深龋的二次去腐治疗**　因年轻恒牙的修复能力强，深龋治疗时可以考虑二次去腐治疗。首次去腐时，接近露髓处保留少许软化牙本质，于洞底覆盖氢氧化钙制剂，垫底充填。10～12周后再次治疗，若首次的软化牙本质已再矿化变为干燥牙本质，去净腐质确见未露髓，间接盖髓后永久充填。

第 4 节　儿童牙髓病和根尖周病

案例 6-2

患儿，男，3 岁，因左上后牙疼痛 1 个月前来就诊。检查发现口腔卫生较差，64 咬合面可见深大龋洞，可探及穿髓孔，探诊无反应，叩诊不适，根尖部牙龈有瘘管，Ⅰ度松动。影像学检查可见 64 冠部大面积低密度影达髓腔，根尖周可见大面积低密度影，24 恒牙胚在，硬骨板连续完整。

问题：1. 该患牙的诊断是什么？
　　　2. 此疾病应如何治疗？

一、乳牙牙髓病和根尖周病

乳牙牙髓病是牙髓组织的疾病，包括牙髓炎症和牙髓坏死。乳牙根尖周病是根尖组织或根分叉部位的牙骨质、牙周膜和牙槽骨等组织的炎症性疾病。

乳牙牙髓病和根尖周病的病因以细菌感染因素为主。乳牙牙髓病多由深龋感染引起。乳牙根尖周病多由牙髓病或牙髓感染发展而来。

（一）乳牙牙髓病

1. **急性牙髓炎**

（1）临床表现　龋病来源的急性牙髓炎多是慢性牙髓炎急性发作。疼痛是乳牙急性牙髓炎的重要症状，可呈自发性、间歇性或夜间疼痛，冷热刺激也可诱发疼痛，疼痛常不能定位，但反应不如成人强烈。

（2）诊断　疼痛发生的时间和性质是诊断牙髓病的主要依据。急性牙髓炎的疼痛往往夜间发作，影响患儿睡眠。乳牙牙髓病探诊时可能有明显的疼痛和出血。可能出现叩痛。X 线检查也有助于诊断。

2. **慢性牙髓炎**　是最常见的乳牙牙髓炎，绝大多数来源于龋病，也可由急性牙髓炎转化而来。乳牙慢性牙髓炎因根分叉硬组织薄，侧支根管多，感染易通过这些途径扩散。

（1）临床表现　慢性牙髓炎一般不发生剧烈的自发性疼痛，但有时可出现不明显的阵发性隐痛或钝痛。慢性牙髓炎病程较长，患者可有长期的冷、热刺激痛病史。

（2）诊断　患牙可有冷热刺激痛史或自发痛史；临床检查可见深龋洞、充填体或其他近髓的牙体损伤；可见露髓点或息肉样组织；温度测验结果异常。

（3）鉴别诊断　乳牙慢性牙髓炎可与乳牙深龋相鉴别，可询问有无自发痛史，检查有无叩痛等。

（二）乳牙根尖周病

乳牙根尖周病可分为急性根尖周炎和慢性根尖周炎。

1. 急性根尖周炎　当引流不畅，破坏严重而机体抵抗力较差时引起急性炎症。

（1）临床表现　主要症状为疼痛和肿胀。可出现较为剧烈的自发性疼痛、咀嚼痛和咬合痛。根尖部或根分叉部的牙龈红肿，积聚在根尖周组织的脓液若未及时通过人工方法建立引流，则脓液会沿阻力小的部位排出，使根尖部牙龈出现瘘管，反复溢脓，反复肿胀。瘘管出现后，急性炎症会转变为慢性炎症。另外，因乳牙牙周组织疏松，脓液也易从龈沟内排出，加剧患牙松动，若治疗及时，炎症很快消退，牙周组织还能愈合并恢复健康。严重的病例可出现颌面部肿胀，所属区域淋巴结肿大、压痛，并伴有全身发热等症状。

（2）诊断　可见深龋洞、充填体或其他近髓的牙体损伤、局部肿胀，探诊患牙多无反应，叩痛（++～+++），根尖部扪痛，患牙可有不同程度的松动，X线检查：根尖部无明显改变或根周膜间隙增宽。

2. 慢性根尖周炎　是由于根管内长期有感染及病源刺激物的存在，根尖周组织呈现的慢性炎症反应。

（1）临床表现　一般无明显的自觉症状。多可追问出牙痛史、反复肿痛史或牙髓治疗史。检查：可见深龋洞、充填体或其他近髓的牙体损伤。有瘘型可见相应部位有龈瘘，探诊患牙多无反应，叩诊无明显异常或仅有不适，扪压根尖部有不适，患牙可有不同程度的松动，慢性根尖周炎可使处于牙根稳定期的乳牙出现松动。X线检查可见根尖部和根分叉部牙槽骨破坏的透射影像。

（2）诊断　慢性根尖周炎确诊的关键是X线片上根尖或根分歧区域的骨质破坏。如发现瘘管也是诊断要点之一。

（三）乳牙牙髓病和根尖周病的治疗

1. 直接盖髓术　同恒牙。

2. 牙髓切断术　局部麻醉下将感染牙髓切断去除，并将盖髓剂覆盖于牙髓断面，保留健康根髓的治疗方法。随着口腔医疗技术的发展和进步，目前乳牙牙髓切断术提倡使用MTA或新型生物陶瓷材料iRoot BP Plus进行盖髓治疗。

（1）适应证　乳牙深龋露髓或外伤露髓，露髓孔大于1mm，不能直接盖髓者；乳牙冠髓牙髓炎。

（2）乳牙牙髓切断术的药物

1）MTA牙髓切断术：将无菌蒸馏水和MTA粉剂以3∶1调拌并覆盖于牙髓断面，用蘸无菌蒸馏水的小棉球轻压使其与根髓贴合，厚度约为2mm，然后使用玻璃离子水门汀垫底后充填治疗或不锈钢预成冠修复。但应注意MTA易于使牙冠变色，在一定程度上会影响牙齿美观。

2）iRoot BP Plus牙髓切断术：也可用生物陶瓷活性材料iRoot BP Plus代替MTA进行牙髓切断术。这种新型材料具有良好的生物相容性和抗菌性，且治疗后牙齿不会变色。

3. 根管治疗术　是治疗乳牙牙髓坏死、坏疽和根尖周病的有效方法。根管充填应采用可随牙根吸收而吸收的材料，以免刺激根尖周组织。

（1）适应证

1）牙髓炎症涉及根髓，不易行牙髓切断术者。

2）牙髓坏死而应保留的乳牙。

3）根尖周炎而具有保留价值的乳牙。

（2）禁忌证

1）牙冠破坏严重，已无法再修复的乳牙。

2）髓室底穿孔。

3）根尖及根分叉区骨质破坏范围广，炎症已累及恒牙牙胚。

4）广泛性根内吸收或外吸收超过根长的1/3。

5）下方有含牙囊肿或滤泡囊肿。

6）牙根弯曲、不通，无法修复的牙齿。

（3）治疗步骤

1）开通髓腔：同恒牙。

2）根管清理和根管预备：由于乳牙根管系统复杂，根管壁薄，其根管预备不强调根管扩大和成形，而主要是通过化学方法去除根管内感染物质，因此，临床上重点放在使用药物进行根管冲洗和根管消毒，尤其是后牙，临床推荐使用1%次氯酸钠、2%氯亚明液冲洗根管。

3）根管消毒：将氢氧化钙糊剂、碘仿糊剂导入根管内，暂封窝洞。

4）根管充填：可吸收材料充填。目前临床常用的根管充填材料有氧化锌丁香油类、氢氧化钙、碘仿制剂、抗生素糊剂、生物材料制剂。

二、年轻恒牙牙髓病和根尖周病

（一）临床表现

年轻恒牙牙髓组织较疏松，血运丰富，细胞成分较多，故其防御与修复能力都较强。一般轻度刺激或感染时，炎症易于局限，形成慢性过程，刺激或感染严重时，则又易于扩散。临床治疗时，这种变化可表现为髓室有炎症或坏死时，髓室内部分髓组织或根髓可能仍是生活的，甚至是健康的。

由于年轻恒牙的牙髓和根尖周组织疏松，血运丰富，一旦发生炎症，感染易于扩散，如治疗及时，炎症易被控制，年轻恒牙易恢复。

（二）诊断及鉴别诊断

年轻恒牙牙髓病和根尖周病的诊断及鉴别诊断基本同成人。应注意年轻恒牙由于牙根发育尚未完成，牙髓活力测试的准确性低。

（三）治疗

年轻恒牙的治疗原则：尽量多地保存活髓，尤其是活的根尖牙乳头以促使牙根继续发育。

1. 盖髓术　采用氢氧化钙、MTA等材料做盖髓剂。影响活髓保存治疗疗效的因素是两防两选，即防牙髓损伤和防牙髓感染，选择适应证和选择盖髓剂。

2. 牙髓切断术　与乳牙牙髓切断术相似，但目的是保留健康根髓，促使牙根继续生理性发育。

3. 根尖诱导成形术　指牙根未完全形成之前发生牙髓严重病变或根尖周炎症的年轻恒牙，在控制感染的基础上，用药物及手术方法保存根尖部的牙髓或使根尖组织沉积硬组织，促使牙根发育和根尖形成的治疗方法。

（1）原理　控制根管感染和消除根尖周炎，保护和保留未发育完全的、开放的根尖部牙髓和根尖周组织；利用根尖诱导剂，促进根尖的形成和封闭。

诱导根尖形成所依赖的组织有：①根尖部残留的生活牙髓；②牙髓根尖端的牙乳头；③根尖周组织中上皮根鞘。

（2）适应证

1）牙髓炎症已波及根髓，而不能保留根髓的年轻恒牙。

2）牙髓坏死或并发根尖周炎的年轻恒牙。

（3）操作步骤　常规根尖诱导成形术治疗包括两个阶段：第一阶段，消除感染和根尖病变，诱导牙根继续发育或诱导根尖钙化屏障形成；第二阶段，永久性根管充填和患牙修复。

1）第一阶段：①根管预备，去除根管内感染牙髓和坏死组织。依据X线片上根管的长度，控制拔髓针进入的深度，尽量不损伤牙乳头。为了避免预备和封药损伤根尖周组织，应尽力保持根尖生活组织，所以根管器械进入根管的深度比X线片显示的根尖短1～2mm。②根管消毒：选择消毒力强、刺激性小的药物用于根管内，如三联抗生素糊剂、氢氧化钙等。时间为2周至1个月，直至无渗出或无症状为止。③药物诱导：目前常用的诱导药物是氢氧化钙制剂。药物导入根管内后用封闭性良好的材料充填患牙。④定期复查：3～6个月复查一次，直至根尖形成或根端闭合。

2）第二阶段：永久性根管充填，修复患牙，同成人恒牙。

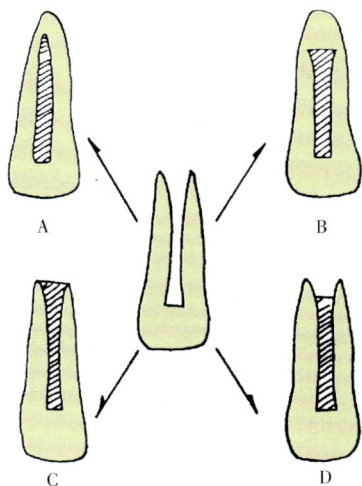

图6-3　根尖诱导成形术后发育状况
A.根尖继续发育，管腔缩小，根尖封闭；B.根管腔无变化，根尖封闭；C.X线片上未见牙根继续发育，但根管内探测有明显阻力，说明根尖处有薄的钙化屏障；D.X线片上见在根端1/3处形成钙化屏障

（4）预后

1）根尖诱导成形术修复转归主要有：①牙髓坏死后，赫氏上皮鞘未损坏，条件改善后，牙根可继续生长；②利用血块机化而使钙化物质沉积；③根尖部如果有牙髓组织，术后形成的牙根属正常类型；④由根尖部的骨组织、骨样牙本质及不规则牙骨质等沉积，封闭根尖孔。

2）根尖诱导成形术牙根发育转归主要有：①根尖发育完成，根管缩小，根尖封闭；②根尖发育完成，根管腔无变化，根尖封闭；③根尖未发育完成，根尖孔处有钙化屏障；④根尖未发育完成，钙化屏障在根尖孔内，根尖短而圆钝（图6-3）。

4. 牙髓血管再生治疗　近年来，学者们发现在没有发育完成的牙根端组织中存在根尖周牙乳头干细胞，其生物学功能与牙根形成密切相关。研究发现根尖周牙乳头干细胞可形成伴有血管的牙髓样组织，且能在根管壁形成厚度均匀一致的新生牙本质样组织。在此基础上，有学者通过牙髓血管再生的方法让牙根继续发育，取得了较好的临床效果，牙根继续发育，伴有牙根的延长和根管壁增厚。该治疗方法的长期效果有待进一步观察。

第5节　咬合诱导

一、概　　念

在牙齿发育时期，采用临床管理结合预防、阻断、矫治的方法，来引导牙齿沿咬合的正常生理位置生长发育，称为咬合诱导。

咬合诱导有广义和狭义之分。广义上讲，儿童口腔科在临床上所实施的全部处置都是咬合诱导，如龋病、牙髓病、根尖周病的治疗，牙冠的修复，多生牙的拔除等。狭义的咬合诱导是指通过对牙齿早失的处理、异位萌出牙齿的处理、外科的助萌、口腔不良习惯的破除等处置，防止咬合异常的发生或对已发生的咬合异常进行早期治疗，诱导建立正常咬合关系的措施。

二、影响咬合发育的因素

在儿童牙齿发育的过程中，诸如龋病、口腔不良习惯等因素会对咬合发育产生影响。

（一）龋病

1. **乳牙龋病** 乳牙邻面龋坏，使牙冠近远中径减小，邻牙向龋损缺隙处移动，进而影响牙弓的长度和宽度。乳牙大面积的龋损还会影响颌间高度。因此，乳牙龋坏应尽早治疗，对于大面积龋坏牙齿应采用金属预成冠修复，从而恢复牙冠外形。

2. **乳牙牙髓病和根尖周病** 乳牙的牙髓、根尖周组织疾病影响乳牙牙根的正常吸收，使乳牙不能正常脱落和替换，还会影响继承恒牙胚的发育情况及萌出方向。

3. **乳牙早失** 乳牙早失后，邻牙向缺隙处倾斜，缺隙减小甚至消失，影响继承恒牙的萌出，造成牙列拥挤、阻生或在牙弓外萌出。

4. **第一恒磨牙龋坏** 第一恒磨牙是恒牙建𬌗的关键，保持良好的第一恒磨牙关系是建立恒牙平衡的重要条件。然而，第一恒磨牙萌出较早（6岁左右），且其尖窝沟嵴丰富，是恒牙列中龋齿发病率最高的牙齿，常因大面积龋坏或拔除而影响正常恒牙𬌗关系的建立。

5. **恒牙萌出顺序异常** 乳牙早失、乳牙滞留和多生牙等原因，使恒牙的萌出顺序发生改变，从而导致错𬌗的发生。

（二）牙齿发育异常

1. **多生牙** 好发于上颌前牙区。多生牙可能会影响正常恒牙的发育及萌出，造成恒牙阻生、异位萌出，邻牙扭转，牙列拥挤。

2. **先天缺牙** 个别牙缺失常造成异常间隙，多颗牙缺失会影响咀嚼功能、咬合关系，严重者影响美观。

3. **牙齿形态异常** 融合牙、过大牙、过小牙会引起牙弓周长、咬合关系发生异常。

4. **乳牙滞留** 指继承恒牙已萌出，乳牙未能及时脱落者，或恒牙未萌出，乳牙保留在恒牙列中。乳牙不及时脱落会导致恒牙萌出位置异常。

（1）病因

1）继承恒牙萌出方向异常，使乳牙牙根吸收不完全或者未吸收。

2）恒牙先天性缺失、埋伏阻生、萌出无力，使乳牙牙根吸收缓慢未能及时脱落。

3）乳牙根尖周病变破坏牙槽骨使恒牙早萌，乳牙也可滞留不脱落。

4）某些全身疾病，如佝偻病、侏儒症、颅骨锁骨发育不全，以及某些遗传因素致多颗乳牙滞留。

（2）临床表现 最常见的是下颌乳中切牙滞留，继承恒牙自其舌侧萌出，呈现双排牙现象。其次常见的是第一乳磨牙的残冠或残根滞留，继承第一恒前磨牙于颊侧或舌侧萌出。第二乳磨牙常因继承恒牙先天性缺失而滞留。上颌牙齿在滞留牙齿腭侧萌出，可能造成反𬌗。

（3）诊断依据 乳牙已到达替换时期尚未脱落，而其唇颊侧或舌腭侧有继承恒牙萌出；或可见恒牙列中有乳牙留存，而无继承恒牙存在。

（4）治疗原则

1）若继承恒牙已萌出，应尽快拔除滞留乳牙。错位的恒牙一般可以自行调整至正常位置，若不行，可视情况进行矫正。

2）若继承恒牙先天性缺失，滞留乳牙可不做处理。但是滞留乳牙一般不能使用终身，应密切观察，待其脱落后，根据余牙情况进行修复治疗。

5. **牙齿早萌** 分为乳牙早萌和恒牙早萌。

乳牙早萌较少见，主要有两种，一种为诞生牙，即婴儿出生时口腔内已萌出的牙齿，一种为新生牙，即婴儿出生30天内萌出的牙齿。乳牙早萌的原因不明。若早萌乳牙极度松动，应及时拔除，防止误吸误吞；若早萌牙松动不明显，可保留观察，牙齿会逐渐稳固，有利于邻牙萌出。

恒牙早萌多与乳牙早失和乳牙根尖病变有关。松动的早萌恒牙易缺失，从而影响恒牙列的建立和完整性。

（1）病因　主要是因为乳牙根尖周病变破坏了恒牙胚表面的硬骨板，继承恒牙过早暴露于口腔中。

（2）临床表现　多见于前磨牙，下颌多于上颌。早萌牙齿的牙根发育不足，加之乳牙残根周围炎症的影响，使得早萌牙松动明显。早萌牙常伴有釉质矿化不良和（或）釉质发育不全的现象，即特纳牙。

（3）治疗原则

1）控制乳牙根尖周炎症，拔除残根、残冠。

2）对早萌牙进行定期局部涂氟和预防性树脂充填，预防龋病发生。

3）若早萌牙松动明显，或对颌乳牙缺失，可做功能性间隙保持器或阻萌器防止早萌牙伸长。

6. 牙齿固连　指牙骨质和牙槽骨的粘连，临床表现为固连牙的𬌗面高度比邻牙低1～2mm，叩诊呈高调金属音，X线片中正常的牙周膜间隙消失，邻牙向该处倾斜，对颌牙伸长。若乳牙发生固连，会阻碍继承恒牙的发育和萌出，造成恒牙阻萌或异位萌出。

7. 第一恒磨牙异位萌出　第一恒磨牙向近中倾斜，使得第二乳磨牙的远中牙根受压迫而吸收，引起第二乳磨牙早失，导致间隙丧失，牙弓长度减少，进而阻碍第二恒磨牙的正常萌出。

8. 正中间隙　多生牙或粗大低位附着的唇系带等会导致上颌中切牙之间的正中间隙不能关闭。

（三）口腔不良习惯

婴幼儿常由于本能、恐惧等心理因素而自发产生口腔不良习惯，若持续到3岁以后，会引起口腔肌肉的功能异常及咬合变化，甚至错𬌗畸形。错𬌗畸形的发生及严重程度主要取决于口腔不良习惯的持续时间、发生频率和作用强度。若3岁以后仍不能克服口腔不良习惯，应采用矫治器帮助患儿克服。

1. 吮指　常引起上前牙前突形成深覆盖或局部开𬌗，还会影响发音及正常切割功能。常见到手指上有茧子和手指弯曲等现象。

2. 舌习惯　伸舌习惯形成前牙梭形开𬌗，双颌前突。舔舌习惯使前牙向唇侧倾斜，出现牙间隙。

3. 唇习惯　以咬下唇多见。咬下唇时上前牙向唇侧倾斜移位而出现牙间隙，下前牙向舌侧倾斜而拥挤，形成深覆盖。

4. 口呼吸　常由鼻咽部疾病引起。表现为腭盖高拱，牙弓狭窄，上颌前突，上前牙唇倾，下颌后缩，颜面呈开唇露齿状。

5. 偏侧咀嚼　当一侧牙弓有严重的龋齿、多数牙缺失或者严重错位牙时，患儿被迫用健侧咀嚼，形成偏侧咀嚼习惯。患侧因缺乏咀嚼功能刺激发育不足，使得面部两侧大小不对称，且患侧牙齿有软垢、牙石堆积。

6. 其他　常见的还有咬物、托腮，不良哺乳姿势和习惯。

三、乳牙的早失和间隙管理

（一）乳牙早失

乳牙在正常替换前，因某些因素而过早丧失，称乳牙早失。

1. 病因

（1）严重的龋病、牙髓病、根尖周病及牙周炎使得乳牙无法保留而被拔除。

（2）恒牙异位萌出，使得邻近乳牙牙根受压迫而吸收，进而脱落。常见第一恒磨牙向近中阻生，压迫第二乳磨牙。

（3）乳牙外伤，如乳牙完全脱位时无需复位，乳牙颈部1/2根折或乳牙嵌入怀疑压迫恒牙胚时，需拔除。

（4）某些遗传性疾病如低磷酸酯酶症、掌趾角化牙周病综合征等。

2. 临床表现　不同部位的乳牙早失，其临床表现也不同。乳切牙常因龋病、外伤而早失，缺失后的间隙变化较小。下颌乳尖牙缺失后，可见下颌前牙内倾，占据下颌恒尖牙的位置，并伴随前牙深覆𬌗。乳磨牙早失后，常引起第一恒磨牙前移或者倾斜，造成前磨牙异位萌出或者阻生。

3. 诊断　乳恒牙替换遵循一定的时间和规律。乳牙在到达正常替换时间之前缺失，则诊断为乳牙早失。

4. 治疗原则　乳牙列的完整和形态正常是恒牙萌出及建𬌗的重要条件。乳牙早失后，应尽早佩戴间隙保持器，维持缺牙间隙，以保证恒牙的正常萌出。

（二）间隙保持器的概念

乳牙早失后，恒牙若不能及时萌出，相邻的牙齿向缺隙部位倾斜，对𬌗牙伸长，使间隙的近远中径和垂直径变小，导致继承恒牙萌出困难和错𬌗畸形，为了防止上述情况的发生而应用的装置称为间隙保持器。

（三）安放间隙保持器的时机

1. 牙根的发育　乳牙早失后，若继承恒牙近期内不能萌出，间隙就会缩小，需及时制作间隙保持器。研究发现多数牙齿在牙根发育75%时萌出，因此可以通过X线片观察牙根发育的长度来预测继承恒牙的萌出时间。

2. 恒牙与牙槽嵴间的距离　还可通过观察恒牙胚表面骨质的厚度来预测恒牙的萌出时间，骨质厚度每1mm约需要4～5个月萌出。

3. 牙齿萌出的先后顺序　观察早失牙的邻牙与正在发育及萌出牙齿之间的关系，判断是否需要做间隙保持器或做何种间隙保持器。

4. 骨量与牙量的关系　若患儿骨量明显大于牙量，牙列间有散在间隙，无拥挤趋势，可进行临床观察，再决定是否做间隙保持器。

5. 乳牙早失后的间隙变化

（1）乳切牙早失　由于恒切牙均比乳切牙大，且前牙区牙槽骨增长显著，故乳切牙早失，间隙变小或者消失的可能性较小。

（2）乳尖牙早失　乳尖牙常受恒侧切牙萌出时的压迫吸收而早期脱落。间隙极易变小甚至消失，致使恒尖牙异位萌出。

（3）乳磨牙早失　乳磨牙早失后，第一恒磨牙在萌出时会向近中移动，第二乳磨牙早失后的间隙变化尤为明显。因此第一乳磨牙在8岁前、第二乳磨牙在9岁前早失应做间隙保持器。

（四）间隙保持器应具备的条件

1. 能保持间隙的近远中距离，防止对𬌗牙伸长。

2. 不妨碍牙齿萌出及牙槽骨高度的增长。

3. 不妨碍颌骨及牙弓的正常生长发育。

4. 不引起邻牙龋坏或口腔软组织疾病。

5. 恢复咀嚼及发音功能。

6. 维持正常的下颌运动和咬合关系。

7. 容易清洁、舒适，有助于美观。

8. 制作简单，容易调整和修理，不易变形。

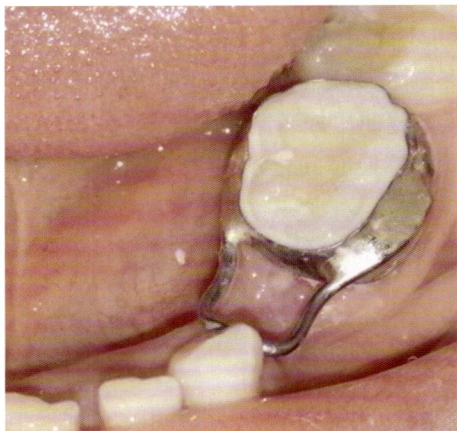

图6-4　丝圈式间隙保持器

（五）间隙保持器的种类

1. 固定式　丝圈式、远中导板式、舌弓、Nance弓式间隙保持器。

2. 活动式　可摘功能性间隙保持器。

（六）常用间隙保持器的临床应用

1. 丝圈式间隙保持器（图6-4）

（1）适应证　主要适用于单侧单个乳磨牙早失的案例，双侧单个乳磨牙早失也可考虑双侧分别制作。

（2）优缺点

1）优点：①可以保持间隙近远中的距离；②不妨碍牙槽骨的生长发育；③制作简单，价格低廉。

2）缺点：①不能保持间隙的垂直高度；②不能恢复咀嚼和发音功能；③不易清洁，增加患龋风险。

（3）可能出现的问题　若丝圈的位置不对，常导致丝圈下沉压迫牙龈。若丝圈过窄，当继承恒牙萌出时，黏膜隆起，丝圈压迫黏膜而形成溃疡。

（4）保持器去除的时间　继承恒牙牙尖外露后即可去除间隙保持器，对于金属冠丝圈式的保持器可以去除丝圈，保留金属冠。

2. 远中导板式间隙保持器（图6-5）

（1）适应证　适用于第二乳磨牙早失，第一恒磨牙未萌或正在萌出的病例，利用第一乳磨牙作为基牙。

（2）优缺点

1）优点：可以保持间隙近远中的距离。

2）缺点：①不能很好地恢复咀嚼功能；②制作较难；③易引起黏膜下感染。

（3）可能出现的问题　若远中导板在龈下的位置过长，可能会破坏继承恒牙的牙囊，影响其发育；由于第一恒磨牙的萌出和

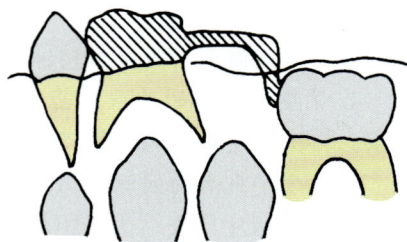

图6-5　远中导板式间隙保持器

对颌牙的伸长，使导板因承受相当大的压力而开焊；导板远中诱导面的宽度不应小于3mm，否则引起第一恒磨牙扭转。

（4）保持器去除的时间　当第一恒磨牙萌出冠2/3时，去除此保持器，换成丝圈式或舌弓式间隙保持器。

3. 舌弓式间隙保持器（图6-6）

（1）适应证　适用于两侧乳磨牙早失，一侧多数乳牙早失，或活动式间隙保持器患儿不配合者。若下颌恒切牙未萌出，不建议使用舌弓式间隙保持器，因为下颌恒切牙自下颌乳切牙舌侧萌出，舌弓可能会阻碍下颌恒切牙萌出，此时推荐双侧单独做丝圈式间隙保持器。

（2）优缺点

1）优点：①对萌出牙无伤害；②不妨碍牙槽骨的生长发育，能维持牙弓长度；③制作简单。

2）缺点：①不能防止对颌牙伸长；②不能恢复咀嚼

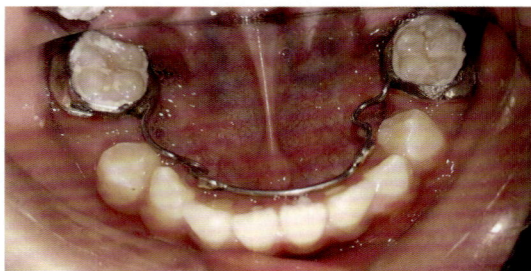

图6-6　舌弓式间隙保持器

功能。

（3）可能出现的问题　因第一恒磨牙近中移动，使舌弓压入前牙舌侧黏膜内而引起炎症，应去除装置消除炎症后重新制作。

（4）保持器去除的时间　当继承恒牙与弓丝接触时，去除保持器。有时要继承恒牙建立良好的咬合关系后去除。

4. Nance弓（腭弓）式间隙保持器（图6-7）

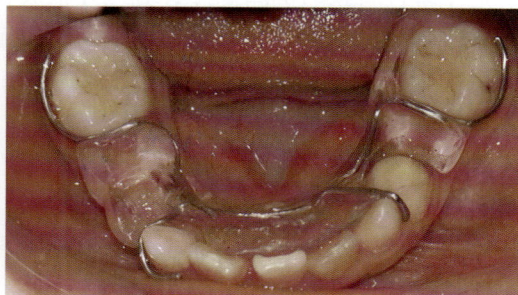

（1）适应证　同舌弓式，用于上颌。

（2）优缺点　同舌弓式。

（3）可能出现的问题　Nance托对腭部黏膜组织有一定刺激，食物残渣和菌斑容易附着在Nance托上，导致局部黏膜炎症，若引起黏膜增生，Nance托可能会对黏膜产生压迫。

（4）保持器去除的时间　在达到间隙保持的目的后，即应尽早去除。

5. 可摘功能性间隙保持器（图6-8）

（1）适应证　多颗乳磨牙缺失，或伴有前牙缺失，患儿配合者。

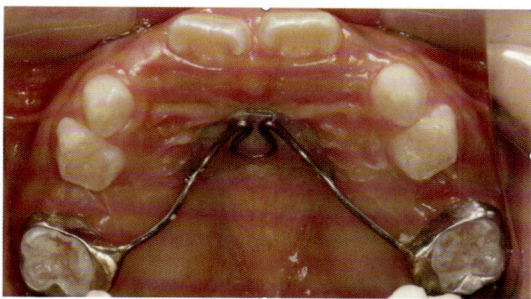

图6-7　Nance弓式间隙保持器　　　图6-8　可摘功能式间隙保持器

（2）优缺点

1）优点：①保持间隙的长度和高度；②恢复咀嚼、发音、美观功能；③基牙负担小；④能自由摘戴，利于清洁。

2）缺点：①抑制牙列及颌骨生长发育；②患儿依从性要求高；③易损坏，异物感强。

（3）可能出现的问题　可摘功能性间隙保持器长期摘戴，固位力会下降，需定期复查，调整卡环增强固位。另外，需要观察颌骨及牙列的生长发育、继承恒牙萌出的情况，及时缓冲基托或者考虑更换或摘除保持器。

（4）保持器去除的时间　根据继承恒牙萌出情况去除基托。

（七）戴间隙保持器后的管理

佩戴间隙保持器的儿童正处于生长发育阶段，因此定期复诊检查、管理非常重要。原则上3～4个月复诊一次，主要检查以下几个方面。

1. 确认装置是否达到保持间隙的目的。

2. 有无变形和破损，是否需要调整、更换。

3. 患儿是否有不良习惯，是否对口腔软硬组织产生损伤。

4. 是否引起咬合关系异常需要调整咬合关系。

5. 是否影响牙齿生理性移动，是否影响颌骨发育。

6. 是否影响继承恒牙的萌出及是否需要拆除及预测拆除时间。

7. 患儿口腔卫生状态如何，根据实际情况决定下次复诊时间。

第6节 乳牙和年轻恒牙的拔除

儿童时期乳牙及年轻恒牙对建立正常的恒牙殆起着重要作用，应尽可能避免乳牙的早失和年轻恒牙的缺失。然而，在需要生理性替换以及严重的牙体疾病或牙外伤等不能保留患牙的情况下，拔除乳牙和年轻恒牙也是必要的。

一、乳牙的拔除

（一）适应证

1. 不能保留的患牙

（1）牙冠破坏严重，或因龋坏已形成残冠、残根，已无法再修复的乳牙，只能考虑拔除。

（2）近生理性替换时的露髓牙，乳牙牙根吸收1/3以上，不能进行根管治疗者。

（3）根尖周炎的乳牙，根尖及根分叉区骨质破坏范围广，尤其是骨质破坏、炎症已涉及继承恒牙牙胚；或乳牙牙根因感染而吸收，乳牙松动明显；或乳牙根尖已露于牙龈外，常致局部黏膜发生创伤性溃疡者。

（4）乳牙因外伤无法保留者。

2. 因咬合诱导需要拔除的乳牙

（1）替换期的继承恒牙即将萌出或已萌出，乳牙松动明显或已成滞留的乳牙。

（2）影响恒牙正常萌出的乳牙。

（3）因正畸需要拔除的牙。

3. 其他　多生牙以及不能保留的新生牙或诞生牙。

（二）禁忌证

1. 全身状况

（1）对于血液病、内分泌疾病、心脏病、肾病患者，症状较轻的患者在儿科医师的检查、监护下进行拔牙术；重症患者应考虑暂缓或禁止拔牙。

（2）急性感染、发热时避免拔牙。

2. 局部因素

（1）患牙引起局部根尖周组织和牙槽骨急性炎症时，应在药物控制后再拔除，以免炎症扩散。

（2）同时伴有急性广泛性牙龈炎或严重的口腔黏膜疾病时，应给予治疗后再拔牙。

二、年轻恒牙的拔除

恒牙是人的一生中重要的咀嚼器官，保护年轻恒牙对正常恒牙列的完整、发挥正常的咀嚼功能、殆关系的建立以及牙颌系统的发育等都具有非常重要作用，所以年轻恒牙的拔除应采取慎重态度。

（一）适应证

1. 不能治疗的残根、残冠，且患有严重的根尖周病变，骨质破坏范围较大的患牙。

2. 外伤牙不能保留者。

3. 正畸治疗需要减数者。

（二）禁忌证

同乳牙拔除术。

第7节　儿童牙外伤

一、牙外伤及支持组织损伤的临床分类

（一）Anderasen牙外伤分类法

1. 牙体硬组织和牙髓组织损伤

（1）釉质裂纹　牙釉质表面有裂纹，但牙齿组织无实质性缺损。

（2）釉质折断　牙齿折断局限于牙釉质缺损。

（3）釉质-牙本质折断　冠折造成牙釉质和牙本质实质缺损，未暴露牙髓。

（4）冠折露髓　釉质和牙本质折断且牙髓暴露。

（5）简单冠根折　牙体组织折断包括牙釉质、牙本质和牙骨质，但未暴露牙髓。

（6）复杂冠根折　牙体组织折断包括牙釉质、牙本质和牙骨质，且暴露牙髓。

（7）根折　牙根部牙本质、牙骨质折断，伴牙髓受损。

在上述分类中，釉质折断和釉质-牙本质折断统称为简单冠折，冠折露髓称为复杂冠折。

2. 牙周组织损伤

（1）牙齿震荡　单纯牙齿支持组织损伤，牙齿无异常松动或移位，有明显叩诊不适。

（2）亚脱位　牙周支持组织损伤，牙齿明显松动，但没有牙齿位置改变。

（3）部分脱出　牙齿从牙槽窝向牙冠方向部分脱出。

（4）侧方移位　牙齿沿牙齿长轴侧向移位伴有牙槽骨折断或裂纹。

（5）挫入　牙齿向牙槽骨方向移位，同时造成牙槽骨损伤。

（6）全脱出　牙齿从牙槽窝完全脱出。

（二）李宏毅牙外伤分类

1. 牙齿震荡。

2. 牙齿折断

（1）牙冠折断。

（2）牙根折断。

（3）冠根折断。

3. 牙齿移位

（1）牙齿挫入。

（2）牙齿侧向移位。

（3）牙齿部分脱出。

4. 牙齿完全脱出。

二、年轻恒牙外伤

（一）年轻恒牙外伤发病情况

1. 好发年龄　年轻恒牙外伤多发生于7～9岁的儿童，占恒牙外伤的50%～70%，男孩高于女孩。

2. **好发部位** 多发生于上颌中切牙，其次为上颌侧切牙，下颌切牙较少见。

3. **受伤类型** 年轻恒牙外伤牙齿折断较多见，占恒牙外伤的40%～60%。

（二）年轻恒牙外伤的临床表现和诊断

牙震荡、牙折断和牙脱位是年轻恒牙外伤最多见的几种形式，其临床表现基本同成人牙外伤。年轻恒牙外伤的诊断基本同成人牙外伤，但要注意患者的年龄因素。

（三）年轻恒牙外伤的治疗

由于儿童处于生长发育活跃期，年轻恒牙牙根发育尚未完成，在治疗方法上有其特点。

1. **牙震荡** 预后良好，在没有咬合创伤时，可不做特殊处理，但要嘱患者避免咬硬物。2周左右定期复查，观察牙髓状态。当存在咬合创伤时，应调𬌗或使用全牙列𬌗垫。

2. **冠折未露髓** 仅有少量牙釉质缺损时，可调磨锐利的断端至光滑。部分牙釉质折断时，可用光固化复合树脂修复。当牙本质暴露时，由于年轻恒牙牙本质较薄，牙本质小管粗大，任何外界刺激都会传入牙髓，因此应封闭牙本质断面，保护牙髓。

3. **冠折露髓** 健康牙髓是年轻恒牙牙根继续发育的保障，年轻恒牙冠折露髓后应尽可能保存活髓。若露髓孔在1mm以内，且露髓时间短（1～2h内），可行直接盖髓术。若露髓孔较大，露髓时间较短，可做牙髓切断术或部分冠髓切断术。若露髓时间较长，牙髓弥漫性感染或牙髓坏死，应去除感染牙髓，行根尖诱导成形术或牙髓血运重建。

牙冠切角缺损后要及时恢复牙冠外形，以防间隙丧失，给成年后修复带来困难。如患儿家长将折断的牙冠断端带来，可行断冠再接术，这是一种过渡性的修复方法，待患儿成年后改为其他永久性修复。

4. **冠根折**

（1）简单冠根折 断端常在龈下1～2mm，可通过排龈止血，酌情护髓处理，进行光固化复合树脂修复，或根据情况进行断冠再接术。

（2）复杂冠根折 治疗复杂，预后不确定。无条件时可先应急处理，将折断部分用复合树脂和邻牙一起固定，使患牙处于稳定状态，应在2～3天内开始系统治疗。对于有保留价值的牙齿行相应治疗，如折断线最低点在牙槽嵴顶之上，可行断冠再接术；如折断线最低点低于牙槽嵴顶，残留牙根可支持桩冠修复者，可行根管治疗-正畸联合根牵引，将牙根拉出2～3mm，以便于成年后的牙体修复。对于不考虑外形美观的发育成熟的恒牙，可行冠延长术使龈下断面变为龈上断面后修复牙冠。

5. **根折** 治疗原则：复位断端，固定患牙，消除咬合干扰，关注牙髓状态。

（1）近冠1/3根折 一般预后较差。对可行桩冠修复的残留牙根，可在根管治疗-正畸联合根牵引术，或辅以冠延长术后进行桩冠修复。如果残留牙根长度和强度不足以支持桩冠修复，需要拔除该牙，进行义齿修复；也可对残留牙根行根管治疗，保留无感染的牙根于牙槽骨内，避免过早的牙槽骨塌陷，待牙龈组织愈合后并在其上方行覆盖义齿修复，维持牙齿三维间隙，为成年后牙的种植修复创造好的条件。

（2）根中1/3根折 局部麻醉下复位固定患牙，消除咬合创伤，定期复诊，通过X线片检查断端愈合情况，并观察牙髓状态。复诊时若牙髓坏死，应进行根管治疗，如断端未愈合，可行根管治疗后在根管内放入合金根管固位桩或纤维桩做内固定，增加牙齿牢固度。

（3）根尖1/3根折 一般预后较好。如患牙几乎不松动，又无明显咬合创伤，可以不用固定等处理，注意嘱患儿勿用患牙咀嚼，定期复查。如患牙明显松动并伴有咬合创伤时，应对患牙进行固定，定期观察牙髓、牙周组织状况和断面愈合情况。如发现根尖出现病变或牙髓钙化，可在根管治疗后行根尖切除术和根尖倒充填术。

6. **牙部分脱出、侧方移位和挫入**

（1）部分脱出和侧方移位 应及时局部麻醉下复位并固定患牙2周，同时消除咬合创伤，定期复查牙髓、牙根、牙周情况。临床上常用的固定松动牙的方法有金属丝结扎固定法、正畸托槽固定法、预成钛链固定法、玻璃纤维束固定法和全牙列殆垫固定等。

（2）挫入　又称嵌入型脱位，应视挫入的程度、患儿的年龄和牙齿发育的程度区别对待。年轻恒牙，根端开阔，血管神经愈合能力强，为了避免根尖周组织再次损伤，不宜拉出复位，应观察待其自行萌出，定期观察牙髓状况，发现有根尖透影或炎性牙根吸收时，立即拔除感染牙髓，行根尖诱导成形术。牙根发育完成的患牙，没有再萌出迹象时，应行正畸牵引，且要在外伤后2～3周内行根管治疗，以防牙根炎性吸收。

7. 牙全脱出　恒牙全脱出常见于单个年轻恒牙，上颌中切牙最好发，应立即做牙齿再植术。

（1）牙齿再植术操作步骤

1）清洁患牙：将患牙用生理盐水冲洗，污染严重的用蘸有生理盐水的纱布轻拭，切不可刮根面。

2）植入患牙：局部麻醉下，用生理盐水冲洗牙槽窝以去除异物及污物。用最小的压力将患牙植入牙槽窝，如遇到阻力，应检查牙槽窝是否有骨折。

3）检查咬合：检查正中殆有否早接触后，对于正中殆存在明显早接触者需使用全牙列殆垫。

4）固定患牙：对再植牙弹性固定7～10天，急诊可用釉质粘接材料或缝合暂时固定，转门诊后再行其他方法固定。

5）抗生素应用：再植后应常规全身使用抗生素，减少感染。

6）再植牙的牙髓处理：由于完全脱出的牙齿牙髓血管完全断裂，再植后牙髓成活的机会很小，应在牙髓坏死分解前行牙髓摘除术，一般在再植后2周内拔髓后马上用氢氧化钙制剂根管充填。牙根未发育完成，根尖孔大的年轻恒牙，血管可能重建，可试保留牙髓，密切观察牙髓活力。一旦出现牙髓坏死，应进行根尖诱导成形术。

7）定期复查：通过X线片和临床检查观察再植牙预后。

（2）再植牙愈合方式　再植牙愈合和修复是一个复杂的过程，且受多种因素的影响。再植牙的预后包括牙髓和牙周组织预后两方面。由于多数再植牙都不能成功保留活髓，再植牙预后主要是考虑牙周组织预后。再植后牙周组织愈合方式分为以下4种。

1）牙周膜愈合：常发生在即刻再植之后，是最理想的愈合方式，在牙骨质和牙槽骨间的牙周间隙内可见新生的牙周膜，结合上皮可在釉牙骨质界再附着。

2）表面吸收愈合：表面吸收是一种常见的较成功的愈合方式，常发生再植后3个月左右。其最大特点是具有自限性和可修复性，临床检查再植牙基本正常，有时会有叩诊不适感。

3）牙齿固连或称替代性吸收：牙齿固连或称替代性吸收发生在牙根表面缺乏活的牙周膜覆盖的再植牙。这种替代性吸收分为暂时性替代性吸收和进行性替代性吸收。进行性替代性吸收没有自限性，直至把牙根完全吸收。

4）炎性吸收：离体牙保存和再植处理不当常导致再植后牙根发生炎性吸收，从而导致治疗失败，牙齿在较短时间内脱落（数月）。临床表现为牙齿松动、叩痛，牙龈充血、红肿，甚至引发急性炎症。X线可见牙根表面不规则虫蚀样凹陷，周围牙槽骨存在低密度骨质破坏影像。

（3）影响再植术成功的因素　牙齿再植术成功的关键是保持离体牙的牙周膜活性，故再植时间和离体牙保存是影响再植术的主要因素。

1）再植时间：迅速再植是发生牙周膜愈合的最重要因素，牙全脱出15～30min之内再植成功率较高。

2）离体牙的保存：目前最理想的保存介质是Hanks平衡盐溶液（HBSS）和Via Span溶液，但通常难以在事故地点获得。也可以用生理盐水和牛奶（最好是4℃左右）及唾液来替代。

3）正确的操作：正确的再植术操作也是影响再植术成功的重要因素。再植牙的固定方式应为弹性固定。固定时间应小于10天，可以减少发生替代性吸收的可能性。

4）患者的年龄和牙根发育程度：Andreasen 发现再植牙牙根发育越成熟，发生牙周膜愈合的机会越小。如果牙根发育不成熟，那么覆盖在其表面的牙周膜细胞层数多，能够更好地保护内层牙周膜细胞，使发生牙周膜愈合的可能性变大。

三、乳牙外伤

（一）乳牙外伤对继承恒牙的危害

继承恒牙位于乳牙根尖的舌侧。乳牙外伤后可能对继承恒牙的牙胚和生长发育造成影响。乳牙外伤可有以下几种预后。

1. 恒牙胚的萌出异常（位置异常、迟萌）。
2. 牙冠形成异常（釉质发育不全、牙冠形态异常、白斑或黄褐色斑）。
3. 牙根形成异常（牙根弯曲、短根、牙根发育部分或全部停止）。
4. 严重的创伤甚至可使恒牙胚坏死，牙胚停止发育，牙齿埋伏、倒生、牙瘤样形态等。

（二）乳牙外伤的治疗原则

乳牙外伤总的治疗原则为使乳牙外伤对继承恒牙生长发育的影响降到最低。乳牙外伤发生在低龄儿童，其损伤和预后与患儿年龄密切相关，在处理乳牙外伤时，应考虑以下因素：

1. 乳牙牙根和继承恒牙牙胚的关系　在考虑乳牙外伤对恒牙影响时不仅应考虑乳牙外伤本身对继承恒牙胚的影响，也要考虑治疗干预对恒牙胚的影响，应选择对恒牙影响最小的治疗手段。

2. 距离替牙的时间　对接近替换的牙齿，可采取拔除的方法。

3. 患儿的配合程度　乳牙外伤常发生在年龄很小的孩子，配合度较差，必要时应在镇静下治疗。

（三）乳牙牙齿折断

1. 乳牙冠折　乳牙简单冠折，如存在尖锐边缘，可采取调磨的方法。如患儿家长有美观要求，或大面积牙本质外露近髓的牙齿，可采取光固化复合树脂修复。乳牙复杂冠折，对露髓时间短（24h 以内）的牙齿，可采取部分冠髓切断术或冠髓切断术；如果牙冠缺损大，不易修复者，或露髓时间长的牙齿，可采取牙髓摘除术。

2. 乳牙冠根折　多数情况下乳牙冠根折的牙齿需要拔除。

3. 乳牙根折　乳牙根折常发生在根中或根尖 1/3。

（1）根尖 1/3 根折　牙齿一般只有轻微松动，嘱患儿避免咬物 2~3 周，不做其他处理，根尖部断端常被生理性吸收。

（2）根中 1/3 根折　如果冠方牙齿极度松动，应拔除冠部断端，避免极度松动的牙齿脱落而被患儿误吞。根部断端可被生理性吸收。如果患儿配合良好，冠部断端没有严重移位。可考虑复位+钢丝树脂固定 4 周左右，但这种治疗的效果不确定，通常拆除固定后乳牙仍松动，根部断端仍被吸收，造成乳牙早失。

（3）近颈 1/3 根折　拔除患牙。

（四）乳牙脱位性损伤

1. 乳牙侧方移位和部分脱出　是否保留侧方移位和部分脱出的乳牙取决于该牙移位的程度和松动度。如果牙齿极度松动，移位严重，应考虑拔除；如果没有及时就诊，由于牙槽窝内血凝块已经开始机化而不能复位，应考虑拔除。对于就诊及时，牙齿移位不严重，可顺利复位的牙齿，可考虑复位后钢丝+复合树脂固定10～14天，术后应观察乳牙牙髓转归。

2. 乳牙挫入牙槽窝　是否保留患牙取决于挫入程度和牙根与恒牙胚的关系。如果乳牙挫入1/2以内，X线片检查显示没有伤及恒牙胚，不做处理，可观察其自动再萌出。如果乳牙严重挫入，特别是乳牙冠向唇侧移位，根向腭侧移位时，X线片检查发现乳牙牙根与恒牙胚大量重叠，应及时拔除乳牙，观察继承恒牙胚的发育情况。

3. 乳牙全脱出　乳牙全脱出，一般不再植。受到严重打击造成乳牙全脱出时，可有牙槽窝骨折，严重的牙槽窝骨折也可能影响恒牙胚的发育，故应警惕恒牙萌出和发育障碍。对幼年时发生乳牙全脱出的患儿，应在5岁左右拍摄X线片，检查继承恒牙胚发育情况。

第8节　老年口腔疾病

案例6-3

　　患者，男，72岁，因右上后牙冷热刺激痛2个月前来就诊，无夜间痛和自发痛。检查发现17牙龈退缩，远中牙根表面龋坏达牙本质中层，探诊敏感，未探及穿髓孔，无叩痛，不松动，冷测同对照牙。X线片示17牙颈部远中低密度影。

问题：1. 该患者最主要的诊断是什么？

　　　　2. 此疾病应该如何治疗？

一、老年人口腔健康标准

《中华人民共和国老年人权益保障法》明确规定"本法所称老年人是指六十周岁以上的公民"。老年人的生理功能会表现出新陈代谢、各种组织器官系统退行性改变、免疫功能下降等特征。高龄或者罹患某些疾病的老年人不同程度地失去自理能力，形成一个需要采用特殊医疗模式和临床技术予以关心照顾的群体。根据第七次全国人口普查数据，2020年，我国65岁及以上老年人口达2.6亿人占总人口的18.7%。社会老龄化的严峻挑战，促使老年医学得到了快速发展。

关于老年口腔健康标准，国内外尚未见全面的标准提出。WHO于1981年制定的针对全体大众的口腔健康5项标准是：①牙齿清洁；②无龋洞；③无疼痛感；④牙龈颜色正常；⑤无出血现象。各国根据不同国情可以提出不同的口腔健康标准。国内有专家提出适合我国老年人的口腔健康10项指标是：①牙齿清洁；②无龋洞；③无疼痛感；④牙齿和牙龈颜色正常；⑤无出血现象；⑥牙齿排列整齐；⑦不塞牙；⑧无缺牙；⑨咬合舒适；⑩无口臭。

在2005～2015年的10年间，我国65～74岁年龄组人群的牙周健康率明显下降，牙龈出血，深牙周袋的检出率和检出牙数明显上升。

二、老年人常见口腔内科疾病及特点

（一）龋病

随着人类寿命提高和人们对牙齿健康的重视，老年人随着年龄的增长，牙齿在口腔内保留的时间延长，牙龈组织逐渐退缩，口腔细菌容易定植于牙颈部、牙邻面和牙根暴露处，在一定的条件下会导致老年人龋病的发生。龋病是老年口腔常见的牙体硬组织疾病，在老年人群中发病率很高。第四次全国口腔健康流行病学调查显示，全国65～74岁年龄组恒牙患龋率为98.0%，恒牙龋均为13.33，龋补充填比为12.8%。65～74岁年龄组恒牙根面龋的患病率为61.9%，恒牙根面龋龋均为2.64。

1. 根面龋 是指发生在暴露的牙根表面的龋。

（1）病因 老年人由于饮食习惯、行为动作等改变，且口内多有活动义齿修复，牙齿不易清洁，口腔卫生相对较差，容易导致菌斑积聚，造成牙龈退缩，釉牙骨质界逐渐暴露，菌斑滞留此处容易出现根面龋。根面龋可发生于任何牙位，也可能由楔状缺损发展而来。

（2）临床表现 早期，牙骨质表面在菌斑的作用下，无机物脱矿，有机物分解，使牙骨质结构发生破坏。龋齿逐渐进展，沿颈部根面逐渐环形扩展，并向上下逐渐进展，再逐渐加深到牙本质深层，造成牙体硬组织大面积缺损，抗力下降，在咬合力或者外力的作用下，牙齿可能折断。

（3）诊断 20世纪80年代，Ralph V Katz提出根面龋的诊断标准：有粗糙的龋洞形成，表现为在根面上形成一个暗褐色、脱色的龋洞，或探诊根面上有粗糙样感觉；无粗糙龋洞形成，表现为在根面上出现暗褐色的脱色区域，探查有粗糙感，可能是活动性龋坏，探查无任何感觉，可能是非活动性龋坏。活动性根面龋呈黄色或浅褐色，病损区质软，表面可能覆盖菌斑。在进程缓慢的病例中，病损区呈褐色或黑色，探诊有皮革样硬度。静止性根面龋表面有光泽，相对光滑，中等力量探诊坚硬，颜色从黄色到褐色或黑色。活动性根面龋和静止性根面龋都可见到龋洞的形成，但是后者龈缘光滑，病损区无明显菌斑沉积。

（4）治疗 根面龋与龋病的治疗类似，也可分为保守治疗和充填治疗。

1）保守治疗：采用药物治疗、再矿化治疗和其他减缓或终止病变发展的方法。适用于未形成龋洞，或者已经形成浅龋而非活动性根面龋。

2）充填治疗：在微创原则下进行去腐和窝洞预备，尽量减少对牙髓组织的刺激。根面龋对窝洞的抗力形和固位形要求较低，尽量保留健康牙体组织，不需加深和扩展窝洞。复合体、玻璃离子水门汀和复合树脂都是治疗根面龋较理想的材料。

2. 继发龋 在已有修复体边缘或底部发生的龋。

（1）病因 继发龋的发生与龋病治疗过程中的各个环节以及充填材料的性能有密切关系。老年人经常发生继发龋，如制备窝洞时未去净龋坏组织，致使病变继续发展。充填材料固化后，体积收缩造成裂缝、充填操作不当造成洞口封闭不严密、遗留在洞缘的垫底材料未彻底清除等，都可能造成充填体与洞壁间的裂隙，为继发龋发生创造了条件。

（2）临床表现 充填体边缘的牙体组织颜色和形态出现改变，呈墨浸色，质软。患者可能出现冷热刺激痛等症状。

（3）诊断 充填体组织牙体组织出现龋坏，影像学检查看到充填体周围有透射影也可以帮助诊断。

（4）治疗 与龋病的治疗方法类似。需要去除原有的充填体和继发龋坏，重新充填。尽量增加窝洞边缘的密合度，减少微渗漏的发生，以免再发生继发龋。

（二）牙周病

牙周病是指发生在牙齿支持组织（牙周组织）的疾病，广义上包括牙龈病和牙周炎。牙龈病是指局限于牙龈组织的一组疾病，不侵犯深部牙周支持组织，以牙龈炎最为多见。如果病情逐渐进展，会形成牙周炎，出现牙龈出血、牙龈退缩、牙周袋形成和牙槽骨吸收，最终牙齿松动。

1. 老年牙周病的流行病学 第四次全国口腔健康流行病学调查显示，全国65～74岁年龄组的牙周健康率为9.3%。牙龈出血的检出率为82.6%。牙石的检出率为90.3%。深牙周袋的检出率为14.7%，人均有6mm及以上牙周袋的牙数为0.33颗。附着丧失≥4mm的检出率为74.2%，人均有4mm及以上附着丧失的牙数为5.63颗。

2. 老年牙周病的临床特点　老年牙周病患者一般口腔卫生状况较差，牙龈普遍退缩，牙周附着丧失较多，牙槽骨吸收严重，牙齿松动移位明显，常伴有根面暴露或根面龋、食物嵌塞、牙周脓肿、根分叉病变等牙周伴发病变。牙周病患病率高，但由于大多数老年患者缺乏牙周健康意识，疾病不断加重，发生牙周脓肿，牙齿松动、移位，最终导致牙齿脱落或拔除。有些患者虽然就诊，却未能进行系统牙周治疗，病情未控制并继续进展。牙周病已成为成老年人牙齿缺失的首要原因。

3. 老年牙周病的治疗特点　老年牙周病患者常伴发各种全身系统性疾病。牙周病本身也与心血管疾病、糖尿病、慢性阻塞性肺疾病等老年慢性病密切相关。因此，在临床诊疗过程中，医生应充分了解患者的现病史和既往史，在控制全身疾病的基础上，制订合理的牙周系统治疗计划。

（三）口腔黏膜病

口腔组织除了发生增龄性改变外，伴随着生理功能减退、全身器官衰老和系统性疾病，还可能引起各种口腔黏膜病。第四次全国口腔健康流行病学调查显示，全国65～74岁年龄组的口腔黏膜异常检出率为6455/10万。

1. 义齿性口炎

（1）定义　义齿性口炎是口腔念珠菌病的一型，也称为慢性红斑型（萎缩型）念珠菌病，是义齿对接触的腭、龈黏膜发生的炎症性损害。

（2）临床特点　症状主要是口干、唾液发黏、口腔黏膜烧灼感、疼痛、味觉减退等，主要体征为口腔黏膜发红，糜烂较少见。损害部位常在上颌义齿腭侧面接触的腭、龈黏膜（图8-10）。义齿承托区黏膜充血呈点状或片状红斑和水肿，严重者伴有颗粒或乳头样增生。多数患者伴口角炎，表现为双侧口角潮红。义齿上附着的念珠菌是主要的致病原，可用碳酸氢钠溶液浸泡和清洗来抑制念珠菌生长。临床上的软衬材料如果不正确使用，也会加重黏膜炎症，进而出现义齿性口炎。上颌义齿承托区黏膜容易发病，可能是上颌义齿负压吸附力大，唾液中的抗体被排开，而基底面与黏膜接触既宽又紧密，大量念珠菌得以滞留的缘故。

（3）治疗原则　同第8章口腔念珠菌病的治疗。

2. 灼口综合征

（1）定义　发生在舌部等口腔黏膜的以烧灼样疼痛为主要表现的综合征。常不伴有明显的临床损伤体征，也无特征性的组织学改变。目前没有统一的诊断标准，需要排除其他可能的疾病再做出诊断。

（2）临床特点　经常累及舌、唇部等口腔各个部位，临床检查未见明显异常。本病病因与多种因素有关，如神经、内分泌、免疫、营养及精神因素等。此病好发于更年期或绝经期妇女，可能与雌激素和孕激素水平变化有关。

（3）治疗原则　本病缺乏有效的治疗方法。可以采用药物、低能量激光和心理疗法等多种治疗方案。

3. 口腔干燥　简称口干，是由多种因素引起的因唾液减少而出现的一种症状，是一种生理性或病理性现象。老年人表现在口腔比较明显和早期出现的，就是唾液的量和质的变化，并出现口干等症状。有些老年人不仅感到口腔干燥，有异物感、烧灼感，在咀嚼干燥的食物时影响吞咽，而且由于唾液分泌减少，对牙齿的冲刷和清洁作用减弱，增加了罹患牙齿根面龋、牙周病的危险，对口腔健康状况造成很大的影响。

唾液是口腔微生态环境的重要组成部分。正常成人每天分泌1～1.5L的唾液。唾液的分泌量并非恒定，常可因情绪、气候变化和年龄的增长而异，也受食物、药物、健康状况等多种因素的影响。

当老年人出现口干、眼干，甚至出现间质性肺炎等系统疾病时，需完善检查，排除干燥综合征。

（1）定义　干燥综合征又称舍格伦综合征（Sjögren syndrome，SS），是一种以侵犯泪腺、唾液腺等外分泌腺体，具有淋巴细胞浸润和特异性自身抗体（抗SSA/SSB）为特征的弥漫性结缔组织病。

（2）特点　本病女性多见。一般认为多因素参与本病的发生和延续。SS多隐匿起病，临床表现轻重不一。部分患者仅有口干、眼干的局部症状，部分患者则以重要脏器损害为首发症状。80%以上的患者会出现干燥、疲乏和疼痛等表现。约1/3的SS患者可出现多系统损害。SS患者缺乏唾液，容易产生龋齿。唾液的减少造成牙菌斑的积聚和清洁困难，还会导致机会性感染出现，例如口腔念珠菌病，因为缺乏溶菌酶和免疫球蛋白，更有利于念珠菌生长。明确诊断需要根据口腔、眼部、血液自身抗体和组织学的情况综合判断。

（3）治疗原则　缓解患者症状，延缓疾病进展，防止因长期口眼干燥造成局部损害，防治系统损害。

4. 口腔潜在恶性疾患

（1）定义　口腔潜在恶性疾患是具有一定癌变风险的口腔黏膜疾患，包括口腔白斑、口腔扁平苔藓、口腔红斑、口腔黏膜下纤维性变、盘状红斑狼疮等。

（2）病因　大多数口腔潜在恶性疾患病因及其发病机制没有达成共识。个别疾病如口腔白斑和口腔扁平苔藓等疾病为多种致病因素导致，包括遗传因素、免疫因素、局部刺激、全身疾病、感染、吸烟、饮酒、咀嚼槟榔等不良习惯、营养元素缺乏和心理因素等。

（3）诊断和治疗原则　国内外的治疗方法并不完全一致。组织病理活检是诊断口腔潜在恶性疾患的金标准。早发现、早治疗可阻止和减少其向口腔鳞状细胞癌转变的机会。同时，提高患者口腔保健意识，做好卫生宣教，帮助患者克服恐癌、疑癌心理，提升患者定期复诊的依从性，也是很有必要的。

三、老年人全身健康状况和口腔疾病的关系

口腔健康对于老年人的身体健康和生活质量至关重要。以往已经有很多研究发现口腔疾病和全身疾病有相关性。

（一）全身疾病加重口腔疾病

全身疾病加重了口腔疾病的负担，诱发老年人口腔微生物感染，疼痛，味觉改变，咀嚼、言语以及吞咽困难。脑卒中、关节炎或患有阿尔茨海默病的老年人患有口腔疾病的比例较高。由于患者维护自身口腔健康的能力下降，增加龋病和牙周炎发病率。口腔卫生差增加了患者吸入性肺炎的风险。改善口腔卫生，减少细菌负荷可使吸入性肺炎减少。近年来发病率逐渐升高的自身免疫性疾病，如系统性红斑狼疮患者会出现牙龈出血，表现为慢性牙龈炎或糜烂性黏膜病变。活动期系统性红斑狼疮患者的龋齿患病率很高，更容易患牙周病，造成牙齿脱落。本教材口腔黏膜病章节中的大疱类疾病，很多患者出现症状的首发部位就是口腔黏膜，病变的范围可以从小水疱或大疱，到大的表皮溃疡，疱破裂后形成糜烂，患者因疼痛而无法进食，短时间内体重下降明显，甚至出现电解质紊乱，继发细菌和真菌感染，甚至危及生命。

（二）口腔疾病对全身疾病的影响

口腔健康状况不良的患者也会出现体重下降和恢复迟缓。例如牙周炎造成牙齿松动、脱落，长期缺牙，可能会妨碍患者社会活动，并导致患者处于焦虑和抑郁状态。目前已经发现，牙周病与50多种系统性疾病或状态相关。牙周病是糖尿病的第六大并发症，会影响血糖控制；血糖控制不佳的患者，会增加患牙周病的风险，反之牙周病控制良好可使血糖控制改善。牙周病和相关病原体还与外周血管疾病、脑血管疾病、呼吸系统疾病、消化系统疾病和骨质疏松有关。牙周病中产生的炎性细胞因子与动脉粥样硬化的发生有关。同样，免疫系统受损的患者，牙周病的进展会加快。

四、老年人口腔疾病的治疗注意事项及特点

（一）患者的注意事项

1. 治疗前准备 老年患者出现口腔疾病，难免因为惧怕而不敢就医。就医前一天，需要好好休息，提前把日常服用药物和既往病历准备好。注意饮食清淡，不吸烟、不饮酒。就诊当天，准时就餐，不能空腹就医。如果每天需要服用药物，则按时服药。就诊前建议刷牙，保持口腔清洁。遇到医生询问病情时，尽量说明既往的病史，包括手术史、用药史和过敏史，以及自己的诉求。必要时，可以由家属陪同就诊，为患者提供帮助。平时口服阿司匹林、硫酸氢氯吡格雷和华法林等抗凝药及双膦酸盐的老年患者，一定告知医师。因为抗凝药会造成凝血时间延长，口腔有创操作后可能出现出血不止等情况。有双膦酸盐用药史的患者在经过口腔拔牙术后，可能出现骨头坏死。所以患者切勿擅作主张，隐瞒病史。

2. 提高口腔保健意识 老年患者不能仅仅知晓出现口腔疾病以后需要尽早治疗，平时还需要注意自我口腔健康的保健和维护。第四次全国口腔健康流行病学调查显示，全国65～74岁年龄组口腔健康知识知晓率为47.6%。所以需要以龋病和牙周病的防治为重点。倡导全方位口腔清洁，提倡使用牙线、牙间隙刷或者冲牙器，建议定期进行口腔洁治，维护牙周健康。重视牙根护理，预防根面龋。保留健康牙齿，及时修复缺失牙，恢复口腔功能，可有效提升老年生活质量。

（二）医生的注意事项

1. 提高服务老年患者的意识 随着老龄化社会的来临，老年患者的口腔治疗需求会逐渐增多。通过对口腔健康需求的调查，专业的卫生保健人员在改善老年人身体健康和生活质量方面发挥着关键作用，在辅导患者进行定期口腔检查等有效预防措施方面起到了积极影响。加强全面口腔健康教育，提高居民口腔健康素养。将口腔健康教育集中宣传与日常宣传相结合，积极开展口腔健康教育与口腔健康促进活动。

作为医务工作者，首先需要从思想上重视。要综合评估口腔局部情况、全身系统状况、精神心理状况以及医疗设备条件等因素。治疗复杂的局部病情和全身严重并发症的情况前，需要征得患者及家属的知情同意，口腔医师应与其他专业医师共同会诊，审慎决定是否需要治疗，如何治疗，做好应急预案，针对老年患者病情的变化，及时有效地采取针对性措施，尽量减少并发症的发生，减轻术后反应的程度。

尊重善待和关心体贴老年患者，耐心解释病情和治疗方案，态度和蔼、语言亲切、检查诊治操作轻柔，治疗兼顾功能和美观，满足老年患者心理需求。尽量做好首诊负责制和预约制，每次就诊计划根据当天患者情况做出合理化调整，治疗时间不宜过长。

2. 采用多媒体技术进行科普 医生可以使用多媒体技术，利用互联网医疗的优势，采用多种途径和方法，对患者进行健康宣教、治疗预约和追踪随访等工作。

医者仁心　　　　**坚持、坚守、坚定的拓路者——王松灵院士**

王松灵教授是中国口腔医学界首位中国科学院院士。他凭借着自己执着的追求、艰辛的研究、不懈的坚持，走出了一条别人没走过的路。他发现了人细胞膜硝酸盐转运通道及硝酸盐对人体的重要保护作用，进而研发基于硝酸盐的新药；揭示了牙齿发育新机制，研发牙髓干细胞新药，成功实现生物性牙齿再生。"沙漠里建绿洲"是他研究历程的真实写照。他常教导学生"办法总比困难多""讲别人没讲过的故事""在无路可走、无招可出时，再多坚持一天"。

自 测 题

A₁型题

1. 在乳牙、恒牙的临床鉴别中，下列哪一项不是鉴别要点（　　）
   A. 形态　　　　　　　B. 萌出时间
   C. 磨耗度　　　　　　D. 排列位置
   E. 大小

2. 患儿，男，1岁半。口内检查发现上下颌乳中切牙和乳侧切牙均已萌出，按照一般乳牙萌出顺序在其口内萌出的下一颗牙为（　　）
   A. 上颌乳尖牙　　　　B. 下颌乳尖牙
   C. 上颌第一乳磨牙　　D. 下颌第一乳磨牙

3. 乳牙龋的常见类型是（　　）
   A. 急性龋、干性龋、环状龋
   B. 湿性龋、环状龋、慢性龋
   C. 急性龋、环状龋、奶瓶龋
   D. 奶瓶龋、干性龋、环状龋
   E. 慢性龋、静止龋、奶瓶龋

4. 乳牙急性根尖周炎的应急处理是（　　）
   A. 开髓　　　　　　　B. 建立髓腔引流
   C. 切开排脓　　　　　D. 给予抗菌药物的全身治疗
   E. 以上均正确

5. 腭盖高拱，牙弓狭窄，开唇露齿见于哪种口腔不良习惯（　　）
   A. 吮指　　　　　　　B. 咬下唇习惯
   C. 口呼吸　　　　　　D. 偏侧咀嚼习惯
   E. 吐舌习惯

6. 下列哪项不是乳牙拔除的适应证（　　）
   A. 牙冠破坏严重，无法修复的乳牙
   B. 乳牙根尖周炎，炎症侵及恒牙胚
   C. 外伤不能保留的乳牙
   D. Ⅱ度松动的牙齿
   E. 替换期，牙根吸收1/2以上，不能根管治疗者

7. 乳牙外伤总的治疗原则是（　　）
   A. 尽量减少患儿的痛苦
   B. 尽量保存外伤乳牙的牙髓活性
   C. 应使外伤乳牙尽量保存到自然脱落
   D. 应使外伤乳牙对继承恒牙的影响降到最低
   E. 尽量恢复外伤乳牙的功能

A₂型题

8. 患儿5岁，因右侧眶下区肿痛就诊，检查右上第一乳磨牙可见一深龋，探诊露髓，叩痛（+++），根尖区前庭沟隆起，未扪及波动感，眶下区肿胀，无明显全身症状，此时首要治疗是（　　）
   A. 开髓引流　　　　　B. 脓肿切开
   C. 局部理疗　　　　　D. 患牙拔除
   E. 全身抗生素治疗

A₃/A₄型题

（9～10题共用题干）

患儿7岁半，全口多数乳牙有龋坏，左侧下颌第一乳磨牙早失，下颌恒前牙和第一恒磨牙已完全萌出。

9. 在治疗龋齿的过程中还应重点考虑（　　）
   A. 检查软组织　　　　B. 检查牙齿松动度
   C. 检查牙齿萌出情况　D. 进行间隙保持
   E. 考虑是否进行修复治疗

10. 目前考虑做哪种保持器（　　）
    A. 远中导板式间隙保持器
    B. 带环丝圈式间隙保持器
    C. 舌弓式间隙保持器
    D. 可摘功能性间隙保持器

B₁型题

（11～12题共用选项）
   A. 奶瓶龋　　　　　　B. 猖獗龋
   C. 环状龋　　　　　　D. 隐匿性龋
   E. 慢性龋

11. 乳前牙唇面、邻面龋较快发展成围绕牙冠的广泛性龋的是（　　）

12. 突然发生广范围快速的龋蚀，很快发生牙髓感染，下颌乳前牙也受到龋蚀侵及的是（　　）

（刘颖萍　金建秋）

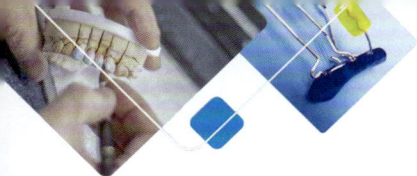

第**7**章
牙周疾病

第 1 节　牙周疾病的概念和分类

一、牙周疾病的概念

牙周疾病（periodontal disease）简称牙周病，是指发生在牙周组织（牙龈、牙周膜、牙槽骨和牙骨质）的各类疾病，包括牙龈病和牙周炎两大类。牙龈病是指仅发生在牙龈组织的疾病，而牙周炎则是同时累及四种牙周支持组织的炎症性、破坏性疾病。

牙周病在世界范围内均有较高的患病率，牙周炎已成为全球第六位最多发的慢性非传染性疾病。我国是牙周病的高发国家，第四次全国口腔健康流行病学调查资料显示，我国各年龄组人群的牙周病患病率均高于患龋率。牙周炎的早期症状不明显，易被忽视，严重的牙周炎可导致患牙的松动、移位甚至丧失。在全球范围内，牙周炎已成为成人牙齿丧失的首要原因。

二、牙周疾病的分类

（一）1999年分类法

1999年国际牙周病分类研讨会上专家们提出了1999年分类法（表7-1）。牙周疾病被分为牙龈病和牙周炎两大类疾病。第一大类是牙龈疾病，又分为菌斑性牙龈病和非菌斑性牙龈病两类。其中菌斑性牙龈病中最多见的是仅与牙菌斑有关的慢性炎症，即菌斑性龈炎（又称慢性龈炎）；还有一些是受全身因素以及局部刺激影响的牙龈疾病，如青春期龈炎、妊娠期龈炎、药物性牙龈肥大等。第二大类是牙周炎，包括慢性牙周炎、侵袭性牙周炎等。这是一组有着相似的临床表现和组织病理学改变、但致病因素和机体反应性不完全相同、病程进展不同、对治疗反应也不尽相同的多因素疾病。

表7-1　1999年分类法的大纲

1. 牙龈疾病（gingival diseases）

　　A. 菌斑性牙龈病（dental plaque-induced gingival diseases）

　　B. 非菌斑性牙龈病（non-plaque-induced gingival diseases）

2. 慢性牙周炎（chronic periodontitis）

　　A. 局限型（localized）

　　B. 广泛型（generalized）

3. 侵袭性牙周炎（aggressive periodontitis）

　　A. 局限型（localized）

　　B. 广泛型（generalized）

4. 反映全身疾病的牙周炎（periodontitis as a manifestation of systemic diseases）

　　A. 血液疾病

　　B. 遗传性疾病

续表

5. 坏死性牙周病（necrotizing periodontal diseases）

    A. 坏死性溃疡性牙龈炎（necrotizing ulcerative gingivitis）

    B. 坏死性溃疡性牙周炎（necrotizing ulcerative periodontitis）

6. 牙周组织脓肿（abscesses of the periodontium）

    A. 牙龈脓肿（gingival abscess）

    B. 牙周脓肿（periodontal abscess）

    C. 冠周脓肿（pericoronal abscess）

7. 伴牙髓病变的牙周炎（periodontitis associated with endodontic lesions）

    牙周 - 牙髓联合病损

8. 发育性或后天性（获得性）异常（developmental or acquired deformities and conditions）

    A. 促进菌斑性牙龈病或牙周炎的局部牙齿因素

    B. 牙齿周围的膜龈异常

    C. 无牙区的膜龈异常

    D. 咬合创伤

（二）2018年新分类法

2017年牙周病和植体周病国际分类研讨会对牙周病的分类进行了讨论和修订，并于2018年正式发表。在分类法中首次定义了"牙周健康和龈健康"的概念，制定了植体周病和状况的分类，并把"慢性牙周炎"和"侵袭性牙周炎"归纳为单一的范畴"牙周炎"（periodontitis）。此分类将牙周炎分为三种不同类型的牙周炎，即：①坏死性牙周病（necrotizing periodontal diseases）；②反映全身疾病的牙周炎（periodontitis as a manifestation of systemic diseases）；③牙周炎（periodontitis）。根据牙周炎的严重程度和疾病管理的复杂程度，进一步确定分期（staging）和分级（grading）。

牙周炎分期主要根据就诊时疾病的严重程度以及预期治疗的复杂程度和病情的分布范围分为Ⅰ、Ⅱ、Ⅲ、Ⅳ四期。牙周炎分级则是分析炎症进展速度、评估危险因素、进行预后判断。新分类牙周炎分为A、B、C三个级别（A级：低风险；B级：中等风险；C级：进展高风险）。

本书牙周疾病各论中沿用了1999年分类法。

第2节 牙周病的流行病学

一、流 行 情 况

牙周病是最常见的口腔疾病之一。2015～2017年，最新的第四次全国口腔健康流行病学调查显示：我国12岁及15岁年龄组的牙周健康率分别为41.6%和34.8%。而35～44岁年龄组、55～64岁年龄组、65～74岁年龄组的牙周健康率仅分别为9.1%、5.0%、9.3%，口腔内牙石检出率分别高达96.7%、96.4%、90.3%，牙龈出血检出率分别为87.4%、88.4%、82.6%。因此我国牙周病的防治工作刻不容缓。

二、牙周病的危险因素

牙周病比较明确的危险因素如下。

1. 口腔卫生情况　牙菌斑、牙石的量与牙周病呈显著的正相关。

2. 年龄　老年人的牙周附着丧失重于年轻人，单纯的牙龈炎多见于年轻人和儿童。

3. 性别 一般男性高于女性。

4. 种族 青少年牙周炎有较明显的种族倾向，黑色人种患病率较高。

5. 社会经济状况 高收入和受教育程度高者，患病率较低。

6. 吸烟 是一个牙周病发生和牙丧失的独立危险因素。

7. 咀嚼槟榔 咀嚼槟榔习惯可以加重牙周炎症。

8. 某些全身疾病 如糖尿病、代谢综合征。

9. 某些微生物 如牙龈卟啉单胞菌、伴放线聚集杆菌的感染等。

10. 牙周病史 过去有牙周炎历史，且不能定期接受治疗者。

11. 某些基因背景 如白细胞介素-1基因多态性等。

三、牙周病损的部位特异性

根据菌斑、牙石量、炎症程度及牙槽骨吸收程度等综合分析的结果表明，各个牙罹患牙周病频率的顺序如下：最易受累的为下颌切牙和上颌磨牙；其次是下颌磨牙、尖牙和上颌切牙、前磨牙；最少受累的为上颌尖牙和下颌前磨牙。一般而言，牙周炎时牙槽骨吸收程度，以邻间区重于颊侧和舌侧，前牙区的牙槽骨破坏则是下前牙重于上前牙。

第3节 牙周病的病因

牙周病是多因素疾病，其中牙菌斑生物膜是牙周病的始动因素。某些局部刺激因素，如牙石、牙列拥挤和食物嵌塞等会促进或有利于牙菌斑堆积，造成牙周组织的损伤，进而加重或加速牙周组织破坏。此外，多种全身促进因素，如遗传因素、内分泌功能紊乱和免疫缺陷等可改变宿主对细菌和局部刺激因素的反应和防御能力，同样可对牙周病的发生、发展有一定的影响。牙周病各种诱发因素相互联系、相互协同或相互制约。佩奇（Page）和科尔曼（Kornman）归纳的牙周炎致病因子的相互作用见图7-1。

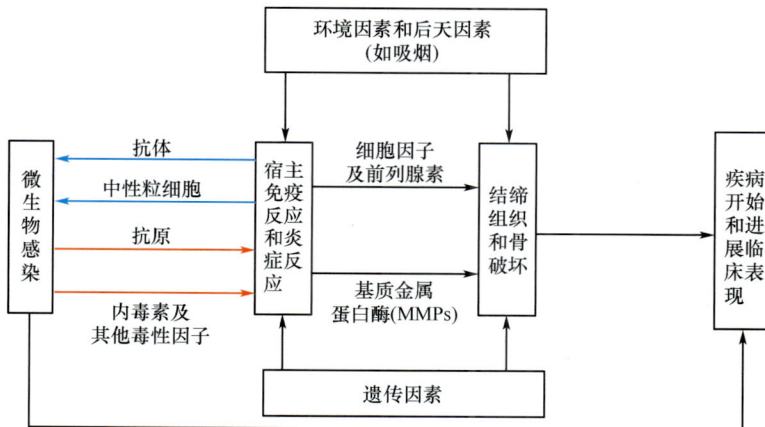

图7-1 Page和Kornman提出的牙周炎致病机制（1997年）

一、牙周病的始动因子

（一）牙周病的始动因子——牙菌斑生物膜

1. 牙菌斑生物膜的新概念 牙菌斑生物膜是口腔中不能被水冲去或漱掉的细菌性斑块，是由基质包裹的互相黏附或黏附于牙面、牙间或修复体表面的软而未矿化的细菌性群体，是口腔细菌生存、代谢和致病的基础。

2. 牙菌斑生物膜的形成 牙菌斑生物膜的形成过程大致可分为3个基本阶段。

（1）获得性薄膜形成 最初由唾液蛋白或糖蛋白吸附至牙面，形成一层无结构、无细胞的薄膜。具有选择性吸附细菌至牙面的作用，是牙菌斑形成的基础。

（2）细菌黏附和共聚 不同类型细菌表面相应分子间的互相识别黏附称为共聚。

（3）菌斑生物膜成熟 在菌斑成熟过程中，细菌定植有一定的顺序，首先吸附到牙面的是革兰氏阳性球菌如链球菌，然后是丝状菌、放线菌，以后革兰氏阴性厌氧菌、能动菌和螺旋体比例上升。

3. 牙菌斑生物膜的结构 在聚焦显微镜下观察牙菌斑生物膜，可见不同生物量的细菌群体被获得性薄膜和胞外基质包裹着，内部为丰富的大小不等的水性通道所间隔，通道内有液体流动（图7-2）。

图7-2 牙菌斑生物膜结构示意图

（二）牙菌斑生物膜的分类

牙菌斑根据其所在部位，以龈缘为界，分为龈上菌斑和龈下菌斑两种。

1. 龈上牙菌斑生物膜 位于龈缘以上的牙菌斑称为龈上菌斑，主要分布在近牙龈1/3的牙冠处和其他不易清洁的部位，如窝沟、裂隙、邻接面、龋洞表面等。以革兰氏阳性兼性厌氧球菌占优势，与龋病的发生、龈上牙石形成有关，龈缘附近的龈上菌斑还会危害牙周组织。

2. 龈下牙菌斑生物膜 位于龈缘以下的牙菌斑称为龈下菌斑，分布在龈沟或牙周袋内，可分为两部分，即附着性龈下菌斑及非附着性龈下菌斑（图7-3）。

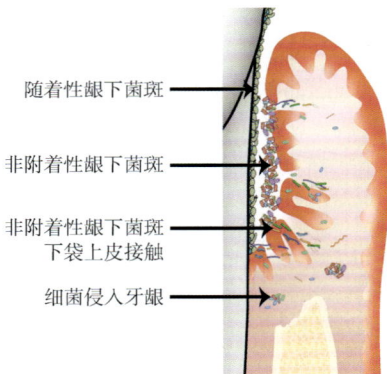

图7-3 龈下菌斑示意图

（1）附着性龈下菌斑 它由龈上菌斑延伸到牙周袋内，附着于牙根面。主要为革兰氏阳性球菌及杆菌、丝状菌，还可见少量革兰氏阴性短杆菌和螺旋体等（图7-4A）。它与龈下牙石的形成、根面龋、根面吸收及牙周炎有关。

（2）非附着性龈下菌斑 位于龈缘以下的附着性龈下菌斑表面或直接与龈沟上皮、袋内上皮接触的龈下菌斑，为结构较松散的菌群（图7-4B），主要为革兰氏阴性厌氧菌，如牙龈卟啉单胞菌、福赛拟杆菌和具核梭杆菌等，在牙周炎快速发展时，非附着龈下菌斑明显增多，与牙周炎的发生发展关系密切，认为是牙周炎的"进展前沿"，毒力强，与牙槽骨的快速破坏有关。

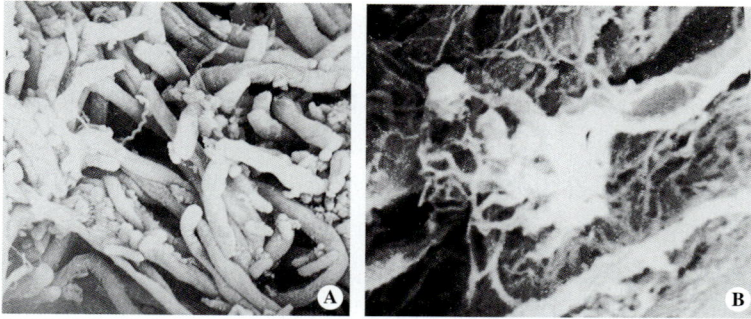

图 7-4　龈下菌斑（扫描电镜）

A. 附着性龈下菌斑（SEM×5000）；B. 非附着性龈下菌斑（SEM×7000）

各种牙菌斑生物膜的主要特性比较见表7-2。

表7-2　各种牙菌斑生物膜的主要特性

菌斑生物膜分类	接触组织	优势菌	致病性
龈上菌斑生物膜	釉质或龈缘处牙骨质	革兰氏阳性需氧菌和兼性菌	龋病、龈炎、龈上牙石
附着性龈下菌斑生物膜	暴露在牙周袋内的根面牙骨质	革兰氏阳性兼性菌和厌氧菌	根面龋、根吸收、牙周炎、龈下牙石
非附着性龈下菌斑生物膜	龈沟上皮、结合上皮、袋内上皮	革兰氏阴性厌氧菌和能动菌	牙周炎、牙槽骨快速破坏

（三）牙菌斑生物膜的生态学

口腔是一个复杂完整的生态系，主要分为颊上皮生态区、舌部生态区、龈上牙菌斑生态区和龈下牙菌斑生态区。牙周微生物可受口腔相关生态区微生物的影响，牙周菌群之间以及它们与宿主之间的相互作用称为牙周微生态系（periodontal microecosystem）。牙周微生态系动态平衡是牙周健康的生态基础，生态失调就会引起牙周病。牙菌斑细菌之间以及与宿主之间的相互作用称牙菌斑生态系。基本的生物膜特征虽然对龈上菌斑和龈下菌斑均适用，但两者因物理位置不同，故又由特殊的决定因素和不同的细菌组成。

（四）牙周病的病因学

1. 牙菌斑生物膜作为牙周病始动因子的证据　大量的实验研究、流行病学资料和临床观察证明，牙周病是菌斑微生物引起的感染性疾病，菌斑微生物是引发牙周病的始动因子，是造成牙周组织破坏的必需因素，证据如下：

（1）实验性龈炎观察　1965年，Löe等选择12名牙周健康的牙科学生，停止口腔卫生措施，使菌斑在牙周积聚，10～21天后12人均发生了实验性龈炎，菌斑量增多，牙龈有炎症、出血。恢复口腔卫生措施、清除牙面菌斑后，发炎的牙龈全部在1～8天恢复健康。此实验有力地证明了菌斑的堆积可直接引起牙龈炎症。此后在动物实验中也证实长期的菌斑堆积可导致牙周炎的发生。

（2）流行病学调查　牙周病的分布、患病率和严重程度与人群的口腔卫生状况、菌斑积聚量呈正相关。口腔卫生状况差、菌斑积聚者，牙周患病率明显高于口腔卫生良好者。局部如无牙菌斑，仅有修复体和其他机械刺激，则很少引起牙龈炎症。

（3）机械除菌或抗菌治疗效果　采用机械清除菌斑的方法，如洁治、刮治、根面平整等，临床上可见牙龈炎症和肿胀消退，出血、溢脓停止，对阻止牙周组织破坏有效。抗菌药物对急性坏死溃疡性龈炎有效，是明确细菌病因的直接证据。大量临床观察表明抗菌疗法在牙龈炎症和牙周炎的治疗中均表现出有一定疗效，可缓解症状。

（4）宿主免疫反应　在牙周病患者的血清或龈沟液内，常可检测到对牙周可疑致病菌的高滴度特异抗体,这种抗体反应在牙周病治疗后下降。

(5)动物实验研究 无菌动物实验证明仅有牙石或丝线结扎等异物刺激不会引起龈炎;而用加有细菌的食物饲养,则可造成实验动物的牙周炎症,并有组织学证据表明细菌积聚与牙周破坏、骨吸收有关。

2. 牙菌斑生物膜的致病学说 在为数众多的口腔细菌中,究竟哪一种细菌是牙周病的致病菌,迄今仍是一个悬而未决的问题。

(1)非特异性菌斑学说 强调菌斑细菌的量,认为牙周病的发生、发展是菌斑内总体微生物联合效应的结果,即由非特异性的口腔菌群混合感染所致。然而此观点不能解释为何有的患者仅某些牙发生牙周破坏,而其他牙却不受侵犯;为何有些人菌斑、牙石很多,龈炎很严重,年代经久,却不发展成牙周炎;相反,有些人仅有少量菌斑,却发生严重的牙周组织破坏。

(2)特异性菌斑学说 强调菌斑细菌的质,认为菌斑不是均质的细菌斑块,在牙周健康区与病损区、不同类型牙周病的病损区之间,菌斑微生物的构成不同。在为数众多的口腔微生物中,绝大多数细菌是口腔正常菌丛,仅少数为具有毒力和能损害宿主防御功能的特殊致病菌,才对牙周病的发生发展起关键作用。虽然各方面研究支持特异性菌斑学说的观点,但究竟何种细菌是何型牙周病的特殊致病菌,迄今仍无定论。

(3)菌群失调学说 折中的观点认为牙周病是一组由不同病因引起的疾病,某些类型的牙周病可能是由外源性的特殊致病菌感染所致,而另一些类型可能由内源性的口腔固有菌群比例失调或某些细菌过度增殖而成机会性致病菌所致。

(五)牙周致病菌

在各型牙周病的病损区,常可分离出一种或几种优势菌,它们具有显著的毒力或致病性,能通过多种机制干扰宿主防御能力,具有引发牙周破坏的潜能,称为牙周致病菌。1996年召开的世界牙周病研讨会上,专家们一致认为其中11种微生物与牙周病密切有关,为重要的牙周致病菌。其中证据充分的致病菌有:①牙龈卟啉单胞菌,为革兰氏阴性无芽胞的球杆菌,是牙周病尤其是慢性牙周炎病变区或活动部位最主要的优势菌;②伴放线聚集杆菌,为革兰氏阴性短杆菌,公认与牙周炎(特别是侵袭性牙周炎)关系密切;③福赛坦纳菌,为革兰氏阴性梭形球杆菌,常在重度牙周炎的附着丧失处的龈下菌斑中检出,吸烟者的检出率明显升高。另有一些中等证据的致病菌包括:具核梭杆菌、中间普氏菌、变黑普氏菌、黏放线菌、齿垢密螺旋体、直肠弯曲杆菌、缠结优杆菌等。

2. 牙周微生物的致病机制 菌斑细菌或其毒性产物可侵入牙周组织,直接破坏牙周组织;亦可通过抑制宿主的防御功能而引发变态反应等,间接损害牙周组织。

(1)牙周病发病中的直接作用

1)牙周定植、存活和繁殖:细菌首先必须附着于组织,选择性地直接附着于口腔特定部位组织表面,或识别已附着在组织上的细菌,间接地附着至组织表面,并在营养环境中生长繁殖,才能引起组织破坏。

2)入侵宿主组织:细菌附着后,其抗原成分和(或)毒性产物引发白细胞的趋化、吞噬以及炎症过程,造成表面组织的损伤,细菌及产物通过上皮细胞及细胞间隙入侵表层下组织。

3)抑制或躲避宿主的防御功能:致病菌单靠在营养环境中的生长繁殖能力是不够的,它们还必须抑制宿主的防御功能、非特异性免疫功能,特别是吞噬细胞。

4)损害宿主牙周组织:细菌的抗原成分、各种酶、毒素及许多代谢产物,可直接刺激和破坏牙周组织,或引起牙周组织局部的免疫反应,造成组织损伤。

(2)引发宿主免疫反应在牙周病发病中的间接作用 牙周病的许多组织破坏,不是感染微生物直接引起的,而是宿主对感染微生物及其毒性产物的应答间接引起的。机体在阻止微生物入侵或扩散时发生的免疫反应，也会损害局部牙周组织，宿主免疫的保护-破坏机制也是牙周病进程的重要环节。

二、牙周病的局部促进因素

（一）牙石

牙石是沉积在牙面或修复体表面的钙化或正在钙化的菌斑及沉积物，由唾液或龈沟液中的矿物盐逐渐沉积而成。

1. 牙石的分类 根据牙石沉积的部位，以龈缘为界，可分龈上牙石和龈下牙石两类（图7-5）。

（1）龈上牙石 沉积于临床牙冠表面，可直接观察到的牙石称龈上牙石，常呈黄白色，可因吸烟或食物着色而呈深色。龈上牙石体积较大，尤其是在与唾液腺导管开口相应的牙面上沉积更多，如上颌磨牙颊面、下颌前牙的舌面。

（2）龈下牙石 沉积于龈下牙根表面，不能直接观察到，需用探针才能查到的牙石称为龈下牙石，有时在X线片上也可见。龈下牙石呈褐色或黑色。龈下牙石沉积慢，体积小，质较硬，附着牢固，不易去除。

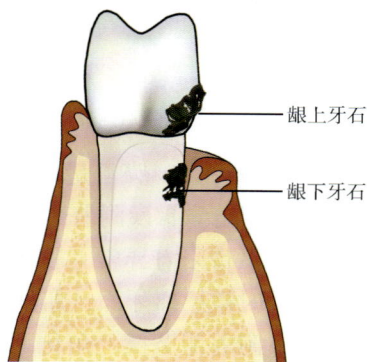

图 7-5 牙石附着部位示意图

龈上牙石
龈下牙石

2. 牙石的形成和矿化 牙石的形成包括三个步骤，即获得性膜形成、菌斑成熟和矿化。早期的菌斑内有少量的无机成分，在菌斑形成后1～14天即开始矿化，逐渐形成牙石。

（1）矿化的核心 矿化物质的沉积必须存在矿化的核心，菌斑的形成和菌斑的聚集可为矿化沉积提供核心物质，成为牙石矿化的核心。

（2）矿物质沉积 唾液中的钙、磷等矿物盐呈过饱和状态，是龈上牙石中无机盐的主要来源，而龈下牙石则来自龈沟渗出液中的矿物盐。

3. 牙石的成分 牙石中含70%～80%无机盐，其中钙约占40%以上，磷约占20%，还有镁、钠、碳酸盐和铜、锌等微量元素，其余为有机物和水。

4. 牙石的致病作用 虽然牙石本身坚硬粗糙，对牙龈可能有一定的机械刺激，但牙石的致病机制主要是粗糙的表面为菌斑继续积聚和矿化提供良好部位，这能加快菌斑的形成速度，引起组织的炎症反应。此外，牙石的多孔结构也容易吸收大量的细菌毒素。牙石也妨碍口腔卫生措施的实施，因此牙石也是牙龈出血、牙周袋加深、牙槽骨吸收、牙周病发展的一个重要致病因素。

（二）解剖因素

1. 牙体解剖因素 牙体的特殊结构，如根分叉、根面凹陷；牙体解剖异常，如颈部釉突、釉珠或腭侧沟等易使细菌向根部侵袭、定植，促进牙周炎的发生发展；牙根形态异常，如牙根过短或过细、锥形牙根、磨牙牙根融合等均使这些牙对殆力的承受能力降低，一旦发生牙周炎症和骨吸收则疾病进展快。另外，各种原因造成牙周支持组织高度降低的"冠根比例失调"患者，牙周膜内的应力随牙槽骨高度的降低而逐渐增大，可进一步造成牙周组织创伤。

2. 骨开裂或骨开窗 在上、下颌前牙区、下前磨牙区及上颌第一磨牙区，由于唇颊侧骨板薄，牙颊向错位、牙隆凸过大或骨质吸收等，可能发生牙槽嵴畸形，根面的骨覆盖区可被剥裸，根面仅覆盖骨膜和增厚的牙龈，易发生牙龈退缩或深牙周袋。若骨剥裸区延伸至边缘，即出现V形的骨质缺损，称为骨开裂，易引起牙龈呈V形退缩（图7-6A）。有时骨嵴顶尚完整，而根面牙槽骨缺损形成一圆形或椭圆形的小裂孔，即为骨开窗（图7-6B）。

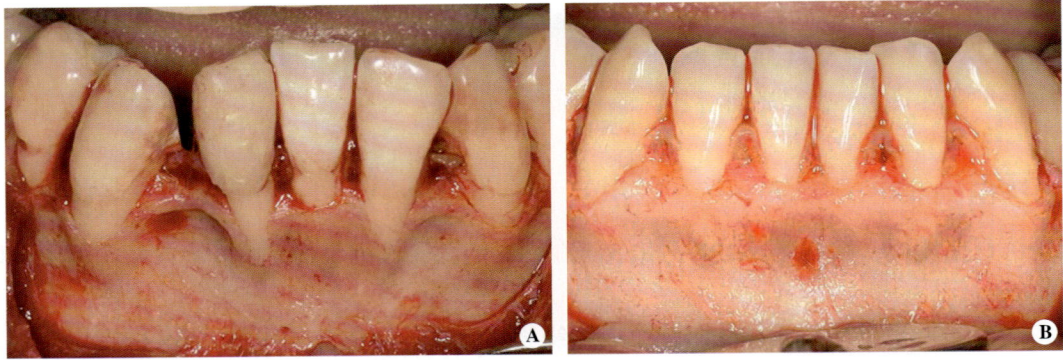

图7-6 骨开裂和骨开窗
A. 骨开裂；B. 骨开窗

3. 膜龈异常 膜龈是指覆盖牙槽突的口腔黏膜部分，包括牙龈和相邻接的牙槽黏膜。膜龈异常常见于系带附着异常及附着龈宽度过窄。

（1）系带附着异常 唇颊系带附着位置过高而进入牙龈或龈乳头，使游离龈缘和龈乳头在咀嚼或唇颊活动时被拉离牙面，加重了菌斑滞留和牙周病的发生及牙龈退缩。

（2）附着龈宽度 角化龈包括附着龈和游离龈。角化龈的宽度减去牙周探诊深度即是实际附着龈的部分。一般在上颌和下颌牙齿的颊侧正中以及下颌牙齿的舌侧正中进行测量。临床上一般认为附着龈是抵御感染、防止附着丧失的屏障。

（三）牙齿位置异常

个别牙的错位、扭转、过长或萌出不足等，均易造成接触区位置改变或边缘嵴高度不一致等，导致菌斑堆积、食物嵌塞，因而好发牙周疾病。当缺失牙长期未修复时，邻近的牙常向缺牙间隙倾斜，在倾斜侧常产生垂直型骨吸收和深牙周袋。错𬌗畸形与牙周病有一定的关系，如前牙拥挤者易患牙周疾患，可能因排列不齐，妨碍了口腔卫生措施的实施，使菌斑堆积。

（四）𬌗创伤

1. 概念 不正常的𬌗接触关系或过大的𬌗力，造成咀嚼系统各部位的病理性损害或适应性变化称为𬌗创伤。造成牙周创伤的𬌗关系称为创伤性𬌗。

从𬌗力与牙周支持组织的关系，𬌗创伤可分为：①原发性𬌗创伤，异常的𬌗力作用于健康的牙周组织。②继发性𬌗创伤，𬌗力作用于病变的牙周组织。③原发性和继发性𬌗创伤并存。

2. 造成𬌗创伤的因素 𬌗创伤是由于咬合力和牙周支持力之间不平衡所产生的，因此造成𬌗创伤的因素应从咬合力和支持力两方面来考虑。

（1）咬合力异常 即原发性𬌗创伤。包括咬合力方向及咬合力分布不均匀。其中以力的作用方向最为重要。

咬合压力的方向大致可分为三种：①垂直压力：与牙体长轴平行的咬合力称为垂直压力。牙周主纤维的排列对垂直压力具有最大的耐受性，但过大的垂直压力可造成根尖区骨吸收。②侧向压力：与牙体长轴成大于45°角的咬合力称为侧向压力或水平力。过大的侧向压力可使牙移位。③扭转力：使牙发生扭转的咬合力称为扭转力。扭转力对牙周组织的损伤最大。

咬合力分布不均匀是指在咬合活动时，全口牙尚未接触前，有个别牙或者几个牙先发生接触，这种情况称为早接触。比同颌其他牙先接触的牙称为早接触患牙。整个牙列的咬合力集中在早接触患牙上，使之受到超过其承受范围的过大咬合压力，便可引起牙周支持组织损伤。

（2）牙周支持力不足 即继发性𬌗创伤。牙周支持组织的病变，如牙槽骨吸收、牙周纤维疏松和减少、排列紊乱，使牙周支持力量不足。此时，即使正常的咬合力量，也可成为过重的负担，导致牙周组织损伤。

3. 殆创伤与牙周炎的关系 目前关于殆创伤对牙周组织作用的认识如下。

（1）单纯、短期的殆创伤不会形成牙周袋，也不会引起或加重牙龈的炎症。

（2）殆创伤会增加牙的动度，但动度增加并不是诊断殆创伤的唯一指征，因为牙周膜增宽和牙松动可能是以往殆创伤的结果。

（3）当长期的殆创伤伴随严重的牙周炎或明显的局部刺激因素时，它会加重牙周袋和牙槽骨吸收。

总之，牙周炎的始动因子是菌斑，疾病的本质是炎症导致的牙周组织破坏，而炎症扩展至牙周支持组织的途径和破坏的程度，则在一定程度上受咬合力的影响，因此，殆创伤是一个重要的局部促进因素。

（五）食物嵌塞

在咀嚼过程中，由于各种原因使食物碎块或纤维被咬合压力楔入相邻两牙的牙间隙内，称食物嵌塞。嵌塞的食物不仅可破坏牙龈乳头，导致牙龈炎，还可引起牙龈退缩、牙龈脓肿、邻面龋、口臭和牙槽骨吸收等。根据食物嵌塞的方式，可分两类。

1. 垂直型食物嵌塞 咀嚼压力将食物从殆面以垂直方向嵌入牙间隙内。不易剔除，局部有明显的胀痛感。造成垂直型食物嵌塞的原因有以下几种。

（1）邻面接触异常 相邻两牙失去正常的接触关系，出现缝隙（尤其是窄缝），致使食物嵌入。这种情况常见于牙列不齐、牙错位或扭转、邻面接触区和边缘嵴龋坏、邻牙倾斜、缺失牙未及时修复或修复体未恢复正常邻接区、牙周病致牙松动或移位等（图7-7）。

（2）来自对殆牙的楔力或异常的殆力 ①牙形态异常，某个牙尖过高或位置异常，或不均匀磨损形成的尖锐牙尖、边缘嵴，在咬合时，牙尖像楔子一样将食物塞进相对的牙间隙中，引起食物嵌塞。②不均匀磨损或牙倾斜，使相邻两牙的边缘嵴高度不一致，呈"阶梯状"，在咬合时将食物挤进牙间隙。③在上下颌牙咬合时发生的水平分力，可使牙间暂时出现缝隙。

（3）由于殆面和邻面的磨损使食物溢出沟消失，致使食物被挤入牙间隙。

2. 水平型食物嵌塞 由于牙龈乳头退缩或牙周组织手术而导致牙龈退缩，使支持组织高度降低，外展隙增大（图7-8）。进食时由于咬合力及唇、颊、舌运动的压力将食物挤入牙间隙造成滞留。

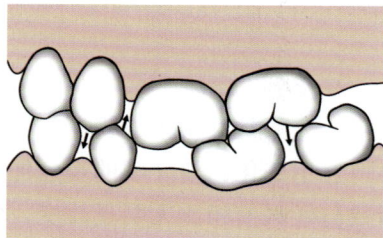

图7-7 缺失牙未及时修复，邻牙倾斜对殆牙下垂，导致食物嵌塞

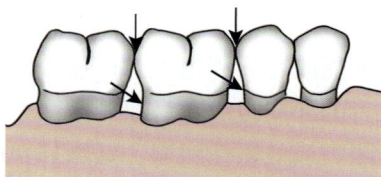

图7-8 水平型食物嵌塞

（六）不良习惯

1. 口呼吸 口呼吸者的牙龈表面因外露而干燥，以及牙面缺乏自洁作用，可使菌斑堆积而产生龈炎。

2. 吐舌习惯 吐舌习惯可造成上下牙的殆关系紊乱及食物嵌塞等。

3. 刷牙创伤 使用不合适的牙刷或不正确的刷牙方法可引起软硬组织的损伤、牙龈退缩和牙根暴露。

4. 其他 如咬唇（颊）习惯，不正确地使用牙线、牙签等，均可对唇颊、牙周膜及骨、牙体及殆关系造成一定影响。

（七）牙面着色

牙面色素可源自食物、化学物质、烟草或色源细菌。牙面着色本身对牙龈刺激不大，主要影响美观，由于色素往往沉积在菌斑牙石上，故它可作为口腔卫生情况和微生物多少的指标。大而厚的色斑沉积物能提供菌斑积聚和刺激牙龈的粗糙表面，继而造成或加重牙周组织炎症。

（八）其他促进因素

1. 充填体悬突 悬突能造成菌斑量的增加、菌斑成分改变，导致牙间乳头发生炎症，甚至牙槽骨吸收。

2. 修复体设计 修复体的龈缘过低、外形过凸、表面粗糙、与牙面的密合程度不佳、局部义齿设计不良均易成为细菌生长堆积的有利条件，引发牙龈炎症。

3. 修复材料 修复材料的光洁度和性能对牙龈有不同的影响，光洁度越高越不利于菌斑滞留。

4. 正畸治疗 矫治器不利于菌斑的清除，易引起牙龈炎甚至牙龈增生，或使原有的牙龈炎症明显加重。过大、过快的矫正力量会造成牙周膜及邻近牙槽骨的坏死和吸收。此时再加上牙龈及牙周膜的炎症，将会造成不可逆的牙周组织破坏。

三、牙周病的全身促进因素

研究结果表明，全身疾病不会直接引发牙周病，但可提高宿主对细菌及其产物等致病因子的敏感性，降低牙周组织的抵抗力，促进牙周病的发生和发展。牙周病的发生与以下全身因素有关。

（一）遗传因素

单纯性遗传因素不会引起牙周病，但遗传因素可增加宿主对牙周病的易感性。侵袭性牙周炎患者有明显的家族史，父母、子女、孪生同胞等均可同时患病。其他一些遗传病也常伴有牙周破坏，如唐氏综合征、掌跖角化-牙周破坏综合征等，患者机体抵抗力降低，并有较严重的牙周病，造成菌斑堆积，牙周膜和牙槽骨严重破坏。

（二）激素水平

激素水平紊乱能改变牙周组织对菌斑等刺激物的反应。牙龈是性激素的靶器官，在青春期、月经期或妊娠期，患者的牙周组织对病原刺激因素的反应性可发生变化，使牙龈的炎症加重，并发生青春期龈炎、妊娠性龈炎或妊娠性龈瘤。妊娠妇女的菌斑指数与妊娠前相比无明显改变，但龈炎的发生率和严重性却有所增加，均表明性激素水平与牙周组织关系密切。

（三）吸烟

吸烟是促进牙周炎发生发展的一个重要危险因素，吸烟不仅提高了牙周炎的发病率，还会加重牙周炎病变的严重程度。吸烟导致牙周病发病的机制尚未明了，但普遍认为吸烟影响局部的血液循环（小血管收缩），影响体液免疫、细胞免疫和炎症过程，尤其是削弱口腔中性多形核白细胞的趋化和吞噬功能。

（四）有关的系统性疾病

1. 糖尿病 糖尿病患者发生牙周炎的风险比非糖尿病患者增高2～3倍。糖尿病并发牙周病的病理机制可能是白细胞趋化和吞噬功能缺陷、组织内血管基底膜的改变、胶原合成减少、骨基质形成减少以及免疫调节能力下降，使患者的抗感染能力下降、伤口愈合障碍。牙周病与血糖、葡萄糖耐量曲线、糖尿病的严重程度和病程长短有关。

2. 血液疾病　白血病、再生障碍性贫血及其他贫血疾病等都可使机体抗感染能力降低，较易患牙周病，表现为牙龈出血、肿胀，坏死性溃疡等，短期内严重的牙周组织破坏。

3. 其他疾病　如艾滋病、骨质疏松症、慢性肾病、结缔组织病、精神紧张、过度疲劳等均可使牙周组织抵抗力降低、牙槽骨吸收，成为牙周病的潜在因素。

（五）精神压力

精神压力是机体对感受到的精神压力或不幸事件的心理和生理反应。精神压力增加了激素及免疫介质的释放，从而影响宿主防御系统的功能。精神压力不仅降低了机体的抵抗力，还可改变个体的生活方式，如可能忽略口腔卫生，致使菌斑堆积过多而加重牙周炎。另外，有精神压力者，可能吸烟量增加，饮酒过度，同样也可以加重牙周病。

四、牙周组织的防御机制

牙周组织的防御机制包括上皮障碍、吞噬细胞、龈沟液、唾液。

（一）上皮屏障

龈牙结合部的牙龈组织借结合上皮与牙齿表面连接，称为上皮附着，封闭软硬组织的交界处。结合上皮在抗菌防御中不仅具有上皮屏障的作用，而且结合上皮细胞本身能产生有效的抗菌物质，包括防御素和溶酶体酶。

（二）吞噬细胞

1. 中性多形核白细胞（PMN）　是抗牙周致病菌的第一道防线。

2. 单核/巨噬细胞　在动员宿主的防御机制抗细菌感染中发挥关键作用，维持着宿主-微生物之间的平衡。

（三）龈沟液

龈沟液指通过龈沟内上皮和结合上皮从牙龈结缔组织渗入到龈沟内的液体，其成分主要来源于血清。

（四）唾液

唾液具有润滑、缓冲、清洁、抗微生物、凝集、形成薄膜、消化等多种功能，是宿主口腔免疫防御系统的重要组成部分之一。唾液的保护作用与其有效成分、流量、流速有密切联系。

第4节　牙周病的主要临床表现和病理

一、牙龈的炎症和出血

堆积在牙颈部及龈沟内的牙菌斑微生物首先导致牙龈的炎症反应。牙龈炎的病变局限于牙龈上皮组织和结缔组织内。当炎症扩延到深部牙周组织，引起牙龈、牙周膜胶原纤维溶解破坏及牙槽骨吸收，导致牙周袋的形成，此时即为牙周炎。

（一）临床病理

从健康牙龈到牙周炎的发展过程可分为"初期病损，早期病损、确立期病损、晚期病损"四个阶段，但它们之间并无明确界限，而是移行过程（图7-9）。

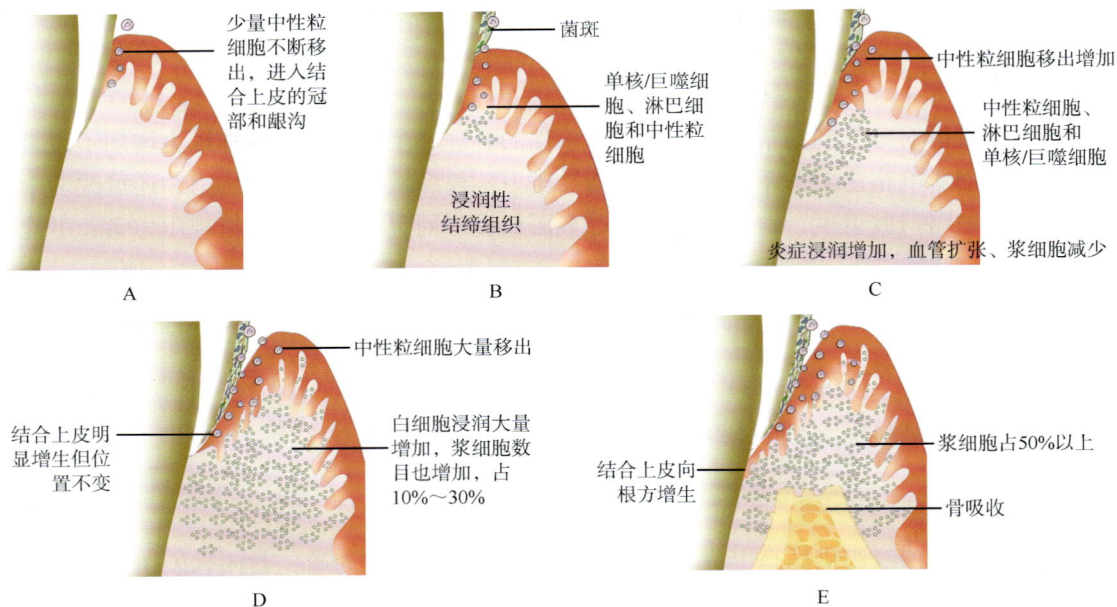

图7-9　牙龈炎和牙周炎发生过程牙龈组织的变化
在龈炎的不同阶段，最明显的不同是炎症浸润的范围和成分，以及上皮增生。在牙周炎阶段是上皮根向增殖和骨吸收
A.正常龈；B.初期龈炎病损；C.早期龈炎病损；D.确立期龈炎病损；E.牙周炎晚期病损

1. **初期病损**　指龈炎的初期，菌斑沉积在牙面24h内。组织学可见牙龈血管丛扩张，白细胞穿过结缔组织到达结合上皮和龈沟区。此期病损在临床上表现为健康的牙龈，可视为正常的生理状况。

2. **早期病损**　指龈炎的早期，菌斑堆积后4～7天。组织学见炎症细胞浸润，淋巴细胞和中性粒细胞是此期的主要浸润细胞，浆细胞很少见。此期病损在临床上可见炎症表现，牙龈发红，探诊出血。

3. **确立期病损**　牙龈炎已确立，出现以浆细胞为主的病损。组织学可见慢性炎症反应，炎细胞以浆细胞为主。此期病损在临床上已经有明显的炎症和水肿，牙龈色暗红，龈沟加深，牙龈不再紧贴牙面，此期可视作慢性牙龈炎病损。

4. **晚期病损**　本期也可称为牙周破坏期。牙周炎病损除了具有确立期病损的所有特性外，重要的区别是结合上皮从釉骨质界向根方繁殖和迁移，形成牙周袋。此期病损在临床上可探及牙周袋和附着丧失，X线片可见牙槽骨的吸收。

（二）临床表现

1. **牙龈出血**　牙龈炎症的临床最初表现是龈沟液量的增多和龈沟探诊出血。探诊出血是诊断牙龈有无炎症的重要指标之一，对判断牙周炎的活动性也有很重要的意义。健康牙龈即使稍微用力刷牙或轻探龈沟也均不引起出血，而在初期或早期龈炎阶段，轻探龈沟即可出血。

2. **牙龈颜色**　色泽变化是牙龈炎和牙周炎的重要临床体征之一。正常牙龈呈粉红色，患龈炎时游离龈和龈乳头呈鲜红或暗红色，重症龈炎和牙周炎患者的炎症充血范围可波及附着龈，与牙周袋的范围一致。

3. **牙龈外形** 正常的龈缘菲薄而且紧贴牙面，附着龈有点彩。牙龈有炎症时组织肿胀，使龈缘变厚，牙间乳头圆钝，与牙面不再紧贴。点彩可因组织水肿而消失，表面光亮，有些轻度炎症的牙龈仍可见部分点彩存在，故不能单纯以点彩的有无来判断牙龈有无炎症。

4. **牙龈质地** 结缔组织内炎症浸润及胶原纤维消失，使原来质地致密坚韧的牙龈变得松软脆弱，缺乏弹性。

5. **探诊深度及附着水平** 一般认为健康牙龈的龈沟探诊深度不超过3mm。当患龈炎时，由于牙龈肿胀或增生，龈沟探诊深度可超过3mm，但上皮附着水平仍位于正常的釉牙骨质界处，故称为龈袋或假性牙周袋，这是区别龈炎和牙周炎的一个重要标志。牙周炎时，探诊深度超过3mm，而且袋底位于釉牙骨质界的根方，表明已发生附着丧失。未经治疗的牙周炎患牙，附着丧失常与牙周袋并存，且探诊深度常大于附着丧失的程度。治疗后，炎症消退，探诊深度缩小，可使釉牙骨质界暴露于口腔中（图7-10）。

6. **龈沟液** 龈沟液渗出增多是牙龈炎症的重要指征之一。

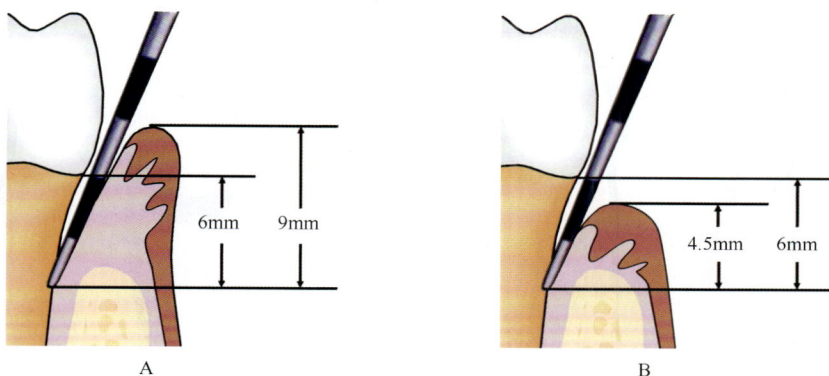

图7-10 探诊深度和附着水平

A. 牙周炎治疗前，探诊深度为9mm，附着丧失（釉牙骨质界至袋底）为6mm；B. 牙周炎治疗后，探诊深度为4.5mm，附着丧失为6mm

二、牙周袋的形成

龈炎时，牙龈肿胀或增生使龈缘位置向牙冠方向移动从而造成龈沟加深，但结合上皮的位置并未向根方迁移，此时为假性牙周袋，或称龈袋。牙周炎时，结合上皮向根方迁移，其冠方部分与牙面分离形成牙周袋，称真性牙周袋。

（一）牙周袋的病理

1. **软组织壁** 牙周袋的内壁上皮显著增生，上皮钉突呈网状突起深入结缔组织内并向根方延伸。上皮细胞水肿、变性，持续退变使部分糜烂或溃疡形成，深层为血管丰富的炎性肉芽组织。袋底的结合上皮不规则地向根方及结缔组织内增生，细胞间隙增宽，并有炎细胞浸润。

2. **根面壁** 是指暴露于牙周袋内的牙根面。未经治疗的牙周袋内的根面均有牙石沉积，其上覆有龈下菌斑。在牙石下方的根面牙骨质可发生结构上、化学性质和细胞毒性方面的改变。

（1）结构改变

1）牙骨质表面脱矿：菌斑内细菌产酸，导致牙骨质脱矿、软化，易发生根面龋。

2）牙骨质高度矿化：当牙龈退缩、牙根暴露于口腔时，脱矿的牙根面可发生唾液源的再矿化。

（2）化学改变 袋内根面的牙骨质脱矿，钙、磷含量降低，而暴露于口腔中的牙根面则钙、磷、镁、氟均可增多。

（3）细胞毒性改变 牙骨质中也可渗入有害物质，如细菌及内毒素均可进入牙骨质深达牙骨质牙本质界。

3. 袋内容物 牙周袋内含有菌斑、软垢、龈沟液、食物碎渣、唾液黏蛋白、脱落上皮和白细胞等，白细胞坏死分解后形成脓液。袋壁软组织经常受根面龈下牙石的机械刺激，引起袋内出血。

（二）牙周袋的类型

1. 根据牙周袋袋底与牙槽嵴顶的关系 牙周袋可分为骨上袋和骨下袋两种类型。而龈炎中的龈袋，因上皮附着水平正常，又称为假性牙周袋。

（1）骨上袋 是牙周支持组织发生破坏后所形成的真性牙周袋，袋底位于釉牙本质界的根方、牙槽骨嵴的冠方，牙槽骨一般呈水平型吸收。

（2）骨下袋 此种真性牙周袋的袋底位于牙槽嵴顶的根方，袋壁软组织位于牙根面和牙槽骨之间，也就是说，牙槽骨构成了牙周袋壁的一部分（图7-11）。

2. 根据累及牙面的情况 牙周袋也分为以下三种类型（图7-12）。

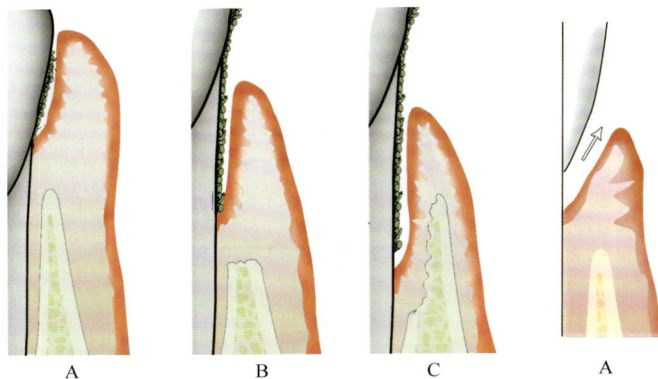

图7-11 牙周袋的类型
A.龈袋（假性牙周袋）；B.骨上袋；C.骨下袋

图7-12 牙周袋的不同形状
A.单面袋；B.复合袋；C.复杂袋

（1）单面袋 只累及一个牙面。

（2）复合袋 累及两个以上牙面。

（3）复杂袋 是一种螺旋形袋，起源于一个牙面，但扭曲回旋于一个以上的牙面或根分叉区。

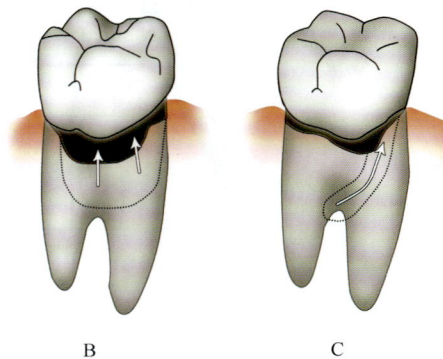

三、牙槽骨吸收

牙槽骨吸收是牙周炎的另一个主要的病理变化。牙槽骨是人体骨骼系统中代谢和改建最活跃的部分。在生理情况下，牙槽骨的吸收和新生是平衡的，故牙槽骨的高度不变。当骨吸收增加或骨新生减少，或两者并存时，即发生骨丧失。

（一）牙槽骨吸收的病理

引起牙槽骨吸收的局部因素是慢性炎症和咬合创伤。慢性炎症为最常见原因，当牙龈的炎症向深部牙周组织扩展到牙槽骨附近时，骨表面和骨髓腔内分化出破骨细胞和单核细胞，发生陷窝状骨吸收。距炎症中心较远处，有骨的修复性再生。牙周炎患者常伴有创伤，在受压侧牙槽骨吸收，牵张侧牙槽骨新生。

（二）牙槽骨吸收的类型

1. 水平型吸收 是最常见的吸收方式。牙槽间隔、唇颊侧或舌侧的嵴顶边缘呈水平吸收，而使牙槽嵴高度降低，通常形成骨上袋。

2. 垂直型吸收 也称角型吸收，指牙槽骨发生垂直方向或斜形的吸收，与牙根面之间形成一定角度的骨缺损，牙槽嵴的高度降低不多，而牙根周围的骨吸收较多。垂直骨吸收大多形成骨下袋，即牙周袋底位于骨嵴的根方。

骨下袋根据骨质破坏后剩余的骨壁数目，可分为一壁骨袋、二壁骨袋、三壁骨袋、四壁骨袋和混合骨袋。骨下袋最常见于邻面，但也可位于颊舌面。骨下袋和骨上袋的炎症、增生和退行性变化都相同，它们的主要区别是软组织壁与牙槽骨的关系、骨破坏的类型、牙周膜越隔纤维的方向（表7-3）。

表7-3 骨下袋和骨上袋的区别

	骨上袋	骨下袋
袋底位置	牙槽嵴顶的冠方	牙槽嵴顶的根方，骨与软组织壁相邻
骨破坏方式	水平式	垂直式（角形）
邻面越隔纤维	水平排列，在相邻两牙袋底方的牙槽骨嵴顶	斜行排列，从袋底的牙骨质沿着骨面斜行过嵴顶，附着到邻牙的牙骨质
颊舌面纤维	从袋底根方的牙根面向着牙槽嵴顶走行	从袋底的牙骨质沿着骨斜面走向冠方，越过顶与骨外膜汇合

3. 凹坑状吸收 指牙槽间隔的骨嵴顶吸收，其中央与龈谷相应的部分破坏迅速，而颊舌侧骨质仍保留，形成弹坑状或火山口状缺损（图7-13）。它的形成可能因邻面的龈谷区是菌斑易于堆积的防御薄弱部位，容易发生牙槽骨吸收。此外，不良修复体或者食物嵌塞等也是凹坑状吸收的常见原因。

4. 其他形式的骨变化 由于各部位牙槽骨吸收不均匀，使原来整齐而呈薄刃状的骨缘参差不齐，正常情况下牙间骨隔较高，而颊舌面骨嵴较低，呈波浪形。当牙间骨隔破坏而下凹，而颊舌面骨嵴未吸收时，骨嵴呈现反波浪形的缺损。

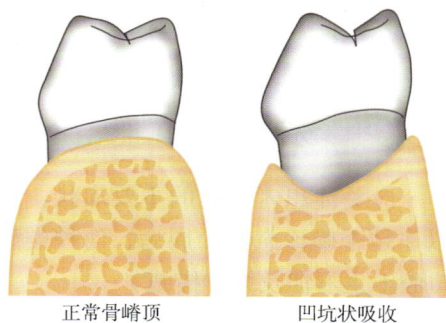

正常骨嵴顶　　凹坑状吸收

图7-13 凹坑状吸收

四、牙松动和移位

（一）牙松动

在生理状态下牙有一定的动度，主要是水平方向的，也有极微小的轴向动度，均不超过0.02mm，临床上不易察觉。在病理情况下牙松动超过生理范围。牙松动主要与下列因素有关。

1. 牙槽嵴吸收 使牙周支持组织减少，是牙松动最主要的原因。早期牙周炎不会出现牙松动，一般在牙槽骨吸收达根长的1/2以上时，特别是牙齿各个面的牙槽骨均有吸收时，临床冠根比例失调，使牙松动度逐渐增大。

2. 𬌗创伤 有咬合创伤时可使牙槽骨发生垂直吸收，牙周膜间隙呈楔形增宽，牙齿松动，但单纯的创伤不会引起牙周袋的形成。当过大的力消除后，牙槽骨可以自行修复，牙齿动度恢复正常。

3. 牙周膜的急性炎症 如急性根尖周炎或牙周脓肿等可使牙明显松动，这是牙周膜充血水肿及渗出所致。急性炎症消退后牙齿可恢复稳固。

4. 牙周翻瓣手术 由于手术的创伤及部分骨质的去除，组织水肿，牙齿有暂时性动度增加。一般在术后数周牙齿即能逐渐恢复稳固。

5. 女性激素水平变化 妊娠期、月经期及长期口服激素类避孕药的妇女可有牙动度增加。

其他如生理性（乳牙替换）或病理性牙根吸收（如囊肿或肿瘤压迫等）也可使牙松动。

（二）牙的病理性移位

引起牙齿病理性移位的主要因素有以下两种。

1. **牙周支持组织的破坏** 当牙周炎使牙槽骨吸收，支持组织减少后，与该牙所受到的力之间失去平衡，即发生了继发性创伤，可使牙齿向受力的方向发生移位。

2. **殆力的改变** 正常的接触区、良好的牙齿形态及牙尖斜度、牙列的完整性、殆力与唇颊舌肌力的平衡等都是保持牙齿正常位置的重要因素。若有上述因素的异常，可对牙周组织产生侧向的异常力，使牙齿发生移位。

病理性移位好发生于前牙，常伴有牙齿扭转。侵袭性牙周炎患者常在患病早期即可发生上、下前牙的唇向移位，出现较大的牙间隙，称为扇形移位。

第 5 节　牙周病的检查及危险因素评估

牙周治疗计划的制订、治疗内容和拟采取的措施顺序等需要首先立足于正确的诊断。而正确的诊断则有赖于医生对检查结果以及患者自身危险因素的准确而全面的综合分析。

一、病史收集

（一）牙周病史及口腔卫生习惯

应关注患者目前的主要症状、发生时间及变化；可能的诱因及疾病发展过程、治疗经过及疗效。以往是否确诊患有牙周病、何种类型、病程长短、是否经过诊治。此外还要了解患者口腔健康意识、口腔卫生习惯及维护措施。

（二）口腔病史

询问是否患有其他口腔疾病。部分黏膜疾病可同时累及口腔黏膜及牙周组织。慢性根尖周炎未及时治疗，附着龈上可出现窦道。颌面部外伤、一些可产生压迫或骨质破坏的颌面部肿瘤可导致牙齿松动、移位。此外，还应询问有无正畸、修复治疗史、关节病史及口腔不良习惯等。

（三）系统病史

一些全身疾病与牙周病密切相关。询问病史时要着重关注系统病史，特别是与牙周病有关的系统性疾病，如血液性疾病、心血管疾病、糖尿病或其他内分泌疾病、神经系统疾病、免疫功能缺陷、遗传性疾病、传染病以及治疗所使用的药物等。

（四）家族史

询问其父母、兄弟姐妹或其他直系亲属的牙周健康状况，尤其是可能与遗传相关的牙周病，如侵袭性牙周炎、牙龈纤维瘤病等。

二、牙周组织检查

牙周组织的常用检查器械有口镜、镊子、探针、牙线、咬合纸和蜡片等，检查方法包括视诊、探诊、扪诊、叩诊和影像学检查等。

（一）口腔卫生状况——菌斑指数

Silness 和 Löe（1964 年）提出使用菌斑指数（plaque index，PLI）代表口腔卫生状况，通过目测加探查来记录龈缘附近菌斑的厚度及量（图 7-14）。适合于一般的临床检查或流行病学调查。

（二）牙龈状况

1. **牙龈炎症状况** 可通过观察牙龈色、形、质的变化和探诊后是否出血来初步判定牙龈是否有炎症。正常牙龈呈粉红色，边缘菲薄，紧贴在牙颈部，质地坚韧而富有弹性，用探针探测龈沟时不会出血。若牙龈发炎，龈色变暗红或鲜红色，质地松软而失去弹性，牙龈肿胀，

图 7-14 Silness 和 Löe 菌斑指数及记分方法

记分标准：0分，龈缘区无菌斑；1分，龈缘区的牙面有薄的菌斑，但视诊不易见，用探针尖的侧面可刮出菌斑；2分，在龈缘或邻面可见中等量菌斑；3分，龈沟内或龈缘区及邻面有大量软垢

边缘厚钝，甚至肥大增生。当探诊检查时，牙龈易出血。

探诊出血（bleeding on probing，BOP）被认为是判断牙龈有无炎症较客观的指标。根据探诊后有无出血，记为 BOP 阳性或阴性。操作时有两种方法，一种是用钝头牙周探针的尖端置于龈缘下 1mm 或更少，轻轻沿龈缘滑动后观察片刻看有无出血，这种方法可能会导致病情被低估；另一种方法是轻轻探到袋底或龈沟底，取出探针后观察 10～15s 看有无出血，这种方法要注意探诊压力，较大的压力可使 BOP 阳性位点增加。

2. **龈缘的位置** 正常生理情况下，随着年龄的增长，龈缘的位置会随着结合上皮位置逐渐地向根方迁移。老年时甚至龈缘可位于牙骨质面，现今观点认为这是外界刺激或疾病积累导致的病理性退缩而非生理性退缩。在病理情况下，牙龈的炎症、肿胀、增生可使龈缘向冠方延伸。牙周炎经过治疗，牙龈炎症消退，龈缘位置可向根方复位。

3. **牙龈色泽的变化** 除了局部炎症或全身因素可引起牙龈的充血发红或苍白色外，还有其他一些原因可使牙龈有色泽的改变，如吸烟、重金属着色、牙龈黑色素沉着等。

（三）牙周探诊

牙周探诊（periodontal probing）是牙周病（特别是牙周炎）的诊断中最重要的检查方法。

1. **牙周探诊的工具** 临床上应用普通牙周刻度探针或电子探针来进行探测。牙周刻度探针的种类很多，不同探针的弯曲角度和刻度间距根据不同检查目的而设计有所不同（图 7-15）。

2. **牙周探诊的方法** 牙周探针应沿着牙齿长轴分别在唇（颊）、舌（腭）面的远中、中央、近中面探查并测量该 6 个位点的探诊深度，在探诊过程中，应沿着牙周袋底提插式行走（图 7-16），支点要放稳，探针始终与牙长轴平行，邻面可允许探针向邻面中央略倾斜，适宜的探诊压力为 20～25g。全口牙周探诊时，应按一定顺序进行，以防止遗漏，另外，最好由助手进行记录。

图 7-15 各式牙周探针头

A. UNC-15 探针：每 1mm 均有刻度标记，每 5mm 有加粗的颜色标记；

B. Williams 探针：刻度标记分别为 1、2、3、5、7、8、9、10mm；

C. 非金属探针：每 1mm 均有刻度标记，每 5mm 有加粗的颜色标记

3. **牙周探诊的记录指标**

（1）**探诊深度**（probing depth，PD） 指龈缘至袋底的距离，是决定牙周治疗的重要依据，不能反映牙周破坏的严重程度。

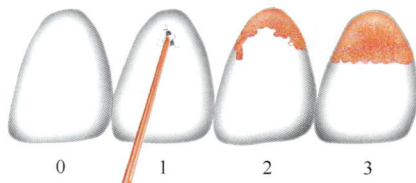

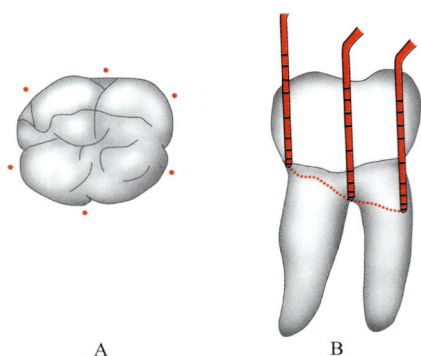

图7-16 牙周袋探测部位及方法

A.按唇、舌侧六个点探测；B.提插式探测近、中、远三点

（2）牙周附着水平（clinical attachment level，CAL）指龈沟底或牙周袋底至釉牙骨质界的距离，能客观准确地反映出牙周组织的破坏程度。其方法是先测量牙周袋深度（龈缘到袋底的距离），再记录龈缘（gingival margin，GM）到釉牙骨质界（cemento-enamel junction，CEJ）的距离（若龈缘位于釉牙骨质界的根方，则其距离记为负值）。计算公式：附着丧失＝牙周袋深度－龈缘至釉牙骨质界距离（图7-17）。

（四）牙松动度

正常情况下，牙齿有轻微的生理性动度。牙周病时，牙周支持组织的破坏可导致牙齿出现病理性松动。在进行牙松动度检查过程中，前牙用口腔镊夹住切缘，作唇舌方向摇动；后牙用闭合镊子尖端抵住𬌗面窝，向颊舌或近远中方向摇动。常分三度记录。

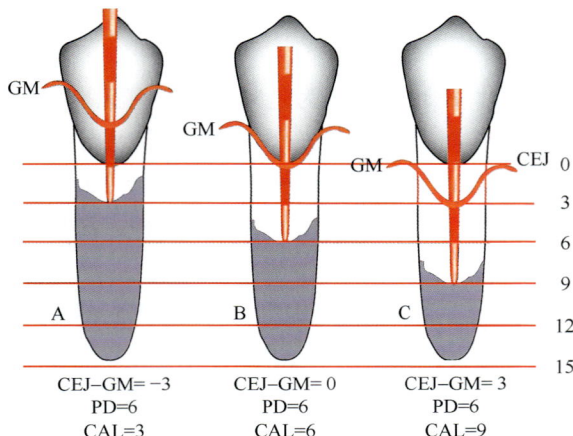

图7-17 附着水平探测

PD.探诊深度，CAL.牙周附着水平，CEJ.釉牙骨质界。A、B、C三颗牙的探诊深度都是6mm，但由于龈缘（GM）位置不同，附着丧失的程度也不同。A.牙龈增生，探诊深度6mm，附着丧失3mm；B.龈缘位于釉牙骨质界，探诊深度6mm，附着丧失6mm；C.牙龈退缩，探诊深度6mm，附着丧失9mm

Ⅰ度松动：松动超过生理性动度，但幅度在1mm以内，或仅有颊（唇）舌方向松动。

Ⅲ度松动：松动幅度在1～2mm或颊（唇）舌和近远中方向均松动。

Ⅲ度松动：松动幅度在2mm以上或颊（唇）舌、近中远中和垂直方向均松动。

牙根的数目、长度、粗壮程度、炎症程度，急性炎症及𬌗创伤均可影响牙齿的松动。

三、𬌗与咬合功能的检查

下颌行使各种运动时，上下颌牙的接触关系称为𬌗关系或咬合关系。

（一）𬌗的检查

检查牙列是否完整，牙尖交错𬌗时下颌是否处于正中位，上下颌牙是否达到最广泛且密切接触的关系，属于何种类型。上、下颌前牙的中线是否一致，牙排列是否正常，有无拥挤或牙错位、扭转等错𬌗。覆𬌗及覆盖程度是否正常，有无深覆𬌗、深覆盖或反𬌗、对刃𬌗、锁𬌗。牙磨损程度是否均匀。有无牙松动移位、牙缺失及倾斜等。

（二）早接触与𬌗干扰的检查

当下颌从休息位置慢慢向上移到上下牙发生接触时，如果只有个别牙接触，而不是广泛的密切接触，称为早接触。前牙切缘接触时，后牙应无接触。工作侧接触时，非工作侧应无接触，若非工作侧有接触或前牙接触时，后牙有接触，称为𬌗干扰。

（三）𬌗检查的方法步骤

1. 视诊　𬌗关系、早接触或𬌗干扰等均可先用视诊初步确定，再用其他方法进一步确定准确位置。

2. 扣诊　用示指指腹轻按于上颌牙唇（颊）面，嘱患者做咬合动作，手指感到有较大震动或动度，此牙可能有早接触的存在。

3. 咬合纸法　擦干牙面，将咬合纸放于下牙𬌗面上，嘱患者做正中咬合，𬌗面蓝色印迹较均匀为正常，若有浓密蓝点且范围较大，甚至将纸咬穿，该处牙面为早接触点。用咬合纸还可检查前伸𬌗和侧向𬌗的𬌗干扰。

4. 蜡片法　将蜡片烤软后放在被检查牙的𬌗面，嘱患者做正中咬合，待蜡片冷却后取出，检查蜡片上的咬合印迹。若蜡片有菲薄透亮甚至穿孔区，即为早接触点。

5. 牙线　主要用于检查有无𬌗干扰存在，按前述检查法确定有𬌗干扰的牙位后，进一步用其他方法确定该牙上的𬌗干扰部位。

6. 研究模型　对复杂而一次不易查清的创伤性𬌗，可制备研究模型，将咬合关系转移到𬌗架上做进一步的检查分析。

四、影像学检查

（一）正常牙周组织的X线影像

正常情况下，牙槽嵴顶到釉牙骨质界的距离不超过2mm，这是确定有无骨吸收的重要参照标志。牙根周围连续阻射的白线状致密影，称为硬骨板。松质骨的骨髓腔呈透射，骨小梁呈阻射且互相交织成网状。牙周膜在X线片上占据一定的空隙称为牙周膜间隙，为宽0.18～0.25mm的连续均匀的线状黑色透射带。

（二）牙周炎时X线影像的变化特点

在标准根尖片上，当牙槽嵴顶到釉牙骨质界的距离超过2mm，则可认为有牙槽骨吸收。牙槽骨吸收类型可表现为水平型吸收和垂直型吸收。根据骨吸收程度分为：Ⅰ度吸收≤根长的1/3；Ⅱ度吸收＞根长1/3，但在根长2/3以内，或吸收达根长的1/2；Ⅲ度吸收＞根长2/3。

五、牙周病的病历特点及要求

病历书写要求正规而又扼要，内容准确，项目齐全，书写清楚，不得随意涂改。对于牙周专科病历，还有一些特殊的指标和变化情况应予以记录；主要内容应围绕牙周疾病的演变和治疗过程以及与口腔其他疾病的关系，与牙周病相关的全身病也应予以记述。

（一）病史

应以牙周病史为主，同时应包括相关的口腔病史及系统病史，应包括主诉、现病史、既往史、家族史。主诉是指主要病症的部位、症状和持续时间，力求用一句话简明表达。

（二）检查内容

检查以对牙周组织改变的观察为主，但同时也应对口腔其他相关部位做全面的检查，还应做必要的生化检验等相关辅助检测，检查内容包括牙周组织、口腔黏膜、牙及其周围组织、颞下颌关节以及其他检查。

（三）病历书写

牙周炎因涉及多个牙，且检查指标又多，应设计按牙位记录探诊深度、附着丧失、炎症程度、出血情况、根分叉病变、牙动度等数据的牙周炎专用表或图。必要时还可以画出牙周袋深度及牙槽骨吸收的示意图，使病情一目了然。

六、危险因素的评估

在预后判断和制订治疗计划之前对每名牙周病患者进行危险因素评估，分析与患者的牙周病发生发展相关的危险因素有哪些？哪些危险因素能改变？这对于牙周病的诊断、治疗计划的制订和预后判断都有重要意义，将使牙周病的治疗更有效、更有预见性。牙周病的危险因素可分为两大类，即不可改变的危险因素和可改变的危险因素。不可改变的危险因素包括：①遗传因素；②年龄；③种族；④某些牙体和牙周组织的发育异常或解剖缺陷。可改变的危险因素又涵盖了三个方面。第一个方面是局部因素，包括：①牙菌斑生物膜；②牙石；③咬合创伤；④食物嵌塞；⑤局部解剖因素；⑥其他局部刺激因素，如充填体悬突、不良的修复体、不恰当的正畸治疗等。第二个方面是全身因素，包括：①糖尿病；②骨质疏松症；③艾滋病等。第三个方面是行为和社会心理因素，包括：①吸烟；②心理压力与精神紧张；③患者的依从性差。上述这些危险因素都是可能改变或可以控制的。

第6节 牙龈疾病

牙龈疾病（gingival disease）是指仅发生于牙龈组织的疾病，一般不侵犯深层牙周组织，包括菌斑引起的牙龈病（如菌斑性龈炎、青春期龈炎、妊娠期龈炎、药物性牙龈肥大等）和非菌斑性牙龈病（如遗传性牙龈纤维瘤病）。

一、菌斑性龈炎

菌斑性龈炎（plaque-induced gingivitis）又称慢性龈炎、边缘性龈炎或单纯性龈炎，牙龈的炎症主要位于游离龈和龈乳头，在牙龈病中最常见。

（一）病因

龈缘附近牙面上堆积的牙菌斑是菌斑性龈炎的始动因子。此外，牙石、食物嵌塞、不良修复体及牙错位拥挤、口呼吸等因素均可促使菌斑积聚，促使龈炎的发生和发展。

（二）临床表现

牙龈的炎症一般局限于游离龈和龈乳头，严重时也可波及附着龈，通常以前牙区尤其下前牙区最为显著。

1. 自觉症状 刷牙或咬硬物时牙龈出血是患者就诊的主要原因。但一般无自发性出血，有些患者可伴有牙龈发痒、发胀和口臭等症状。

2. **牙龈色泽**　正常牙龈呈粉红色。患龈炎时，游离龈和龈乳头变为鲜红或暗红色，病变较重时，充血范围可波及附着龈。

3. **牙龈外形**　正常龈缘菲薄呈扇贝状紧贴牙面，附着龈有点彩。患龈炎时，牙龈肿胀，点彩消失，龈缘变钝，不再紧贴牙面。

4. **牙龈质地**　正常牙龈质地致密而坚韧。患龈炎时，由于结缔组织水肿和胶原纤维破坏，牙龈变得松软脆弱，缺乏弹性。

5. **龈沟深度**　健康的龈沟探诊深度一般不超过3mm。患龈炎时，由于组织肿胀或增生，龈沟探诊深度可达3mm以上，但无附着丧失，形成假性牙周袋。

6. **龈沟探诊出血**　健康的牙龈在刷牙或轻探龈沟时均不引起出血。患龈炎时，轻触即出血，即探诊出血。龈炎早期或炎症范围局限时，牙龈表面炎症不明显，但探诊后仍有出血。

7. **龈沟液量增多**　健康牙龈有极少量的龈沟液。患龈炎时，龈沟液增多，有些患者还可出现龈沟溢脓。龈沟液量增加是评估牙龈炎症的一个客观指标。

（三）诊断与鉴别诊断

1. **诊断**　根据上述临床表现，龈缘附近牙面有明显菌斑、牙石堆积以及存在其他菌斑滞留因素，即可诊断。

2. **鉴别诊断**

（1）早期牙周炎　一部分长期存在的菌斑性龈炎可逐渐发展成牙周炎，常开始于牙的邻面，与牙龈炎不易区别。故对于长时间的较重牙龈炎患者应仔细检查，排除早期牙周炎。鉴别要点为牙周炎有附着丧失和牙槽骨吸收，必要时拍摄X线片以确定诊断。

（2）血液病　白血病、血小板减少性紫癜、再生障碍性贫血等系统疾病均可引起牙龈出血，且易自发出血，出血量多不易止住。对于以牙龈出血为主诉且同时有牙龈炎症表现者应仔细询问病史，注意与上述血液系统疾病鉴别，血液检查有助于排除上述疾病。

（3）HIV相关性龈炎　是HIV感染者较早出现的相关症状之一，临床可见游离龈缘呈明显的线状红色充血带，称作牙龈线形红斑。附着龈可有点状红斑，患者自述有刷牙后出血或自发性出血。在去除局部刺激因素后，牙龈充血仍不消退。血清学检测有助于确诊。

（四）治疗原则与治疗方法

1. **去除病因**　通过龈上洁治术彻底清除牙石、菌斑；针对食物嵌塞的原因，用调磨法和修复法治疗。通过上述治疗，牙龈炎症可在数日内消退。对于牙龈炎症较重者，可配合药物治疗，常用的局部药物有1%～3%过氧化氢液、0.12%～0.20%氯己定及碘制剂等。对于不伴有全身疾病的菌斑性龈炎患者，不应全身使用抗菌药物。

2. **手术治疗**　大多数患者在去除病因后炎症消退，牙龈形态恢复正常；对少数牙龈纤维增生明显、炎症消退后牙龈形态不能恢复正常的患者，可施行牙龈成形术，以恢复牙龈的生理外形。

3. **防止复发**　积极开展椅旁卫生宣教，指导并教会患者控制菌斑的方法，保持良好的口腔卫生状况，定期（6～12个月）进行检查和维护，才能保持疗效，防止复发。

（五）预后及预防

1. **预后**　由于菌斑性龈炎病变部位局限于牙龈，在去除局部刺激因素后，炎症消退快，牙龈组织能恢复正常。因此，菌斑性龈炎是可逆性病变，预后良好。然而，如果患者不能坚持菌斑控制及定期复查，导致菌斑再次堆积，炎症仍能复发。

2. 预防 菌斑性龈炎是可以预防的，关键是坚持做好菌斑控制工作。口腔医务人员要开展口腔卫生宣教，教会患者正确的刷牙方法，合理使用牙线、牙签、牙间隙刷。坚持早晚刷牙、饭后漱口，以控制菌斑和牙石的形成，这些对预防牙龈炎的复发也极为重要。

二、青春期龈炎

青春期龈炎（puberty gingivitis）是受内分泌影响的龈炎之一，男女均可患病，女性较多。

（一）病因

1. 局部因素 菌斑仍是青春期龈炎的主要病因，这个年龄段的人群，由于乳恒牙更替、牙列拥挤、口呼吸以及戴矫治器等，加之该年龄段患者不易保持良好的口腔卫生习惯，造成菌斑易滞留，但牙石量较少。

2. 全身因素 青春期少年体内性激素水平的变化，是青春期龈炎发生的全身因素。牙龈是性激素的靶组织，当内分泌改变时，牙龈组织对菌斑等局部刺激物反应性增强。

（二）临床表现

患者主诉症状常为刷牙或咬硬物时出血、口臭等。本病为青春期发病，好发于前牙唇侧的龈乳头和龈缘；唇侧牙龈肿胀较明显，龈乳头常呈球状突起，牙龈颜色暗红或鲜红，质地松软，探诊易出血。龈沟可加深形成龈袋，但附着水平无变化，也无牙槽骨吸收。

（三）诊断

患者处于青春期，且牙龈的炎症反应超过了局部刺激物所能引起的程度，即牙龈组织的炎症反应较重，据此不难诊断。

（四）治疗原则及预防

去除局部刺激因素仍是青春期龈炎治疗的关键。通过洁治术去除菌斑、牙石，必要时可配合局部的药物治疗，如龈袋冲洗、局部上药及含漱等。多数患者经基础治疗后可痊愈。对于个别病程长，且牙龈过度肥大增生的患者，可考虑采用牙龈切除术。完成治疗后应定期复查，教会患者正确刷牙和控制菌斑的方法，养成良好的口腔卫生习惯，以防复发。对于准备接受正畸治疗的青少年，应先治愈原有的龈炎，矫治器的设计和制作应有利于菌斑控制。在整个矫治过程中应定期做牙周检查和预防性洁治。

三、妊娠期龈炎和妊娠期龈瘤

妊娠期龈炎（pregnancy gingivitis）指妇女在妊娠期间，由于女性激素水平的升高，使原有牙龈慢性炎症加重，发生牙龈肿胀或形成龈瘤样病变，分娩后可自行减轻或消退。此病的发病率为30%～100%。

（一）病因

1. 局部因素 菌斑微生物仍然是妊娠期龈炎的直接病因，妊娠期妇女若不注意维护口腔卫生，致使菌斑、牙石堆积，易引发牙龈炎症。若同时有食物嵌塞和不良修复体存在，更易加重牙龈的炎症。

2. 全身因素 妊娠本身不会引起龈炎，如没有局部刺激物及菌斑，妊娠期龈炎也不会发生。妊娠时性激素（主要是黄体酮）水平增高，使牙龈毛细血管扩张、淤血，炎细胞和渗出液增多，使局部炎症反应加重。近年来发现妊娠期龈炎患者的龈下牙菌斑中细菌的组成也发生了变化，中间普氏菌明显增多。该菌数量及临床症状随着妊娠月份增加及黄体酮水平增高而加重；分娩后，该菌数量降低，临床症状也逐渐减轻或消失。

（二）病理

组织学表现为非特异性、多血管、大量炎症细胞浸润的炎症性肉芽组织。有时龈乳头呈瘤样生长，病理特征为明显的毛细血管增生，其程度超过了一般情况下牙龈对慢性刺激的反应，致使牙龈乳头炎性过长而呈瘤样改变，并非真性肿瘤。

（三）临床表现

患者一般在妊娠前即有不同程度的牙龈炎症，从妊娠2～3个月后开始出现明显症状，至8个月时达到高峰，临床表现与血中黄体酮水平相一致。分娩后约2个月时，龈炎可恢复至妊娠前水平。

妊娠期龈炎可发生于个别牙或全口牙龈，以前牙区为重。龈缘和龈乳头呈鲜红或暗红色，松软而光亮。显著的炎性肿胀、肥大，有龈袋形成，轻触之极易出血（图7-18）。患者吮吸或进食时也易出血，此常为就诊时的主诉症状。一般无疼痛，严重时龈缘可有溃疡和假膜形成，此时可有轻度疼痛。

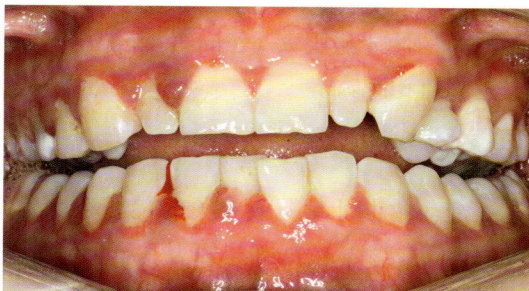

图7-18 妊娠期龈炎

妊娠期龈瘤（又称孕瘤）发生于单个牙的龈乳头，以前牙（尤其是下前牙）唇侧乳头较多见。一般始发于妊娠第3个月，迅速增大，色鲜红光亮或呈暗紫色，质地松软，表面光滑极易出血（图7-19）。瘤体常呈扁圆形向近远中扩延，有的病例呈小的分叶状，有蒂或无蒂，一般直径不超过2cm，但严重的病例可因瘤体较大而妨碍进食或被咬破而感染。患者常因出血妨碍进食而就诊。分娩后，妊娠期龈瘤能逐渐自行缩小，但必须去除局部刺激物才能消失，有的患者还需手术切除。

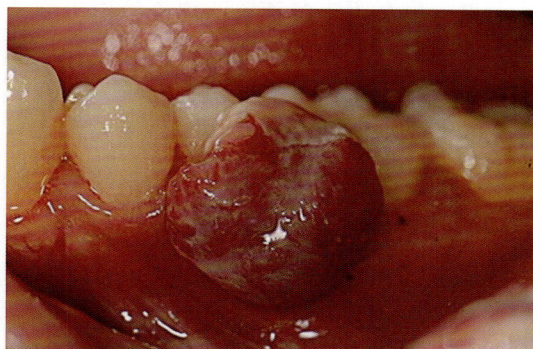

图7-19 妊娠期龈瘤

（四）诊断和鉴别诊断

1. 诊断　育龄妇女的牙龈出现鲜红色、高度水肿、肥大，且有明显出血倾向者，或有龈瘤特征者，应询问有无妊娠情况，若已怀孕便可诊断。

2. 鉴别诊断　本病应与化脓性肉芽肿相鉴别。化脓性肉芽肿可发生于非妊娠期妇女，临床表现为个别牙龈乳头的无痛性肿胀、突起的瘤样物，有蒂或无蒂，色泽鲜红或暗红，质地松软，极易出血。多数病变表面有溃疡和脓性渗出物，一般多可找到局部刺激因素。病理变化为血管瘤样的肉芽肿性病变，血管内皮细胞和新生毛细血管的大量增殖，并有炎症细胞浸润，表面常有溃疡和渗出。

（五）治疗原则与治疗方法

治疗原则同菌斑性龈炎。但应注意，尽量避免使用全身药物治疗，以免影响胎儿发育。

1. 去除一切局部刺激因素　如菌斑、牙石、不良修复物等。

2. 口腔卫生教育　在去除局部刺激物后，一定要认真做维护治疗，严格控制菌斑。

3.局部药物冲洗 对于较严重的患者,如牙龈炎症肥大明显、龈袋有溢脓时,可用3%过氧化氢液和生理盐水冲洗,也可使用刺激性小、不影响胎儿生长发育的含漱液,如1%过氧化氢。

4.手术治疗 对于一些体积较大的妊娠期龈瘤,若已妨碍进食则可手术切除。手术时机应尽量选择在妊娠中期,以免引起流产或早产。术中应避免流血过多,术后应严格控制菌斑,防止复发。

(六)预防

怀孕前及妊娠早期应及时治疗原有的龈炎,整个妊娠期应严格控制菌斑,可大大减少妊娠期龈炎的发生。

四、药物性牙龈肥大

药物性牙龈肥大(drug-induced gingival enlargement)是指长期服用某些药物而引起牙龈的纤维性增生和体积肥大。

(一)病因

与药物性牙龈肥大有关的三类药物为抗癫痫类药物、免疫抑制剂和钙通道阻滞剂。牙龈增生的程度与原有的牙龈炎症和口腔卫生状况有关。

(二)病理

苯妥英钠引起的牙龈增生,其病理特点为上皮棘层显著增厚,钉突伸长达到结缔组织深部。结缔组织中有致密的胶原纤维束、大量成纤维细胞和新生血管,间有多量无定形的基质,炎症细胞很少,局限于龈沟附近。环孢素和硝苯地平引起的牙龈增生其组织学特点和临床表现与苯妥英钠引起的牙龈增生相似,但环孢素引起的增生组织中血管和慢性炎症细胞的成分较多。

(三)临床表现

药物性牙龈肥大常发生于全口牙龈,但以上、下前牙区为重。只发生于有牙区,拔牙后增生的牙龈组织可自行消退。增生起始于唇颊侧或舌腭侧龈乳头,呈小球状突起于牙龈表面,继而互相靠近或相连并向龈缘扩展,严重者可波及附着龈,增生的牙龈可盖住部分或全部牙面,妨碍进食,影响美观。牙龈一般呈淡粉色,质地坚韧,有弹性,一般不易出血。肿大的牙龈形成龈袋,易使菌斑堆积,不易清洁。因此多数患者合并有程度不同的牙龈炎症,此时的牙龈可呈深红或紫红色,质地较松软,牙龈边缘部分易出血(图7-20)。

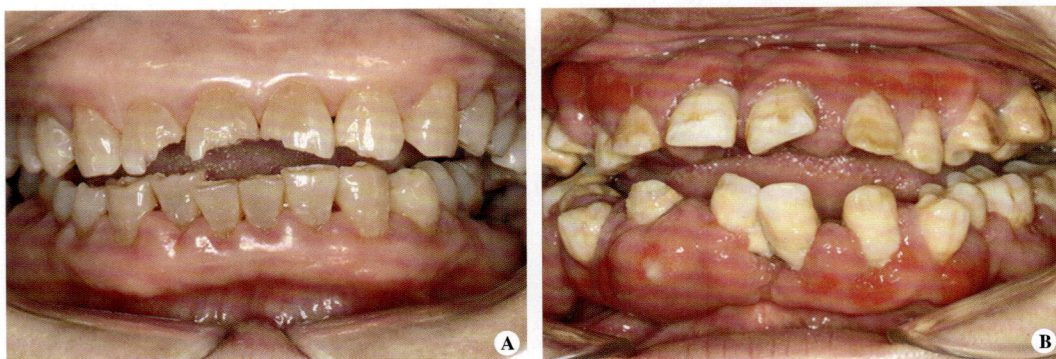

图7-20 药物性牙龈肥大
A.炎症不明显的下前牙药物性牙龈肥大;B.伴发明显炎症的药物性牙龈肥大

（四）诊断和鉴别诊断

1. 诊断　根据牙龈实质性增生的特点以及有长期服用上述药物的历史，不难诊断。

2. 鉴别诊断

（1）牙龈纤维瘤病　此病无长期服药史，但可有家族史，牙龈增生范围广泛、程度重。

（2）以牙龈增生为主要表现的牙龈炎症　一般炎症较明显，好发于前牙的唇侧和龈乳头，增生程度较轻，覆盖牙冠一般不超过1/3，有明显的局部刺激因素，但无长期服药史。

（五）治疗原则与治疗方法

1. 去除局部刺激因素　通过洁治、刮治以清除菌斑、牙石，并消除其他一切导致菌斑滞留的因素。

2. 关于停药或更换引起牙龈肥大的药物　过去认为停药或更换药物是必须的，但是许多临床资料显示患者即使不停药经认真细致的牙周基础治疗也可获得牙龈肥大消失的效果。对于牙周治疗后牙龈肥大改善不明显的患者，可与相关专科医师协商酌情更换引起牙龈肥大的药物。

3. 局部药物治疗　有明显牙龈炎症的患者，可用3%过氧化氢溶液冲洗龈袋，并置入抗菌消炎药物，待炎症减轻后再做进一步治疗。

4. 手术治疗　经上述治疗，增生的牙龈仍无法完全消退者，可采用牙龈切除并成形的手术治疗。

5. 严格控制菌斑　指导患者严格控制菌斑，减轻服药期间牙龈增生程度，减少和避免术后的复发。

（六）预防

对于需要长期服用苯妥英钠、环孢菌素和钙通道阻滞剂等药物者，应在开始用药前先进行口腔检查，消除一切可能引起牙龈炎症的刺激因素，并教会患者控制菌斑保持口腔卫生的方法。

五、龈乳头炎

龈乳头炎（gingival papillitis）又称急性龈乳头炎，是指病损局限于个别牙龈乳头的急性非特异性炎症。

（一）病因

龈乳头受到机械或化学刺激，是引起急性龈乳头炎的直接原因。如食物嵌塞、不恰当剔牙、过硬食物的刺伤、邻面龋尖锐边缘的刺激及不良修复体，如义齿卡环尖、充填体的悬突刺激等均可造成牙龈乳头的急性炎症。

（二）临床表现

龈乳头发红肿胀，探触或吸吮时易出血，可有自发性胀痛和探、触痛。女性患者常因在月经期而疼痛感加重。有时出现明显的自发痛和冷、热刺激痛，易与牙髓炎混淆。检查可见牙龈乳头鲜红肿胀、探触痛明显，易出血；有时局部可查到刺激物；牙可有轻度叩痛。

（三）诊断和鉴别诊断

1. 诊断　一般依据局限于牙龈乳头的机械或化学刺激，同时牙龈乳头存在明显炎症反应，不难诊断。

2. 鉴别诊断　本病应注意与各类牙髓炎相鉴别。

（四）治疗原则与治疗方法

首先除去局部刺激因素如嵌塞的食物、充填体悬突、鱼刺、折断的牙签等。去除邻面的菌斑、牙石，以消除或缓解龈乳头的急性炎症。用1%～3%过氧化氢溶液冲洗。急性炎症消退后，应彻底去除病因，如消除食物嵌塞的原因，充填邻面龋和修改不良修复体等。

（五）预防

消除可能引起急性龈乳头炎的各种潜在因素，如矫正食物嵌塞、及时治疗邻面龋。口腔医师在进行口腔治疗时，应注意防止对龈乳头的刺激，以防急性炎症的发生。

六、急性坏死溃疡性龈炎

急性坏死溃疡性龈炎（acute necrotizing ulcerative gingivitis，ANUG）指发生在龈缘和龈乳头的急性炎症和坏死。文森（Vincent）于1898年首次报道此病，故又称Vincent龈炎。第一次世界大战时，在前线士兵中流行本病，故又称"战壕口"。

（一）病因

1. 微生物的作用　梭形杆菌、螺旋体和中间普氏菌可能是该病的主要致病菌。梭形杆菌和螺旋体也广泛存在于慢性牙龈炎和牙周炎患者的菌斑中，一般情况下不会发生急性坏死溃疡性龈炎。目前认为宿主易感性和抵抗力降低会使这些微生物的毒力造成坏死性溃疡性龈炎（NUG）病损。

2. 已有炎症　深牙周袋内或冠周炎的牙龈适合螺旋体和厌氧菌的繁殖，当存在某些局部组织的创伤或全身因素时，细菌大量繁殖，并侵入牙龈组织，最终发生本病。

3. 吸烟　多数患者有吸烟史，吸烟可使小血管收缩，口腔内白细胞功能降低，易发生此病。

4. 心身因素　与本病关系密切，如精神紧张、睡眠不足、过度疲劳或有精神刺激者常易发生本病。在以上因素的影响下皮质激素分泌过多和自主神经系统的影响，改变了牙龈的血液循环，使局部抵抗力下降而引发本病。

5. 机体免疫功能降低　营养不良或消耗性疾病：如维生素C缺乏、某些全身消耗性疾病（恶性肿瘤、急性传染病、血液病、严重的消化功能紊乱）、放射病、艾滋病等均易诱发此病。

（二）病理

急性坏死溃疡性龈炎的组织病理学表现为牙龈的非特异性急性坏死性炎症，病变部位累及上皮和下方的结缔组织。上皮坏死，代之以由纤维素、坏死的白细胞和上皮细胞及各种细菌等构成的假膜，在坏死区与生活组织间见大量梭形杆菌和螺旋体。坏死区下方的结缔组织，有大量血管增生、扩张充血，并有白细胞浸润。在距坏死区更远处有浆细胞和单核细胞浸润，并有螺旋体侵入。

（三）临床表现

1. 好发人群　本病常发生于青壮年，以男性吸烟者多见。多发生在经济贫困区。目前在经济发达的地区中，此病已很少见。

2. 病程　本病发病急，病程短，常为数天至1～2周。

3. 坏死、溃疡和假膜　以龈乳头和龈缘的坏死为其特征性损害，尤以下前牙多见。初起时龈乳头充血水肿，个别龈乳头顶端发生坏死性溃疡，表面覆有灰白色污秽的坏死物，去除表面坏死物后可见龈乳头中央坏死缺如，如火山口状。病变迅速沿牙龈边缘扩展，龈缘破坏如虫蚀状，坏死区表面有灰褐色假膜，易擦去，下方为出血创面。病损一般不波及附着龈（图7-21）。

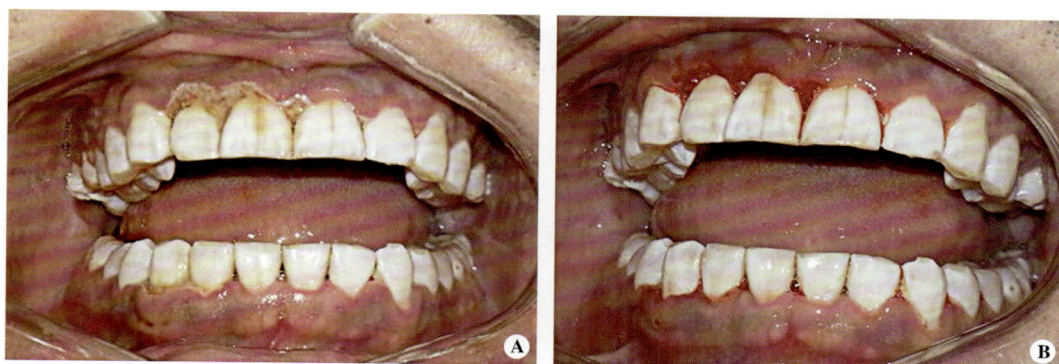

图7-21 急性坏死溃疡性龈炎
A. 去除表面坏死物前；B. 去除表面坏死物后

4. **患处牙龈极易出血** 患者常诉晨起时枕头上有血迹，口中有血腥味，甚至有自发性出血。

5. **疼痛明显** 有明显疼痛感，牙齿撑开感或胀痛感。

6. **有典型的腐败性口臭** 由于组织坏死，患者口腔常有特殊的腐败性恶臭。

7. **全身症状** 轻症者一般无明显的全身症状，重症者可有低热、疲乏等全身症状，部分伴有淋巴结肿大、压痛。

（四）诊断和鉴别诊断

1. **诊断** 根据以上临床表现，包括起病急、牙龈组织坏死、缺失，疼痛剧烈，自发性出血，腐败性口臭等特征，诊断并不难。

2. **鉴别诊断**

（1）**菌斑性龈炎** 病程长，为慢性过程，无自发痛。一般无自发性出血，仅在刷牙、进食或探诊时出血，无牙龈坏死，无特殊腐败性口臭。

（2）**急性白血病** 牙龈广泛肿胀、疼痛和坏死，并累及附着龈，也可有自发性出血和口臭。血常规检查白细胞计数明显升高并出现幼稚白细胞，有助于诊断。

（3）**与艾滋病鉴别** 艾滋病患者由于细胞免疫和体液免疫功能低下，常由各种细菌引起机会性感染，可合并NUG。

（五）治疗原则与治疗方法

1. **去除局部坏死组织** 急性期应首先轻轻去除牙龈乳头及龈缘的坏死组织，病情允许时可去除大块的龈上牙石。

2. **局部使用氧化剂** 3%过氧化氢溶液局部擦拭、冲洗和反复含漱。必要时，在清洁后的局部可涂布或贴敷抗厌氧菌的制剂。

3. **全身药物治疗** 全身给予维生素C、蛋白质等支持疗法。重者可口服甲硝唑或替硝唑等抗厌氧菌药物。

4. **口腔卫生指导** 立即更换牙刷，保持口腔清洁，养成良好的口腔卫生习惯；劝其戒烟。

5. **致病因素的处理** 对全身因素进行矫正和治疗。

6. **急性期过后的治疗** 急性期过后，动员患者及时治疗原有牙周疾病；对外形异常的牙龈组织，可通过牙龈成形术等矫正。

七、遗传性牙龈纤维瘤病

遗传性牙龈纤维瘤病（hereditary gingival fibromatosis）又名家族性或特发性牙龈纤维瘤病，为牙龈组织的弥漫性纤维增生。

（一）病因

病因不明，有的患者有家族史，也有的无家族史。有家族史者可能为常染色体显性或隐性遗传。

（二）病理

病理变化的特点为牙龈上皮增厚，钉突增长伸入结缔组织内，牙龈结缔组织体积增大，充满粗大的胶原纤维束以及大量成纤维细胞，血管相对少，炎症不明显，仅见于龈沟附近。

（三）临床表现

本病可在幼儿时就发病，最早可发生在乳牙萌出之后，一般开始于恒牙萌出之后。牙龈普遍增生，可发生于单颌或波及上、下颌牙龈，同时累及附着龈、边缘龈和龈乳头，唇、舌侧龈均可发生。增生的牙龈可覆盖牙冠2/3以上，重者牙龈盖住整个牙冠，妨碍咀嚼。牙齿常因增生的牙龈挤压而发生移位。增生的牙龈表面光滑，质地坚韧，有时呈结节状，点彩明显，颜色正常，不易出血。由于牙龈的增厚，有时出现牙齿萌出困难（图7-22）。

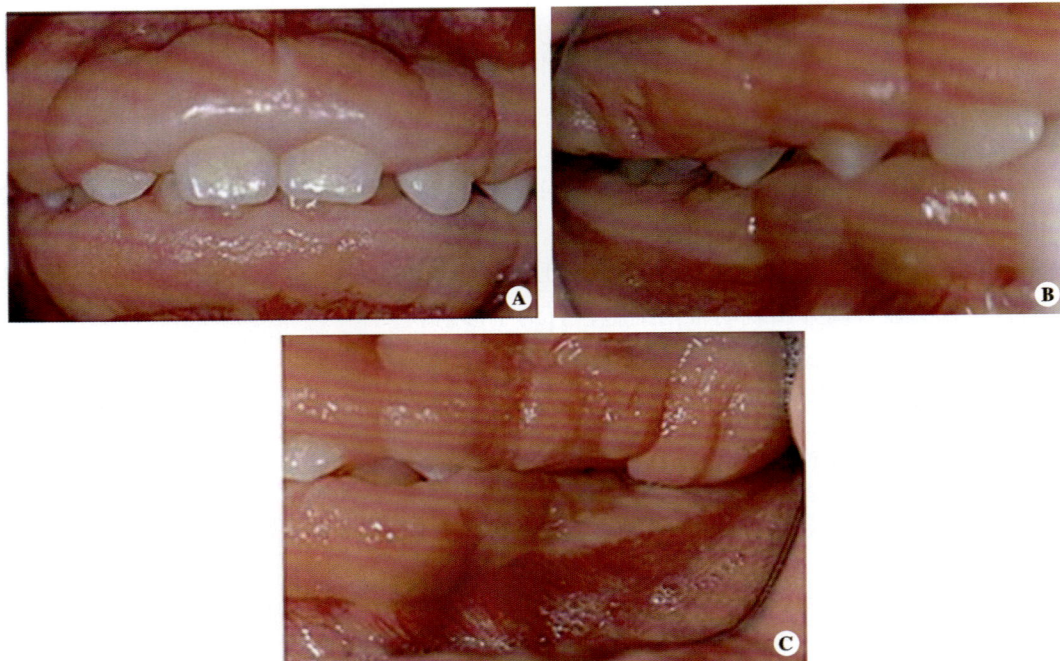

图7-22　遗传性牙龈纤维瘤病

（四）诊断和鉴别诊断

1. 诊断　根据典型的临床表现，或家族史，可做出诊断。

2. 鉴别诊断

（1）药物性牙龈肥大　该病常有服药史而无家族史；牙龈增生范围主要在龈缘和龈乳头，一般不累及附着龈，牙龈纤维瘤病可同时波及在龈缘、龈乳头和附着龈；药物性牙龈增生程度较遗传性牙龈纤维瘤病相对较轻，增生牙龈一般覆盖牙冠1/3左右，而牙龈纤维瘤病常覆盖牙冠2/3以上；药物性牙龈肥大常伴有牙龈的炎症，牙龈纤维瘤病偶有轻度炎症。

（2）以增生为主要表现的牙龈炎症 该病主要侵犯前牙的牙龈乳头和龈缘，增生程度较轻，覆盖牙冠一般不超过1/3，多数伴有炎症，有明显的局部刺激因素，但无长期服药史及家族史。

（五）治疗

治疗以恢复牙龈原有的外形和功能的牙龈成形术为主，术后易复发，复发率与口腔卫生有关。本病为良性增生，复发后可再次手术治疗。

八、牙 龈 瘤

牙龈瘤（epulis）是指发生在牙龈乳头部位的炎症反应性瘤样增生物。它来源于牙周膜及牙龈的结缔组织，因无肿瘤的生物学特征和结构，故非真正肿瘤，切除后容易复发。

（一）病因

1. 局部刺激因素 如菌斑、牙石、食物嵌塞或不良修复体等刺激而引起局部长期慢性炎症，使牙龈结缔组织反应性增生。

2. 内分泌改变 妇女妊娠期间容易发生牙龈瘤，分娩后则缩小或停止生长。

（二）临床表现及病理

牙龈瘤患者女性较多，常发生于中青年。多发生于唇颊侧的牙龈乳头，一般为单个牙发生。肿块呈圆球形或椭圆形，大小不一，一般直径由几毫米至1～2cm，表面有时呈分叶状。肿块可有蒂或无蒂，一般生长较慢。较大的肿块可被咬破而发生溃疡、出血或伴发感染。长时间存在的大肿块还可以发生牙槽骨壁的破坏，X线片可见骨质吸收、牙周膜间隙增宽现象。牙齿可能松动移位。

根据组织病理学表现的不同，牙龈瘤通常分为纤维型、肉芽肿型及血管型。

1. 纤维型牙龈瘤 在组织学上表现为含有多量成束的胶原纤维和少量成纤维细胞，血管无明显充血或增生，炎症细胞不多。此型牙龈瘤的质地坚韧，色泽与正常牙龈无大差别，瘤体组织表面光滑，不易出血。

2. 肉芽肿型牙龈瘤 在组织学上主要由肉芽组织所构成，有较多的炎症细胞及毛细血管增生、充血，纤维组织较少。临床可见有蒂的瘤样物或扁平无蒂的肥大。表面呈红色或暗红色，质地一般较软，触时易出血。本型又被命名为化脓性肉芽肿。

3. 血管型牙龈瘤 含有丰富的血管，颇似血管瘤，损伤后极易出血。妊娠期龈瘤多属此型。

（三）诊断和鉴别诊断

1. 诊断 根据上述临床表现，可做出诊断。病理检查有助于确诊牙龈瘤的类型。

2. 鉴别诊断 应与牙龈的恶性肿瘤相鉴别。若增生物表面呈菜花状溃疡，易出血，发生坏死，应与牙龈癌鉴别。瘤体切除后应做组织病理学检查以确诊。

（四）治疗

牙龈瘤的主要治疗方法是手术切除。切除必须彻底，否则容易复发。手术时，应在肿块基底部周围的正常组织上做切口，将瘤体连同骨膜完全切除，刮除相应部位的牙周膜，以防止复发。创面可用牙周塞治剂保护。复发后一般仍可按上述方法切除，若复发次数多，即使病变波及的牙无松动，也应将牙拔除，防止复发。

第7节 牙 周 炎

> **案例 7-1**
>
> 　　患者，男，52岁，因刷牙出血5年，下前牙松动半年前来就诊。5年来刷牙及咬硬物出血，偶有自发出血，近半年下前牙逐渐松动。平时横刷牙，每日2次，每次1～2min，无吸烟习惯。检查：口腔卫生欠佳，牙面菌斑、色素、软垢较多，牙石（++～+++）；牙龈暗红、肿胀、边缘龈肥厚、龈乳头圆钝、质地松软；出血指数：2～4；下前牙及第一恒磨牙探诊深度3～6mm，附着丧失4～7mm，Ⅱ度松动；其余牙探诊深度1～3mm，附着丧失1～3mm，0～Ⅰ度松动。影像学检查：下前牙及第一恒磨牙牙槽骨吸收达根长2/3；其余牙槽骨吸收达根长1/3～1/2。
>
> **问题：** 1. 此患者的诊断是什么？主要累及哪些组织？
>
> 　　　　 2. 此疾病如何进行分型和分度？病程进展速度如何？

　　牙周炎（periodontitis）的临床主要表现是牙龈的炎症、牙周袋形成、牙槽骨吸收和牙齿的松动移位，未经规范治疗的牙周炎会造成牙周支持组织的进行性破坏，逐渐会出现牙龈退缩、牙根面敏感、脓肿形成等一系列伴发病变，最终导致牙齿的丧失。

一、慢性牙周炎

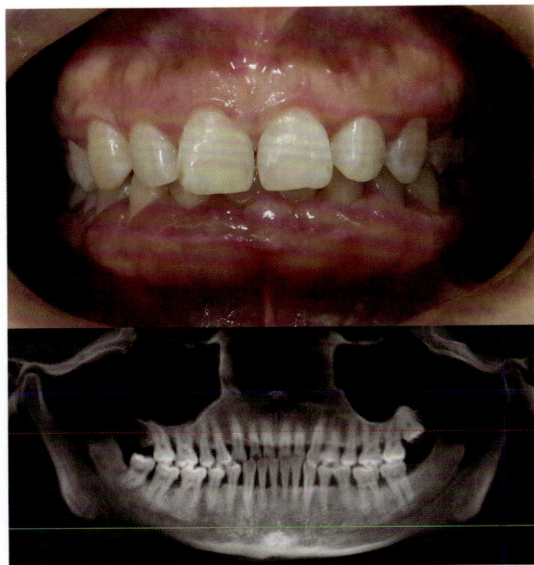

图7-23 慢性牙周炎，女，40岁

　　慢性牙周炎（chronic periodontitis，CP）是由牙菌斑引起的累及全部牙周支持组织的免疫炎症反应，可由迁延未治的菌斑性龈炎发展而来，不仅引起牙龈的炎症，还破坏深层的牙周膜、牙槽骨和牙骨质（图7-23）。

（一）病因

　　慢性牙周炎是多因素疾病。牙菌斑微生物及其产物是慢性牙周炎的主要致病因素，是始动因子。与慢性牙周炎有关的致病菌包括牙龈卟啉单胞菌、福赛坦纳菌、具核梭杆菌、中间普氏菌等。牙石、食物嵌塞、不良修复体、牙排列不齐、异常的解剖形态等加重菌斑滞留的因素构成慢性牙周炎的局部促进因素。宿主对牙菌斑微生物的免疫炎症反应是慢性牙周炎发生与否和进展速度的决定因素。某些环境和行为因素如吸烟等不良习惯、精神压力等构成慢性牙周炎的危险因素。某些遗传背景也对慢性牙周炎的严重程度、是否易复发等有影响。

（二）临床表现

　　1. **年龄和性别** 慢性牙周炎多见于成年人，患病率随着年龄的增加而增加，35岁以后患病率明显增高，男女之间没有差异。

　　2. **牙周袋的炎症和附着丧失** 患者刷牙或进食时可有牙龈出血，可伴发呼气异味。牙龈可呈鲜红或暗红、肿胀圆钝，质地松脆。探诊能探及釉牙骨质界，存在附着丧失；可有探诊深度>3mm的牙周袋。X线检查见牙槽骨不同程度吸收。严重的附着丧失和牙槽骨破坏可伴发牙齿松动移位、牙龈退缩及根面暴露、形成根面敏感或根面龋、多根牙出现根分叉病变、造成食物嵌塞、形成牙周脓肿等。

3. 分型和分度　根据附着丧失和牙槽骨吸收的受累范围，CP可分为局限型和广泛型，即全口牙中受累部位≤30%为局限型，若>30%则为广泛型。以牙周附着丧失为重点，参考牙龈炎症状况、牙周探诊深度和牙槽骨吸收的程度，可将慢性牙周炎分为轻、中、重度。

（1）轻度　可有或无呼气异味。有牙龈炎症和探诊出血，牙周探诊深度≤4mm，附着丧失1～2mm，X线片显示牙槽骨吸收不超过根长的1/3。

（2）中度　有牙龈炎症和探诊出血，也可有溢脓。牙周探诊深度≤6mm，附着丧失3～4mm，X线片显示牙槽骨吸收超过根长的1/3，且不超过1/2。牙齿可有轻度松动，多根牙的根分叉区可有轻度病变。

（3）重度　牙龈炎症明显，可有牙周脓肿。牙周探诊深度>6mm，附着丧失≥5mm，X线片显示牙槽骨吸收超过根长的1/2，牙齿多有松动，多根牙有根分叉病变。

4. 病程进展　CP进展缓慢，但可间断出现加快破坏的活动期，随后又回到缓慢进展状态或静止期。若不治疗加以控制，本病可持续加重，迁延十数年甚至数十年，直至失牙。

（三）诊断和鉴别诊断

当有≥2个不相邻牙齿邻面有附着丧失或有≥2个牙的颊或舌面出现≥3mm的附着丧失，同时有>3mm的牙周袋时，结合以上临床表现，可诊断为慢性牙周炎。除了附着丧失外，存在炎症和>3mm的牙周袋也是诊断牙周炎的必要条件，按2018年新分类则被归为"健康但降低了的牙周支持组织"。

慢性牙周炎常由菌斑性龈炎缓慢发展而来，因此有必要对菌斑性龈炎和早期慢性牙周炎加以鉴别，鉴别要点为附着丧失和牙槽骨破坏情况（表7-4）。

表7-4　菌斑性龈炎和早期牙周炎的鉴别

项目	菌斑性龈炎	早期牙周炎
牙龈炎症	有	有
牙周袋	假性牙周袋	真性牙周袋
附着丧失	无	有，能探到釉牙骨质界
牙槽骨吸收	无	嵴顶吸收，或硬骨板消失
治疗结果	病变可逆，组织恢复正常	炎症消退，病变静止，但已破坏的支持组织难以完全恢复正常

（四）治疗原则和方法

治疗前首先应确定疾病的严重程度、是否为活动期，通过全面的检查确定其易感因素，以便制订治疗计划和判断预后。治疗计划不仅要针对总体病情，也要针对个别牙。

1. 清除牙菌斑生物膜，控制感染　通过洁治术、刮治术和根面平整术清除牙菌斑生物膜与牙石，这是最基础的治疗。治疗同时，应通过口腔卫生宣教让患者掌握自我控制菌斑的方法。此外，也应发现疾病发生的危险因素及时纠正。可以采用药物、激光等作为辅助治疗。

2. 牙周手术　经过上述治疗，评估后发现存在基础治疗不能清创的部位时，可以通过牙周手术暴露这些部位进行直视下清创，通过手术还可以切除病变组织、矫正软硬组织外形、促使软硬组织再生、恢复牙周组织功能。

3. 建立平衡拾关系　清除菌斑控制感染后，可通过松动牙固定、调拾、正畸和修复等方法建立平衡拾关系。

4. 药物治疗　对于机械清创不易到达的解剖部位，可辅以局部或全身药物治疗。对于合并有全身疾病，如合并某些心血管疾病、糖尿病等，易引起感染扩散的患者可全身使用抗菌药物治疗，同时积极治疗相关的全身疾病。

5. **拔除患牙** 尽早拔除确无保留价值的患牙。

6. **疗效维护和防止复发** 基础治疗结束后即进入维护期，指导患者坚持良好的菌斑控制，定期复查和维护治疗，防止复发。

二、侵袭性牙周炎

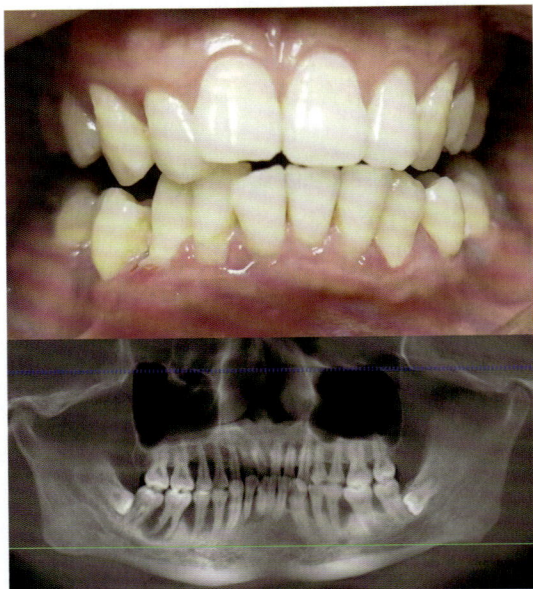

图7-24 侵袭性牙周炎，男，29岁

侵袭性牙周炎（aggressive periodontitis，AgP）是一类具有高度破坏特征的牙周炎，表现为局部刺激物的量与牙周破坏程度不一致，并且年龄与牙周破坏程度不一致（图7-24）。对比慢性牙周炎的普遍情况，侵袭性牙周炎发病年龄更早、进展更迅速、破坏更严重，根据临床特征又可分为局限型和广泛型。

（一）流行情况

本病流行情况调查结果差异较大，在10~19岁的青少年中，侵袭性牙周炎的患病率为0.1%~3.4%，其中严格符合局限型诊断标准的患者更为少见。

（二）病因及危险因素

侵袭性牙周炎的高度破坏性可能与某些高毒力的微生物感染、宿主的全身背景两个因素有关。大量研究表明，伴放线聚集杆菌在侵袭性牙周炎患者龈下菌斑中的检出率明显较高。也有部分人群检出较高比例的牙龈卟啉单胞菌。在全身背景方面，周围血白细胞的趋化功能降低或吞噬功能缺陷可能与侵袭性牙周炎有关。局限型侵袭性牙周炎有家族聚集现象。其疾病的快速进展也可能与患牙本身的发育不良或解剖形态有关。

（三）病理

侵袭性牙周炎的病理表现主要是慢性炎症，与慢性牙周炎无明显区别。

（四）临床表现

1. **局限型侵袭性牙周炎** 1999年分类法将"牙周病变局限于切牙和第一恒磨牙，至少两颗恒牙有邻面附着丧失，其中一颗是第一磨牙，非第一磨牙和切牙不超过两个"的侵袭性牙周炎定义为局限型。

（1）年龄与性别 青春期前后发病，可发生于乳牙列。患病女性多于男性，也有报告认为性别无明显差异。

（2）局部刺激物量少且病程进展快 与慢性牙周炎相比，早期存在较少的菌斑和牙石，牙龈表面炎症表现也较轻，但深部牙周组织已有破坏。牙槽骨破坏速度是慢性牙周炎的3~4倍，患者早期出现牙齿松动移位，切牙呈扇形外展，后牙出现食物嵌塞，20岁左右即可有牙脱落或需拔除。

（3）好发牙位 按照定义，局限型侵袭性牙周炎的好发牙位是第一恒磨牙和切牙。

（4）家族聚集性 本病可有家族聚集性，有可能与遗传背景有关，也可能是由于特殊的牙周致病菌在家族成员中聚集传播。

（5）X线片表现　牙槽骨破坏部位与好发牙位一致。第一磨牙邻面牙槽骨可见垂直型骨吸收，若垂直型骨吸收在近远中均存在则呈弧形吸收。切牙区牙槽间隔一般呈水平型骨吸收。

2. 广泛型侵袭性牙周炎　1999年分类法将"广泛的邻面附着丧失，侵犯第一磨牙和切牙以外的牙数在三颗以上"的侵袭性牙周炎定义为广泛型。

（1）发病年龄　广泛型较局限型发病年龄偏大，通常30岁以下发病。

（2）进展迅速　牙槽骨的破坏进展快而严重，牙龈炎症明显，龈沟易出血或溢脓。在较快的病程进展中也可间隔有静止期。

（3）累及牙数　可累及全口大多数牙，除第一磨牙和切牙以外其他的牙至少累及三颗。

（4）X线片表现　全口广泛的邻面骨吸收，除第一磨牙和切牙以外其他牙至少累及三颗。

（五）诊断

此病的临床表现特点是较低的年龄（通常35岁以下）已经有严重而广泛的牙周破坏。诊断须排除那些严重的牙周破坏是明显的局部和全身因素造成的情况。

（六）治疗原则

大多数患者对常规治疗如菌斑控制、机械清创和全身药物治疗敏感，可取得明显疗效。但有少数患者对常规治疗效果不佳，病情得不到控制而迅速发展直至失牙。

（1）彻底消除感染　争取早期发现、早期治疗。通过彻底消除感染，大多数患者可有较好的疗效，病变可转入静止期。基础治疗结束后4～12周复查，对于疗效欠佳的位点可以再次龈下刮治，对于深牙周袋或基础治疗不易达到的位点也可采用翻瓣手术直视下清创。

（2）局部或全身应用抗菌药物　在基础治疗后立刻局部或全身有针对性地应用敏感抗菌药物，可减少致病微生物 在局部再定植。抗菌药物不能替代机械清创，只能辅助治疗。

（3）调整宿主防御功能　吸烟者应戒烟。亚抗菌剂量四环素族药物可抑制基质金属蛋白酶的作用，非甾体抗炎药可抑制前列腺素合成，都能调整宿主防御功能、减少组织破坏。

（4）正畸治疗　感染和炎症控制后，对于支持组织破坏不太严重且有移位的患牙可用正畸方法复位排齐，但加力应轻缓。

（5）定期维护防止复发　积极治疗结束后初次进入维护期应每1～2个月复诊1次，半年后视病情情况可逐渐延长复诊间隔，复诊时若发现复发或加重，应重新评估危险因素，再次进入积极治疗阶段。

三、全身性疾病的牙周表现

🔗 **链接**　牙周医学简介

不仅全身系统性疾病会影响牙周组织的健康或疾病表现，牙周感染也会影响全身健康或疾病的表现。牙周健康是全身健康的重要部分，牙周炎患者也可能处于患其他疾病的危险中，如心血管疾病、糖尿病、消化系统疾病、妊娠并发症、呼吸系统疾病、类风湿关节炎等。牙周医学就是研究牙周病与全身健康或疾病之间双向关系的分支学科。

（一）糖尿病

1. 糖尿病和牙周炎的关系　糖尿病是由于胰岛素的生成不足和（或）利用障碍导致血糖升高、糖耐量降低的一种代谢性疾病。糖尿病与牙周炎存在双向关系：一方面，伴有牙周炎的糖尿病患者比不伴牙周炎者有更高的并发症和病亡率；另一方面，糖尿病患者牙周炎患病率也高于非糖尿病者。

2. 糖尿病患者的牙周表现 血糖控制不佳的糖尿病患者若伴牙周炎，炎症往往较重，牙龈红肿增生，易出血和形成脓肿，牙槽骨破坏也更迅速，对常规牙周治疗反应差。血糖控制后，牙周炎症状况也会有所好转。因此，有学者认为牙周炎可列为糖尿病的并发症之一。

3. 治疗原则 伴糖尿病的牙周炎患者应在治疗全身疾病的基础上，视血糖控制情况制订相应的治疗计划，以加强菌斑控制为主，尽可能地进行牙周基础治疗，注意控制感染。对血糖控制极差者仅行脓肿引流和全身辅助应用抗菌药物等对症急诊处理，待血糖控制良好时再行复杂治疗或手术。治疗中慎用含肾上腺素的局部麻醉药，注意防止低血糖的发生。

（二）艾滋病

艾滋病患者可出现口腔症状，其中包括牙周组织的表现。

1. 病因 艾滋病由人类免疫缺陷病毒的感染引起，导致宿主免疫功能降低，容易发生口腔内真菌、病毒、细菌等的机会性感染。

2. 临床表现

（1）牙周病损 龈缘处可见明显的火红色线形红斑，对常规治疗反应不佳。线形红斑的发生与口腔白色念珠菌的感染有关。此外，还可发生坏死性溃疡性龈炎或坏死性溃疡性牙周炎。艾滋病患者口腔可发生卡波西（Kaposi）肉瘤，其中有部分肉瘤发生在牙龈上。

（2）其他口腔病损 可有复发性溃疡、毛状白斑、白色念珠菌感染和卡波西肉瘤。

需要特别注意的是，以上临床表现有的可发生于非艾滋病患者，不能仅凭这些临床表现就做出艾滋病诊断。遇到这些临床表现的患者应引起警惕，行进一步检查以明确诊断。

3. 治疗原则

（1）按传染病的防护原则注意防护，避免职业暴露，防止交叉感染。

（2）机械方法清除菌斑和牙石，全身服用抗菌药物，如甲硝唑每次200mg，每日3～4次口服，连服5～7天。

（3）指导患者进行菌斑控制。可使用化学药物控制菌斑，如0.12%～0.20%氯己定液每日2次含漱，也可使用3%过氧化氢溶液擦拭、冲洗坏死组织或含漱。

（三）白细胞功能异常

牙周破坏的发生是牙菌斑微生物的致病力与宿主防御机制的平衡被打破的结果。在牙菌斑微生物的作用下，宿主防御机制过强或过弱都会造成组织损伤。中性多形核白细胞是重要的防御细胞，其功能异常会导致牙周炎的发生。

1. 白细胞黏附缺陷病 属遗传性疾病。临床表现为皮肤、黏膜反复发生细菌性感染。在牙周可出现早发且严重的支持组织破坏，可在青春前期发病，病变可影响乳牙列。

2. 白细胞趋化和吞噬功能的异常 某些染色体疾病同时也伴有白细胞趋化和（或）吞噬功能的异常，往往有早发且严重的牙周破坏。

（四）其他疾病

掌跖角化-牙周破坏综合征、唐氏（Down）综合征、家族性和周期性中性粒细胞减少症以及粒细胞缺乏症等，都可表现有严重的牙周组织破坏。

第8节 牙周炎的伴发病变

案例 7-2

患者，男，49岁，因右下后牙肿痛1周前来就诊，患牙数年前曾因龋坏行充填治疗，后咬硬物后充填物脱落，未再治疗。平时横刷牙，每日2次，每次1～2min，无吸烟习惯。检查：口腔卫生中等，牙面少量菌斑、软垢，牙石（＋～＋＋）；46𬌗面龋坏深及髓腔，探诊无反应，叩痛（＋）。牙龈充血暗红、颊侧根尖区黏膜肿胀，范围较弥散；颊侧根分叉处可探及窄深牙周袋，探诊深度10mm，牙周袋有溢脓，Ⅰ度松动。该牙其余位点及其他牙探诊深度为2～3mm，未探及附着丧失；其余牙未见松动。影像学检查：46近中根见根尖区阴影与牙周膜增宽影相连成烧瓶状阴影，根分叉处牙周膜增宽，邻牙牙槽骨未见明显吸收。

问题：1.此患者肿痛的原因是什么？出现窄深牙周袋及牙周袋溢脓的原因是什么？

2.该患牙的治疗方案是什么？预后怎样？

牙周炎的伴发病变本身并非独立的疾病，而是伴随牙周炎的发生而出现，可发生于任何一型的牙周炎，往往是当牙周炎发展到重度阶段，病变涉及某些特殊解剖部位时，出现的特征性的临床表现及进程。

一、牙周-牙髓联合病变

牙周炎和牙髓的感染病原菌都以厌氧菌为主，牙周组织和牙髓组织在解剖上又存在着互相沟通的部位，当牙周病变和牙髓病变在同一个牙并存而且互相融合连通时，即为牙周-牙髓联合病变。感染既可源于牙周，也可源于牙髓，或者各自独立发生，但二者是相通的。

（一）解剖关系

牙周组织和牙髓组织在解剖上存在着互相沟通的部位，两者间有以下交通途径。

1.**根尖孔** 牙周组织和牙髓组织在此处相连，感染也可以通过此处交互扩散。

2.**侧支根管** 在根尖1/3处和多根牙的根分叉区最多见，连通牙髓和牙周。

3.**牙本质小管** 当由于先天或后天的原因，牙根面缺乏牙骨质覆盖，牙本质小管可直接连通牙髓和牙周，使两者可相互影响。

4.**其他** 某些解剖异常或病理情况造成牙髓和牙周相通，如牙根裂、根面发育沟等。

（二）临床类型

1.**牙髓根尖周病引起的牙周病变**

（1）牙槽脓肿向牙周组织排脓，包括通过牙周膜间隙向龈沟内排脓和穿透骨皮质经骨膜下软组织向龈沟排脓两种途径。前者形成窄而深至根尖的牙周袋；后者形成不能探及根尖的宽而深的牙周袋。

（2）牙髓治疗中封入髓室或根管内的烈性药物通过解剖上的交通影响牙周组织、治疗过程中根管壁侧穿或髓室底穿通以及治疗后的牙根纵裂，都会伤及牙周组织。

2.**牙周病变引起的牙髓病变**

（1）深达根尖或近根尖处的牙周袋可通过根尖孔或侧支根管引起逆行性牙髓炎。

（2）通过侧支根管或牙本质小管可使牙周袋内毒素对牙髓形成长期小量的刺激，形成修复性牙本质或牙髓的慢性炎症、变性、钙化或坏死。

（3）牙周治疗也可影响牙髓。如根面平整时刮除了牙骨质、牙周袋内用药均可刺激牙髓。

3. 牙周病变与牙髓病变并存 两者独立发生，但互相融合连接。

（三）治疗原则

尽量找出原发病变，确定治疗主次。若原发病变不能确定，则观察牙髓活力，死髓牙先行根管治疗，辅以牙周治疗；活髓牙先行牙周治疗，根据疗效再决定是否行牙髓治疗。

1. 由牙髓根尖周病变引起牙周病变的患牙，应尽早进行根管治疗。根管感染消除后病程短者牙周病损可自愈，病程长者尚需尽早行牙周系统治疗。

2. 患牙就诊时若已有深牙周袋，牙髓活力尚好，则可先行牙周治疗。同时根据疗效和进一步对牙髓活力的检测，决定是否行牙髓治疗。

3. 逆行性牙髓炎的患牙能否保留，取决于该牙牙周病变的程度和牙周治疗的效果。若牙周病变能得以控制，则可先行牙髓治疗，同时行牙周序列治疗。若牙周病变严重患牙不能保留，也可直接拔除。

二、牙 周 脓 肿

牙周脓肿是发生在牙周袋壁或位于深部牙周结缔组织内的局限性化脓性炎症。多表现为急性过程，但也有慢性牙周脓肿。

（一）发病因素

1. 深牙周袋内壁化脓性炎症的脓液不能向袋内排出而向深部组织扩展。

2. 迂回曲折的复杂型深牙周袋，其脓性渗出物得不到顺利引流。

3. 治疗时动作粗暴，将菌斑牙石推入深部组织，或造成过度损伤。

4. 不彻底的治疗使牙周袋口炎症减轻后收紧，袋底处仍有炎症，且得不到引流。

5. 牙周炎患者机体抵抗力下降或伴有严重的全身疾病时，易发生牙周脓肿。

6. 其他情况，如异物刺入深部牙周结缔组织、牙周炎患牙遭受创伤、根管治疗时根管壁侧穿或髓室底穿通以及根管治疗后的牙根纵裂等，都会导致牙周脓肿的发生。

（二）病理

脓肿局部有大量中性多形核白细胞聚集，可为生活或坏死细胞。周围组织细胞坏死溶解，形成脓液，积聚于脓肿中央。脓液周围组织表现为急性炎症。

（三）临床表现

一般为急性过程，发病突然。在患牙唇颊侧或舌腭侧的牙龈内形成椭圆形或半球状突起，牙龈红肿，表面光亮。脓肿早期疼痛明显，可有搏动性疼痛，患牙有叩痛和"浮起感"，松动明显。后期疼痛稍减轻，脓肿表面较软，触诊有波动感，轻压牙龈可有脓液自龈沟溢出。脓肿可自行破溃，肿胀消退。

急性期若未及时治疗或脓肿反复急性发作，可形成慢性牙周脓肿，表现为牙龈表面出现窦道开口，轻压时可有脓液流出。叩痛不明显，可有咬合不适。慢性牙周脓肿引流不畅时可急性发作。

（四）诊断和鉴别诊断

1. 诊断 根据病史和临床表现，并结合X线片表现，可做出诊断。

2. 鉴别诊断 应与牙槽脓肿相鉴别（表7-5）。

表7-5　牙周脓肿和牙槽脓肿的鉴别

项目	牙周脓肿	牙槽脓肿
感染来源	牙周袋	牙髓病或根尖周感染
牙周袋	有	一般无
牙体情况	一般牙体无病变	有龋齿或非龋性疾病，或修复体
牙髓活力	有	无
脓肿部位	局限于牙周袋壁，较近龈缘	范围较弥漫，中心位于龈颊沟附近
疼痛程度	相对较轻	较重
牙松动度	松动明显，消肿后仍松动	松动较轻或重，治愈后可恢复
叩痛	相对较轻	很重
X线片表现	牙槽骨嵴有破坏，可有骨下袋	根尖周可有骨质破坏，也可无
病程	相对较短，一般3~4天可自溃	相对较长，脓液从黏膜排出需5~6天

（五）治疗原则

急性牙周脓肿的治疗原则是减轻疼痛、防止感染扩散和充分引流脓液，引流应在脓液形成并局限后进行。在早期脓液未形成前，可清除菌斑牙石，牙周袋内冲洗上防腐抗菌药，必要时辅以抗生素全身用药或支持疗法。切开引流后也应进行彻底的龈下清创。

三、根分叉病变

根分叉病变（furcation involvement，FI）是指牙周炎的病变累及多根牙的根分叉区，在该区造成牙周组织破坏，形成牙槽骨吸收和牙周袋。

（一）发病因素

1. 菌斑微生物　牙周破坏一旦累及根分叉区，在该区形成菌斑附着，则该处的菌斑控制相对困难，易造成进一步的破坏，形成恶性循环。

2. 牙根的解剖形态　根柱是指釉牙骨质界至牙根分叉的部分。根柱短的位点根分叉更靠近冠方，易被病变波及。根柱长的位点不易发生根分叉病变，一旦受累由于部位较深会给治疗带来困难。根分叉的宽度和分叉角度也影响菌斑控制的难易，开口处的宽度越窄、分叉角度越小，则治疗难度越大。牙根上的根面凹也影响治疗。

3. 咬合创伤　根分叉区是咬合力集中的区域，可与该区的菌斑和炎症形成协同破坏，造成凹坑状或垂直型骨吸收。

4. 牙颈部的牙釉质突起　牙颈部的牙釉质突起也称釉突，表面无牙周膜附着，若伸入根分叉区易造成该区域的牙周破坏，形成根分叉病变。

5. 副根管　髓室底部的副根管是牙髓和牙周的交通处，牙髓感染易经此处扩散至牙周。

（二）临床表现

根分叉病变的发病率以下颌第一磨牙最高，上颌前磨牙最低，且随年龄增大而上升。格利克曼（Glickman）根据临床表现将根分叉病变分为四度。

1. Ⅰ度　根分叉区轻微的骨质吸收，用探针能探到根分叉的外形，但不能水平探入分叉内。在X线片上改变不明显。

2. Ⅱ度　多根牙分叉区内已有骨吸收，但未与对侧相通，根分叉区内尚有牙槽骨和牙周膜存在。用探针可从水平方向探入分叉区内，但不能贯通，可伴有凹坑状或垂直型骨吸收。X线片显示分叉区仅有局限的牙周膜增宽或骨密度小范围的降低。

3. Ⅲ度　根分叉区牙槽骨贯通性吸收，探针能水平穿通根分叉区，但分叉区表面仍被软组织覆盖，未直接在口腔中暴露。可存在垂直型骨吸收。X线片上可见下颌磨牙根分叉区完全透影，上颌磨牙因腭根的阻挡根分叉区不完全透影，有时下颌磨牙也会因分叉区靠近下颌外斜线而不完全透影。

4. Ⅳ度　根分叉区牙槽骨贯通性吸收，且根分叉区表面未有牙龈覆盖而直接暴露于口腔中。X线片所见与Ⅲ度相似。

（三）治疗原则

彻底清除菌斑牙石，争取破坏的组织再生，形成有利于菌斑控制的环境。

1. Ⅰ度病变　可采用机械清创的方法去除牙石、控制菌斑。如果根分叉的部位有深牙周袋或者骨外形不良，还可以采取翻瓣术、骨成形术的方法消除牙周袋，修整牙槽骨外形。

2. Ⅱ度病变　采用植骨术、引导组织再生术或者这两种手术的联合应用以期获得牙周组织再生。深Ⅱ度根分叉病变也可以采用根向复位瓣的方法消除牙周袋，暴露根分叉区，以便于患者自我菌斑控制。

3. Ⅲ度和Ⅳ度病变　如果附着龈足够，可以采取袋壁切除术，若附着龈较窄，也可以采用根向复位瓣，暴露根分叉区，便于菌斑控制；对于病变较重的根分叉区，若仍有至少一个牙根足以支持牙齿，也可以采用分根术、截根术或半牙切除术的方法消除根分叉病变。对于不能保留的患牙也可以考虑拔除。

第9节　牙周病的治疗

一、牙周病的治疗计划

在制订牙周病治疗计划的过程中，应首先明确治疗的的总体目标。为达到这些目标，须按治疗程序依序设计多种治疗措施。

（一）牙周病治疗的总体目标

牙周病治疗的最终目标是创造一个在健康牙周组织条件下能行使良好功能的牙列。其总体目标包括：
1. 控制菌斑和消除炎症。
2. 恢复牙周组织的功能。
3. 恢复牙周组织的生理形态。
4. 维持长期疗效、防止复发。

（二）牙周病治疗程序

牙周病种类繁多，病情轻重不一，在明确治疗目标的基础上，应针对病情制订个性化治疗计划。牙周病的治疗需要长时间的维护，往往还需要多种方法联合应用，因此治疗计划不仅包括治疗的内容，也包括治疗的次序。牙周病治疗程序分以下4个阶段。

1. 基础治疗阶段　此阶段主要为消除致病因素，控制炎症，故亦称病因治疗。
（1）指导患者自我控制菌斑。如正确刷牙，学会使用牙线、牙签、牙间隙刷等辅助工具。
（2）通过治疗（如洁治术、刮治术和根面平整术等）去除龈上和龈下菌斑及牙石。
（3）消除菌斑滞留因素和其他局部刺激因素。
（4）拔除无保留价值的患牙。
（5）炎症控制后行必要的咬合调整，以建立平衡的咬合关系，必要时行暂时性松牙固定。
（6）药物治疗。如预防和减少菌斑形成的含漱剂，炎症急性期、某些重症患者可适当辅以抗生素局部或全身用药，也可应用调节宿主防御反应的药物，包括中药等。

（7）发现和尽可能纠正全身性因素或环境因素，如全身疾病的控制、戒烟等。

2. 牙周手术治疗阶段 基础治疗后4～12周时应行全面再评估。若发现牙周袋仍＞5mm且探诊出血，或牙龈及骨形态不良、膜龈关系不正常时，须行手术治疗。手术主要包括以下几种。

（1）翻瓣术 切除袋内壁并翻开黏膜骨膜瓣，暴露根面和骨面，在直视下清创后将瓣复位缝合，以使牙周袋变浅或消除。翻瓣术中还可修整牙槽骨以恢复生理形态。

（2）植骨术 在翻瓣术基础上，通过移植骨或骨替代品修复牙槽骨的缺损。

（3）引导性组织再生术 在翻瓣术基础上，清创后植入生物屏障膜材料，选择性引导具有再生潜力的牙周膜细胞优先占据根面，形成牙周组织再生。可与植骨术联合应用。

（4）膜龈手术 用以增宽过窄的附着龈、覆盖牙龈退缩造成的根面暴露及纠正唇、颊系带附着位置不佳的一类手术。

（5）配合其他学科治疗的手术 如配合正畸、修复治疗的手术。

3. 修复正畸治疗阶段 一般在基础治疗或手术治疗后3个月进行，通过修复、正畸和种植治疗恢复牙列的功能和美观。

4. 牙周支持治疗阶段 也称牙周维护治疗，是牙周系统性治疗计划中必不可少的部分，是维持长期疗效的先决条件。

（1）定期复查 根据患者病情及菌斑控制的情况确定复查的间隔期。

（2）复查内容 检查患者口腔卫生及菌斑控制情况、牙龈炎症状况、牙周探诊深度和附着丧失情况、牙松动度、咬合情况及功能、牙槽骨高度、密度及形态并进行危险因素评估。

（3）复治 根据复查结果制订治疗计划并进行治疗，强化口腔卫生指导。

以上4个阶段的治疗，其中第一、第四阶段对每位牙周患者都是必需的，而第二、四阶段的治疗需根据适应证进行选择。牙周治疗过程中在每阶段都需要对病情进行再评估，根据评估结果可能需对治疗计划进行必要的调整。

二、牙周基础治疗

（一）菌斑控制

菌斑是牙周病的始动因子且不断在牙面持续形成，因此必须坚持每天进行良好的菌斑控制才能预防牙周病，防止其复发。菌斑控制不仅仅是基础治疗阶段的内容，而且必须贯穿在牙周治疗过程的始终并终身实施。菌斑控制以机械清除方法最有效，如规范的刷牙，以及使用牙线、牙签、牙间隙刷清洁邻面；可用化学方法为辅，如0.12%～0.20%氯己定溶液含漱。

（二）龈上洁治术

龈上洁治术（supragingival scaling）简称洁治术，是指用洁治器械去除龈上菌斑、牙石和色渍，并磨光牙面以延迟菌斑和牙石再沉积的方法。洁治术往往是牙周治疗操作的起始，既是牙周基础治疗的重要组成部分，也是牙周支持治疗阶段主要的治疗项目。

1. 适应证

（1）龈炎、牙周炎 绝大多数慢性龈缘炎在龈上洁治后可治愈，牙周炎患者龈上洁治后炎症也可减轻，在此基础上再做进一步治疗。因此龈上洁治术是牙周病最基本的治疗方法。

（2）预防性治疗 除了持之以恒进行规范的自我菌斑控制外，定期行龈上洁治术以清除新生的菌斑、牙石是维护牙周健康、预防龈炎和牙周炎发生或复发的重要措施。

（3）口腔内其他治疗前的准备 保证良好的口腔卫生和健康的牙周状况也是口腔内其他治疗成功

的基础。龈上洁治术可为达到这一目标做最基础的准备。

龈上洁治术按使用器械的不同分为手用器械洁治和超声波龈上洁治，然后还需进行牙面抛光。

2. 手用器械洁治　利用手用洁治器依靠手工去除牙石的方法，适用于禁忌超声器械的患者，也是牙周医师的基本功。

（1）手用洁治器　手用洁治器的结构分为三部分，即器械柄部、颈部和工作端（图7-25），按照工作端的不同，手用洁治器又分为镰形洁治器与锄形洁治器。

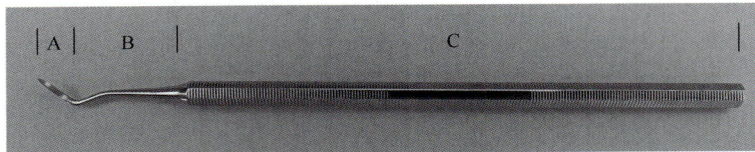

图7-25　手用洁治器的结构

A. 工作端；B. 颈部；C. 柄部

1）镰形洁治器：因工作端形如镰刀而命名，前端尖锐，工作端横断面为等腰三角形，三角形底角对应的两侧刃口为工作刃（图7-26）。包括直角形或大弯形的前牙镰形器2支、方向相反的后牙镰形器1对（图7-27），分别可去除前牙或后牙的龈上牙石，尖端不仅可进入邻面，还可刮除浅的龈下牙石。大弯形前牙镰形器也可用于去除唇、舌面大块牙石。

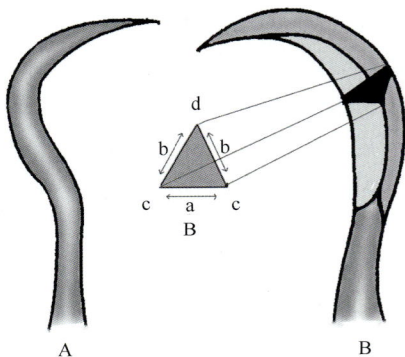

图7-26　镰形洁治器及其横断面

A. 镰形洁治器；B. 横断面（a. 刃面；b. 侧面；
c. 工作刃；d. 背部）

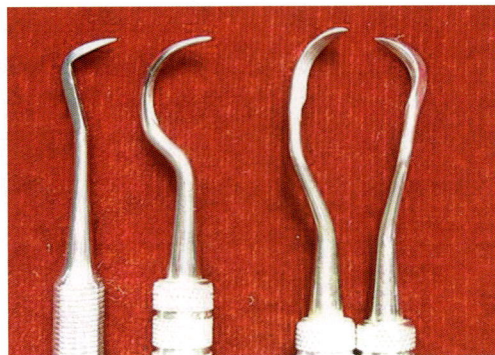

图7-27　镰形洁治器工作端

2）锄形洁治器：工作端外形如锄，分成对的2支，刃口两侧一锐一钝（图7-28），工作时可选择锐角端置于牙石根方去除龈上牙石及浅的龈下牙石，整个刃口可用以清洁光滑面。

（2）手用洁治器操作要点　使用改良握笔法握持器械，即以中指指腹置于器械颈部，示指置于中指上方器械柄部，拇指置于中指和示指二指中间的对侧以夹持器械。用中指放于被洁治牙附近作支点（图7-29），也可将环指和中指靠紧作支点（图7-30），以腕部发力刮除牙石。操作中支点必须稳固避免滑脱，将工作端尖部贴紧牙面，用靠近尖端的工作刃挂住牙石将其整块刮下，避免层层刮削。工作端的刃面应与牙面保持80°左右的锐角，尖端始终不离开牙面，在邻面可借助拇指和示指的转动使工作端的尖部在运动时保持与牙面的接触，避免划伤牙龈。工作刃运动方向为垂直、水平或斜向，避免将牙石推入深部（图7-31）。刃部在牙面运动的轨迹每两次间保持部分重叠，在邻面也要从颊舌侧各进入超过颊舌径1/2的深度以免存在遗漏区域。可将全口牙分上下颌左、中、右6个区段分区逐牙治疗。

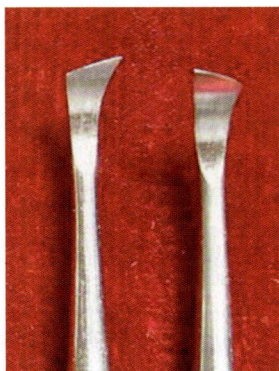

图7-28　锄形洁治器工作端

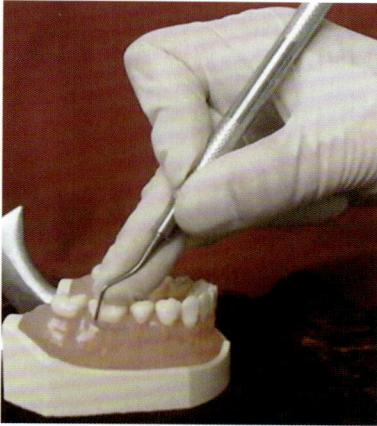

图7-29　改良握笔式中指支点

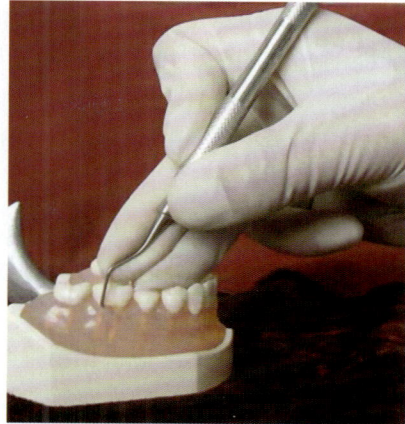

图7-30　改良握笔式中指无名指联合支点

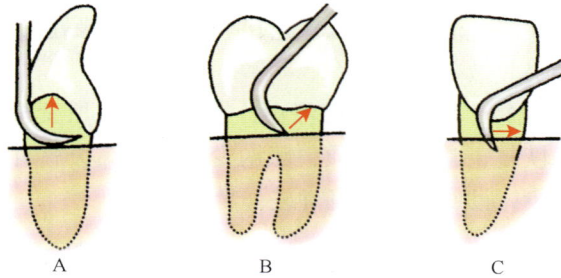

图7-31　操作时的3种运动形式

A.冠向运动；B.斜向运动；C.水平运动

3. 超声波龈上洁治　是通过超声波洁牙机来去除龈上牙石的方法，比手用器械洁治更省时省力，是目前临床常用的方法。

（1）超声波洁牙机的主要部件是发生器和换能器，可将高频电能转化成高频超声振动，带动工作头高效去除牙石。工作头有各种型号，分别适用于不同的部位或不同程度的牙面附着物。有些型号洁牙机的水路还可连接带药装置，在洁治的同时可行药物冲洗。

（2）超声波龈上洁治术的操作要点　根据牙面附着物（色渍、菌斑和牙石）的种类和厚薄以及患者的敏感度选择合适的功率，功率大小以最低有效为宜。踩下脚踏开关，调节水雾大小。以握笔式握持洁牙机手柄，将工作头前端贴住牙面，以靠近前端的侧缘与牙面平行或<15°角与牙石接触，利用超声振动击碎牙石，并通过水雾冲刷使之从牙面脱落。操作时不宜将工作头加力紧贴牙面，以免限制其振动并产热过多，降低工作效率并损伤牙面。工作头保持与牙面轻触并来回移动，也要避免停留于一点上振动，以免造成损伤。

（3）注意事项

1）洁治后常见牙本质敏感，按上述要点正确操作可减少敏感发生，必要时脱敏处理。

2）超声波洁牙机可形成电磁辐射干扰，因此对于无电磁干扰屏障功能的心脏起搏器或其他电磁设备戴用者禁用。

3）超声波洁牙机的常规金属工作头不适用于钛种植体和瓷修复体，这类修复体表面可改用针对性的特殊工作头。

4）超声波洁牙机的喷雾易产生气雾污染，对于明确诊断有肝炎、结核、艾滋病等传染病的患者不宜使用超声波洁牙。

4. 牙面抛光　采用抛光技术可使牙面更光洁，也可进一步去除残留的菌斑和色渍。因此，牙面抛光是龈上洁治术必不可少的步骤。

牙面抛光可分为橡皮杯抛光或喷砂抛光。橡皮杯抛光是由低速手机带动蘸有抛光膏或糊剂的橡皮抛光杯来增加牙面的光洁和平滑度。喷砂抛光则由喷砂机和喷砂手柄形成混合抛光砂的高速气水流，对牙面实施光洁处理。喷砂抛光尤其适用于去除烟斑、色渍，特别是邻间隙或釉面不光滑处牙面的色渍。喷砂抛光慎用于伴呼吸系统疾病或传染性疾病患者。

5. 龈上洁治术操作步骤

（1）医护人员进行必要的防护，如戴帽子、口罩、手套和防护面屏、眼罩等。患者术前0.12%氯己定溶液或3%过氧化氢溶液含漱1min，可预防菌血症的发生，如采用超声波洁治术此操作也可减少喷雾中细菌数量。

（2）器械准备　采用手用洁治应根据治疗牙位选择相应器械。若采用超声洁治则选择相应工作头，调节合适的功率和水量，治疗开始前先空踩脚踏开关以放空手柄后管道中存水。

（3）按操作要点进行操作，注意要按次序无遗漏地进行。治疗中保持视野清晰，随时吸去积水、碎屑、渗血和唾液。

（4）用探针仔细检查有无遗漏色渍菌斑牙石，尤其是邻面和龈缘处。结束前行牙面抛光。

（5）冲洗上药，可涂布消炎收敛药物。

龈上洁治后，牙龈炎症会减轻，出血减少或停止，探诊深度有所变浅。经彻底的洁治术，大部分慢性龈炎患者约在1周后牙龈恢复正常的色形质，龈沟变浅；牙周炎患者牙龈炎症可部分减轻，龈缘退缩，牙周袋略变浅，出血减少，彻底愈合则有待进一步的治疗。

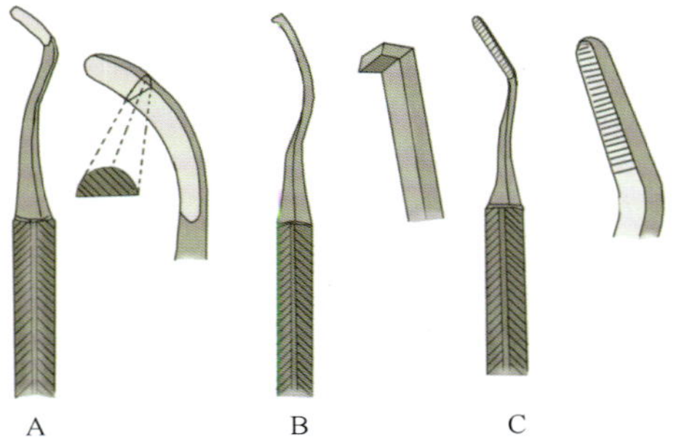

图7-32　龈下刮治器
A. 匙形刮治器；B. 锄形刮治器；C. 根面锉

（三）龈下刮治术和根面平整术

龈下刮治术（subgingival scaling）是用比较精细的龈下刮治器刮除位于牙周袋内的根面上的牙石和菌斑。根面平整术（root planing）则进一步刮除根面上感染的病变牙骨质，并使根面变得光滑而平整。临床上这两个操作很难区分，常常同时进行。实际操作中应避免过多刮除牙骨质，达到清创目的即可，以防止术后不适和牙本质敏感症等并发症的发生。龈下刮治和根面平整术的适应证是有龈下牙石的、深度＞3mm的牙周袋。

1. 手用器械龈下刮治（根面平整）　常用龈下刮治（根面平整）手用器械包括（图7-32）：

（1）匙形刮治器　是龈下刮治和根面平整术的主要工具。其工作端薄而窄，略呈弧形，其横断面呈新月形或类似半圆形，工作端前端为圆形。匙形刮治器根据器械工作端和颈部的成角情况的不同分为区域专用型刮治器和通用型刮治器。区域专用型刮治器以Gracey刮治器为代表，目前临床普遍使用。通用型刮治器和Gracey刮治器的比较（图7-33）见表7-6。

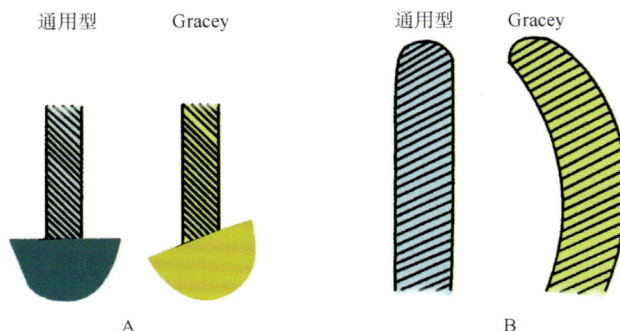

图7-33　通用型刮治器和Gracey刮治器的特点
A. 工作端与器械颈部的角度：通用型刮治器为90°，Gracey刮治器为70°；B. 工作端侧刃形状：通用型刮治器的两侧刃平行，均可使用，Gracey刮治器的两侧刃长度不等，只用外侧的长刃

表7-6　通用型刮治器和Gracey刮治器的比较

	Gracey刮治器	通用型刮治器
应用区域	有前后牙之分，每支适用于该牙的各个面	有牙位特异性，每支有特殊形态设计，适用于不同牙的不同牙面
切刃角度	非偏位刃缘，刃面与器械颈部成90°角	偏位刃缘，刃面与器械颈部成70°角
切刃缘的应用	两侧切刃缘平行而直，均为工作缘	工作端的两个刃缘不平行，呈弯形。仅应用单侧切刃缘，长而凸的外侧切刃缘为工作缘

　　Gracey刮治器由于工作端刃面与颈部成70°角，将工作端置于龈下后，只需将与工作端相连的器械颈部末端与牙长轴平行，刃面即与牙面成最佳工作角度，便于有效完成操作。

　　目前常规Gracey刮治器共有9支（图7-34），编号为1～18，均为双头、成对。Gracey#1/2、#3/4适用于前牙；Gracey#5/6适用于前牙及尖牙；Gracey#7/8、#9/10适用于磨牙及前磨牙的颊舌面；Gracey#11/12适用于磨牙和前磨牙的近中面；Gracey#13/14适用于磨牙和前磨牙的远中面；Gracey#15/16适用于后牙的近中面；Gracey#17/18适用于后牙的远中面。一般常用4支，即Gracey#5/6或#1/2、#7/8、#11/12、#13/14，基本可满足全口各区域的需要。

　　Gracey刮治器是目前常用的龈下刮治器械，其操作要点如下。

　　1）龈下刮治肉眼不能直视，故术前应先通过探诊查明牙周袋的深度和形态、龈下牙石的量和分布，查明情况后方能刮治。

　　2）选用锐利器械以提高效率。以改良握笔式握持器械，保证支点稳固，用腕力向冠方刮除牙石。刮的动作幅度要小且可控，前端始终接触根面，避免滑脱损伤软

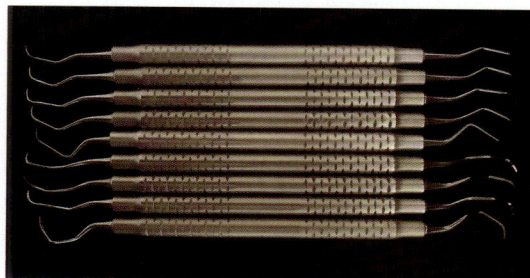

图7-34　Gracey刮治器#1～#18

组织。每一下刮治与牙面的接触轨迹和前一次保持叠瓦式重合，以免遗漏牙石。

　　3）器械工作端与牙根面平行进入牙周袋，到达袋底后，与根面渐成45°角以探查龈下牙石，探到牙石根方后，将与工作端相连的颈部末端与牙长轴平行，即使工作端刃面与牙面形成工作角度进行刮治。操作完成后，仍使工作端刃面与根面平行，取出器械（图7-35）。

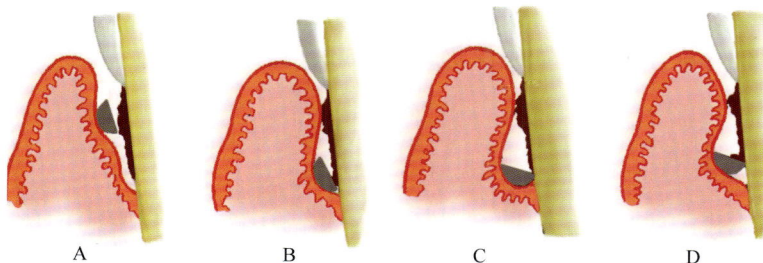

图7-35　龈下刮治时器械的角度
A.刮治器以0°角放入牙周袋；B.刮治器进入袋底；C.改变角度，与根面成80°角；D.向冠方用力，刮除龈下牙石

　　4）应分区段对所需刮治的牙进行逐个刮治，以防遗漏。

　　5）在刮除龈下牙石的同时也应刮除牙周袋内壁部分肉芽组织。为加强患者配合并达到无痛效果，应在局部麻醉下进行深袋刮治。

　　6）刮治完成后必须用探针仔细探查有无遗漏的龈下石，根面是否光滑、坚硬。用冲洗器深入牙周袋内进行冲洗，并检查有无遗留碎片、肉芽组织等，完毕后向根面轻压袋壁，有利于止血和组织修复。

　　（2）锄形刮治器　工作端窄小呈锄形，与颈部成100°角，刃部变薄成线形（图7-32）。现已少用。

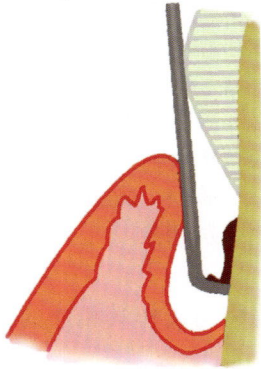

图7-36 锄形刮治器的用法
刮治器与牙面应有两点接触

包括适于近远中面和颊舌面的器械各2支，用于刮除深牙周袋内龈下牙石。操作时将刃部置于牙石根方，刃部、颈部和牙面成两点接触，冠向用力刮除牙石（图7-36）。

（3）根面锉　工作端前端圆钝、窄小扁平，一面有细锉，另一面光滑（图7-32C）。分为适用于近远中面和颊舌面的器械各2支，用于刮净龈下牙石后锉平根面，现临床也少用。

2. 超声波龈下刮治　超声设备的工作原理同超声龈上洁治设备，设备一般可通用于龈上和龈下治疗，区别在于超声龈下刮治的工作头更细长，适于龈下的操作。操作时工作头应与根面平行，向根面的侧向压力应较小，工作功率也宜较小，建议使用中低挡功率，操作动作要轻巧。工作头前端的侧方接触牙面，保持尖端不离开牙面，从冠方向根方逐渐移动并有重叠的水平向迂回，不宜在一处停留过长时间。工作端要给予足够的持续喷水冷却，以免产热过多。其他操作前探查和操作后处理原则同手用器械刮治。

3. 龈下刮治术和根面平整术后的维护

（1）常规维护　龈下刮治和根面平整术后4周内不宜行牙周袋内探诊，以免影响愈合。1～2个月后可复诊，检查牙周状况并强化口腔卫生指导，根据检查指征决定是否以及何时、何部位需重复治疗，或进一步行手术治疗。对于疗效稳定者，可逐步延长复诊间隔，每3～6个月复查1次。

（2）龈下喷砂维护　龈下喷砂工作原理同龈上喷砂，但需专用的喷嘴和砂粉。龈下喷砂采用更细、硬度更小、溶解性更强的砂粉，既可高效清除龈下菌斑又不损伤龈下的软硬组织，也可用于种植体龈下表面的菌斑控制。龈下喷砂只能去除菌斑不能去除牙石，故不能代替手用器械或超声波龈下刮治。当有化脓性感染、急性炎症或重度系统性疾病未得到有效控制时，不能进行龈下喷砂处理。操作时将龈下喷嘴平行于牙长轴垂直插入牙周袋内，深度根据探诊深度而定，每个位点喷砂5s左右，然后轻微上下提拉以更换位置。喷嘴不要往深处过度推进，操作时要注意防止皮下气肿的发生。

在临床上，多数病例龈下刮治和根面平整术后1周便可见到牙龈炎症消退，探诊出血减少或消失。2～4周后牙龈组织致密、牙周袋变浅、附着增加，特别是深牙周袋效果尤为显著，这主要是由于消炎后龈缘退缩和袋底附近的结缔组织内有胶原纤维的新生和修复。但若刮治不彻底，炎症虽有部分减退，袋深度也可减小，但残存的牙石、菌斑仍会导致深部牙周组织慢性炎症的发生、发展。有时还会因袋口变紧，深部炎症不易引流，发生牙周脓肿。刮治不彻底的患牙牙龈表面看似正常，但探牙周袋时仍有出血，表明炎症仍然存在。复查时如袋深仍大于5mm，且探诊出血，需进一步的治疗，如再刮治、手术或使用药物等。

三、𬌗 治 疗

𬌗治疗（occlusal therapy）是通过多种手段建立平衡的功能性咬合关系，是牙周治疗的重要手段，利于牙周组织的修复和健康。其方法包括磨改牙齿的外形（选磨法）、牙体修复、牙列修复、正畸矫治、正颌外科手术、牙周夹板、𬌗垫以及拔牙等。选用哪种方法取决于患者的年龄、咬合关系和牙列情况，尽量选择简便省时而又经济的方法。

（一）调𬌗法

调𬌗法（occlusal adjustment）也称选磨法（selective grinding），是通过磨改牙齿外形以消除创伤性𬌗或食物嵌塞等的方法，适用于治疗个别牙或一组牙程度不重的早接触或干扰，以及某些食物嵌塞。

此方法不可逆地改变了牙齿形态和咬合关系，因此必须慎重抉择、认真进行。调𬌗的时机应在牙周组织炎症控制以后。因为牙周组织存在炎症时牙可伸长或移位，在此基础上进行调𬌗并不准确，也难以获得好的疗效。

1. **选磨原则** 创伤性𬌗虽非牙周炎的直接原因，却能与菌斑协同破坏，加重和加速牙周炎的进程，影响牙周组织修复。早接触与𬌗干扰使上下颌牙齿不能均匀接触，使个别牙受力过大或产生侧向力，若超出牙周组织的承受能力则可能发生损伤。调𬌗可使牙齿及其支持组织更均匀地承受一定的功能刺激，改善牙列的功能关系，利于牙周组织修复。

（1）早接触点的选磨原则（图7-37）

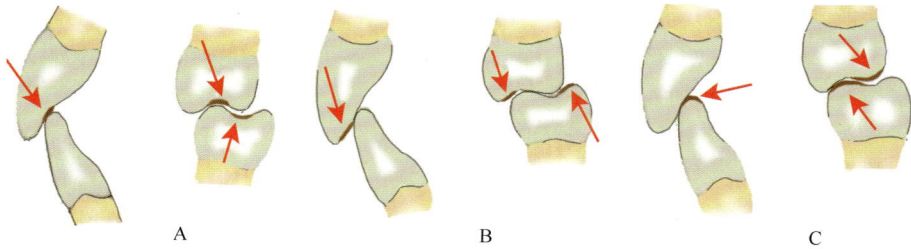

图7-37 选磨点的确定

A. 牙尖交错𬌗有早接触，非牙尖交错𬌗时协调；B. 牙尖交错𬌗协调，非牙尖交错𬌗不协调；C. 牙尖交错𬌗和非牙尖交错𬌗都存在早接触或不协调

1）若牙尖交错𬌗有早接触，非牙尖交错𬌗时协调，说明仅有个别牙切缘或牙尖与舌窝或𬌗窝在牙尖交错𬌗时比其他牙齿先接触，而当牙尖循斜面滑行时，则咬合协调无早接触。故此时不可磨改切缘或牙尖，只能磨改其相对应的舌窝或𬌗窝的早接触区。在前牙应磨改上颌牙的舌窝，后牙则磨改与牙尖相对应的𬌗窝。

2）若牙尖交错𬌗协调，非牙尖交错𬌗不协调，说明患牙切缘或牙尖循相应斜面滑行时比其他牙齿先与相对牙接触，但当回到牙尖交错𬌗时，牙尖与𬌗窝的关系以及其他牙关系是协调的。此时应保持其牙尖交错𬌗的正常咬合，而只处理非牙尖交错𬌗的不协调。即只能磨改与该切缘或牙尖相对应的斜面。在前牙，应磨改上颌牙的舌面，即磨改与下颌切牙正中接触区域的切方的斜面；在磨牙，应磨改上颌磨牙颊尖的斜面和下颌磨牙舌尖的斜面。

3）牙尖交错𬌗和非牙尖交错𬌗都存在早接触或不协调时，说明功能性牙尖或切缘与对颌牙𬌗窝和斜面均有早接触，此时应磨改早接触的牙尖或下前牙切缘。

（2）𬌗干扰牙的选磨原则

1）前伸𬌗时，在前牙保持多个牙接触时，后牙一般不应有接触，若有接触，可对有接触的后牙进行磨改。

2）侧向𬌗时，工作侧有多个牙接触，非工作侧一般不应有接触，必要时，也应对非工作侧有接触的牙进行适当磨改。

𬌗干扰选磨部位在磨牙功能性牙尖上，应避免降低牙尖高度和影响正中𬌗。

（3）不均匀或过度磨损牙的选磨原则 磨牙不均匀磨损的结果主要是上颌后牙的颊尖和下颌后牙的舌尖高陡。磨改时应磨低高陡的牙尖，形成相应的颊（舌）沟，并减小𬌗面的颊舌径（图7-38）。另一种情况是磨牙的重度磨耗而使𬌗面成为平台状，磨改时应减小𬌗面的颊舌径，并尽量恢复𬌗面的生理外形，尽可能磨出牙尖及窝、沟的形态（图7-39）。选磨工作中应注意尽量恢复牙齿的球面外形，减少或避免出现牙齿的扁平外形，以减少牙间接触面，减轻咬合创伤，并提高咀嚼效率（图7-40）。

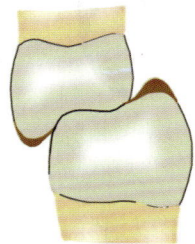

图7-38 牙尖高陡，应磨改

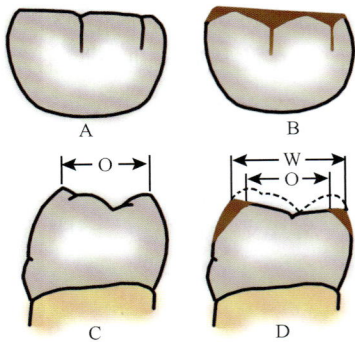

图7-39 恢复牙尖的生理外形

A.殆面磨耗，边缘嵴消失；B.选磨法恢复牙尖，黑色区为磨除部分，牙尖高度不减；C.正常未磨耗牙的殆面宽度（O）；D.磨耗后殆面变宽（W），选磨后恢复殆面正常宽度（O），虚线为未磨耗时牙尖轮廓

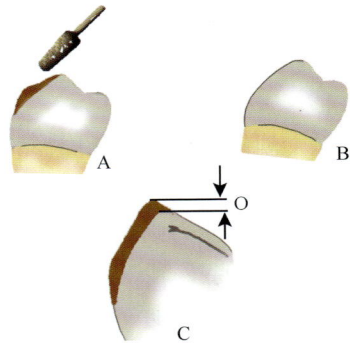

图7-40 恢复牙面的球状外形

A.用石尖磨改磨耗小平面；B.磨改后牙面呈圆滑的球面；C.不恰当的磨改使牙尖高度降低

2. 消除食物嵌塞的选磨法 按食物嵌塞的嵌入方向可以分为水平性食物嵌塞和垂直性食物嵌塞，两类的原因并不相同。水平性食物嵌塞主要由于邻间隙软硬组织退缩导致龈外展隙增大，唇颊舌部的运动将食物从唇颊舌侧水平压入牙间隙。垂直性食物嵌塞是食物受咬合力的作用从殆外展隙压入邻间隙，多因两邻牙接触关系异常、对殆牙的异常楔力或邻面及殆面的磨损导致食物外溢道消失所致。要消除食物嵌塞，首先要找出食物嵌塞的原因，然后再针对原因进行处理。通过选磨法可以消除部分邻面接触关系基本正常的垂直性食物嵌塞。

（1）殆面的边缘嵴可因过度磨耗而变平消失甚至斜向邻面，或相邻两牙的边缘嵴不等高，均可造成食物嵌塞（图7-41）。此时可用刃状砂轮或小砂石尖尽可能磨出边缘嵴形态并使之斜向殆面中央，或磨改相邻两牙边缘嵴使其高度尽可能一致（图7-42）。由于此种情况磨改的牙齿已发生过度磨耗，调磨易发生牙本质敏感，所以磨牙动作应尽量轻巧，可间断进行或分次磨改，必要时给予脱敏治疗。磨改法对边缘嵴的调整有一定限度。

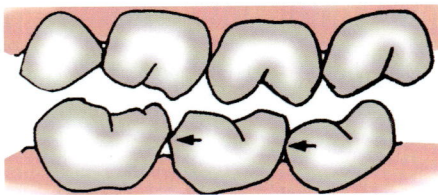

图7-41 垂直型食物嵌塞，相邻两牙高度不一致

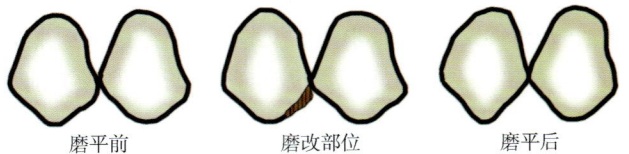

图7-42 磨平边缘嵴

磨平前　磨改部位　磨平后

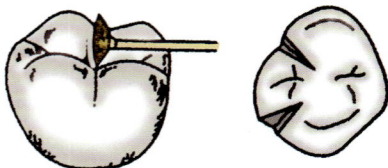

图7-43 用刃状石磨出溢出沟

右侧是八字形溢出沟

（2）后牙的食物溢出沟可因殆面严重磨损而消失，咬合时食物无法正常排溢，易嵌入邻面间隙中。可用薄刃状砂轮尽量磨出发育沟形态，建立食物溢出的通道。调磨时若牙齿敏感，可分次调磨（图7-43）。

（3）磨牙的不均匀磨损易形成高陡的牙尖，常出现于上牙颊尖或下牙舌尖，使之成为充填式牙尖，易在咀嚼运动中将食物挤入对殆牙邻面牙间隙。此时应将高陡的牙尖磨低并尽可能恢复其正常生理外形以消除充填力。上颌远中游离端的最后磨牙远中尖受异常分力时，应磨低远中尖以消除分力，避免游离端牙咬合运动时向远中移动造成食物嵌塞。

（4）邻面过度磨损会使接触区变宽，颊舌侧外展隙变窄，食物易塞入邻面。可通过刃状砂轮磨改邻面和轴面角来加大外展隙、缩小变宽的邻面接触区，以利于食物流出（图7-44）。

食物嵌塞是否通过磨改有效消除，需要患者在进餐后才能得到验证，因此应让患者复查，根据复查结果来决定再继续磨改或补充其他处理。

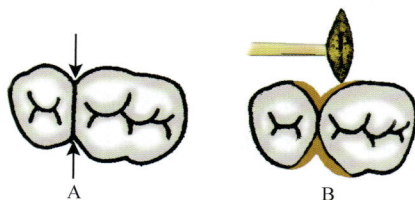

图7-44 恢复外展隙
A. 接触面积增大、外展隙变小；B. 选磨，加大外展隙

（二）松牙固定术

牙松动是牙周炎的主要临床表现之一，松动的原因包括支持组织的不足、牙周膜的炎症、𬌗创伤或牙根吸收等。对松动牙先分析造成松动的原因，消除可以解除的因素，并判断预后。对固定后能改善咬合的松动牙加以固定，使之恢复功能，也是牙周治疗的重要内容。

牙周炎松动牙固定的方法是将松动的患牙与健康稳固的邻牙通过牙周夹板连接，形成一个咀嚼群体，其中某一颗牙受力，力就会同时传递到夹板内相邻牙的牙周组织，起到分散𬌗力、减轻患牙负担、调动牙周组织代偿能力的作用，为牙周组织的修复和恢复功能创造了条件。

1. 松牙固定的指征和时机 松牙固定的时机为软组织的炎症已控制，𬌗干扰已消除。松牙固定的指征包括以下两种。

（1）松牙的功能状况 松牙如果影响咀嚼或有不适，则应固定；如果能行使咀嚼功能且无不适，则说明该牙已具适应和代偿功能，不必固定。

（2）观察松动程度及牙周病变有无继续加重 当患牙剩余的支持组织已不能承受正常咬合力，存在继发性𬌗创伤，导致患牙松动加重甚至继续移位，即进行性松动时，对这种松动牙应行夹板固定，以增强功能，阻止病情加重。

2. 夹板的种类 分为暂时性夹板和永久性夹板两类。

（1）暂时性夹板 目前多利用复合树脂、强力纤维等材料制作暂时性夹板，操作更简便，效果更美观，可维持数周至数月或更长。复查时若牙周组织反应良好、X线检查也见骨组织修复，则可更换为永久性夹板。暂时性夹板的优点是操作简便，价格便宜，易于随时修补或拆除。缺点是牙面上有附加物，增加了菌斑控制的难度。

1）适应证：①患牙经牙周基础及手术治疗，待组织愈合后仍较明显松动并伴咀嚼不适，可行松牙固定以利于牙周组织修复。也可在术前固定，以减轻术中创伤，利于术后组织修复。仅用于前牙。②外伤松动的患牙，固定后利于组织修复，一般固定8周后可拆除。

2）注意事项：①固定时应保持牙齿原位，不可牵拉推移使牙齿移位，以免造成新创伤。固定后应即刻检查有无创伤𬌗，特别是有无早接触，应及时调𬌗解除创伤𬌗。②加强口腔卫生指导，使患者能有效控制菌斑并学会保护牙周夹板，不用其咬硬物。

（2）永久性夹板 是以固定式或可摘式修复体的方式制作的夹板，其特点是能长期保持。永久性夹板前后牙均适用，有缺牙者还可制作附带修复体的永久性夹板。因需做永久性夹板的患者多为重度牙周炎患者，故制作时应兼顾牙周的维护。

四、牙周病的药物治疗

（一）牙周病药物治疗的目的和原则

1. 牙周病药物治疗的目的

（1）消除病原微生物 牙周病的始动因子是牙菌斑微生物。以机械方法去除牙菌斑仍是目前治疗牙周病最有效的方法。抗菌药物可作为机械去除牙菌斑的补充方法。

（2）调节宿主防御功能 牙周病的发生除了与致病微生物有关，还与宿主的免疫反应和防御功能有关。通过药物调节宿主的防御功能也是牙周病药物治疗的目的。

2. 牙周病药物治疗的原则

（1）遵循循证医学的原则、合理使用药物 一般情况下，龈炎和轻、中度的牙周炎不应使用抗菌药物，仅靠彻底洁治和刮治即可使龈炎痊愈，也可使大多数牙周炎得到控制。

（2）用药前应清除菌斑、牙石 破坏生物膜的结构，使药物作用于残余的细菌，达到辅助治疗的目的。药物治疗应主要用于对常规牙周治疗反应不佳的患者，必要时可联合用药。

（3）有针对性地用药 用抗菌药物前应尽量做细菌学检查及药敏试验，以便针对性选择窄谱抗菌药物，以减少对口腔微生态环境的干扰。用药后继续进行细菌学检查，以观察细菌的变化，指导临床用药。

（4）尽量采用局部给药途径 抗菌药物尽量采用局部给药方式，以避免和减少耐药菌株和毒副作用的产生。对于用于全身严重感染的强效抗菌药物，尽量不用于治疗牙周炎，以保护这些药物的有效性。

（二）牙周病的全身药物治疗

牙周病全身药物治疗常采用口服的给药途径，药物主要包括以下两类。

1. 抗菌药物

（1）青霉素类药物 牙周治疗中最常用的青霉素类药物为阿莫西林（amoxicillin，羟氨苄青霉素），阿莫西林与克拉维酸联合使用可强力杀灭革兰氏阳性菌及部分革兰氏阴性菌。阿莫西林还可与甲硝唑联合使用，对侵袭性牙周炎增强疗效。本药偶有胃肠道反应、皮疹和过敏反应。对青霉素过敏者禁用。

（2）四环素类药物 为广谱抗生素，对革兰氏阳性菌、革兰氏阴性菌及螺旋体均可抑制其繁殖。此类药物对骨组织亲和力强，口服后龈沟液中的浓度为血药浓度的2～10倍。牙周治疗中常用的四环素类药物有四环素、多西环素、米诺环素。四环素类药物对多种牙周可疑致病菌都有抑制作用，特别是对伴放线聚集杆菌具有较强的抑制作用。

（3）硝基咪唑类药物 常用于治疗厌氧菌感染。主要包括甲硝唑、替硝唑、奥硝唑。

（4）大环内酯类药物 主要包括阿奇霉素和乙酰螺旋霉素，药物进入体内后在龈沟液中的浓度为血液中的7～10倍，可在龈沟液中维持有效药物浓度10天左右，在唾液腺及骨中储存长达3～4周，缓慢释放，非常有利于牙周病的治疗。

2. 调节宿主防御反应的药物

（1）小剂量多西环素和其他四环素类药物 四环素类药物除具有前述的抗菌作用外，还具有调节宿主免疫功能的作用，抑制结缔组织的破坏和骨吸收。用其处理根面能使之轻度脱矿暴露胶原，促进牙周膜细胞附着与生长。四环素类药物中，多西环素抑制胶原酶活性的能力最强。小剂量、长疗程的多西环素可作为抑制胶原酶活性的药物。

（2）非甾体类抗炎药的全身应用 常用的包括阿司匹林、吲哚美辛、布洛芬等，此类药物可抑制体内前列腺素的合成。前列腺素在牙槽骨吸收中起着重要作用，故非甾体类抗炎药可减少牙周炎时牙槽骨的破坏。

（3）中药的全身应用 中医理论认为肾虚则齿衰，肾固则齿坚。用于治疗牙周病的中药组方主要由具有补肾、滋阴、凉血等作用的中药组成，如固齿丸、固齿膏等。

（三）牙周病的局部药物治疗

牙周病的局部药物治疗作为牙周病的辅助治疗方法，主要目的是预防或减少菌斑的形成。牙周局部用药的方法包括含漱、局部冲洗、涂布以及牙周袋内使用缓释和控释药物等。

1. **含漱药物** 理想的含漱剂应能减少牙面、舌背、颊黏膜及扁桃体等处口腔内微生物的数量，并抑制龈上菌斑的形成，阻止致病菌重新在牙面定植或侵入牙周袋，控制牙龈炎症。但现有含漱药物在口腔内停留时间都较短，且难以深入龈下，故对龈下菌群影响较小。常用的含漱药物有0.12%～0.20%氯己定溶液、1%～3%过氧化氢溶液、0.05%西吡氯铵溶液、0.15%的三氯羟苯醚溶液和0.05%或0.10%氟化亚锡溶液等。

2. **冲洗用药物** 常用3%过氧化氢溶液、0.12%～0.20%氯己定溶液、0.5%～1.0%聚维酮碘溶液等。

（1）冲洗方式 可分为龈上冲洗和龈下冲洗。

1）龈上冲洗：抗菌药物冲洗液不能去除已形成的菌斑，但可抑制新菌斑形成。临床上用抗菌药物在洁治术后进行龈上冲洗的目的是去除已游离的牙石碎片、稀释残余细菌及毒素、止血、清洁口腔和减缓菌斑再附着。

2）龈下冲洗：使用抗菌药物进行牙周袋内冲洗。一般用于龈下刮治和根面平整术后的辅助治疗或牙周急性炎症时的消炎，也用于维护期患者巩固疗效。若龈下菌斑生物膜的结构仍完整，会阻止药物进入生物膜发挥抑杀作用。

（2）常用冲洗器具及冲洗方法

1）注射针筒加弯曲的钝针头，针头可进入龈下及根分叉区，冲洗时应保持针孔通畅，避免使用过大压力，由专业人员操作。

2）家庭用电动加压冲洗器是患者自行使用的个人口腔卫生保健器具，可用于清洁附着于牙面和牙间隙内的食物碎屑，其冲洗工作头不能达到龈下，故对龈下菌斑无影响。

3）带冲洗系统的超声波洁牙机可在超声波洁治或刮治的同时行抗菌药物冲洗，延长了药物作用时间，药物也可送至牙周袋底。

3. **涂布用消炎收敛药物** 彻底的洁治、刮治和根面平整术后炎症可消退，牙周袋变浅，不需涂布药物，除非炎症很重，有肉芽增生或急性脓肿等，可适当涂药。这类药物有较强的消毒防腐功效，具有灭菌、除脓、止痛、收敛等作用。常用的涂布用消炎收敛药物有聚维酮碘、碘甘油、碘酚等，其中碘酚腐蚀性较强，应注意在使用时避免对周围正常组织的腐蚀，现已少用。

4. **缓释及控释抗菌药物** 药物缓释系统指活性药物能缓慢、有控制地从剂型中释放出来，作用于病变组织，使病变局部能较长时间维持有效药物浓度的特定剂型。药物控释系统是通过物理、化学等方法改变剂型的结构，使药物在预定时间内自动按一定速度从剂型中恒速释放于特定靶组织或器官，使药物浓度较长时间内，恒定维持在有效浓度范围内的新型药物剂型。故控释抗菌药物比缓释抗菌药物作用时药物浓度更稳定。

（1）缓释及控释抗菌药物的优点 牙周袋内使用缓释及控释抗菌药物与全身使用抗菌药物和局部使用非缓释及控释型抗菌药物相比，具有如下优点。

1）牙周袋内药物浓度高。

2）药物作用时间延长。

3）显著减少用药剂量，避免或减少毒副作用。

4）减少给药频率，减少患者复诊次数。

5）由医师给药，患者依从性好。

（2）牙周缓释及控释抗菌药物的缺点

1）对已侵入牙周袋壁组织中的病原微生物无效。

2）对舌背、扁桃体及颊黏膜等处的致病菌无作用。

3）如有多个患牙，需逐一放置药物，较费时。

4）可能诱导袋内耐药菌株的产生。

（3）牙周缓释及控释抗菌药物的适应证

1）经龈下刮治后，仍有较深的牙周袋伴探诊后出血的患牙。

2）顽固性或复发性牙周炎。

3）急性牙周脓肿或牙龈脓肿引流后。

4）牙周瘘管。

5）冠周炎。

6）不宜全身用药的牙周炎患者。

（4）常用的缓释及控释抗菌药物　国内市场已有2%米诺环素成品软膏状缓释剂销售，还有25%的甲硝唑凝胶和甲硝唑药棒、四环素药线、四环素纤维及氯己定薄片等抗菌缓释剂。控释抗菌药物有不可降解的四环素控释系统和可吸收的10%多西环素凝胶控释系统等。

五、牙周病的手术治疗

牙周病的手术治疗属于牙周病治疗程序的第二阶段，牙周手术可以清除牙周袋壁病变组织，有助于在直视下更彻底地清创；能消除或变浅牙周袋，有利于菌斑控制；可以矫正软硬组织不良的外形、促进牙周组织再生；还能恢复美观和功能需要、配合其他学科的治疗。因此手术治疗也是牙周病治疗的重要部分。牙周手术的时机一般是在基础治疗之后1～3个月，经复查评估对牙周炎症有效控制、全身情况耐受手术且符合手术适应证的患者可行牙周手术治疗。

🔗 **链接**　牙周手术的发展简史

牙周手术始于19世纪末20世纪初，在100余年的发展过程中，出现了4类手术，即切除性手术、重建性手术、再生性手术和成形及美学手术。这4类手术的形成，源于人们对牙周病病因的理解不断更新、对手术的目标不断提高，以及不断有新的材料和新技术的出现。临床上可以根据不同的治疗目的选用相应种类的手术。

（一）牙龈切除术和牙龈成形术

牙龈切除术是切除增生肥大的牙龈组织或后牙某些部位的中等深度牙周袋，重建牙龈的生理外形及正常的龈沟的手术方法。牙龈成形术只为修整牙龈形态，重建牙龈生理外形，较牙龈切除术目的更单一。二者方法相似，常合并使用。

1. 适应证

（1）牙龈肥大、增生、形态不佳，经牙周基础治疗后仍效果不佳，或存在假性牙周袋。

（2）后牙区中等深度的骨上袋，袋底不超过膜龈联合，附着龈宽度足够者。

（3）牙龈瘤和妨碍进食的妊娠瘤，可在全身状况允许的条件下手术。

（4）位置基本正常的阻生牙表面覆盖的冠周龈组织，将其切除有利于牙的萌出。

2. 禁忌证

（1）未进行牙周基础治疗，或牙周组织仍存在明显炎症。

（2）袋底超过膜龈联合的深牙周袋，切除袋壁会将角化龈完全切除。

（3）牙槽骨缺损及形态不佳，需手术暴露骨面者。

（4）前牙的牙周袋，切除袋壁会使牙根暴露，影响美观。

3. 手术方法

（1）消毒　患者口内用0.12%氯己定液含漱，口周皮肤用乙醇消毒。术区铺消毒巾，术者戴无菌手套。

（2）麻醉　传导阻滞和（或）局部浸润麻醉。常用含肾上腺素的局部麻醉药以减少术中出血，局部麻醉药多用4%阿替卡因或2%利多卡因。应在手术区根方的龈颊沟处行浸润麻醉，腭侧宜行切牙孔或腭大孔阻滞麻醉。应避免直接在手术切除部位注入麻药，以免影响切除的准确性。

（3）标定牙周袋底的位置　可用印记镊法或探针法。

1）印记镊法：印记镊是牙周专用器械，镊子末端的两个喙一个是直的（无钩），一个是弯的（钩状）。标记时将印记镊的直喙插入袋内直达袋底，弯喙垂直牙龈表面夹紧镊子，两喙并拢后弯喙就会刺破牙龈形成一个出血点，该点与袋底位置一致，即为标记点。

2）探针法：先用牙周探针探查袋的深度，再依据深度将牙周探针置于牙龈表面，用尖探针在牙周探针尖对应处刺入牙龈形成出血点，作为标记点标出袋底的位置。

术区每个牙唇（舌）侧牙龈分别在近中、中央、远中处标记3个点，各点连线即为袋底位置。

（4）切开　以袋底标志点连线的根方1～2mm作为切口位置。牙龈组织越厚，切入点应越靠近根方。在切口位置用#15刀片或斧形切龈刀，将刀刃朝向冠方并与牙长轴成45°角切入牙龈，直切到袋底下方的根面。切入角度可根据牙龈厚薄适当调整，如牙龈较厚可适当减小角度。近远中向做连续切口，使切完的龈缘呈扇贝状外形，在邻间隙处用柳叶刀或#11尖刀沿切口切入，将龈乳头处唇舌向的联系切断，增生的牙龈就被切除下来（图7-45）。

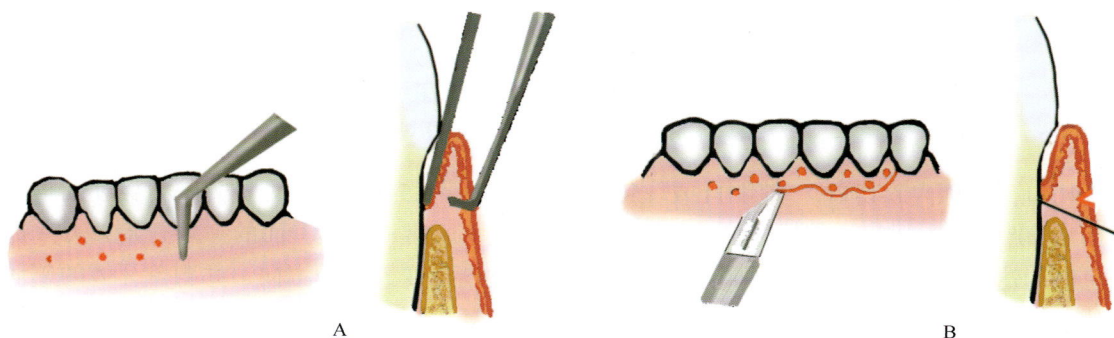

图7-45　牙龈切除术示意图
A.记号镊袋底定点；B.手术刀的位置和方向

（5）清创　用镰形洁治器刮除切下的牙龈组织，彻底刮净牙面残留的牙石、肉芽组织及病变牙骨质。

（6）修整牙龈　用小弯剪刀或龈刀修剪创面的表面及边缘，使创面平整并与牙面成45°角，向边缘逐渐变薄、呈扇贝状的正常生理外形。

（7）生理盐水冲洗创面，止血后外敷牙周塞治剂。

（8）医嘱　24h内术区不刷牙，可进软食。术后使用0.12%氯己定含漱剂含漱，每次15ml，含漱1min，每天2次，以控制菌斑。1周后复诊除去牙周塞治剂。若创面尚未愈合，可再敷牙周塞治剂1周。

（二）牙周翻瓣术

翻瓣术是用手术方法切除部分牙周袋及袋内壁，并翻起牙龈的黏膜骨膜瓣，在直视下刮净龈下牙石和肉芽组织，必要时可修整牙槽骨，然后将牙龈瓣复位、缝合，达到消除牙周袋或使牙周袋变浅的目的。

翻瓣术是很多其他牙周手术（如骨成形术、牙周再生性手术、牙冠延长术等）的基础。

1.适应证

（1）深牙周袋或复杂性牙周袋，经基础治疗后牙周袋仍在5mm以上，且探诊后出血者。

（2）牙周袋底超过膜龈联合，不宜做牙龈切除术者。

（3）有骨下袋形成，需作骨修整或进行植骨者。

（4）根分叉病变伴深牙周袋或牙周牙髓联合病变患者，需直视下平整根面，并暴露根分叉，或需截除某一患根者。

2. 手术方法

（1）常规消毒、麻醉、铺消毒巾，术者戴无菌手套。

（2）切口的设计与切开　切开前先了解牙周袋的深度、分布和牙槽骨形态，根据手术目的、需暴露牙面及骨面的程度、瓣复位的水平等因素设计切口，并保证瓣的良好血液供应。

1）水平切口：是指在近远中方向上做的龈缘附近的切口，一般应包括患牙，并向近中和远中各延伸1～2个健康牙齿。包括以下3个切口（图7-46）：

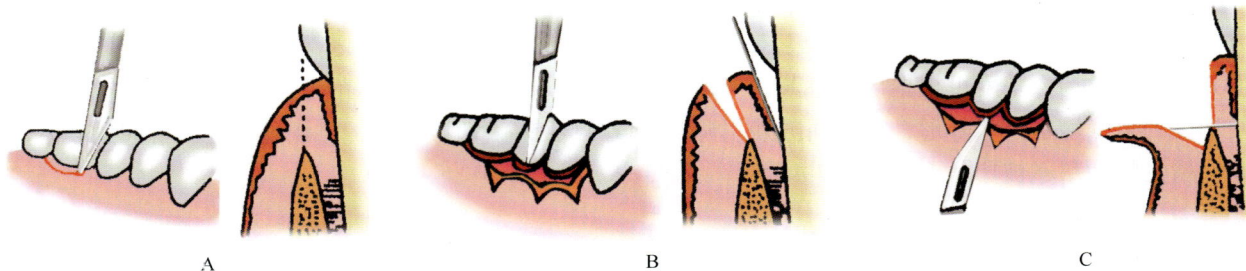

图7-46　翻瓣术的切口示意图
A. 内斜切口；B. 沟内切口；C. 牙间水平切口

第一切口，又称内斜切口。使用#11或#15C刀片在距龈缘0.5～2.0mm处进刀，刀尖朝向根方，刀片与牙面成10°角切入牙龈，直达牙槽嵴顶或其附近。从术区唇（或舌）面的一端开始，刀片提插式移动，每次均达骨嵴顶。移动时应沿牙龈的扇贝状外形逐渐改变刀片的方向，并顺着牙体的邻面外形转动刀片角度以保留龈乳头的外形，最终形成扇贝状的牙龈外形。第二切口，又称沟内切口。将刀片插入龈沟经袋底直切至牙槽嵴顶或其附近。此切口围绕术区牙齿1周即可将欲切除的袋壁组织和牙面分离。第三切口，又称牙间切口或牙间水平切口。将龈瓣翻开，将刀片与牙面垂直，在骨嵴顶的冠方，水平地切断袋壁组织与骨嵴顶及牙面的连接。除沿颊、舌面进行外，在两牙之间的邻面也要将刀片伸入邻间隙，将欲切除的组织从骨嵴顶和牙面彻底断离。

2）纵行切口：也称垂直切口。在水平切口的一端或两端做的垂直龈缘的切口。目的是减小龈瓣张力、更好暴露术区。近、远中均作纵行切口时，应注意使龈瓣的基底略大于龈缘处，以保证龈瓣的血供。纵行切口的位置应位于牙的颊面轴角处，且将龈乳头包括在龈瓣内以利于缝合。切忌在龈乳头中央或颊面中央处做纵行切口。是否做纵行切口取决于手术目的和瓣的设计。单纯的改良Widman翻瓣术不做骨修整，一般不需做纵行切口。

3）保留龈乳头切口：龈乳头的近远中径较宽时，可将整个龈乳头保留在一侧的龈瓣上，而不将龈乳头从颊、舌向切开。切口方法为将术区每个患牙均做环行的沟内切口，在邻面不将龈乳头切断，而是在舌腭侧距龈乳头顶端至少5mm处做一弧形切口，贯通其两侧邻牙的轴角，再用尖柳叶刀从弧形切口处伸入并指向唇面，切透该龈乳头基底部的1/2～2/3，即可将该乳头从腭侧分离，翻瓣时通过牙间隙将龈乳头翻到唇（颊）侧，并随唇侧龈瓣一起被翻起。此切口可减少术后龈乳头的退缩，多用于前牙美观需要时。也在植骨术或引导性组织再生术时采用，便于严密缝合。

（3）翻瓣　龈瓣分为全厚瓣和半厚瓣两种。常规翻瓣术是翻开全厚瓣，即用骨膜分离器将全层黏骨膜瓣从骨面进行钝分离后翻开。某些时候为保护过薄的牙槽骨，避免直接暴露后吸收过多，也采用半厚瓣，即用锐分离的方法将龈瓣与其下的结缔组织和骨膜进行分离，半厚瓣也用于膜龈手术。

（4）刮治和根面平整　翻瓣后即可暴露根面和骨面，用刮治器刮除病变处肉芽组织，在直视下进行根面平整。

（5）龈瓣的复位　在龈瓣复位前，应先进行软硬组织的修整。修整完毕后，用生理盐水冲洗术区，并仔细检查，确认无残留牙石及肉芽组织后，可将龈瓣复位，用湿纱布由根方向冠方在龈瓣表面轻压2～3min，使瓣与骨面及牙面紧贴，利于术后愈合。

根据手术目的的不同，可将龈瓣复位于不同的水平。

1）复位于牙颈部：前牙区为了避免术后牙根暴露应尽量保留牙龈，在复位时将龈瓣复位于牙颈部。此即为常用的改良Widman翻瓣术，适用于前牙和后牙有中等或深牙周袋且不需做骨成形者。术后牙龈退缩较少。

2）复位于牙槽嵴顶处：在后牙区角化龈足够宽的部位，为了尽量消除牙周袋，可从接近袋底和牙槽嵴顶处做内斜切口，切除一部分袋壁牙龈，龈瓣复位于牙槽嵴顶处的根面上，刚刚能将骨嵴顶覆盖，愈合后牙周袋消失或变浅，但牙根暴露较多。此类手术称为嵴顶原位复位瓣术，也适用于因根分叉病变而需暴露根分叉者。

3）根向复位：当深牙周袋底超过膜龈联合，或根分叉病变需暴露根分叉而角化龈过窄时，应尽量保留角化牙龈，将龈瓣向根方推移，复位在刚覆盖牙槽嵴顶的水平，先做垂直切口的错位缝合，再用悬吊缝合固定龈瓣。此类手术称为根向复位瓣术，优点是既消除了牙周袋，使病变区（如根分叉区）充分暴露便于自洁，同时又保留了角化龈。

另外，为了增宽附着龈，可进行半厚瓣的根向复位，将骨膜和部分结缔组织留在骨面，将半厚瓣根向复位在牙槽嵴的根方。创口愈合过程中，上皮向冠方覆盖裸露的结缔组织，可增宽附着龈并避免牙槽嵴的吸收。

4）其他：如冠向复位或侧向复位等，可应用于膜龈手术中。

（6）缝合　龈瓣复位后需进行缝合，以达到使龈瓣固定的目的。缝合后，应仔细检查龈瓣有无卷曲、是否完全覆盖骨面并密贴、张力是否适中。最常用的缝合方法有以下几种。

1）牙间间断缝合：适用于唇、舌两侧龈瓣的张力相等、高低一致时。可采用环形间断缝合，也可采用8字形间断缝合。间断缝合也用于缝合龈瓣的纵行切口（图7-47、图7-48）。

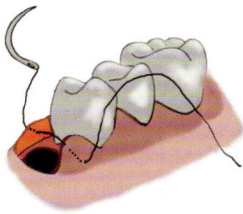

图7-47　环形间断缝合　　　　　　　　　图7-48　8字形间断缝合

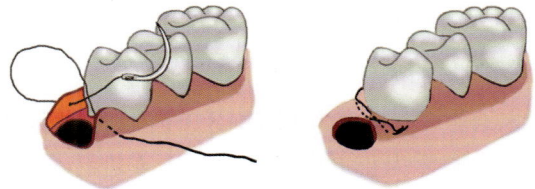

2）悬吊缝合：是利用术区的牙齿来悬吊固定龈瓣，尤其适用于颊、舌两侧龈瓣高度不一致时，使每侧龈瓣分别在所复位的水平紧密地贴合于牙与骨面，不发生松脱或过大张力。包括单个牙的双乳头悬吊缝合（图7-49）和连续悬吊缝合。连续悬吊缝合又分为单侧连续悬吊缝合（图7-50）和双侧连续悬吊缝合（图7-51）。

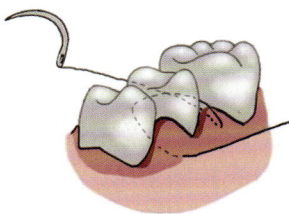

图7-49　单个牙的双乳头悬吊缝合　　　　图7-50　单侧连续悬吊缝合

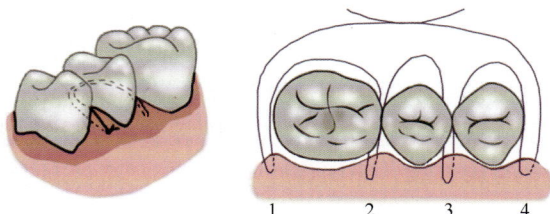

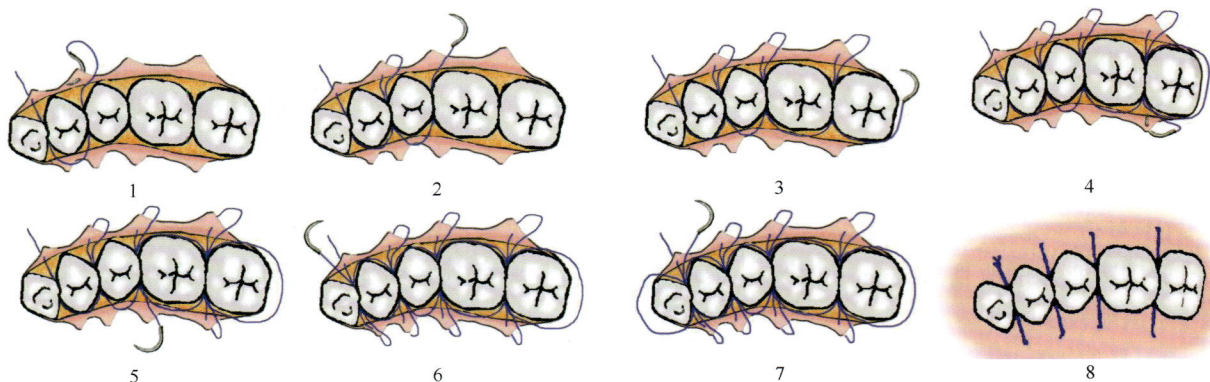

图7-51 双侧连续悬吊缝合

3）水平褥式缝合：适用于两牙之间缝隙较大或龈乳头较宽时，为使龈瓣更好贴合骨面，可在该处将一段缝线穿压于龈瓣下，形成水平褥式缝合。

4）锚式缝合：是将龈瓣以锚样方式固定在邻近牙的远中或近中面上。适用于缝合最后一个磨牙远中楔形瓣或与缺牙间隙相邻的龈瓣。（图7-52）。

（7）牙周塞治　牙周塞治剂是牙周手术后使用的特殊敷料，术后将其覆盖在术区表面，即为塞治。牙周塞治的作用有保护创面、压迫止血、止痛和固定龈瓣。

塞治前先将术区止血隔湿，把塞治剂搓成细长条状，贴于术区表面并压平，牵拉唇颊部并让开系带，整塑成形（图7-53）。如果术区包含最后一个磨牙，则需将塞治剂弯成U形包绕该牙远中。应注意勿使塞治剂妨碍咬合，也不能将其挤入龈瓣下方影响伤口愈合，应将多余的塞治剂除去。

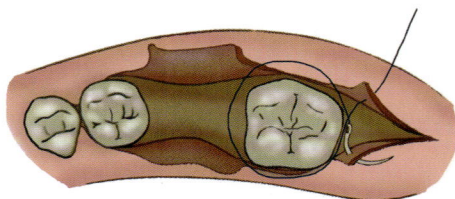

图7-52 锚式缝合

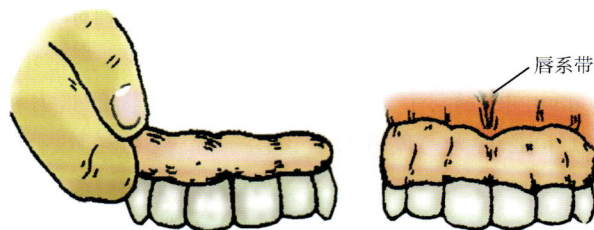

图7-53 牙周塞治

3. 术后护理　手术当天可刷牙，但不刷术区。用0.12%或0.20%氯己定含漱剂，每天2次含漱，直至可恢复正常刷牙为止。若手术范围广或进行了骨修整，可预防性口服抗生素。一般术后1周拆除塞治剂并拆线。若愈合欠佳，可换敷塞治剂1周。拆线后应注意控制菌斑，术后可能会出现根面敏感，数周后会渐渐消失。术后牙齿动度也会增加，4周后可恢复至术前水平。注意术后6周内勿探牙周袋，以免影响软组织与根面的附着。

4. 术后的组织愈合

（1）组织学愈合过程　术后24h内，龈瓣与牙（或骨）面间由血凝块连接。术后1～3天，上皮爬行至龈瓣边缘并达牙面。术后1周，结合上皮形成并附着于根面，瓣下血凝块被肉芽组织替代。术后2周，形成与牙面平行的胶原纤维。术后3～4周时，上皮和结缔组织的重建均完成，龈沟内有正常上皮衬里，结合上皮形成，牙槽嵴以上的牙龈纤维呈功能性排列。牙槽骨的愈合过程取决于手术时骨的暴露程度、是否做骨成形、术后骨面是否严密覆盖等因素。

（2）愈合方式　①牙龈退缩。术中牙周袋壁被切除或龈瓣被根向复位及术后牙龈炎症水肿消退，都造成牙龈退缩和牙根暴露、牙周袋变浅或消失，虽然利于患者自我控制菌斑，但是在前牙影响美观。②炎症消退、探诊深度减小。结缔组织内炎症消退，胶原纤维新生，使组织致密，袋壁也变紧，临床探诊深度减小。③长结合上皮愈合。在袋内壁与原来暴露于牙周袋内的牙根表面之间有层长而薄的结合上皮将两者结合，称为长结合上皮。袋深度变浅或消失，是翻瓣术后最常见的愈合方式（图7-54）。④牙周组织再生，指在原来已暴露于牙周袋内的牙根面上有新牙骨质形成，其中有新生牙周膜纤维埋入，纤维的另一端埋入新形成的牙槽骨内，形成了有功能性的牙周支持组织，即形成了新附着。这是理想的愈合方式。

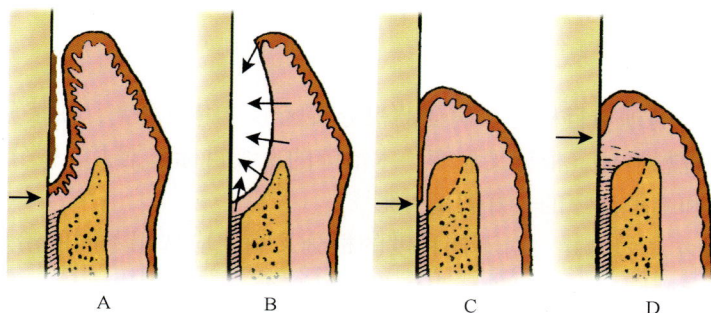

图7-54 长结合上皮愈合和组织再生

A.治疗前，骨下袋；B.术后，箭头示愈合过程中细胞的来源（牙龈上皮、牙龈结缔组织、骨、牙周膜）；C.长结合上皮愈合，箭头示结合上皮位于术前水平，有部分新骨形成，但无新牙周膜；D.牙周组织再生，箭头示结合上皮位于术前袋底的冠方，有新的牙骨质、牙周膜和牙槽骨形成

（3）有利于组织愈合的措施 ①彻底切除袋内壁上皮。②术中尽量少暴露骨面或缩短暴露时间，复位缝合时将龈瓣完全覆盖骨面。③彻底清创，尽量保留近牙槽嵴处根面上健康的残余纤维。④龈瓣复位后轻压使其密贴牙面。⑤术后防止感染，保持龈瓣稳定。

（三）引导性牙周组织再生术

1. 原理 在翻瓣清创复位后牙根面附近有牙龈上皮、牙龈结缔组织、牙周膜结缔组织和牙槽骨4种来源的细胞，术后龈瓣与根面间首先由血凝块连接，之后前述4种细胞先后向根面生长，最终的愈合方式取决于哪种细胞先占据根面。引导性组织再生术（guided tissue regeneration，GTR）是在牙周手术中用膜性材料作为屏障，阻挡牙龈上皮和牙龈结缔组织在愈合过程中与根面接触，并提供一定空间，引导具有再生能力的牙周膜细胞优先占据根面，从而在原已暴露于牙周袋内的根面上形成新的牙骨质，并有牙周膜纤维埋入，形成牙周组织再生（图7-55）。

用于GTR的膜性材料分为两类：不可吸收性膜和可吸收性膜。不可吸收性膜在人体内不能降解吸收，需在术后6～8周时二次手术取出。产品主要成分为聚四氟乙烯。可吸收性膜在愈合过程中可降解而被吸收，不需二次手术取出。这类膜有胶原膜、聚乳酸膜等。

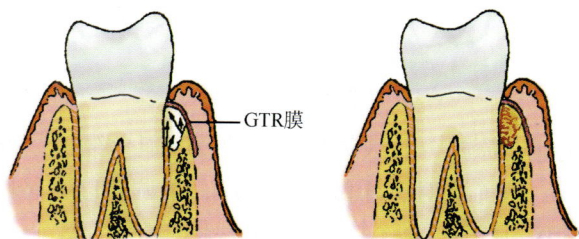

图7-55 引导性组织再生术

2. 适应证

（1）窄而深的骨内袋为适应证。三壁骨袋效果最好，窄而深的二壁骨袋效果也可，骨袋过宽则效果差。

（2）Ⅱ度根分叉病变，有足够的牙龈高度能完全覆盖术区者为适应证。早期Ⅲ度根分叉病变也可能有效。

（3）涉及唇面的牙龈退缩，无邻面骨吸收且龈乳头完好者。

链 接 促进牙周组织再生的方法

除引导性牙周组织再生术外，牙周植骨术也属于再生性牙周手术。目前植骨术常与引导组织再生术联合应用，可进一步提高再生手术效果。此外，可使用四环素、富血小板血浆成分、各种生长因子等处理术中暴露的根面或混合植入，以期获得较好的再生效果。

（四）根分叉病变的手术治疗

根分叉病变手术治疗的理想目标是在病变的根分叉区形成组织再生，使根分叉病变完全愈合。但并非所有病例都能达到理想目标。根分叉病变手术治疗的次级目标包括去除根分叉部位的牙石、菌斑，建立便于自我菌斑控制和维护治疗的良好解剖外形。

1. 根分叉病变治疗方法的选择　对不同程度的根分叉病变应选用不同的治疗方法，可参见第7章第8节根分叉病变的治疗原则。对于Ⅲ度或Ⅳ度根分叉病变，可通过手术使根分叉区充分暴露，便于菌斑控制。也可视情况采用截根术、半牙切除术、分根术治疗或者拔牙。

2. 截根术　是指将患根分叉病变的多根牙中破坏最严重的一或两个牙根截除，消灭分叉区病变，同时保留牙冠和其余牙根继续行使功能（图7-56）。

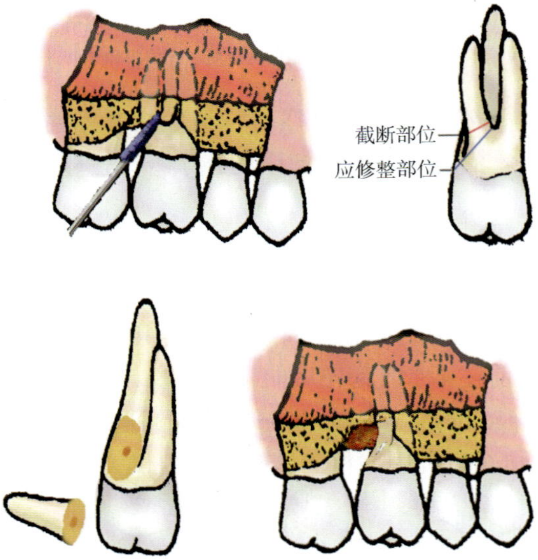

图7-56　截根术

（1）适应证

1）多根牙有Ⅲ度或Ⅳ度根分叉病变，且某一或两个牙根的牙周组织破坏严重，仍存在病情较轻的其余牙根，而牙齿松动不明显者。

2）多根牙的一个根发生横折或纵裂，而其他根完好者。

3）磨牙的一个根的根尖病变严重，且不能治愈，其余牙根可行彻底的根管治疗者。

4）牙周-牙髓联合病变的患牙有一个根明显受累，患牙可行彻底的根管治疗者。

选择适应证时，应注意保留的牙根应足以支持牙齿行使功能，且根分叉的部位、角度适合截根操作，术后也能在原根分叉区进行良好的口腔卫生维护，否则不适合行截根术。

术前应对患牙做牙髓治疗，予调𬌗以减轻咬合负担，可对牙冠行颊舌向减径处理。教会患者正确的菌斑控制方法，以免影响手术的长期疗效。

（2）手术方法

1）常规翻瓣，为充分暴露根分叉区，可加垂直切口。彻底清创、根面平整。

2）截根：用灭菌的高速涡轮手机安装细裂钻，将患根在分叉水平截断并拔出，修整截根面的外形，不要残存树桩状倒凹，使从分叉区到牙冠接触区形成流线型斜面。

3）在断面上暴露的根管处备洞，用永久充填材料倒充填。也可在牙髓治疗时，将待截除根的根管口稍扩大加深，其中填入永久充填材料直至髓腔，则截根时可省去倒充填术。

4）刮净根分叉中及拔牙窝内的病变组织，修整不规则的骨嵴外形。

5）清洗创面，将龈瓣复位缝合。

（3）截根术后的愈合及护理　术后即刻患牙会较松动，应注意调𬌗减轻𬌗力，嘱患者尽量不用患牙咀嚼，3～4周后患牙将逐渐恢复到术前的稳固度。截根后的牙槽窝愈合与拔牙窝愈合过程相同，黏骨膜瓣的愈合与翻瓣术相同。截根术后最可能发生的并发症是余留牙根的牙周破坏继续加重或根折。

3. 半牙切除术 是将下颌磨牙的牙周组织破坏较严重的一个根连同该半侧牙冠一起切除，而保留病变较轻或正常的半侧，成为一个单根牙，从而消除根分叉病变（图7-57）。

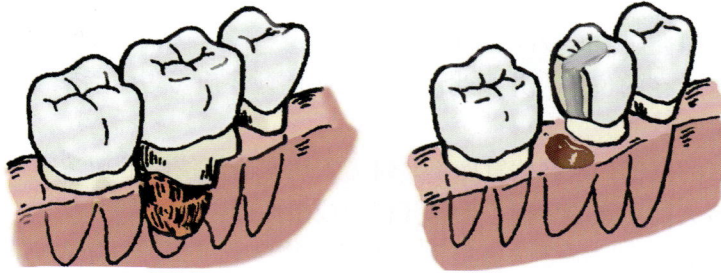

图7-57 半牙切除术

适应证：

（1）下颌磨牙根分叉病变，其中一根受累，另一根较健康，有支持骨，不松动，并能进行根管治疗者。

（2）需留作基牙的患牙，尤其当患牙位于牙列最远端，保留半个牙可作为修复体的基牙，以免做单端修复体。

4. 分根术 仅适用于双根的下颌磨牙，是将下颌磨牙在正中从牙冠至根分叉沿颊舌方向截开，使其分离为近、远中两半，形成两个独立的类似单根牙的牙体，以方便彻底清除根分叉区深在的病变组织，消除该处牙周袋，也消除了原有根分叉病变，利于菌斑控制和自洁（图7-58）。切割后暴露的牙本质和牙骨质部分，可用全冠覆盖，以减少患龋可能。

适应证：

（1）Ⅲ度或Ⅳ度根分叉病变的下颌磨牙，局部深牙周袋不能消除者。

（2）患牙的两个根周围均有充分的支持骨，且无明显松动。

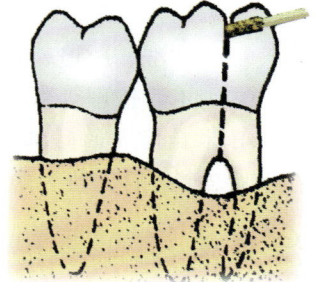

图7-58 分根术

（五）牙冠延长术

正常情况下，从龈沟底到牙槽嵴顶的距离是基本恒定的，该距离称为生物学宽度，组织学上包括结合上皮和附着于牙槽嵴顶冠方根面的结缔组织，宽度一般2mm左右。牙冠延长术是用翻瓣术结合骨切除术的方法降低牙槽骨和龈缘位置，使原来位于龈下的健康牙齿结构暴露于龈上，使临床牙冠加长，同时获得或保持正常的生物学宽度，以利于牙齿的修复或解决美观问题的手术方法（图7-59）。

1. 适应证

（1）牙折裂或龋坏达龈下，影响治疗或修复。

（2）牙根外吸收在颈1/3处，而该牙尚有保留价值者。

（3）侵犯了生物学宽度的修复体，需暴露健康的牙齿结构重新修复者。

（4）临床牙冠过短，冠修复时需延长临床冠以增加固位力者。

（5）前牙临床牙冠短，笑时露龈，需改善美观者。

2. 禁忌证

（1）牙根过短，冠根比失调者。

（2）牙齿折断达龈下过多，为暴露牙齿断缘行骨切除术后，剩余

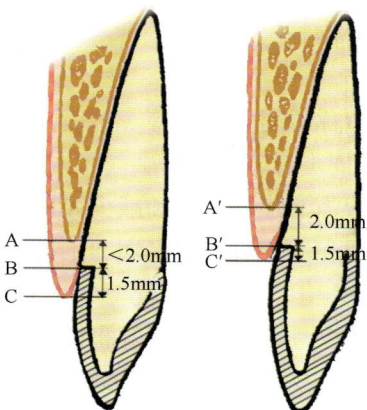

图7-59 牙冠延长术前、后修复体边缘与骨嵴顶的关系

牙槽骨高度不足以支持牙齿行使功能者。

（3）为暴露牙齿断缘需切除过多牙槽骨，导致与邻牙不协调或明显损害邻牙支持组织者。

（4）全身情况不宜手术者。

3. 手术方法

（1）术前应消除牙龈炎症，能较好控制菌斑。

（2）估计术后龈缘应在的位置，并据此设计切口。前牙还应考虑术后龈缘位置与邻牙相协调，并遵循前牙龈缘曲线的美学原则。

（3）确定内斜切口的位置，附着龈宽度不足时需采用根向复位瓣术。

（4）切开翻瓣，除去被切除的牙龈，暴露牙根面或根断面。

（5）切除部分支持骨，使骨嵴顶位置能满足术后生物学宽度，即骨嵴顶需降至术后龈缘应在位置的根方至少3mm处，若为改善露龈笑，骨嵴应降至釉牙骨质界根方2mm，使术后龈缘恰位于釉牙骨质界冠方1mm（图7-60）。

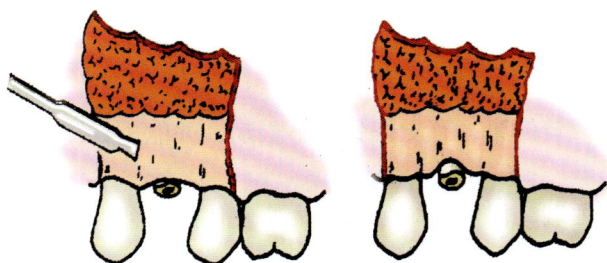

图7-60　牙冠延长术

（6）行彻底的根面平整，去除残留于根面的牙周膜纤维，以防术后形成再附着。

（7）修剪龈瓣，使外形和厚度适宜。龈瓣过厚会影响术后龈缘外形，过薄则会出现牙龈退缩。然后，复位缝合龈瓣于牙槽嵴顶水平。

（8）冲洗、压迫、止血，检查龈缘位置及牙齿暴露情况是否达到预期，放置牙周塞治剂。

（9）术后护理等事项同翻瓣术。

4. 术后修复的时机　术后先戴临时冠，永久修复最好在术后6周再开始，涉及美容的修复至少应在术后2个月后，若为薄龈生物型的美学修复，可延后至3～6个月。

🔗 **链接**　其他牙周手术方法

牙周手术还包括膜龈手术和辅助正畸的牙周手术等。膜龈手术主要目的是增宽附着龈或用牙龈覆盖裸露的根面及矫正系带的异常附丽。辅助正畸的牙周手术包括嵴上纤维环切术、以骨增量及骨皮质切开相结合的加速成骨正畸治疗的牙周手术。

六、牙周病的维护治疗和预后

（一）牙周病的维护治疗

牙周病积极治疗后达到了健康牙周的目标，即进入牙周维护治疗（也称牙周支持治疗）阶段。此阶段中若经评估疾病又复发，还可转回积极治疗。牙周维护治疗应持续牙周炎患者的终身。

牙周维护治疗的主要目的包括：①通过定期复查，及时采取必要的恰当治疗，预防和减少牙周再感染和牙周炎的复发；②避免或延迟天然牙或种植牙的脱落。③早期发现和治疗口腔中疾病和不良状况，使前期治疗获得长期的稳定疗效。

牙菌斑是不断地形成地，有些治疗缺陷或遗漏部分需要一定间隔期才会逐渐暴露出来。积极治疗后常见的长结合上皮愈合方式也比较脆弱，细菌入侵时易重新形成牙周袋。龈炎患者也需定期维护，预防进展为牙周炎。这些因素都使牙周维护治疗成为牙周治疗中必要的阶段。

牙周维护治疗包括以下内容。

1. 对病情的评估　包括及时更新患者的全身病史、口腔病史，对牙周组织进行评估和记录，并与上次复查结果进行对比，并每隔6～12个月拍X线片监测牙槽骨的变化。复诊时有菌斑的牙面占全口现存牙面的百分比在20%以下较为理想，40%以下为可接受。牙周探诊出血（bleeding on probing，BOP）是反映牙龈炎症较简易的客观指标。BOP阳性的位点占全口位点的百分率应在25%以下，若BOP阳性位点＞25%应缩短复查间隔。

2. 强化与患者的沟通和菌斑控制 医生与牙周病患者的沟通十分重要，包括提高患者对牙周病的认识、进行口腔卫生指导、告知患者目前的病情状况及治疗计划，激励患者长期维护牙周健康的信心。在维护治疗期，应定期行专业的机械性菌斑清除（professional mechanical plaque removal，PMPR），保证牙周组织处于一个健康、安全的环境中。

3. 实行必要的治疗 全口的洁治和口腔卫生指导是必不可少的。龈下刮治仅建议在患者自我口腔卫生控制良好的基础上，牙周探诊深度仍≥5mm的部位进行。对引起菌斑滞留的因素应该及时发现和治疗，治疗牙本质敏感、调整咬合等视需要而定。若牙周病变有较广泛的复发或加重，则应重新制订治疗计划，进行系统治疗。

4. 复查间隔期及治疗时间的确定 龈炎患者每6～12个月进行一次维护治疗。大多数牙周炎患者复诊间隔期不宜超过6个月。牙周积极治疗后的第一年，为重点时期。对大多数患者而言，维护治疗的初期，每3个月1次复诊已经足够。之后的维护治疗间隔期可按照各人的临床状况及评估结果作出相应的调整，制订个性化的复查间隔期。

5. 维持牙周病患者的依从性及长期疗效 完全依从的患者人数会随治疗后时间的延长而减少。口腔医师有责任向患者反复强调维护治疗的重要性和必要性，共同努力提高和保持疗效。

6. 牙周病患者种植术后的支持治疗 种植修复正逐渐成为牙周病患者修复缺失牙的主要方式之一。牙周病患者种植修复后至少半年复查一次，并根据患者口腔卫生状况和天然牙与种植牙的健康状况调整复诊次数。

（二）牙周病的预后

牙周病的预后判断不仅与患者牙周病的病情程度有关，也与患者的依从性及对牙周病的认知有关，还与牙周医师诊治水平有关。其中，从牙周病的病情考虑，预后与疾病类型有关。

1. 牙龈病的预后 很大程度上取决于引起炎症的原因能否被消除。

（1）仅与牙菌斑相关的龈炎，由于病因明确，良好控制菌斑牙龈就可以完全恢复健康。

（2）对已有牙龈增生的病例，去除了增生原因和局部刺激因素，多数增生能控制或改善，部分患者需行手术恢复正常的牙龈外形。

（3）受全身因素影响的牙龈病，多数消除了局部刺激因素后，可使炎症减轻，但远期疗效取决于全身因素能否控制或纠正。

（4）急性坏死溃疡性龈炎只要无严重全身疾病，治疗及时得当牙龈也可恢复健康。

2. 牙周炎的预后 包括对个别牙齿的预后判断和对整体牙列的预后判断。

（1）对个别牙齿的预后判断

1）根据牙周破坏情况：牙周破坏情况包括牙槽骨吸收程度、牙松动度和多根牙根分叉病变程度等因素。牙槽骨吸收越多、牙越松动、多根牙根分叉病变程度越重，则预后越差。

2）牙周破坏伴有其他因素：其他因素包括发生在牙周的其他病变，牙、牙髓、咬合状况和牙病治疗史，伴有其他因素时，预后较差，与伴发因素的多少及程度相关。

3）影响个别牙齿预后判断的其他因素：包括牙槽骨吸收的类型、牙周探诊深度和附着丧失、牙齿解剖形态（如牙根短小、冠根比不协调、畸形舌侧沟、磨牙颈部存在釉珠或釉突、磨牙为融合根、根分叉形态与角度等因素）、是否为修复体基牙等。

（2）对整体牙列的预后判断　影响整体牙列预后判断的因素包括牙周炎的类型、支持组织破坏的程度、牙松动情况、余留牙数量、牙周炎的局部发病因素能否被发现或被纠正、危险因素能否通过干预而消除等。与整体牙列预后判断相关的因素还有年龄、是否吸烟和患者依从性等。

第 10 节　种植体周组织及疾病

种植义齿由植入失牙区颌骨内的种植体及种植体支持的上部义齿组成。成功植入的种植体一定与周围的软、硬组织结合良好。尽管结合方式不全同于天然牙，但仍有类似之处。和牙周组织一样，种植体周组织需要良好维护才能保持健康，否则也会发生病变。

> **🔗 链接**　牙周病患者的种植治疗
>
> 牙周病是失牙的重要原因。因此有很多需要种植的患者患有牙周疾病。经过治疗的牙周炎患者可以进行种植治疗，但其种植失败的风险增高。因此牙周炎患者种植前应消除牙周病损、建立高标准的菌斑控制，还应认真进行危险因素评估，制订合理的种植治疗计划。牙周炎患者缺牙区往往存在软硬组织缺陷，需配合行软硬组织增量，给种植治疗增加了难度。牙周病患者种植治疗后，必须严格坚持复查和维护，才能维持长期疗效的成功。

一、种植体周组织的特点

种植体周组织是指包绕在已形成骨结合的牙种植体的周围组织，分为软组织和硬组织。软组织部分为种植体周黏膜，硬组织部分为种植体周骨组织。

（一）种植体周黏膜

种植体周黏膜有类似附着龈、游离龈及龈沟的结构，在邻面有类似龈乳头的外形。种植体软组织沟的深度与种植体周软组织高度有关，一般在正常无炎症或仅有极轻微炎症状况下为1.5～3.0mm。

种植体周黏膜附着于种植体，形成穿黏膜附着。这种附着构成了种植体周软组织与种植体之间的生物学封闭（biological seal），隔绝了口腔内细菌及其代谢产物进入骨组织。穿黏膜附着由两部分构成：①结合上皮（junctional epithelium）：或称屏障上皮，与天然牙的结合上皮有共同的特征。②结缔组织附着区：位于屏障上皮与骨嵴顶之间，高为1～2mm，结缔组织直接附着于种植体表面。这两部分结构称为生物学屏障（biological barrier）。

（二）种植体周骨组织

成功的种植体必须与骨组织形成骨结合（osseointegration），骨结合的概念最早由现代口腔种植学之父，瑞典的布伦马克提出，指负载的种植体表面与周围骨组织直接接触。

骨结合是种植体与骨组织结合的理想方式，𬌗力通过种植体直接传导到颌骨，种植体与周围组织间无相对运动，力虽不能缓冲，但能较好地传导和分散，只要力量适度，就不会造成损伤。凡骨组织占30%～75%的界面都可认为形成了骨结合，如种植体大部分或全部被纤维组织包裹，则会导致种植体松动、脱落而失败。

种植体周骨嵴顶在种植体植入和负载后的初期会发生骨改建，一般这种最初骨改建导致的嵴顶骨高度降低不超过2mm。种植体基台界面位置的设计会影响嵴顶骨高度降低的量。

（三）种植体周组织与天然牙牙周组织的比较

1. 种植体周组织与牙周组织的生物学特点比较　两者有许多相似之处，也有明显的不同。

（1）上皮组织　牙周组织有结合上皮通过半桥粒和基底板紧密附着于牙颈部的牙骨质表面，种植体周组织的结合上皮同样以半桥粒和基底板附着于种植体表面。两者结构相似。

（2）结缔组织　牙龈内有围绕牙根的龈牙纤维，其一端埋入牙骨质内，另一端呈放射状排列伸入结缔组织中，形成较紧密的封闭，结缔组织有丰富的血供。种植体周紧贴种植体表面的结缔组织内层为环形包绕种植体的胶原纤维，无纤维插入种植体表面，且基本无血管，外层较疏松，含少数血管。

（3）牙周膜　天然牙根表面有牙骨质，其和周围牙槽骨间有牙周膜，其内还有本体感受器。而种植体与周围骨组织直接接触，形成骨结合，两者之间没有牙周膜。这是种植体周组织与牙周组织最大的不同。因此，种植体只能承受全部牙力。

2. 牙周组织与种植体周组织炎症反应的特点　牙周组织的上皮下方牙龈结缔组织及牙周膜中都含有大量血管，细菌侵入时会产生较强的炎症防御反应。而种植体周结缔组织内只有少量血管，其环状胶原纤维束及种植体与骨床之间没有血管，一旦细菌入侵突破了上皮封口，即可直达骨面，组织破坏进展较快。

二、种植体周组织疾病

健康的种植体周黏膜颜色粉红，无肿胀，质地坚韧；种植体软组织沟无探诊后出血；探诊深度与种植体植入时该部位的软组织高度有关，之后探诊深度未加深；在种植体植入初期骨组织愈合和改建后，无进一步骨吸收，初期骨改建时骨高度降低应≤2mm。

种植体周组织疾病（peri-implant disease）是发生于种植体周软、硬组织的炎症损害，包括仅累及软组织的病变可逆的种植体周黏膜炎（peri-implant mucositis），以及不仅累及软组织还累及深层支持种植体的牙槽骨、造成骨吸收的种植体周炎（peri-implantitis）。后者如不及时治疗，将导致持续的骨吸收和种植体-骨界面已形成的结合分离（disintegration），最终使种植体松动、脱落，是影响牙种植体远期效果、导致种植治疗失败的主要原因之一。

（一）病因

1. 种植体周的菌斑微生物　种植体周疾病与牙周疾病类似，菌斑聚集是导致疾病的始动因素。

2. 生物力学负载过重　咬合负载过重曾被认为是种植体周炎发病的重要促进因素，目前仍然缺乏证据。

3. 其他影响因素　既往的牙周炎病史、种植后未定期维护、缺乏种植体周的角化黏膜、吸烟、酗酒或患者有糖尿病、骨质疏松等全身系统性疾病等，都被认为是种植体周炎的危险因素。种植义齿类型、种植体表面处理方式、植入区骨的质和量、手术的设计、手术技术水平和术后护理等因素也会影响种植体周炎的发生。

（二）临床表现

1. 种植体周疾病的分类和临床表现　根据炎症累及范围可将种植体周组织疾病分为两类：种植体周黏膜炎和种植体周炎。

（1）种植体周黏膜炎　病变局限于种植体周黏膜，不累及骨组织，类似天然牙的龈炎。经适当的治疗病变可逆转，主要因口腔卫生不良、菌斑刺激引发。临床表现为种植体周存在菌斑，种植体周黏膜有红肿和软组织表面光亮等局部炎症表现，轻探诊后软组织沟有线状或溢出沟外的出血，可有溢脓，探诊深度加深，但不伴骨吸收。

其中有一类型为"增生性黏膜炎"，是因上部结构与软组织间未有适当距离以利清洁，导致局部卫生状况不良而出现软组织增生性炎症。

（2）种植体周炎 特征是不仅有种植体周黏膜的炎症，还发生支持骨的丧失，类似天然牙的牙周炎。经适当治疗可阻止进一步的骨丧失。临床表现为种植体周黏膜有红、肿、疼痛、探诊后有出血和（或）溢脓，有种植体周袋形成，探诊深度比基线水平加深，黏膜边缘可有退缩。影像学检查可见骨丧失超过2mm骨改建的变化。手术翻开常见为围绕种植体的环形骨吸收模式，严重者出现种植体松动。由于种植体周组织防御力弱，故炎症进展比牙周炎快，往往数月内造成种植体脱落。

2. 检查 种植体周组织疾病只有早发现、早诊断、早治疗，才能及时阻断炎症进展，保留种植体。通过如下检查，可获知种植体周组织的状况，进而得出诊断。

（1）口腔卫生状况 需检查存留牙和种植义齿表面的菌斑和牙石量。蒙贝利（Mombelli）等提出了改良菌斑指数（modified plaque index，mPLI）来评价和记录种植体周的菌斑情况，具体指标为：0分，无菌斑；1分，探针尖轻划种植体表面可发现菌斑；2分，肉眼可见菌斑；3分，大量软垢。

（2）种植体周黏膜的检查 观察黏膜是否红、肿，有无溢脓和瘘管形成，软组织有无增生。如有溢脓和瘘管，提示可能有活动性的组织破坏，需进行治疗。

（3）探诊检查 观察有无探诊出血，探查种植体周袋的探诊深度和附着丧失量。

使用普通牙周探针轻压力探诊（0.25N）方法被推荐用于评估种植体周组织。探诊深度加深往往是种植体周炎导致骨吸收的最早临床表征。无探诊出血可视为种植体周状况稳定的指标。Mombelli等提出了改良龈沟出血指数（modified sulcus bleeding index，mSBI）来评价种植体周软组织探诊后出血情况，具体指标为：0分，沿种植体周软组织边缘探诊后无出血；1分，探诊后有分散的点状出血；2分，探诊后出血在沟内呈线状；3分，重度或自发出血。探诊出血和探诊深度是目前诊断种植体周组织健康状况的较敏感的指标。

（4）上部结构关系的检查 理想的咬合关系应有稳定的正中𬌗，前伸及侧方运动时无𬌗干扰。可用咬合纸或蜡片检查有无𬌗干扰。

（5）X线检查 术后每年常规拍根尖片或曲面体层片复查。维护良好的患者几乎没有或仅有非常小的骨丧失。种植体周骨的水平吸收进展较慢且易控制，而垂直吸收常形成深袋，短时间内致种植体松动脱落。若X线片上观察到种植体骨界面之间出现透射影，为纤维组织介入，这是晚期种植体周炎的表现，会出现种植体松动，预示种植失败。

（6）种植体松动度的检查 触诊或叩诊方法虽简便但不敏感，一旦出现临床可见的松动，表明炎症已完全破坏骨结合，往往只能拔除失败的种植体。通过Periotest动度检测仪量化种植体动度的变化，利于早期发现种植体周炎，还能查出有无生物力学负载过重的情况。

（三）诊断

根据上述临床表现，包括种植体周软组织的炎症表现、探诊后出血和（或）溢脓、与基线相比探诊深度的加深以及骨丧失的情况，不难对种植体周组织疾病进行诊断。需强调的是，诊断应区分种植体周黏膜炎和种植体周炎。种植体周黏膜炎在最初骨改建后无进一步骨丧失，而种植体周炎在修复体完成1年后仍有进展性骨丧失。影像学检查若见骨丧失超过2mm，可认为在最初骨改建后仍有进展性骨丧失。

（四）治疗

治疗种植体周组织疾病的基本原则是持之以恒地彻底去除菌斑，控制感染，消除种植体周袋，阻止骨丧失，诱导骨再生。Lang等学者们提出了对种植体周组织病变的预防和治疗方案"渐进性阻断支持治疗"（cumulative interceptive supportive therapy，CIST），包括A、B、C、D方案，可归纳为初期的保守治疗和二期手术治疗。

1. 保守治疗

（1）去除病因 有菌斑、牙石沉积的种植体，周围黏膜有探诊出血，无溢脓，探诊深度≤4mm，应进行机械除菌斑治疗，并去除过重的咬合负荷。这是CIST方案中的A方案。

机械清除天然牙齿及种植义齿各个部分的菌斑、牙石。应使用与种植体同样硬度的钛刮治器、塑料器械。若使用超声洁牙器械，需用碳纤维工作尖等专用工作尖。用橡皮杯和抛光膏抛光种植体表面并清除菌斑。还可用甘氨酸喷砂清除菌斑。

（2）氯己定的应用 在探诊出血阳性、探诊深度4～5mm、有或无溢脓的种植体部位，除机械治疗外，还应使用氯己定治疗。这是CIST方案中的A+B方案。

每天用0.12%～0.20%氯己定液含漱，种植体周袋用0.20%～0.50%氯己定液龈下冲洗，或在感染部位局部应用0.20%氯己定凝胶。一般3～4周的治疗可获治疗效果。

（3）抗生素治疗 在探诊出血阳性、探诊深度≥6mm、有或无溢脓的种植体部位，X线片显示有骨吸收，种植体周袋内有革兰氏阴性厌氧的牙周致病菌，此时抗感染治疗除包括机械治疗和应用氯己定外，还必须包括使用抗生素，治疗后可达软组织愈合。这是CIST治疗方案中的A+B+C方案。可联合应用抗厌氧菌的甲硝唑或替硝唑全身给药，或局部使用能动态释放抗生素的控释药，应至少发挥作用7～10天，浓度应足以穿透菌斑生物膜。

2. 手术治疗

上述初期治疗成功控制炎症后，有些病例可进一步手术治疗。这是CIST方案中的A+B+C+D方案。手术可分为切除性手术和引导性骨再生术。前者为使袋变浅，修整骨外形，清除种植体表面的菌斑牙石使之光洁；而后者除上述目标外还试图使种植体周的骨能再生。选择再生手术还是切除手术需根据局部骨吸收的程度和范围决定。无附着黏膜包绕种植体颈的患者，如反复发生黏膜炎，还可做膜龈手术，在种植体周重建附着黏膜。

（五）预防和疗效维持

种植体周围一旦出现骨吸收即难以逆转，所以特别强调种植术后的维护，对种植体周疾病的预防重于治疗。

1. 种植治疗适应证的选择及术前处理

牙周炎症未得到控制、病变持续进展或有重度牙周炎病史的牙周炎患者，不宜进行种植修复治疗。种植前应戒吸烟、饮酒等不良习惯，常规治疗天然牙已有的牙周炎，保持良好的口腔卫生，并定期复查。

2. 种植体及其上部结构的设计

种植体材料、表面形态、上部结构软组织面设计都应利于菌斑控制；种植体的位置应在骨组织内；种植体数目、位置、排列、上部义齿的咬合关系都应利于均匀分散力，减少种植体承受侧向力和扭力。

3. 外科手术操作

术中严格无菌操作，动作精细、轻柔，减少对组织的机械创伤和热损伤。种植体植入的位置应按照设计精准到位，植入的深度要考虑生物学宽度。

4. 种植后的定期维护

（1）种植外科术后数周内用0.12%氯己定含漱液清洁术区和口腔，植骨术者服用抗生素。

（2）种植修复后的基线要检查记录种植体周的探诊深度，拍摄X线片记录基线时骨的水平，负载1年后再次拍摄X线片记录种植体负载使用后最初骨改建后的水平。以基线时的探诊深度和负载1年改建后的骨水平为参照标准，在后续检查时观察种植体周组织的变化。

（3）定期复查 种植上部结构修复完成后1、3、6个月复诊，1年内无异常者每半年至1年复诊1次，每年拍摄一次X线片，必要时做微生物检查，及时发现感染的早期征象。

（4）种植体周的维护 牙周炎患者的种植治疗，应每半年至1年做1次洁治，若患牙探诊深度≥4mm则行刮治。对种植体周的维护可用专用器械洁治或甘氨酸喷砂粉喷砂。

（5）保持良好的口腔卫生对维护种植体周组织的健康非常重要，应向患者反复宣教。可用软毛、圆头牙刷以及只含少量磨料的牙膏清洁种植义齿，避免刷牙时损伤种植体表面。邻面可选用种植体周专用的牙线和电动牙刷清洁。尤其注意清洁种植体颈及周围软组织。也可选用0.12%氯己定液含漱或龈下冲洗来控制菌斑。

医者仁心　　我国现代牙周病学的开拓者——曹采方教授

曹采方教授作为教育部公派的首位口腔医师访问学者，1982年回国后，重建和规范化北京大学医学部的牙周病诊治和教学体系，并于1991年在国内首先将牙周病学提升为二级学科，设立独立的牙周病科和独立的课程体系。她主编了中华人民共和国成立以来首本卫生部规划教材《牙周病学》和长学制教材《临床牙周病学》。她亲历亲为，狠抓教师的培养。退休后还定期督导年轻教师的讲课，并指导课程改革。70多岁还主持北大 - 港大牙周临床硕士（国际）项目，将国际优秀教学体系引入我国。只有优秀的教师才能培养出优秀的学生。她1999年组织成立中华口腔医学会牙周病学专业委员会，并任首届主任委员。她在20世纪90年代即积极参加国际学术交流与合作，受邀参与了亚太牙周病学协会（APSP）的成立和活动，并于2007年在北京成功组织和召开第七届APSP年会。

自 测 题

A₁/A₂型题

1. 属于牙周病全身易感因素有（　　）
   A. 激素水平　　　　　　B. 精神压力
   C. 骨质疏松症　　　　　D. 吸烟
   E. 以上都是

2. 有关妊娠期龈瘤的发生发展，以下描述不正确的是（　　）
   A. 受局部因素刺激的结果
   B. 多发生于下前牙龈乳头区
   C. 极易出血
   D. 少有疼痛
   E. 去除局部刺激物后，均可自行消退

3. 急性坏死溃疡性龈炎的代表特征是（　　）
   A. 牙龈充血肿胀并化脓，有出血倾向，口腔有恶臭
   B. 牙龈出血及牙齿松动伴大量菌斑、牙石沉积
   C. 牙龈表面有成簇针眼样溃疡形成，牙龈疼痛，有恶臭味
   D. 牙龈乳头出现坏死，发病急，牙龈疼痛，易出血，有恶臭味，龈缘破坏如虫蚀状
   E. 大部分患者吸烟

4. 关于菌斑性龈炎的说法正确的是（　　）
   A. 病变部位主要局限于游离龈和龈乳头
   B. 病变部位常可波及附着龈
   C. 可伴有深层牙槽骨破坏
   D. 病变部位主要位于附着龈
   E. 以上均不对

5. 有关药物性牙龈肥大，错误的是（　　）
   A. 可发生于长期服用硝苯地平的高血压患者
   B. 病变可波及全口牙龈
   C. 牙龈增生的程度与服药量、时间、血药浓度呈正相关
   D. 仅发生于有牙区
   E. 可累及龈缘、龈乳头和附着龈

6. 真性牙周袋的形成是由于（　　）
   A. 龈沟加深　　　　　　B. 结合上皮的根向移位
   C. 牙龈增生　　　　　　D. 牙槽骨吸收
   E. 可累及龈缘、龈乳头和附着龈

7. 对慢性牙周炎进行分度时，以下列哪个指标为重点（　　）
   A. 受累部位　　　　　　B. 累及范围
   C. 附着丧失程度　　　　D. 牙周探诊深度
   E. 牙龈炎症状况

8. 根分叉病变最易发生的牙齿是（　　）
   A. 下颌第二磨牙　　　　B. 下颌第一磨牙
   C. 上和第二磨牙　　　　D. 上颌前磨牙
   E. 下颌前磨牙

9. 对患者进行松牙固定，属于牙周治疗程序中的第几阶段（　　）
   A. 第一阶段治疗　　　　B. 第二阶段治疗
   C. 第三阶段治疗　　　　D. 第四阶段治疗
   E. 第五阶段治疗

10. 行引导性组织再生术预期效果最好的是（　　）
   A. 四壁骨下袋　　　　　B. 混合骨下袋

C. 一壁骨下袋　　　　D. 二壁骨下袋

E. 三壁骨下袋

11. 翻瓣术手术纵形切口应位于（　　）

A. 龈乳头中央　　　　B. 颊面中央

C. 舌腭侧中央　　　　D. 颊面轴角处

E. 膜龈联合处

12. 单牙双乳头悬吊缝合适用于（　　）

A. 最后一颗磨牙的远中楔形瓣的缝合

B. 颊舌侧龈瓣高度一致时

C. 颊舌侧龈瓣高度不一致时

D. 两牙之间间隙较宽时

E. 缺牙间隙处的缝合

13. 患者，女，42岁，牙龈出血1个月，无明显疼痛。检查：33、34牙颊侧龈乳头见一椭圆形瘤样增生物，有蒂，探之易出血。X线检查显示：33、34间骨密度稍减低。最可能的诊断为（　　）

A. 牙龈炎　　　　　　B. 牙龈瘤

C. 牙龈增生　　　　　D. 龈乳头炎

E. 青春期龈炎

14. 患者，女，30岁，无全身系统疾病，诉刷牙时牙龈出血，检查全口牙龈龈缘充血，水肿，龈上牙石多，应建议首先做（　　）治疗

A. 牙周翻瓣术　　　　B. 牙龈切除术

C. 口服维生素　　　　D. 洁治术

E. 口服抗生素

A₃/A₄型题

（15～17题共用题干）

患者，男，20岁，牙龈疼痛1周，检查：口臭明显，软垢多，牙龈充血，探之易出血，下前牙牙龈乳头顶端见坏死性溃疡，龈乳头低平缺失。

15. 最合适的诊断为（　　）

A. 单纯性龈炎　　　　B. 慢性龈缘炎

C. 青春期龈炎　　　　D. 急性坏死溃疡性龈炎

E. 急性龈乳头炎

16. 应急处理措施为（　　）

A. 龈上洁治术　　　　B. 口服甲硝唑

C. 口腔卫生指导　　　D. 龈下刮治

E. 去除坏死牙龈，初步洁治，局部双氧水冲洗

17. 与该病发生关系最密切的微生物是（　　）

A. 螺旋体　　　　　　B. 变形链球菌

C. 单纯疱疹病毒　　　D. 带状疱疹病毒

E. 葡萄球菌

（18～20题共用题干）

患者，男，46岁，下前牙松动2年。检查：左、右下

中切牙松动Ⅰ°，牙石（＋＋），牙龈退缩2mm，龈缘充血暗红，质脆，探诊深度5mm，全口其他牙的牙石（＋）～（＋＋），牙龈缘水肿，探诊出血，牙周袋深度4～6mm，牙齿未见松动。

18. 在确诊前还应进行的最重要的检查是（　　）

A. 血常规检查　　　　B. 附着丧失的检查

C. 测量龈沟温度　　　D. 测量龈沟液量

E. 凝血时间检查

19. 最可能的诊断是（　　）

A. 菌斑性龈炎　　　　B. 牙龈纤维瘤病

C. 侵袭性牙周炎　　　D. 慢性牙周炎

E. 坏死性牙周病

20. 此时对该患者的第一步治疗是（　　）

A. 拔除松动的下中切牙

B. 刮治及根面平整

C. 洁治

D. 牙周袋内上四环素药膏

E. 引导组织再生术

B₁型题

（21～24题共用选项）

A. 复杂袋　　　　　　B. 复合袋

C. 单面袋　　　　　　D. 骨下袋

E. 骨上袋

21. 牙周袋底位于釉牙本质界的根方、牙槽骨嵴的冠方，牙槽骨一般呈水平型吸收，称为（　　）

22. 牙周袋的袋底位于釉牙本质界以及牙槽嵴顶的根方，袋壁软组织位于牙根面和牙槽骨之间，牙槽骨构成了牙周袋壁的一部分，称为（　　）

23. 根据累及牙面的情况，牙周袋累及两个以上牙面，称为（　　）

24. 一种螺旋形牙周袋，起源于一个牙面，但扭曲回旋于一个以上的牙面或根分叉区，称为（　　）

（25～28题共用选项）

A. 牙周药物治疗

B. 洁治术、刮治术和根面平整术

C. 翻瓣术

D. 修复正畸治疗

E. 牙周支持治疗

25. 牙周基础治疗中主要治疗手段为（　　）

26. 牙周基础治疗中辅助治疗手段为（　　）

27. 属于牙周炎治疗程序中第二阶段的治疗方法为（　　）

28. 牙周炎治疗程序中维持牙周炎治疗长期疗效的先决条件为（　　）

（张　正　吴陈炫）

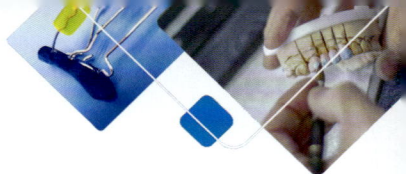

第 **8** 章
口腔黏膜病

案例 8-1

　　患者，女，24 岁，口腔溃疡反复发作 10 年。10 年来约每月发作 1 次，每次 2～3 个溃疡面，好发于唇、舌黏膜，10 天自愈，间隔 1 个月又再次发作。近 2 天溃疡发作，说话、进食时疼痛明显。除口腔外，身体其余部位未见溃疡。平时工作压力较大，睡眠欠佳，进食蔬菜水果量尚可，无便秘。检查发现左下唇黏膜有一个直径约 6mm 圆形溃疡，被覆黄色假膜，周围有红晕，中央凹陷，触痛明显。口内其余部位未见溃疡或其他黏膜病变。

问题：该患者的诊断是什么？该疾病属于临床分型中的哪一型？

第 1 节　概　　述

一、口腔黏膜与口腔黏膜病

　　口腔黏膜（oral mucosa）是指口腔内的湿润衬里。由上皮和结缔组织组成，交界处呈波浪形。与皮肤相比，口腔黏膜具有呈粉红色、表面光滑湿润等特点，除皮脂腺外，不含皮肤附件。

　　口腔黏膜病（oral mucosa disease）是指发生在口腔黏膜组织的类型各异、种类众多疾病的总称。

　　根据损害的来源，口腔黏膜病分为四类：①主要发生在口腔黏膜的疾病，如口腔黏膜的创伤性溃疡；②同时发生于皮肤或单独发生于口腔黏膜上的皮肤-黏膜疾病，如扁平苔藓、天疱疮；③合并起源于外胚层和中胚层的疾病，如合并外阴、眼部病损的多形红斑、白塞综合征；④全身疾病在口腔的表现，如艾滋病、血液病的口腔表征。

二、口腔黏膜的结构与功能

（一）口腔黏膜的结构

　　1. **上皮层**　根据部位不同分为角化和非角化的复层鳞状上皮。角化上皮由深至浅可分为四层：基底层、棘层、颗粒层和角化层。

　　2. **基底膜**　为上皮与固有层的连接处。

　　3. **固有层**　致密的结缔组织，由细胞、纤维和基质构成。固有层对上皮层起支持和营养的作用。

　　4. **黏膜下层**　为疏松的结缔组织，内含腺体、血管、淋巴管、神经和脂肪组织。主要分布在唇、颊等被覆黏膜，牙龈、硬腭的大部分区域及舌背无黏膜下层。此层为固有层提供了营养和支持作用。

（二）口腔黏膜分类和分区

　　口腔黏膜按部位可分为唇、牙槽黏膜、牙龈、颊、硬腭、软腭、口底、舌黏膜等区域。口腔黏膜按功能可分为咀嚼黏膜、被覆黏膜和特殊黏膜三类。口腔黏膜还有一些易于发生癌变的危险区域，包括舌缘、舌腹、口底以及口角内侧等。

（三）口腔黏膜的功能

1. **屏障保护** 口腔黏膜的防御屏障包括唾液形成的理化屏障，完整的黏膜上皮形成的生理屏障，以及黏膜内特异性、非特异性的免疫屏障。

2. **感觉** 口腔黏膜对痛觉、触觉、温度觉、味觉均具有敏锐的感觉功能。

3. **其他** 口腔黏膜还具有温度调节、分泌功能。

三、口腔黏膜病的基本临床病损

（一）斑与斑片

斑（macule）与斑片（patch）是指黏膜上的颜色改变。直径小于2cm的局限性颜色异常，称为斑；直径大于2cm时，称为斑片。一般不高出黏膜表面，色泽可为红色、红棕色、黑色。

1. **红斑** 黏膜固有层血管扩张、充血、增生所致。

2. **出血性斑** 出血少称瘀点，出血多称瘀斑。多由血管受损、凝血机制改变等引起。

3. **黑斑** 上皮基底层有黑色素沉积而成，如见于艾迪生病（Addison disease）。外源性黑斑往往由于金属颗粒沉积所致。

4. **色素减退斑** 如白癜风患者唇颊部的色素减退。

（二）丘疹

丘疹（papule）是黏膜上小的实性突起，针头大小。基底形状为圆形或椭圆形，表面呈锥形、圆形或扁平状，颜色灰白或红色，消退后不留痕迹。扁平苔藓可出现典型的丘疹病损。

（三）斑块

斑块（patch plague）又称丘斑，由多个丘疹密集融合而成，直径大于1cm，界限清楚，大小不等，稍隆起而坚实的病损，白色或灰白色。口腔黏膜白斑、慢性盘状红斑狼疮、白色角化症可有此病损。

（四）疱与大疱

1. **疱** 黏膜内储存液体形成疱（vescle），表面呈半球形，直径小于1cm。疱位于上皮内称上皮内疱（如天疱疮），疱位于上皮下称上皮下疱（如类天疱疮）。疱的内容物有浆液（水疱）、血液（血疱）、脓液（脓疱）。疱壁破裂可形成糜烂或溃疡。疱性损害可见于病毒感染、药物反应、疱性皮肤病等。

2. **大疱** 疱损害直径大于1cm时称为大疱（bulla）。大疱可见于天疱疮、类天疱疮、多形红斑等。

（五）糜烂

糜烂（erosion）是黏膜上皮的表浅缺损，为上皮部分损伤，不伤及基底细胞层。大小形状不定，边界不清，表面光滑。常见于上皮内疱破溃后，如单纯疱疹、天疱疮。因上皮部分缺失而呈红色，有刺激痛。

（六）溃疡

溃疡（ulcer）是上皮的完整性发生持续性缺损或破坏的病变。表层组织坏死脱落形成凹陷。浅溃疡只破坏上皮全层，愈合后无瘢痕，如轻型阿弗他溃疡。深溃疡波及黏膜下层，愈合后留有瘢痕，如腺周口疮。

（七）结节

结节（nodule）是突起于口腔黏膜的实性病损。多为结缔组织团块，大小不等，形状不定。颜色从粉红色到深紫色，如纤维瘤。

（八）肿瘤

肿瘤（tumor）是一种起自黏膜而向外突起的实性生长物，或向内呈浸润性生长。肿瘤按病理学分为真性肿瘤（有良性和恶性之分）和瘤样病变（肉芽肿、血管瘤、囊肿）。

（九）萎缩

萎缩（atropy）指组织内细胞体积变小，数量不变。上皮变薄、表面发红，病变部位略凹陷。如舌乳头萎缩，可使舌背表面光滑发红。

（十）皲裂

皲裂（rhagades）是黏膜表面的线状裂口，由于炎性浸润使组织失去弹性变脆产生。如缺乏维生素 B_2 引起的口角皲裂。

（十一）假膜与痂皮

假膜（pseudomembrane）为灰白色或黄白色膜，由炎性渗出物的纤维素、坏死脱落上皮细胞和炎症细胞聚集而成，可以擦掉。如溃疡表面常被覆假膜。在黏膜的湿润环境下称为假膜。在皮肤或唇红上形成的称为痂皮（crust），多为黄白色，如有出血则为深褐色。

（十二）坏死与坏疽

局部细胞的病理性死亡，称为坏死（necrosis）。较大范围的坏死，又受到腐败寄生菌作用发生腐败，称为坏疽（gangrene）。黏膜组织坏死或坏疽可脱离表面，形成深溃疡，如癌性溃疡。

（十三）鳞屑

鳞屑（scale）是指已经或即将脱落的表皮角质细胞。慢性非特异性唇炎表面常有鳞屑。

四、口腔黏膜病的检查

（一）病史

病史包括主诉、现病史、既往史、家族史等。由于口腔黏膜病病种繁多且与全身疾病关系较密切，因此询问和记录病史时应详尽，注意症状的特征、程度、性质、发作规律、诱因、部位，既往治疗的效果等。

（二）检查

1. 口腔黏膜的检查　应注意检查口腔各部分黏膜有无基本病损。如唇部有无脱屑、皲裂、结痂。舌乳头有无增生或萎缩，牙龈有无起疱或上皮剥脱，其余黏膜有无糜烂、溃疡、白色斑纹、充血等。

2. 实验室检查
（1）血液学检查　血常规、凝血功能、血清铁、叶酸、维生素 B_{12} 测定等。
（2）免疫学检查　细胞免疫和体液免疫功能测定，类风湿因子、抗核抗体、免疫荧光检查等。

（3）活体组织检查　在临床检查不能明确诊断时，活体组织检查是重要的辅助诊断方法。排除恶变也是其目的之一。切取病损组织的部位、大小和深度均应合适，含有正常组织边缘，不小于0.5cm×0.5cm，深及黏膜下层。

（4）脱落细胞学检查　属于无创检查方法，可了解上皮细胞的种类和性质，也可作为病毒性疾病和天疱疮的辅助诊断。

（5）微生物学检查　直接涂片镜检可迅速诊断真菌感染。

第2节　口腔黏膜感染性疾病

口腔黏膜感染性疾病是因病毒、真菌、细菌、螺旋体等病原体引起的口腔黏膜损害。

一、单纯疱疹

单纯疱疹（herpes simplex）是由单纯疱疹病毒（herpes simplex virus，HSV）所致的口腔黏膜、咽喉、口周皮肤等处的感染性疾病，又称疱疹性口炎。以出现成簇小水疱为特征，有自限性，易复发。单纯疱疹病毒在体液和物品表面可存活数小时。人类是单纯疱疹病毒的天然宿主，口腔、皮肤、眼、会阴部及中枢神经系统易受累。

（一）病因

单纯疱疹病毒是有包膜的DNA病毒。可分为Ⅰ型单纯疱疹病毒和Ⅱ型单纯疱疹病毒。前者主要引起口腔黏膜、咽部、口周皮肤、面部、腰以上皮肤黏膜及脑的感染，后者主要引起腰以下皮肤黏膜及生殖器黏膜的感染。引起口腔损害的主要为Ⅰ型单纯疱疹病毒。

（二）发病机制

口腔单纯疱疹病毒感染的患者及无症状带病毒者为传染源，主要通过飞沫、唾液或疱疹液直接接触传播，也可通过餐具和衣物间接传染。传染方式为直接经呼吸道、口腔、鼻、眼结膜、生殖器黏膜或破损皮肤进入人体。

单纯疱疹病毒初次进入人体时，尚无单纯疱疹病毒的循环抗体，此时引起的感染为原发感染，只有约10%的患者表现出临床症状。此后病毒可在神经干周围迁移而感染神经节（如三叉神经节），也可潜伏于泪腺或唾液腺内，当全身免疫功能下降或局部受到激发因素（如身体疲劳、创伤、感染、发热、月经期等）时，体内潜伏的病毒活化，形成复发。

（三）病理

上皮细胞内水肿呈气球样变，严重水肿呈网状液化，在上皮细胞内形成疱。气球样细胞的胞核内有嗜伊红的病毒小体，叫病毒包涵体。

（四）临床表现

1. 原发性疱疹性口炎（primary herpetic stomatitis）　最常见的由Ⅰ型单纯疱疹病毒引起的口腔病损。表现为较严重的龈口炎，即急性疱疹性龈口炎。6岁以下儿童多见，尤其半岁至2岁的婴幼儿易患。

原发性单纯疱疹感染，潜伏期为4～7天，以后出现发热、头痛、疲乏不适、全身肌痛、咽喉肿痛、颌下淋巴结肿大。患儿流涎、拒食、烦躁不安。经1～2天后，口腔黏膜广泛充血水肿，附着龈和边缘龈红肿明显。可在口腔黏膜任何部位出现成簇小水疱，针尖大小。水疱壁薄而透明，易破溃形成糜烂，继而相互融合形成不规则大面积糜烂。可能继发感染，表面覆黄色假膜。唇红和口周皮肤也有类似病损，疱破后形成痂壳。病程持续7～10天可自愈（图8-1）。

2. 复发性疱疹性口炎（recurrent herpetic stomatitis） 原发性损害愈合后，可能发生复发性损害，成年人好发。感染部位多在唇部，尤其唇红和皮肤交界处好发，故又称复发性唇疱疹。

复发性疱疹性口炎临床特征为：①损害在已发生过的部位或相邻处再发；②局部机械刺激和感冒是可能的诱因；③前驱期局部刺痛、发痒、缩紧感；④10h以内出现成簇小水疱，可相互融合成较大水疱，24h左右疱破形成糜烂、结痂，10天左右自愈，如继发感染则延期愈合；⑤愈合后不留瘢痕，可有色素沉着（图8-2）。

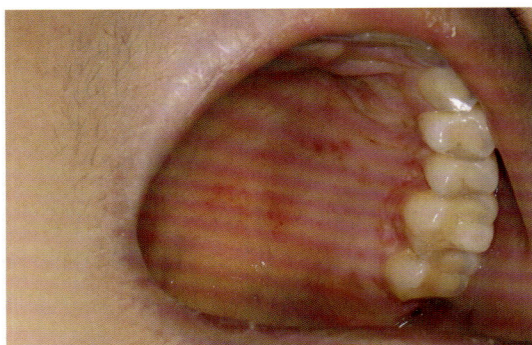

图8-1 原发性疱疹性口炎

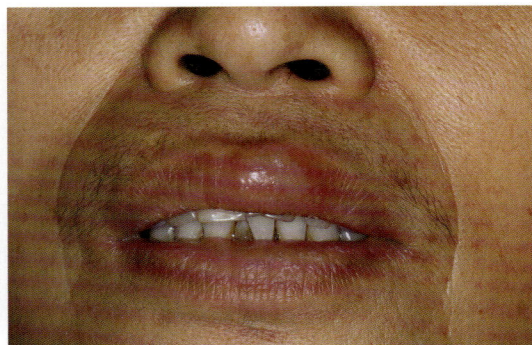

图8-2 复发性疱疹性口炎

（五）诊断

1. 原发性疱疹性口炎 婴幼儿多见，急性发作，全身反应较重，牙龈红肿明显，口腔黏膜任何部位出现成簇小水疱，破溃融合成糜烂面，口周皮肤形成痂壳。

2. 复发性疱疹性口炎 成人多见，全身反应轻，有诱因，口角唇缘处黏膜皮肤出现典型成簇小水疱。

3. 实验室诊断 血常规及分类检查可初步判定为病毒感染。最终确诊方法：①取疱疹基底物直接涂片，可见上皮细胞气球样变性及有核内包涵体的多核巨细胞。②病毒分离培养阳性。

（六）鉴别诊断

1. 疱疹样复发性阿弗他溃疡 为散在分布单个小溃疡，溃疡数目多，分布于非角化黏膜，儿童少见，无皮肤损害（表8-1）。

表8-1 原发性疱疹性口炎与疱疹样复发性阿弗他溃疡的鉴别

	原发性疱疹性口炎	疱疹样复发性阿弗他溃疡
好发人群	婴幼儿	成人
发作情况	急性发作	反复发作
病损特点	呈簇小水疱，破溃融合成大片浅溃疡	密集小溃疡，散在不融合，无发疱期
	可发生在角化黏膜和非角化黏膜	损害在非角化黏膜
	可伴口周皮肤损害	无皮肤损害
全身反应	较重，可伴发热、全身肌痛、颌下淋巴结肿大、患儿流涎、拒食、烦躁不安等	较轻，可伴头痛、低热

2. 带状疱疹 由水痘-带状疱疹病毒引起，沿三叉神经分支呈带状分布，不超过中线，疼痛剧烈，极少复发。

3. **手足口病** 感染柯萨奇病毒A16或肠道病毒71型引起，口腔损害较皮肤重。前驱期可有发热、困倦和淋巴结肿大；之后在口腔黏膜、手掌、足底出现散在水疱、丘疹、斑疹。皮肤水疱数日后干燥结痂；口腔黏膜损害广泛分布于唇、颊、舌、腭处，初期为小水疱，破溃为溃疡，5～10天愈合。

4. **疱疹性咽峡炎** 感染柯萨奇病毒A4引起的疱疹损害。前驱症状和全身反应较急性疱疹性龈口炎轻，病损仅限于口腔后部，牙龈不受损害，病程为7天左右。

5. **过敏性口炎** 有过敏因素，口腔黏膜突然广泛糜烂，不以牙龈为主要损害部位。

6. **多形红斑** 以靶形或虹膜状红斑为典型皮损的急性炎症性皮肤黏膜病。诱因包括感染或药物应用。黏膜广泛充血水肿，初期为水疱，疱破后形成大面积糜烂，表面大量渗出形成较厚的假膜，病损易出血，在唇部形成黑紫色血痂。皮损为红斑、丘疹、水疱、大疱、血疱等。典型的虹膜状红斑，直径为0.5cm的圆形，中央为紫红色，周围呈鲜红色环状。

（七）治疗

1. 全身抗病毒治疗

（1）核苷类抗病毒药物 如阿昔洛韦口服，每日5次，每次200mg，5天1个疗程。

（2）利巴韦林 又称病毒唑，是广谱抗病毒药物。成人口服，每日3～4次，每次200mg。

2. **局部治疗** 抗病毒软膏、抗病毒或抗生素漱口液（如复方氯己定含漱液、0.1%依沙吖啶溶液）均可使用。

3. **支持治疗** 急性发热患者应卧床休息，维持体液平衡，补充维生素B、维生素C等。

4. **抗感染治疗** 继发感染者应用广谱抗生素。

5. **中医药治疗** 清热解毒的冲剂、散剂、煎剂均可使用。

（八）预防

单纯疱疹病毒经呼吸道传播，也可通过皮肤黏膜的疱疹病灶传染。原发性疱疹性口炎患儿应避免与其他儿童接触。

二、带状疱疹

带状疱疹（herpes zoster）是由水痘-带状疱疹病毒引起的，以沿单侧周围神经分布的成簇小水疱为特征，常伴明显神经痛的皮肤黏膜病。

（一）病因

水痘-带状疱疹病毒为本病的病原体，在儿童无免疫力的情况下初次感染引起水痘。亦可形成潜伏感染，病毒潜伏于神经节内，当机体免疫力低下时，感染成年人和老年人引起带状疱疹。水痘-带状疱疹病毒传染性强，可直接接触传染，或经呼吸道吸入传染。多数患者感染后可获得终身免疫。

（二）病理

可见上皮内疱，上皮细胞呈气球样变性或网状变性。早期病损直接涂片，可见被病毒感染的上皮细胞核内有嗜伊红的病毒包涵体。疱的深部可见多形核巨细胞。

（三）临床表现

本病夏秋季发病率高。最常见为胸腹或腰部的带状疱疹，约占整个病变的70%；其次为三叉神经带状疱疹，约占20%，病变沿神经的眼支、上颌支、下颌支分布。

1. 前驱症状　发病前1~2天可有低热、乏力，发疹部位有疼痛、烧灼感，三叉神经带状疱疹可伴牙痛。

2. 局部表现　疱疹初起时颜面部皮肤呈不规则或椭圆形红斑，数小时后在红斑上发生水疱，逐渐增多合并为大疱，严重者出现血疱，有继发感染时为脓疱。数日后疱液吸收形成痂壳，1~2周脱痂，遗留色素沉着也逐渐消退，不留瘢痕，损害不超过中线。老年人的病程可延长至4~6周。

口腔黏膜上的疱疹多而密集，溃疡面较大，仍仅限于单侧，沿三叉神经三支的分布范围出现。第一支累及额部皮肤和眼角膜，严重者失明；第二支累及上唇、腭黏膜（图8-3）及颞下、颧部、眶下皮肤（图8-4）；第三支累及舌、下唇、颊黏膜及颏部皮肤。如病毒侵入面神经的膝状神经节可出现外鼓膜疱疹，表现为耳痛、面瘫及外耳道疱疹三联征，称为Ramsay-Hunt综合征。剧烈疼痛是本病特征之一。少数患者愈合后仍伴有后遗神经痛。

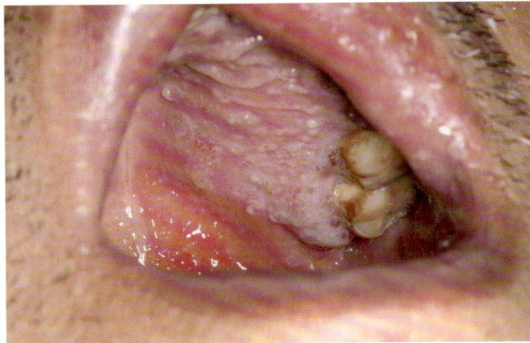
图8-3　三叉神经带状疱疹（上腭）

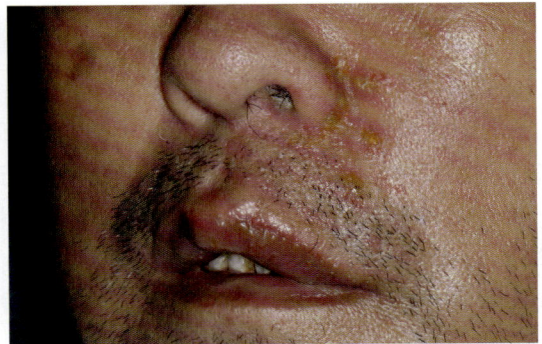
图8-4　三叉神经带状疱疹（面部）

（四）诊断和鉴别诊断

根据单侧皮肤和黏膜的疱疹，沿三叉神经分布及剧烈疼痛，易于诊断本病。但应与单纯疱疹、疱疹性咽峡炎进行鉴别诊断。

（五）治疗

1. 抗病毒治疗　应尽早应用。阿昔洛韦口服，每次800mg，每日5次，7~10天1个疗程。

2. 止痛　因剧烈疼痛需要服用镇痛剂。

3. 糖皮质激素　早期使用短疗程小剂量泼尼松（每日30mg），对防止持久性脑神经麻痹和眼部疾患有积极意义。

4. 局部治疗　口腔黏膜的溃疡糜烂病损可用消毒防腐类药物含漱；皮肤病损可用消毒防腐类药水湿敷，结痂后涂抗病毒软膏。

5. 物理疗法　以中波紫外线照射皮损可促进结痂，以红外线或超短波照射有助于缓解疼痛。

三、手足口病

手足口病（hand-foot-mouth disease，HFMD）是一种儿童传染病，以手、足和口腔黏膜疱疹或破溃后形成溃疡为主要临床特征。

（一）病因

引起手足口病的最常见的病原微生物为小RNA病毒科、肠道病毒属的柯萨奇病毒A16与肠道病毒71型。柯萨奇病毒A16多在婴幼儿中流行，肠道病毒71型常导致较大儿童及成年人患病。

（二）临床表现

3岁以下幼儿好发，夏、秋季易流行。潜伏期为3～4天，多无前驱症状突然发病。常有1～3天持续低热，口腔和咽喉部疼痛，皮疹多在第2天出现，呈离心性分布于手、足。多见于手指背部、足趾背面及指甲周围，也可见于手掌、足底、会阴及臀部。开始为玫红色斑丘疹，1天后形成小水疱，2～4天干燥结痂，脱落后无瘢痕。口内颊黏膜、软腭、舌缘、唇内侧也有散在红斑及疱疹，与皮疹同时出现，或晚1～2天出现。易破溃形成糜烂，上覆灰黄色假膜，周围黏膜充血红肿。患儿常有流涎、拒食、烦躁等症状。病程为5～7天，个别达10天，一般可自愈，无并发症（图8-5～图8-7）。

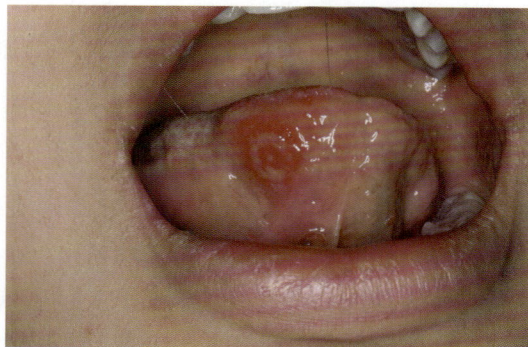

图8-5 手足口病（口腔）

重症病例病情进展较快，除口腔黏膜和手足的病损外，全身症状重，可发生无菌性脑膜炎、脑炎、急性弛缓性麻痹、呼吸道感染、心肌炎等，甚至死亡。

图8-6 手足口病（手指）

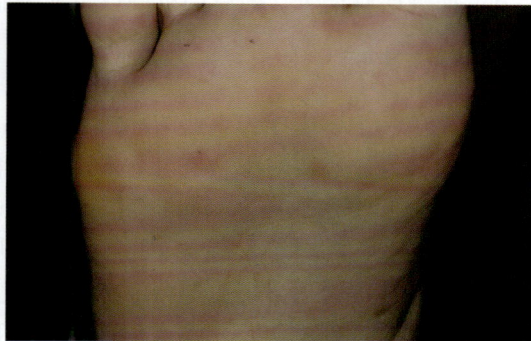

图8-7 手足口病（足底）

（三）诊断和鉴别诊断

夏、秋季多见于托幼单位群体发病；患儿多为3岁以下幼儿；手、足、口部位突然发疹、起疱；全身症状轻，可自愈。

手足口病应与水痘、原发性疱疹性口炎、疱疹性咽峡炎相鉴别。水痘是由水痘-带状疱疹病毒初次感染引起的急性传染病。也好发于婴幼儿，但冬、春季多见，以发热和向心性分布的红色斑丘疹、疱疹为特征，口腔病损少见。原发性疱疹性口炎四季均可发病，一般无皮疹。疱疹性咽峡炎主要发生于软腭和咽周，无手足病变。

（四）治疗

1. 对症治疗　应注意患儿的休息和护理，给予稀粥、米汤、豆奶等，可用淡盐水擦拭口腔黏膜，口服维生素B、维生素C。

2. 抗病毒治疗　口服阿昔洛韦5～10mg/kg，每天3次；或小儿口服利巴韦林10mg/kg，每天4次；或肌内注射利巴韦林5～10mg/kg，每天2次。

3. 中医药治疗　可用板蓝根颗粒、抗病毒颗粒口服。

4. 局部用药　病损部位可涂擦抗病毒和促进愈合的糊剂或软膏，也可应用含漱液。

四、口腔念珠菌病

口腔念珠菌病（oral candidiasis）是由念珠菌属感染所引起的口腔黏膜疾病，是人类最常见的真菌感染。

（一）病因

念珠菌为条件致病菌，以芽生孢子形态寄生在健康人的口腔、阴道、消化道，正常情况下不致病。当全身疾病引起抵抗力低下、长期使用广谱抗菌素、免疫功能低下时，孢子大量繁殖成假菌丝，触发真菌感染。引起口腔念珠菌病最常见的致病菌为白色念珠菌，其所致感染约占所有临床感染的70%，其次为热带念珠菌、高光滑念珠菌，约占10%～15%。

（二）病理

口腔慢性增殖型念珠菌病的病理特征为增厚的不全角化上皮，其中有白色念珠菌菌丝侵入。PAS染色可见菌丝垂直侵入角化层，基底有大量炎症细胞聚集，形成微脓肿。上述病损接近上皮表面，在棘层上方，而棘层有增生，固有层有慢性炎症细胞浸润。

（三）临床表现

口腔念珠菌病主要表现为念珠菌性口炎（candidal stomatitis），也可表现为念珠菌性唇炎和口角炎。

1. 念珠菌性口炎　按临床表现可分为以下4种类型：

（1）急性假膜型念珠菌病（acute pseudomembranous stomatitis）　多见于长期使用激素者、HIV感染者、免疫功能低下的老年人及婴幼儿。以新生儿最多见，又称新生儿鹅口疮或雪口病。

新生儿鹅口疮多在出生后2～8天发生。好发部位为颊、舌、软腭、唇，病损区黏膜充血，有散在白色如雪的小斑点如针帽大小；不久融合成白色凝乳状斑片；斑片用力可擦掉，暴露红色糜烂面，并有轻度出血。患儿烦躁不安、拒食、啼哭，全身可有轻度发热。

成人的急性假膜型念珠菌性口炎可发生在口腔黏膜任何部位，表现为乳白色绒状假膜，不易剥离，强行剥离可有渗血，不久又形成新的假膜（图8-8）。自觉症状为口干、烧灼感、轻微疼痛。

（2）急性红斑型念珠菌病（acute erythematous stomatitis）　又称抗生素舌炎，多见于长期使用抗生素、激素的患者。临床表现为外形弥散的红斑，以舌黏膜多见，舌乳头萎缩发红。如继发假膜型，则可见假膜（图8-9）。自觉症状为口干、味觉异常、疼痛及烧灼感。

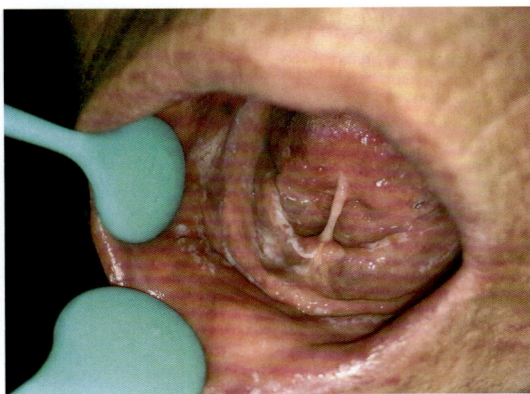

图8-8　急性假膜型念珠菌性口炎

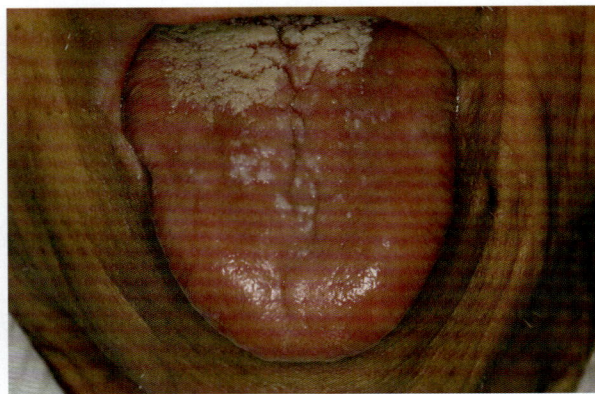

图8-9　急性红斑型念珠菌性口炎

（3）慢性红斑型（萎缩型）念珠菌病（chronic erythematous stomatitis）　又称为义齿性口炎。损害部位常在上颌义齿腭侧基托接触的腭、龈黏膜，女性患者多见。黏膜呈亮红色水肿，或有斑点状假膜（图8-10）。从上腭黏膜或基托组织面刮取细胞、直接涂片镜检，易检出假菌丝。

（4）慢性增殖型念珠菌病（chronic hyperplastic stomatitis） 又称念珠菌性白斑。多见于颊黏膜、舌背、上腭。由于菌丝深入黏膜内部，引起局部上皮增生、炎症浸润，表层假膜不易剥脱（图8-11）。组织学检查可能见到轻度和中度上皮异常增生。因而对这一型需提高警惕，早期行活体组织检查，明确有无恶变。

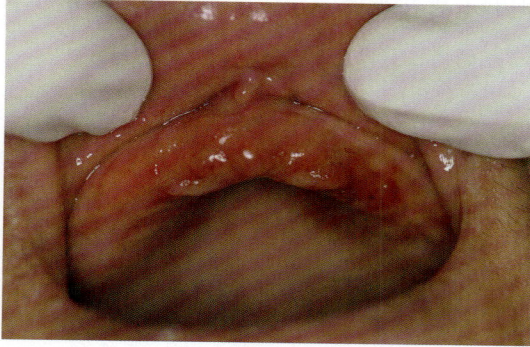

图8-10 慢性红斑型念珠菌病

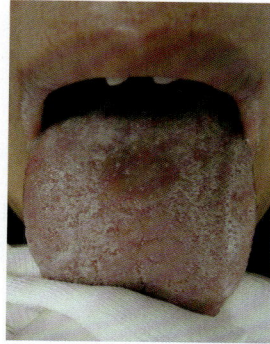

图8-11 慢性增殖型念珠菌病

2. 念珠菌性唇炎 无特征性表现，涂片镜检发现假菌丝，或培养出念珠菌可确诊。

3. 念珠菌性口角炎 多发于戴义齿、垂直距离降低的老年人和口角流涎的儿童。

（四）诊断和鉴别诊断

1. 直接涂片 取口腔黏膜病损区的假膜、脱落上皮等标本，置于载玻片上涂片，滴入10%氢氧化钾溶液，微加热以溶解角质。显微镜下观察到折光性强的假菌丝即可诊断。

2. 培养法 对于直接涂片镜检阴性的临床疑似患者，收集非刺激唾液2ml接种，分离培养可得阳性结果。该方法可计数、定量培养。

3. PAS染色 对于慢性增殖型念珠菌病患者，活体组织检查标本行PAS染色，芽孢呈红色，假菌丝较蓝，便于观察。

口腔念珠菌病应与另一种以假膜病损为特征的球菌性口炎鉴别。后者黏膜充血水肿明显，有成片的灰黄色假膜，表面光滑致密，且易被拭去，遗留糜烂面，有渗出。多为继发损害，区域淋巴结可肿大，可伴全身反应。

（五）治疗

治疗原则为消除诱因，积极治疗基础病及抗真菌治疗。

1. 局部药物治疗

（1）2%～4%的碳酸氢钠（小苏打）溶液 新生儿鹅口疮常用，于哺乳前后擦拭口腔，使口腔成为碱性环境，阻止白色念珠菌的生长繁殖。也可用此药物洗净乳头和喂养器具，避免交叉感染和重复感染。义齿性口炎患者可用此溶液每晚浸泡义齿。

（2）氯己定含漱液 氯己定有抗真菌作用，可每天3次饭后漱口。

（3）西地碘含片 具有广谱杀菌作用的分子态碘制剂。可每日3～4次，每次1片含化后吞服。禁用于碘过敏者。

（4）制霉菌素 多烯类抗生素，50万U含服，每天3次，每次1片。但此药口感较差，有些患者难以耐受。

2. 全身药物治疗

（1）抗真菌治疗

1）伊曲康唑：对氟康唑耐药的患者可口服伊曲康唑，每日口服100mg，进餐时间服用，7～14天。

2）酮康唑：成人每日3～5mg/kg，2～4周为1个疗程。

（2）免疫增强治疗　对于身体衰弱、长期使用免疫抑制剂的患者，需辅以免疫增强治疗，如注射胸腺肽、转移因子。

3. 手术治疗　对于慢性增殖型念珠菌病中的上皮异常增生，应严密观察，药物疗效不明显时，应考虑手术切除。

五、口腔结核

口腔结核（oral tuberculosis）是由结核分枝杆菌侵犯黏膜引起的慢性感染。口腔黏膜的结核病损包括结核初疮、结核性溃疡和口腔寻常狼疮。

（一）病因

口腔结核的病原微生物是结核分枝杆菌。可经受损皮肤黏膜直接感染，也可由血行或邻近组织播散而来。

（二）病理

口腔结核的特征性病理变化为结缔组织中形成多个结节，中心为无结构干酪样物质，环绕许多上皮样朗格汉斯多核巨细胞，最外层为大量淋巴细胞。结核结节之间可见增生的成纤维细胞。老化的结节细胞成分减少，逐渐瘢痕化。结节中心的干酪样物质不能被吸收，最终可能钙化。抗酸染色可见结核分枝杆菌。

（三）临床表现

1. 结核初疮（原发性）　临床少见，典型损害位于口咽部或舌部。结核杆菌经破损的黏膜侵入，经2～3周的潜伏期，在入侵处形成小结节，破溃称为顽固性溃疡，周围有硬结，称为结核性初疮。患者一般无痛感。

2. 结核性溃疡（继发性）　病变多为全身结核病灶（如肺结核）的继发性损害。可发生在口腔黏膜任何部位，舌部多发。通常溃疡边界清楚呈线性，表现为平坦、浅表、微凹的溃疡，基底有少许脓性渗出物，除去渗出物后，可见暗红色桑葚样肉芽肿。边缘微隆起，呈鼠咬状，向中间卷曲，形成潜掘状边缘，可见黄褐色粟粒状小结节，破溃后成为暗红色桑葚样肉芽肿，溃疡也随之扩大。患者疼痛程度不一。溃疡也可出现硬结，但不如恶性病变明显。

3. 寻常狼疮　临床少见，好发于无结核病灶且免疫功能较好的青少年或儿童。早期损害为一个或数个绿豆大小的结节，质稍软而略高于皮肤表面，边界清楚，无明显症状。若合并感染发生坏死，造成组织缺损，形似狼噬，故名狼疮。

（四）诊断

对于无复发史而又长期不愈的浅表溃疡，应怀疑有结核性溃疡的可能。组织病理学检查可见典型的结核结节。中心为干酪样坏死，周围环绕上皮样细胞，最外层为淋巴细胞浸润。也可做结核菌素试验和抗酸染色、胸部X线检查等帮助诊断。

（五）鉴别诊断

1. 创伤性溃疡　形态与机械损伤刺激因子相符合，去除创伤因子后，损害很快愈合。
2. 口腔鳞状细胞癌　溃疡基底有硬结，边缘较结核性溃疡坚硬。周围淋巴结常肿大、粘连。
3. 口腔梅毒　溃疡无潜掘性，基底为软骨样硬度。梅毒血清学试验可确诊。
4. 腺周口疮　弹坑样溃疡，无潜掘性，有反复发作病史。

（六）治疗

1. 治疗原则和常用药物　结核治疗原则为早期、足量、规则及联合用药。常采用2～3种药物联合使用，时间不少于6个月。常用药物有异烟肼、链霉素、乙胺丁醇、利福平、吡嗪酰胺等。
2. 口腔结核治疗

（1）全身治疗　仅限于口腔结核或皮肤结核，可采用异烟肼口服，每日0.3～0.5g，疗程2～6个月。也可用链霉素局部封闭，每日0.5g；或异烟肼局部封闭，每日0.1g。

（2）对症治疗　应注意消除感染，去除局部刺激因素，采用支持治疗。

六、球菌性口炎

球菌性口炎（coccigenic stomatitis）也属于急性感染性口炎，临床上以假膜损害为主要特征，故称为膜性口炎。

（一）病因

球菌性口炎的主要致病菌为金黄色葡萄球菌、草绿色链球菌、溶血性链球菌等。临床上常见几种球菌同时感染致病，引起口腔黏膜急性损害。

（二）病理

黏膜充血水肿，上皮破坏，大量纤维素渗出，坏死上皮细胞、多形核白细胞、多种细菌和纤维蛋白形成假膜于上皮表面，固有层大量淋巴细胞浸润。

（三）临床表现

口腔黏膜充血，局部形成糜烂或溃疡，表面覆盖灰黄色或黄褐色较厚假膜。擦去假膜可见溢血的糜烂面，周围黏膜充血水肿。患者唾液增多，疼痛明显，有炎性口臭。区域淋巴结肿大压痛。有些患者伴发热。血常规检查白细胞计数增高。

（四）诊断和鉴别诊断

多发于体弱和抵抗力低下患者。病损表面有较厚假膜覆盖，擦去可见溢血的糜烂面。病损周围炎症反应明显，伴口臭，淋巴结肿大压痛，白细胞计数增高，体温增高。

应注意与口腔念珠菌病和坏死性龈口炎相鉴别。

（五）治疗

1. 局部治疗　可采用抗菌漱口液或含片。
2. 控制感染　感染严重者，可根据药敏试验选择针对性的抗菌药物。
3. 补充维生素　维生素B_1 10mg、维生素B_2 5mg、维生素C 100mg，每日3次。
4. 中药治疗　选用有清热解毒作用的中药。

七、坏死性龈口炎

坏死性龈口炎（necrotic ulcerative gingiva-stomatitis）是以梭状杆菌和螺旋体感染为主要病因的急性坏死性溃疡性口腔病变。

（一）病因

本病的病原体为梭状杆菌和螺旋体。正常情况下在口内不易感染致病，在机体抵抗力下降时，两种微生物大量繁殖而发病，并可伴有其他细菌的混合感染。

（二）病理

本病以组织坏死为特征。细胞核固缩，之后核破裂，最后核溶解。HE染色可见坏死组织呈均质无结构的淡红色或颗粒状区域。

（三）临床表现

坏死性龈口炎为急性感染性炎症，多见于18～30岁年轻人。牙龈边缘坏死呈虫蚀状，龈乳头消失变平。坏死组织表面有灰白色假膜，易擦去暴露出血创面。唇、颊、舌、腭、咽、口底黏膜均可受累，形成不规则形状的深大坏死性溃疡，周围黏膜充血水肿。患者有腐败性口臭，伴流涎、发热、头痛、淋巴结肿大等症状。

如果急性期未及时治疗，坏死向深层组织蔓延，同时合并产气荚膜杆菌感染时，大量坏死组织脱离，可能造成面颊部贯通性缺损，溃疡产生的大量毒素甚至会导致患者死亡。

（四）诊断

坏死性龈口炎起病急、受累黏膜形成不规则形状的深大坏死性溃疡，上覆灰黄色假膜，有腐败性口臭，坏死区涂片可见大量梭状杆菌和螺旋体。

（五）鉴别诊断

1. 疱疹性龈口炎　婴幼儿多见，高热，黏膜充血起疱，破溃后形成溃疡，无坏死。
2. 球菌性口炎　口腔黏膜广泛充血，可见平坦糜烂面，上覆假膜，无坏死，无腐败恶臭。涂片镜检可见大量球菌。

（六）治疗

应尽早进行抗感染和支持治疗。
1. 急性期治疗　轻轻去除坏死组织和大块牙石，用双氧水冲洗和含漱。每6h用抗菌漱口液含漱。
2. 全身抗感染　广谱抗生素配合甲硝唑或替硝唑等抗厌氧菌药物。
3. 全身支持治疗　高维生素、高蛋白饮食支持治疗，必要时输液维持电解质平衡。
4. 中药治疗　以清热解毒祛腐为原则。

第3节　口腔黏膜变态反应性疾病

一、概　　述

变态反应（allergy）又称超敏反应（hypersensitivity），是指机体对接触某种抗原物质所产生的一种异常免疫应答，导致组织损伤或生理功能紊乱。

引起变态反应的抗原物质称为过敏原或变应原，包括完全抗原和半抗原。完全抗原多为大分子物质，如微生物、寄生虫、花粉、鱼虾、异体血清蛋白等，具有免疫原或反应原的特征，进入机体即可引起变态反应。半抗原多为小分子物质，如合成药物，虽不能直接引起免疫反应，但进入机体与人体组织蛋白结合后，就形成大分子物质，具备了免疫原性而引发变态反应。

根据变态反应发生的速度、发病机制和临床特征，可将其分为Ⅰ、Ⅱ、Ⅲ、和Ⅳ型。前3型都是由抗体介导的变态反应，统称为速发型变态反应。药物过敏性口炎、血管神经性水肿等属于Ⅰ型变态反应；血小板减少性紫癜属于Ⅱ型变态反应；口腔黏膜疾病中的一些原因不明的结缔组织病、肉芽肿性疾病与Ⅲ型变态反应有关。Ⅳ型为细胞介导的变态反应，被称为迟发性变态反应。口腔黏膜病中的一些自身免疫病与Ⅳ型相关。

二、过敏性口炎

过敏性口炎（allergic stomatitis）包括药物过敏性口炎和接触过敏性口炎。

药物过敏性口炎，是指药物通过口服、注射、局部涂擦或含漱等途径进入机体内，使过敏体质者发生变态反应而引起的黏膜及皮肤的炎症反应性疾病。药物过敏若仅导致口炎则称为药物过敏性口炎；若伴有其他部位皮肤黏膜损害，部位较为固定，则称固定性药疹。

接触过敏性口炎，简称接触性口炎，是过敏体质者的口腔局部黏膜接触抗原物质后，发生变态反应而引发的一种口腔黏膜炎症性疾病。

（一）病因

变态反应是引起药物过敏的主要原因。常见的抗原性较强的药物有解热镇痛药、安眠镇静药、磺胺类药物等。抗生素类药物中，以青霉素过敏者较多。药物过敏性口炎多为Ⅰ型变态反应。接触性口炎的接触物本身不具刺激性，仅接触过敏体质者发病。接触物包括银汞合金、自凝塑料等。接触性口炎多为Ⅳ型变态反应。

（二）病理

组织病理变化为急性炎症：上皮细胞及细胞内水肿，或有水疱形成；结缔组织水肿，有炎症细胞浸润；早期嗜酸性粒细胞增多，后期中性粒细胞增多，血管扩张明显。

（三）临床表现

1. 药物过敏性口炎 初次用药导致的发病一般需要4～20天（平均7～8天）的潜伏期才发病。初次发作潜伏期长，随着反复发作潜伏期缩短，最后甚至数小时或数分钟即可发病。

药物过敏性口炎的口腔黏膜病损多见于口腔前部，如唇部及颊、舌黏膜的前2/3部分，也可发生于上腭。表现为口腔黏膜充血发红、肿胀、水疱、疱破形成糜烂或溃疡（图8-12）。唇部疱破和出血形成黑紫色结痂，开口受限、疼痛剧烈。相应淋巴结肿大压痛。

皮肤损害表现为大小不等的红斑、丘疹、水疱，好发于颜面、手足、四肢等部位。

皮损有时表现为在同一部位反复以同一形式发生，称固定性药疹。口唇及口周皮肤为好发部位。发作时局部灼热发痒，有暗红色斑，边界清楚。持续7～10天可消退，遗留色素沉着。

重型的药物过敏又称莱氏综合征，或中毒性表皮坏死松解症。急性发作，全身和皮肤损害严重。可发生全身广泛性大疱、疱破糜烂，波及多孔窍、黏膜和内脏。出现高热、头痛、肌痛、关节痛、呕吐、腹泻、腹痛等症状，严重时昏迷。除口腔黏膜和皮肤外，眼、鼻腔、阴道、肛门等多孔窍均可出现大疱和糜烂。

2. **接触过敏性口炎** 接触抗原物质后2～3天，口腔黏膜出现病损。局部黏膜充血水肿，或形成红斑，重者发生水疱、糜烂或溃疡（图8-13）。

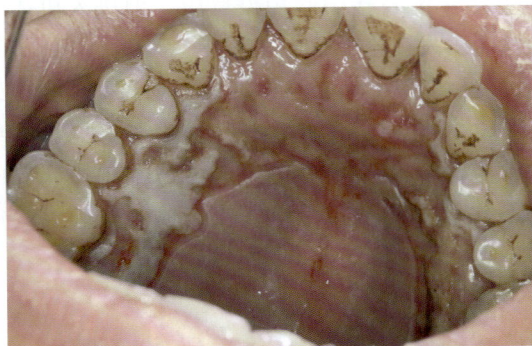

图8-12 药物过敏性口炎

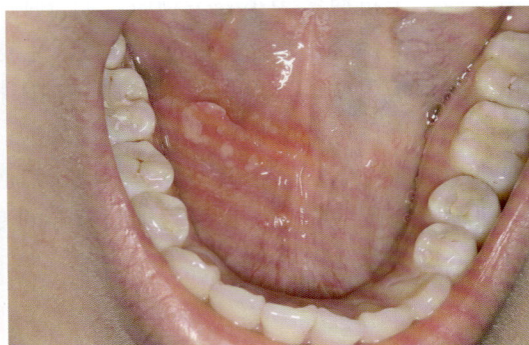

图8-13 接触过敏性口炎

（四）诊断

发病前有用药史或与过敏原的接触史，停用药物或接触物质后病损愈合。结合临床表现可确诊。

（五）治疗

1. **截断致敏原** 首先找出可疑致敏原，立刻停用相关药物或接触物质，替换致敏充填体等。
2. **给予抗组胺药** 抑制炎症活性介质，降低机体对组胺的反应。成人可选用氯雷他定10mg，每天1次。
3. **10%葡萄糖酸钙溶液加维生素C** 重症时静脉注射可增加血管致密性以减少渗出，减轻炎症反应。
4. **肾上腺皮质激素治疗** 轻症可口服，重症可静脉滴注。
5. **局部对症治疗** 保持局部清洁、消炎止痛、预防继发感染。可用0.1%乳酸依沙吖啶溶液湿敷唇部，氯己定漱口液含漱，局部涂抹消炎、防腐、止痛药膏。

三、血管神经性水肿

血管神经性水肿（angioneurotic edema）为一种局部急性反应类型的黏膜皮肤水肿，又称巨型荨麻疹。以突然发作的局限性水肿为特点，消退亦较迅速。

（一）病因

血管神经性水肿的发病机制属于Ⅰ型变态反应。过敏原可能为食物、药物、感染因素、精神因素、寒冷刺激等，有些与家族遗传有关。但临床上，有些患者不易找到过敏原。

（二）病理

组织病理变化为深层结缔组织内毛细血管扩张充血，少量炎症细胞浸润。

（三）临床表现

急性发病，数小时或1～2天消退。好发于头面部疏松结缔组织处，上唇较下唇好发，下眼睑较上眼睑好发。初始患处灼痒，随之迅速肿胀，唇部肥厚，界限不清，质韧而有弹性，表面光亮（图8-14）。如肿胀发生在舌根或软腭，可能导致窒息，必要时需行气管切开术。肿胀虽消失迅速，不留痕迹，但可能复发。

（四）诊断

依据临床表现确诊：起病急；病变为疏松结缔组织局限性水肿，按之韧而有弹性，唇部和眼睑最好发；病变消失迅速，不留痕迹；可能复发。

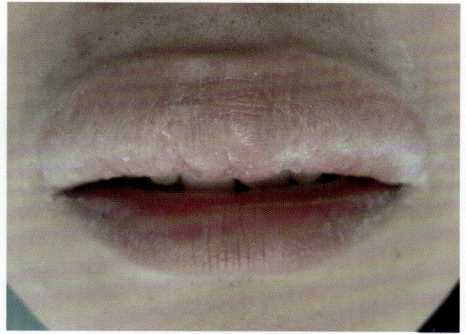

图8-14　血管神经性水肿

（五）鉴别诊断

颌面部蜂窝织炎：多为牙源性细菌感染，可找出病原牙。局部红肿、发热、触痛，后期病损处脓液积聚、有波动感，不经抗炎治疗不会消退。

（六）治疗

尽量寻找并隔离过敏原，可解除症状，防止复发。重症者可皮下注射0.1%肾上腺素0.25～0.50ml，注意对有心血管疾病的患者慎用。

对伴有喉头水肿、呼吸困难的病例应密切观察，并给予糖皮质激素以缓解症状。如发生窒息应立即行气管切开术。

四、多形红斑

多形红斑（erythema multiforme）又称多形性红斑、多形渗出性红斑，是黏膜皮肤的一种急性渗出性炎症性疾病。发病急，具有自限性和复发性。黏膜和皮肤可同时或单独发病。病损可表现为红斑、丘疹、水疱、糜烂等。

（一）病因

临床上往往难以找出明确的过敏原。可能与药物、食物、花粉、寒冷刺激、精神因素、病毒感染、体内慢性病灶等有关。一般认为发病和过敏体质有关。

（二）病理

黏膜的上皮和结缔组织有细胞内和细胞间水肿，上皮下疱形成，炎症细胞浸润（早期嗜酸性粒细胞较多，以后中性粒细胞增多），血管周围淋巴细胞浸润。

（三）临床表现

青壮年多见，起病急骤，病程2～4周，有自限性，常在春、秋两季发病和复发。

1. 轻型　一般无全身症状，或仅有轻微全身不适，病损仅限于黏膜和皮肤，其他器官和系统无受累。

口腔黏膜病损可伴皮损同时发生，也可单独发生。病损广泛分布于唇、颊、舌、腭等部位。黏膜充血水肿，可见红斑和水疱，疱破融合、形成大面积糜烂，表面有大量渗出物形成较厚的假膜（图8-15）。病损易出血，在唇部形成黑紫色血痂（图8-16）。疼痛明显，影响进食。颌下淋巴结肿大、压痛。有些患者伴有眼部和外阴病损，均为急性炎症。

皮肤病损常对称分布，好发于颜面、手背、足背及四肢伸侧，躯干亦可发生。常见病损为红斑、丘疹、水疱。典型的为虹膜状红斑，又称靶形红斑，即直径为0.5cm左右圆形红斑，中心为粟粒大小水疱。多见于手背、腕部、踝部。开始为淡红色，1～2天后中央转暗，出现水疱，边缘呈鲜红色环状。也可出现丘疹，皮损有瘙痒感，不觉疼痛。

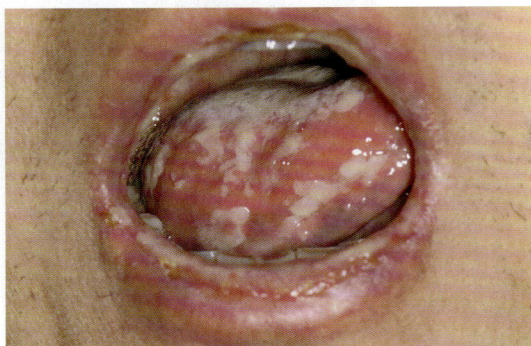

图8-15　多形红斑（口内）

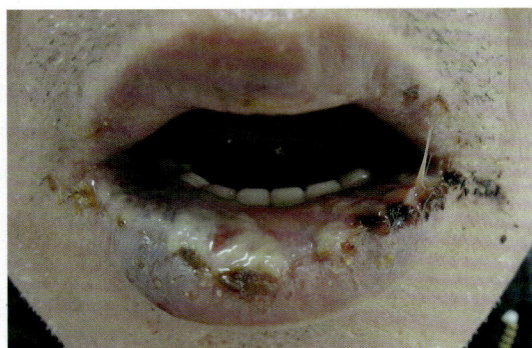

图8-16　多形红斑（唇部渗出结痂）

2. 重型　伴严重的全身症状，如高热39～40℃，全身乏力、头痛、肌痛、关节痛等。有些病例有鼻炎、咽炎、结膜炎等。

皮肤病损除红斑外，还出现大疱、丘疹、结节等，疱破后皮损出现大面积糜烂，疼痛明显。

黏膜病损除口腔表现与轻型一致外，眼部、鼻腔、阴道、尿道、直肠黏膜均可受累发生糜烂。眼部病变严重时可引起角膜溃疡或脉络膜炎，甚至导致失明。如身体多孔窍均受累，称为多窍糜烂性外胚层综合征，即斯-约综合征（Steven-Johnson syndrome）。

本病有自限性，轻型2～3周可痊愈，重型伴继发感染时，病程可迁延为4～6周。一般预后良好，但可复发。

（四）诊断

1. 病史　突然发生的急性炎症，春、秋季多见。病程短，有自限性，有复发史。

2. 临床表现　口腔黏膜广泛充血、水肿、糜烂，渗出多，假膜厚，易出血，疼痛重。皮肤可见红斑、丘疹等多种病损，虹膜状红斑为典型病损。

（五）鉴别诊断

1. 寻常型天疱疮　表现黏膜及皮肤渐进性发生的水疱，为慢性病程，无急性炎症。病理表现为上皮内疱，有棘层松解现象。

2. 疱疹性口炎　表现为口腔黏膜成簇水疱，除口周皮肤外，一般无皮损。

（六）治疗

1. 去除诱因　详细询问患者有无慢性病灶、全身系统性疾病及过敏史。应去除可疑致敏物质，积极治疗全身系统性疾病，以去除可能的诱因。

2. 药物治疗　参见过敏性口炎。用药应慎重，防止新药加重过敏反应。

3. 支持治疗　可给予高营养、高蛋白食物，促进病损愈合。

第4节　口腔黏膜溃疡类疾病

一、复发性阿弗他溃疡

复发性阿弗他溃疡（recurrent aphthous ulcer，RAU），又称复发性口腔溃疡、复发性阿弗他口炎等，是口腔黏膜最常见的溃疡类疾病。女性患病率高于男性，好发年龄为10～30岁。本病具有周期性、复发性、自限性的特点。因溃疡灼痛明显，故被冠以源自希腊文的词汇aphthous，即灼痛之意。

（一）病因

病因不明，有很多诱发因素，目前认为与免疫、遗传和环境三大因素及其他因素有关。

1. 免疫因素 细胞免疫异常在复发性阿弗他溃疡的发病中起重要作用。患者可能存在细胞免疫功能下降，T淋巴细胞亚群失衡。

2. 遗传因素 对复发性阿弗他溃疡的单基因遗传、多基因遗传、遗传标志物等研究均表明，复发性阿弗他溃疡的发病有遗传倾向。

3. 环境因素 患者的心理反应、行为类型、口腔微环境、社会环境等均可能成为本病的诱因。

4. 其他因素 感染、内分泌、系统性疾病（如消化道溃疡）等也可能成为本病的诱因。

（二）病理

复发性阿弗他溃疡为非特异性炎性溃疡表现。上皮内及血管周围有密集的淋巴细胞、单核细胞浸润；随后有多形核粒细胞、浆细胞浸润，上皮溶解破溃脱落，形成溃疡。重型阿弗他溃疡深及黏膜下层，除炎性表现外，还有小唾液腺腺泡破坏、腺管扩张、腺管上皮增生，直至腺小叶消失，由密集的淋巴细胞代替，形成淋巴滤泡样结构。

（三）临床表现

复发性阿弗他溃疡的临床表现为反复发作的圆形或椭圆形溃疡，呈黄、红、凹、痛的特点，即溃疡被覆黄色伪膜、周围有红晕、中央凹陷、疼痛明显。溃疡发生在唇、舌、颊、软腭等非角化黏膜。溃疡有不治自愈的自限性，发作周期长短不一，可分为发作期、愈合期、间歇期。临床上常分为轻型、重型和疱疹样三种类型。

1. 轻型复发性阿弗他溃疡 临床最常见，溃疡呈圆形或卵圆形，直径5～10mm，孤立散在，每次1～5个不等，有黄、红、凹、痛的特征（图8-17）。溃疡持续10～14天自愈，愈后不留瘢痕。复发的间歇期从半月到数月不等，随着病情的迁延，间歇期逐渐缩短，有的患者出现溃疡此起彼伏的情况。一般无全身症状体征。

2. 重型复发性阿弗他溃疡 又称复发性坏死性黏膜腺周围炎、腺周口疮。溃疡初始好发于口角，逐渐向口腔后部（咽旁、软腭、悬雍垂）移行。溃疡大而深，似弹坑，直径大于10mm，深及黏膜下肌层。周围红肿隆起，边界清晰、基底稍硬，被覆灰黄色假膜或灰白色坏死组织（图8-18）。溃疡常单个发生，疼痛明显，愈后遗留瘢痕。发作期长达月余甚至数月。

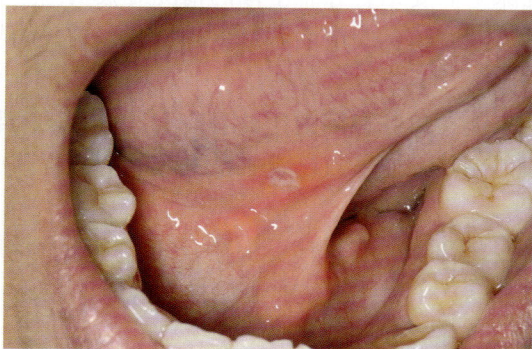

图8-17 轻型复发性阿弗他溃疡

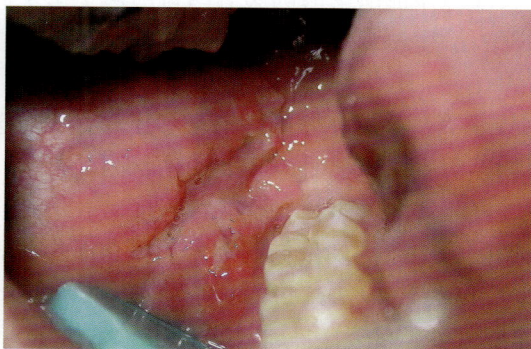

图8-18 重型复发性阿弗他溃疡

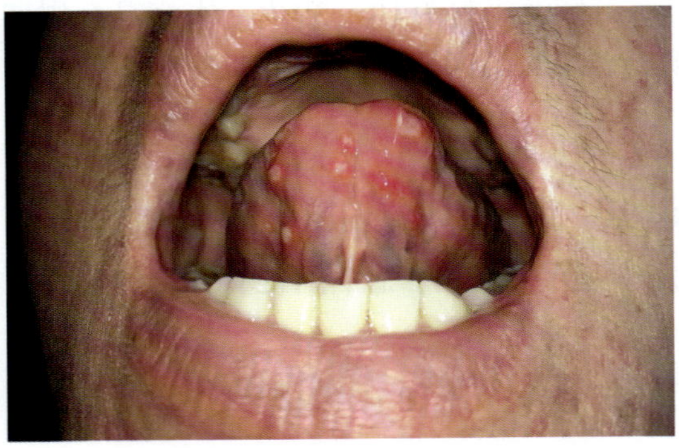

图8-19 疱疹样复发性阿弗他溃疡

3. *疱疹样复发性阿弗他溃疡* 又称口炎型口疮。成年女性好发，溃疡直径小，约2mm，不超过5mm。数目众多，可达数十个，散在分布呈满天星状。相邻溃疡可融合成片，黏膜充血发红，疼痛明显（图8-19）。唾液分泌增加。发作期可伴头痛、发热、淋巴结肿痛等全身症状。溃疡发作规律似轻型，愈后不留瘢痕。

（四）诊断

根据溃疡反复发作、周期性、自限性的病史，结合临床体征可诊断本病。根据溃疡大小、多少、深浅可进行临床分型。对于深大、长期不愈的溃疡，要警惕发生癌性溃疡的可能，必要时应做活体组织检查。

（五）鉴别诊断

1. *重型阿弗他溃疡与癌性溃疡、结核性溃疡和创伤性溃疡鉴别* 见表8-2。

表8-2 重型阿弗他溃疡与其他疾病溃疡的鉴别

项目	重型阿弗他溃疡	癌性溃疡	结核性溃疡	创伤性溃疡
年龄	中青年多见	中老年	中青年	青少年
好发部位	软腭、磨牙后区	舌腹、舌缘、口角、软硬腭	唇部、前庭沟、牙槽黏膜、上腭	唇、颊、舌、磨牙后区
溃疡特征	深在，周围红晕，边界清晰，基底凹陷，有黄色假膜	深浅不一，周围有浸润，边缘不整齐，基底呈菜花状	深在，周围轻度浸润，边缘呈鼠咬状，底部有肉芽组织	深浅不一，边缘可隆起，基底略硬，对应部位有明确创伤刺激因素
病理	上皮内及血管周围有密集的炎症细胞浸润	细胞癌变	结核结节	炎症细胞浸润
自限性	有	无	无	无
复发性	有	无	无	无

2. *疱疹样阿弗他溃疡与原发性疱疹性口炎鉴别* 后者多发于儿童，牙龈为好发部位，水疱成簇发作，破溃融合成大片浅溃疡。病损呈急性发作，无复发史。全身可伴发热、全身肌痛、颌下淋巴结肿大、流涎、拒食、烦躁不安等症状。

（六）治疗

复发性阿弗他溃疡的确切病因目前尚不明了。临床上需要结合患者个体的情况寻找诱因进行针对性的治疗。治疗原则为采用局部治疗结合全身治疗的方法，达到缓解症状、促进愈合、延长间歇期的目的。

1. *局部治疗* 治疗原则为消炎、止痛、促进愈合。能在口腔黏膜使用的具有上述作用的药物均可应用。如养阴生肌散、重组人表皮生长因子凝胶、西地碘片、复方氯己定含漱液等。疱疹样阿弗他溃疡可在进食前含漱表面麻醉药物。

重型阿弗他溃疡如果长期不愈，可在溃疡基底做封闭注射，有止痛、促愈合的作用。常用地塞米松混悬液5mg（1ml）加1ml 2%利多卡因液，每1～2周封闭1次；或醋酸泼尼松龙混悬液25mg（1ml）加1ml 2%利多卡因液，每周封闭1～2次。

2. *全身治疗* 以消除诱因、减少复发、使病程缓解为治疗原则。

（1）积极治疗与该疾病相关的全身性疾病。

（2）糖皮质激素治疗 对于重型复发性阿弗他溃疡，可采用泼尼松每日10～30mg，上午9时前一次性服下，待溃疡控制后逐渐减量，每3～5天递减20%药量，维持量为5mg。

（3）免疫抑制剂 仅限于重型复发性阿弗他溃疡，使用前后需监测肝肾功能和血常规。常用环磷酰胺片、硫唑嘌呤片等。

（4）免疫增强剂

1）主动免疫制剂：可激发机体免疫系统，产生免疫应答作用。常将转移因子注射于上臂内侧或大腿内侧皮下淋巴结丰富的部位，每周1～2次，每次1ml，胸腺肽注射液每支2mg或5mg，每日或隔日肌内注射1次，每次1支。

2）被动免疫制剂：如丙种球蛋白，用于免疫功能低下者。肌内注射，每1～2周注射1次，每次3～6ml。

（5）中医药治疗 可根据中医病机采用中医辨证施治的方剂。或用中成药如昆明山海棠片口服。

3. 物理治疗 可用半导体激光、Nd：YAG激光等激光治疗，微波治疗。

4. 心理治疗 对于有恐癌心理的患者，需要适当的心理疏导。

二、白塞综合征

白塞综合征（Behcet syndrome）又称白塞病（Behcet disease）、贝赫切特综合征，是一种以血管炎为基础的慢性、复发性自身免疫/炎症性疾病。主要表现为反复发作的口腔黏膜溃疡、生殖器溃疡、眼炎和皮肤损害，亦可累及周围血管、心脏、神经系统、消化道、关节、肺、肾等器官。

（一）病因

确切病因不明。可能与遗传、免疫、感染、循环障碍等因素有关。

（二）病理

基本病理特点是非特异性血管周围炎，可累及全身大、中、小血管，以静脉受累最多。

（三）临床表现

本病全身多系统均可受累。可分为常见症状和少见症状，前者发病部位包括口腔、生殖器、皮肤、眼，后者发病部位包括关节及心血管、神经、消化、呼吸、泌尿各个系统。

1. 常见症状

（1）口腔溃疡 反复发作的口腔黏膜溃疡，与复发性阿弗他溃疡类似。

（2）眼炎 可在起病后数月或数年出现。表现为视物模糊、视力减退、眼球充血、畏光流泪、异物感等，双眼均可受累。眼炎包括葡萄膜炎、角膜炎、结膜炎、巩膜炎、脉络膜炎、视网膜血管炎等，最终可能导致失明。

（3）生殖器溃疡 很少为首发表现。病变类似口腔溃疡，但溃疡深大、疼痛剧烈、愈合慢。溃疡发生在外阴、阴道、肛周、子宫颈、阴茎、阴囊等处。

（4）皮肤病变 表现为结节性红斑、皮肤针刺反应、痤疮样皮疹、血栓性静脉炎等。①结节性红斑多发生在四肢，常多发，直径1～2cm，中等硬度，有触痛。新发病损周围有1cm宽的鲜红色晕围绕是其特征性表现。②皮肤针刺反应是指患者接受肌内注射24～48h后，进针处可见红疹和小脓点，或静脉注射后出现血栓性静脉炎。这是末梢血管对非特异性刺激的变态反应。临床测试可用20号无菌注射针头在前臂皮肤垂直刺入约0.5cm沿纵向稍做捻转后退出，24～48h后局部出现直径＞2mm的毛囊炎样小红点或脓疱疹样改变为阳性。

2. 少见症状

（1）关节损害　主要累及大关节，与风湿性关节炎症状相似，X线检查无异常。

（2）心血管系统损害　主要为血管炎。心脏损害表现多样，如瓣膜病变、心内膜炎等。

（3）消化系统、神经系统、呼吸系统、泌尿系统损害　均可受累出现症状。

（四）诊断

白塞综合征的诊断主要依据临床症状。按1989年国际白塞病研究组制定的白塞病国际分类标准：以复发性口腔溃疡为基础，加下述任意2项可确诊：①复发性生殖器溃疡；②眼部病变；③皮肤损害（结节性红斑等）；④皮肤针刺反应阳性。2014年国际白塞病研究组对上述标准进行修订，提出了新标准。新标准未强调口腔溃疡为必备标准，采用评分系统：复发性口腔溃疡、复发性生殖器溃疡、眼部病变各为2分，皮肤病变、神经系统表现、血管受累、针刺反应阳性各为1分，如评分≥4分可确诊。

（五）鉴别诊断

1. 口腔溃疡的鉴别诊断　白塞综合征应与复发性阿弗他溃疡、疱疹性口炎相鉴别：其病损形态相似，但前者累及多器官、多系统。

2. 多系统损害的鉴别　白塞综合征与斯-约综合征鉴别：后者发病急，糜烂面积大，全身中毒症状重，基本无复发。

（六）治疗

目前尚无公认的有效根治本病的方法。多种药物治疗有效，但停药后复发。治疗目的是控制症状，防止重要器官损害，减缓疾病发展。

1. 局部治疗

（1）口腔溃疡治疗　同复发性阿弗他溃疡。

（2）外阴溃疡　1∶5000高锰酸钾坐浴，每晚1次，再用抗生素软膏涂于溃疡面。

（3）眼结膜炎、角膜炎　可应用糖皮质激素眼膏或滴眼液。

（4）皮肤　含激素的软膏局部涂布。

2. 全身治疗

（1）免疫抑制剂　参照重型复发性阿弗他溃疡的用药。

（2）免疫增强剂　参照复发性阿弗他溃疡用药。

（3）非甾体抗炎药　对缓解皮肤结节红斑、生殖器溃疡疼痛、关节炎症有一定疗效。

（4）中医辨证施治　根据辨证可分别施以龙胆泻肝汤（清肝胆实火、利肝经湿热）、清胃汤合五味消毒饮（清胃泻火法，解毒消散疗疮）、杞菊地黄汤（补肾养阴）、金匮肾气丸（温补肾阳）等。

三、创伤性血疱

（一）病因

因食用过烫食物、咀嚼干硬食物、吞咽过快擦伤黏膜、误咬颊舌黏膜而导致的口腔黏膜出现的血疱，称创伤性血疱（traumatic mucosal hematoma）。

（二）临床表现

因急食擦伤或烫伤引起的血疱一般较大，直径可达2cm以上，常位于咀嚼侧的软腭附近，血疱迅速扩大，疼痛不明显，有异物感。疱壁薄、易破裂，疱内血液流尽后遗留鲜红色疱底创面，疼痛，影响吞咽。如有继发感染形成糜烂或溃疡。

因咀嚼不慎引起的血疱常位于口角区、颊部咬合线或舌缘，血疱较小，愈合较快（图8-20）。

（三）诊断和鉴别诊断

根据明确的急食史、咬伤史或烫伤史，以及单侧性血疱、发生迅速、疱壁易破溃形成鲜红创面等临床特点，不难做出诊断。

应与血小板减少性紫癜的口腔黏膜血疱相鉴别。后者好发于牙龈、腭、颊等摩擦较多的部位，疱壁较厚，可反复发生或多发，黏膜无外伤史，血常规检查血小板计数极低，凝血功能障碍。

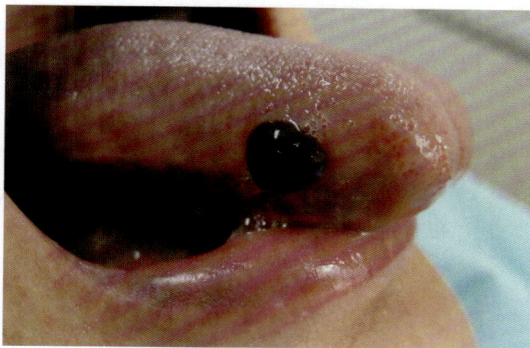
图8-20 创伤性血疱

（四）治疗

排除血液病的前提下，如血疱较大，可用无菌针筒抽取疱血，或刺破疱壁让疱内血液流出。对于已破血疱可用防腐消毒药物局部涂布，也可应用漱口液防止感染。

四、创伤性溃疡

创伤性溃疡（traumatic ulceration）是由物理性、机械性或化学性刺激引起的病因明确的黏膜损害。

（一）病因

1. 机械性刺激　牙齿的残根、残冠、尖锐的边缘和牙尖对黏膜的刺激，婴儿中切牙边缘过锐或舌系带过短引起的摩擦刺激，下意识地咬唇、咬颊或用尖锐物体刺激颊黏膜等自伤性刺激均为创伤性溃疡的病因。

2. 化学性灼伤　误服强酸、强碱等苛性化合物，医源性三氧化二砷、硝酸银等腐蚀性药物外溢，将刺激性口服药物长时间含于口腔均可能造成化学性灼伤引起黏膜溃疡。

3. 物理性刺激　过烫食物、饮料容易造成创伤性血疱，疱破后可能形成溃疡。

（二）病理

创伤性溃疡镜下表现为非特异性溃疡。上皮连续性破坏，表层脱落坏死形成凹陷，溃疡底部结缔组织有淋巴细胞、多形核白细胞和浆细胞浸润。后期可见肉芽增生。

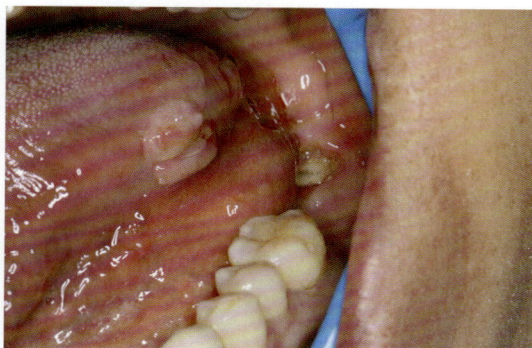
图8-21 创伤性溃疡

（三）临床表现

1. 压疮性溃疡（decubital ulcer）　由持续的非自伤性机械刺激引起的溃疡，多见于老年人。溃疡对应部位有残根、残冠、尖锐的边缘或不良修复体长期刺激黏膜。溃疡深达黏膜下层，边缘轻度隆起，色泽灰白（图8-21）。

2. 贝氏口疮（Bednar ulcer）　由婴儿吮吸拇指或过硬的橡皮乳头引起。固定发生于硬腭，双侧翼钩处黏膜表面，呈对称性分布。溃疡表浅，患儿烦躁哭闹，拒食。

3. Riga-Fede溃疡（Riga-Fede's ulcer）　即李-弗氏

病，专指发生于婴儿舌腹的溃疡。因舌系带过短或过锐新萌出的中切牙长期摩擦引起，舌系带周围充血、肿胀、溃疡。若长期不治疗，可能转为肉芽肿性溃疡。

4. 自伤性溃疡（factitial ulcer） 好发于青少年，有用笔尖刺捅颊黏膜的不良习惯。溃疡好发于颊脂垫尖或磨牙后垫处。有咬唇咬颊不良习惯者，溃疡好发于下唇内侧、颊黏膜及口角区。自伤性溃疡深在，长期不愈，基底略硬，或有肉芽组织，疼痛不明显。若患儿不去除不良习惯，溃疡难以愈合。

5. 化学灼伤性溃疡 组织坏死表面有易碎的白色薄膜，溃疡表浅，疼痛明显，常为医源性损伤。

6. 烫伤性溃疡 烫伤后初起为血疱，疱破后形成糜烂或浅溃疡，疼痛明显。

（四）诊断

有明显的理化刺激因素或自伤、烫伤等外伤史；溃疡部位和机械刺激因素相吻合；去除刺激因素后溃疡明显好转。若治疗后溃疡长期不愈，应做活体组织检查，以明确诊断。

（五）鉴别诊断

1. 腺周口疮 有溃疡反复发作史，无创伤史和不良习惯，口内无机械刺激因素，溃疡深大，愈合后遗留瘢痕。

2. 结核性溃疡 溃疡深凹呈潜掘性，边缘呈鼠咬状，基底有粟粒状小结节和红色肉芽组织。伴低热、盗汗、淋巴结肿大，结核菌素试验阳性。

3. 癌性溃疡 多为鳞状细胞癌，溃疡深大，底部有菜花状突起，扪诊可及基底硬结。

（六）治疗

1. 去除刺激因素 尽快去除溃疡对应的刺激因素是首要措施，包括拔除残冠残根，调磨过锐的牙尖和边缘嵴，纠正自伤性不良习惯，改变喂养方法、手术延长舌系带等。

2. 局部治疗 用消炎、防腐、促愈合的药物局部涂布，应用含漱液防止继发感染。

3. 其他 对于长期不愈的深大溃疡，应做活体组织检查，以排除恶性病变。

（七）预防

避免理化因素的不良刺激，养成良好的喂养方式，避免自伤性不良习惯，定期检查牙颌状况，避免医源性损伤。

五、放射性口炎和化疗性口腔黏膜炎

放射性口炎（radiation stomatitis）即放射性口腔黏膜炎，是放射线辐射引起的急慢性口腔黏膜损伤。是头颈部肿瘤接受放疗的患者常见的并发症。

化疗性口腔黏膜炎（chemotherapy induced oral mucositis），是全身化学性治疗药物引起的口腔黏膜损伤，是化疗后常见的口腔毒性反应。

（一）病因

放射性口炎的病因明确，是放射线的电离辐射。但不同宿主对放射线的易感性不同。口腔黏膜损伤后，如果继发感染，微生物定植的炎症反应会进一步加重组织损伤。

化疗性口腔黏膜炎的病因也很明确，是全身应用的化学治疗药物。

（二）病理

急性放射线口炎的病理表现为组织水肿，毛细血管扩张，黏膜上皮坏死破裂，纤维素和血细胞渗出。慢性放射线口炎可见黏膜上皮萎缩变薄，连续性破坏，炎症细胞浸润，毛细血管扩张，黏膜下小唾液腺萎缩。化疗性口腔黏膜炎镜下为非特异性炎症表现。

（三）临床表现

1. **急性放射性口炎** 是放射线照射后短时间出现的黏膜损害。初起黏膜充血、水肿，进而出现糜烂、溃疡，覆盖白色假膜，易出血、疼痛明显。随放射剂量加大，口腔黏膜可出现伴明显渗出的深大溃疡，并有假膜覆盖。白细胞、血小板减少引起的出血、继发感染等全身损害逐步加重。急性口炎在放疗结束后2~4周或采取有效治疗后1~2周逐渐愈合。

2. **慢性放射性口炎** 是在放射治疗2年后出现的黏膜损害。特征是因唾液腺萎缩引起的继发性损伤。症状包括口干、味觉异常。口腔黏膜广泛萎缩、变薄、充血，舌体出现萎缩型舌炎，可合并真菌感染。同时伴猛性龋、开口受限等其他口腔并发症。

3. **化疗性口腔黏膜炎** 化疗后较短时间出现的口腔黏膜损害。黏膜轻度至重度的红斑、水肿、糜烂和溃疡（图8-22）。炎症较重时影响患者对化疗的依从性，甚至导致化疗计划中断。

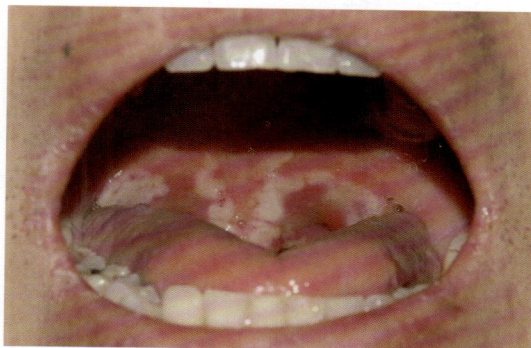

图8-22 化疗性口腔黏膜炎

（四）诊断和鉴别诊断

1. **放射性口炎** 通过放射线暴露史和急慢性口炎的临床损害即可诊断放射性口炎。
急、慢性放射性口炎应分别与疱疹样阿弗他溃疡和干燥综合征相鉴别，鉴别要点是放射线暴露史。

2. **化疗性口腔黏膜炎** 通过化疗史和急性口炎的临床表现即可诊断化疗性口腔黏膜炎。
化疗性口腔黏膜炎应与多形红斑和寻常型天疱疮鉴别，化疗史是重要的鉴别要点。

（五）治疗

对于口腔黏膜病损，应用消炎、防腐、止痛、促愈合的局部制剂。如复方氯己定含漱液漱口，0.1%依沙吖啶溶液湿敷唇部，重组牛碱性成纤维细胞生长因子凝胶涂布糜烂或溃疡创面。可用地塞米松注射液加庆大霉素注射液雾化治疗。

黏膜疼痛可口服非甾体类消炎镇痛药。

口干明显者可应用毛果芸香碱等促分泌药物。

合并念珠菌感染者需局部或全身抗真菌治疗。

（六）预防

对头颈部肿瘤的放疗患者要改进投照技术，严格控制辐射剂量，加强非照射区防护。

在肿瘤放、化疗期间，要密切观察口腔黏膜的变化，及时处理口腔黏膜损害。

第5节 口腔黏膜大疱类疾病

一、天　疱　疮

天疱疮（pemphigus）是一种严重的、慢性皮肤黏膜的自身免疫性疾病。临床上根据皮肤损害特点可以分为寻常型、增殖型、落叶型和红斑型四种类型，其中口腔黏膜损害以寻常型天疱疮最为多见，且出现损害最早，故早期诊断具有重要的意义。

（一）病因

天疱疮的病因不明，目前自身免疫学说占主导。近年来有家族性趋向的报道逐渐增多，提示该病的发生与基因表型间的关系。某些病毒、紫外线照射和某些药物也可能诱发该病。

（二）病理

各型天疱疮的组织病理学改变，都是以上皮内棘细胞层松解和上皮内疱（或裂隙）为特征。寻常型与增殖型的水疱形成于上皮基底层以上，落叶型与红斑型的水疱形成于上皮颗粒层中。疱底见有不规则的绒毛乳头突起，疱内见有松解的单个棘细胞或呈团状分布的棘细胞，这种细胞较大，呈球形，核大而深染，核周胞质呈晕状，称为天疱疮细胞。

（三）临床表现

1. 寻常型天疱疮

（1）口腔 是早期出现病损的部位。在起疱前，常先有口干、咽干或吞咽时感到刺痛；有1～2个或广泛发生的大小不等的水疱；疱壁薄而透明；水疱易破、出现不规则的糜烂面；破后留有残留的疱壁，并向四周退缩。若将疱壁撕去或提起时，常连同邻近外观正常的黏膜一并无痛性撕去，并遗留下鲜红的创面，这种现象称为揭皮试验阳性；若在糜烂面的边缘处探针轻轻平行置入黏膜下方，可见探针无痛性伸入，这是棘层松解的表现，对诊断有重要意义。

此型几乎全部有口腔病损，其发生在牙龈往往误诊断为坏死性溃疡性龈炎或糜烂型扁平苔藓。损害可出现在颊部、腭部、唇、舌及其他易受摩擦的任何部位，如咽、翼颌韧带等处，口腔病损可先于皮肤或与皮肤病损同时发生。

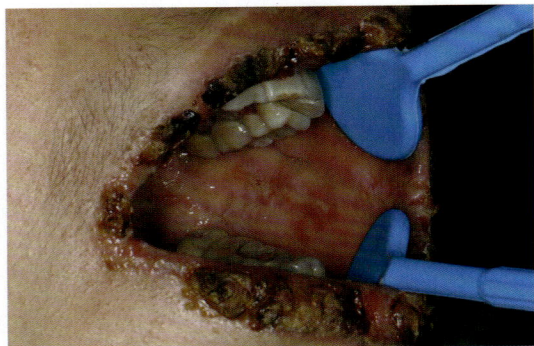

图8-23 天疱疮

新鲜糜烂面无炎症，不出血或仅有少许出血，假膜少，易继发感染，感染后病情加重，疼痛明显。口腔黏膜糜烂面不易愈合，甚至全身情况好转后，口内仍难以治愈（图8-23）。

（2）皮肤 易出现于前胸，躯干以及头皮、颈、腋窝、腹股沟等易受摩擦处。患病的早期，全身症状不明显，仅在前胸或躯干处有1～2个水疱，常不被注意。在正常皮肤上往往突然出现大小不等的水疱，疱不融合，疱壁薄而松弛，疱液清澈或微浊（为淡黄色的透明血清）；用手压疱顶，疱液向四周扩散；疱易破，破后露出红湿的糜烂面；感染后可化脓而形成脓血痂，可有臭味，以后结痂，愈合并留下较深的色素；若疱不破，疱液可渐变为混浊后干瘪。

用棉签揉搓外观正常的牙龈黏膜，黏膜表面可出现水疱或血疱，或使外观正常的黏膜表层脱落，被称尼科利斯基征（Nikolsky sign，简称尼氏征）阳性。此现象常出现于急性期的寻常型和落叶型天疱疮，是比较有诊断价值的检查方法。但需注意的是，在急性期的类天疱疮和多形红斑，有时也可出现此征。

皮肤损害的自觉症状为轻度瘙痒，糜烂时则有疼痛，病程中可出现发热、无力、食欲缺乏等全身症状；随着病情的发展，体温升高，并可不断地出现新的水疱；由于大量失水，电解质和蛋白质从疱液中消耗，患者出现恶病质，常并发感染；若反复发作，病情不能及时控制，可能因感染而死亡。

（3）其他部位黏膜 除口腔外，鼻腔、眼、外生殖器、肛门等处黏膜均可发生与口腔黏膜相同的病损，往往不易恢复。

2. 增殖型天疱疮 该型的口腔损害与寻常型相同，可在唇红缘常有显著的增生。

3. 落叶型天疱疮 该型口腔黏膜完全正常或微有红肿，若有糜烂也较表浅，不严重。皮肤上水疱破溃后形成广泛性剥脱性皮炎。

4. 红斑型天疱疮 该型口腔黏膜损害较少见，主要累及皮肤，损害特点是红斑基础上的鳞屑并结痂。

（四）诊断

1. 临床损害特征 口腔黏膜长期表现为起疱、上皮剥脱或不能愈合的表浅糜烂，可见疱破坏后的残壁。早期单独发生在口内的糜烂性损害常难以诊断，临床上仅见红色创面或糜烂面，若能用探针沿疱壁无阻力地伸入到上皮内，尼氏征阳性，或揭皮试验阳性有助于诊断，但需注意的是不要轻易或大范围地采用揭皮试验，以免增加患者的痛苦。尼氏征阳性多出现在病程活动期，若为阴性也不能完全排除天疱疮的诊断。

2. 细胞学检查 即检查有无天疱疮细胞或棘层松解变性的棘细胞。

3. 活体组织检查 在切取完整的病损处，可见上皮内疱形成。取活检时手术刀应锋锐，以避免在切取组织时上皮与其下方组织分离，如上皮及其下方组织不连接，诊断较困难。

4. 免疫学检查 经典的方法是直接免疫荧光法，可显示棘细胞层间的抗细胞黏结物质的抗体。

（五）鉴别诊断

1. 多形红斑 是一种急性炎症性疾病，起病急，水疱为上皮下疱，口内黏膜呈大小不等的红斑和糜烂，其上覆以灰黄色假膜，但在糜烂面的边缘，用探针不能伸入表皮下方，尼氏征阴性。皮肤表现为靶形红斑。而天疱疮则是在貌似正常的皮肤上起疱。

2. 黏膜类天疱疮 见表8-3。

3. 大疱性表皮松解症 分为遗传性和获得性两种。遗传性以皮肤轻微摩擦或碰撞后出现水疱及血疱为特点。有多种类型，其中营养不良型病情较重，预后不佳。获得性属于自身免疫病大疱病。血清中存在针对Ⅶ型胶原的抗体。

（六）治疗

1. 局部用药 其原则是治疗和预防糜烂面的继发感染，包括细菌和真菌感染，可选用抗菌含漱液和2%～4%碳酸氢钠溶液含漱。

2. 全身治疗

（1）糖皮质激素治疗 糖皮质激素为治疗该病的首选药物，使用中应遵循"早期应用，足量控制，合理减量，适量维持"的原则。在起始及控制阶段强调"量大从速"；在减量与控制阶段则侧重"递减忌躁"。泼尼松的起始量国外学者建议为120～180mg/d；而国内学者推荐为60～100mg/d或1～2mg/（kg/d），具体用量可视病情而调整，但切忌由低量再递加。起始量用至无新损害出现1～2周，即病情控制后可递减，每次递减5mg或减原始量的10%较为稳妥，2～4周减1次，减至泼尼松剂量低于30mg/d后减量更应慎重，减量时间也可适当延长，直到每天5～15mg为维持量。

长期大剂量应用糖皮质激素，要注意各种不良反应，如血压升高、消化道溃疡、血糖升高、骨质疏松、低钾血症、青光眼、凝血功能紊乱等，以及各种感染和中枢神经系统的毒性等。建议进行骨质疏松基线筛查和预防，以及眼科评估。应注意观察并做相关实验室检查，并适时加以辅助治疗。对于病情较轻者，糖皮质激素的用量相对减少。对于严重天疱疮患者，可以选用冲击疗法，以加快显效时间，降低副作用。还可选用间歇给药法。即大剂量给糖皮质激素至病情稳定（约需10周），逐渐减量至泼尼松30mg/d，采用隔日给药或给3天药，休息4天的方法。

（2）免疫抑制剂 对于糖皮质激素疗效不佳的患者，或者同时患有糖尿病、高血压、骨质疏松等疾病的患者，可联合应用免疫抑制剂，能缩短糖皮质激素开始减量的时间，并在减量过程中防止复发。常用的一线免疫抑制剂有甲氨蝶呤和吗替麦考酚酯。二线免疫抑制剂有环磷酰胺、硫唑嘌呤和环孢素。

（3）靶向生物制剂 利妥昔单抗是人鼠嵌合型CD20单克隆抗体，能选择性杀伤B淋巴细胞，一般用于顽固且严重的天疱疮患者。

（4）其他药物 如氨苯砜、四环素和沙利度胺等也用于天疱疮的治疗。

二、类天疱疮

类天疱疮是一类临床以黏膜皮肤的厚壁张力性大疱为特征的疾病。与口腔黏膜表现相关的有黏膜类天疱疮和大疱性类天疱疮两种类型，前者多见。

黏膜类天疱疮（mucous membrane pemphigoid，MMP），曾被称为良性黏膜类天疱疮（benign mucous membrane pemphigoid），是类天疱疮中较常见的一型。以水疱为主要表现，好发于口腔、结膜等黏膜，故称黏膜类天疱疮。该病病程缓慢，预后较好。但严重的眼部损害可影响视力，甚至造成失明。该病多见于60岁以上的老年人，女性发病率是男性的2倍，无明显种族差异性，死亡者少见。

（一）病因

本病属于自身免疫性大疱性疾病，用直接免疫荧光法检查患者的组织，可见抗基底膜区抗体。

（二）病理

上皮与结缔组织之间有水疱或裂隙，为上皮下疱，无棘层松解。直接免疫荧光检查，可见基底膜区有连续的细长的荧光带。

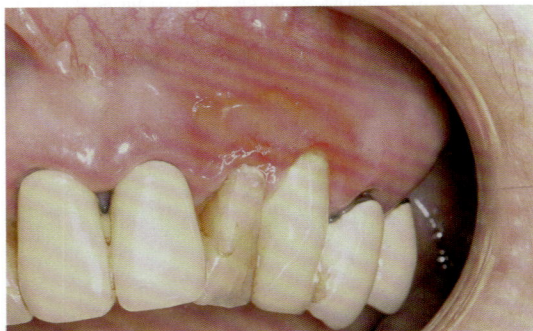

图8-24 类天疱疮

（三）临床表现

1. 口腔 损害可发生在口腔任何部位，以牙龈最多见，其次为硬腭和颊部。牙龈是最早出现体征的部位，最典型的表现是反复起疱数月。损害早期在龈缘及近附着龈有弥散性红斑，其上常见有直径为2～6mm的疱，疱液清亮或为血疱，疱膜较厚，破后可见白色或灰白色疱膜，疱膜去除后为光滑的红色糜烂面，尼氏征阴性，虽疱膜较厚但在口腔环境中仍然容易破裂，故水疱不常见到（图8-24）。

若损害发生在悬雍垂、软腭、扁桃体、舌腭弓和咽腭弓等处，常出现咽喉疼痛、吞咽困难。愈合后出现瘢痕，容易与邻近组织粘连，以致畸形，瘢痕粘连发生在口角区则可致张口受限或小口畸形。

2. 眼 半数以上黏膜类天疱疮患者出现眼部损害，单纯性的眼部损害被称为眼类天疱疮。眼部早期损害呈持续性的单纯性结膜炎，以后可有小水疱出现，但少见。局部有痒感、剧痛，反复发作后睑、球结膜间有少许纤维附着，往往相互粘连，此称睑-球粘连，以致睑内翻、倒睫及角膜受损，角膜瘢痕可使视力丧失。此类患者应尽早到眼科就诊。

3. 皮肤 此病常累及面部皮肤及头皮，胸、腹、腋下及四肢屈侧皮损亦可发生。皮肤出现红斑或在正常皮肤上出现张力性水疱，疱壁厚，不易破，尼氏征阴性。若疱破溃可形成糜烂、结痂。

4. 其他部位 如咽、气管、尿道、阴部和肛门等处黏膜偶有受累。

（四）诊断

多窍性黏膜损害，口腔多见，临床检查牙龈出现弥散性红斑及水疱时应考虑是否发生本病，尼氏征阴性，常出现瘢痕粘连，尤其是睑球粘连均有助于诊断。常规组织病理学检查，表现为上皮下疱，无棘层松解。

对新鲜的黏膜标本上进行直接免疫荧光检查，基底膜区显示有免疫球蛋白的结合，呈均匀的连续细带，主要是IgG及C3，偶有IgA、IgM。

（五）鉴别诊断

1. 寻常型天疱疮 见表8-3。
2. 大疱性类天疱疮 见表8-3。

表8-3 黏膜类天疱疮、大疱性类天疱疮与寻常型天疱疮的鉴别

项目	黏膜类天疱疮	大疱性类天疱疮	寻常型天疱疮
患病年龄	60岁以上老年人多见	同黏膜类天疱疮	40~60岁多见
性别	女性多	无明显倾向	无明显倾向或女性较多
患病部位	皮肤少见，多见于眼、鼻、咽、外生殖器等处，口腔内多为剥脱性龈炎	皮肤损害多见于胸腹部等易受摩擦的部位，口腔黏膜少见	好发于口腔黏膜和胸背部、头部皮肤
皮肤损害	外观正常或红斑皮肤上发生张力性大疱，尼氏征阴性	外观正常或红斑皮肤上发生张力性大疱，尼氏征阴性	外观正常皮肤上发生的松弛性大疱，壁薄，尼氏征阳性
组织病理	无棘层松解，上皮下疱	同黏膜类天疱疮	棘层松解及上皮内疱
免疫病理	DIF可见IgG和（或）C3沿基底膜区呈线状沉积；IIF有抗基底膜区抗体，阳性率低	DIF可见IgG和（或）C3沿基底膜区呈线状沉积；IIF可见抗基底膜区的抗体	DIF可见IgG和/或C3网站沉积于棘细胞间；IIF血清中可查见抗棘细胞层抗体
病程预后	慢性迁延，缓解不明显，眼部形成瘢痕，可致失明	良好，可复发	经足够疗程的激素治疗可能痊愈

DIF：直接免疫荧光法，IIF：间接免疫荧光法。

3. 多形红斑 为急性炎症性病损，有时也可起疱，疱破后形成大面积糜烂，表面覆有黄白色假膜、渗出多，糜烂周围黏膜重新发红。唇部常出现黑色厚血痂。皮肤可表现为特征性的靶形红斑，多见于四肢。

4. 糜烂型口腔扁平苔藓 可表现为牙龈的剥脱样损害，颜色鲜红，触之出血，其邻近区域或口腔其他部位可见白色条纹，组织病理显示基底层细胞液化变性和固有层淋巴细胞浸润带。而类天疱疮在牙龈处虽有剥脱样损害，但口腔黏膜无白色细长条纹，且牙龈往往有水疱，组织病理和免疫病理检查有助于鉴别诊断。

（六）治疗

1. 局部治疗 该病可局部用药，以糖皮质激素制剂的溶液滴眼以防止纤维性粘连。口腔因剧痛而妨碍进食时，应用止痛、消炎为主的含漱剂。也可在病变区进行糖皮质激素注射，一般每周1次为宜。因为该病迁延，若反复长期注射，易引起组织萎缩。

2. 全身治疗 对于低危险度的黏膜类天疱疮，在局部应用糖皮质激素的同时，可使用氨苯砜，并定期检查血常规监测血液学变化。四环素与烟酰胺合用治疗该病也有成功的报道。如口腔黏膜损害广泛而病情严重，仍需要应用糖皮质激素。较低起始剂量的泼尼松即可控制病情，稳定后逐渐减量。

第6节　口腔黏膜斑纹类疾病

在口腔黏膜上以斑片、斑块、白色斑纹和条纹等损害为主的一类疾病被称为斑纹类疾病。包括口腔扁平苔藓、口腔白色角化症、口腔白斑病、口腔红斑病、盘状红斑狼疮和口腔黏膜下纤维变性等。口腔黏膜下纤维变性虽然也属于癌前状态，但发病有地域性，与咀嚼槟榔密切相关，仅在湖南等相关省份好发，本节不再详述。

一、口腔扁平苔藓

口腔扁平苔藓（oral lichen planus，OLP）是一种常见于口腔黏膜的、原因不明的、非感染性的慢性炎性疾病。患病率为0.5%～3.0%，男女都可发病，女性多于男性，好发年龄为中年人，但从十几岁儿童到80岁老人都可发病。口腔扁平苔藓可同时或分别发生在皮肤和黏膜，两者的临床表现不同，但病理表现非常相似。因口腔扁平苔藓长期糜烂病损有恶变现象，恶变率为0.8%～1.5%，世界卫生组织（WHO）将其列入口腔黏膜潜在恶性疾患（oral potential malignant disease，OPMD）的范畴。

（一）病因

口腔扁平苔藓的病因和发病机制目前尚不明确，临床和基础研究结果显示，可能与下列因素有关。

1. **免疫因素**　口腔扁平苔藓固有层内有大量淋巴细胞呈密集带状浸润，浸润的淋巴细胞以T淋巴细胞为主，表明该病是一种以T淋巴细胞介导的炎症疾病。

2. **精神因素**　口腔扁平苔藓患者中，许多人有精神创伤史或情绪不稳定，易生气、多焦虑；治疗时采取一定的精神治疗措施，可收到较好效果。

3. **内分泌因素**　流行病学调查发现，中年女性口腔扁平苔藓发病率较高。一些女性口腔扁平苔藓患者在妊娠期间病情缓解，哺乳期过后月经恢复时，病损复发。

4. **遗传因素**　研究证实，该病患者体细胞的染色体脆性较高，如染色体畸变率和姐妹染色单体交换率较高。表明口腔扁平苔藓具有遗传易感性。

5. **其他因素**　某些感染因素，如真菌感染、幽门螺杆菌感染，微循环因素等对该病的反复迁延均有一定作用。有文献报道，糖尿病、肝炎、高血压、消化功能紊乱与口腔扁平苔藓发病有关。

（二）病理

口腔扁平苔藓的典型病理表现为上皮过度不全角化、基底层细胞液化变性以及固有层有密集的淋巴细胞呈带状浸润。

（三）临床表现

1. **口腔黏膜病损**　口腔扁平苔藓可发生在口腔黏膜任何部位，以颊部最多见，其次为舌、龈、唇、腭和口底等黏膜，大多左右对称。

病损表现为小丘疹连成的线状白色或灰白色条纹（或花纹），类似皮肤损害的威克姆（Wickham）纹。白色花纹呈网状、树枝状、环状或半环状，黏膜可发生红斑、充血、糜烂、溃疡、萎缩和水疱等病损。临床表现虽多种多样，但仍以白色条纹为本病最主要的表现。口腔扁平苔藓病损在口腔黏膜消退后，黏膜上可留有黑色素沉着。

患者自觉黏膜粗糙、烧灼感、口干。黏膜充血糜烂时，遇辛辣、热、酸、咸味刺激时，局部敏感灼痛。病情反复波动，可同时出现多样病损，并可相互重叠和相互转变。

（1）根据病损基部黏膜状况分型

1）糜烂型：除白色病损外，线纹间及病损周围黏膜发生充血、糜烂、溃疡。糜烂周围常有白色花纹或丘疹，疼痛明显。常发生于唇、颊、颊沟、磨牙后区、舌腹等部位。

2）非糜烂型：白色线纹间及病损周围黏膜正常，可有充血，但无糜烂。多无症状。患者多无症状，或偶有刺激痛。黏膜上白色、灰白色线状花纹组成网状、环状、斑块、水疱多种病损。

网状：灰白色花纹稍高隆起于黏膜表面，交织成网状，多见于双颊、前庭沟、咽旁等。

环状：灰白色微小丘疹组成细条纹，稍高隆起呈环状、半环形，可发生于唇红、双颊、舌缘、舌腹等部位。

斑块：斑块大小不一，形状不规则，多见于舌背，舌乳头萎缩微凹下，表面光滑，微显淡蓝色。其他部位的萎缩损害呈现红斑样损害，如发生在颊部、舌腹、硬腭处的损害，周围可见白色条纹或斑片。

水疱：上皮及下方的结缔组织分离，导致水疱形成。疱为透明或半透明状，周围有斑纹或丘疹，疱破溃后形成糜烂面。可发生在颊、唇、前庭沟及翼下颌韧带处。

（2）口腔黏膜不同部位口腔扁平苔藓病损的表现特征

1）颊部：颊部病损以磨牙前庭沟为好发部位，其次为咬合线区域，向后波及磨牙后垫翼颌韧带，前方可延伸到口角处。多为树枝状、网状白色条纹并可有丘疹、红斑、糜烂等不同类型损害（图8-25）。

2）舌部：一般认为发生率仅次于颊部，多发生在舌前2/3区域，舌部常见斑片和萎缩损害。舌背部病损出现单个或多个为圆形或椭圆形灰白斑片损害，舌背丝状及菌状乳头萎缩，上皮变薄呈光滑红亮，易形成糜烂，糜烂愈合后，遗留平滑而缺乏乳头的表面，易与白斑混淆。舌缘及腹部病损常为网状、线条状的斑纹，可同时有充血、糜烂。

3）唇部：下唇唇红多于上唇，病损多为网状或环状，白色条纹可延伸到口角。唇红黏膜基底层炎症水肿常发生水疱，导致糜烂、结痂。病损累及部分唇红或波及整个唇红黏膜，但通常不会超出唇红缘而涉及口周皮肤，该特征是与盘状红斑狼疮的鉴别要点。

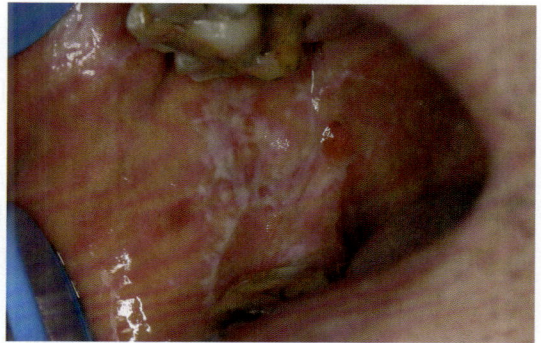

图8-25 口腔扁平苔藓

4）牙龈：萎缩、糜烂型多见，龈乳头和附着龈充血，接近前庭沟处可见白色花纹，此白色花纹可与黏膜类天疱疮相区别。

5）腭部：较为少见，病损常由移行皱襞或缺牙区黏膜蔓延而来，中央萎缩发红似红斑损害，边缘色白稍显隆起。

2. 皮肤病损及其他损害 微高出表面的扁平多角形丘疹，呈粟粒至绿豆大，边界清楚，多为紫红色，有的小丘疹可见到白色小斑点或浅的网状白色条纹，称为威克姆（Wickham）纹。可用液状石蜡涂于丘疹表面，放大镜下观察更加清晰。皮损以四肢较躯干多见，患者自觉瘙痒，可见抓痕，指（趾）甲发生变形。

（四）诊断

中年女性患者多见，损害常为对称性；以白色条纹组成的各种形状损害为主，也可出现斑块、糜烂或水疱等病损；慢性病程，静止与发作交替进行，有减轻和加重的表现；有其特征的病理表现，活体组织检查可帮助诊断。

（五）鉴别诊断

1. 盘状红斑狼疮 下唇唇红为口腔黏膜的多发部位，唇红与皮肤交界不清，损害的黏膜侧有栅栏状的细白条纹，呈放射排列；皮肤侧有墨浸状的黑色围线，面部呈蝶形红斑；病理检查对两者鉴别有帮助。

2. 口腔白斑病　口腔白斑与扁平苔藓都是口腔黏膜常见的白色病变，舌背和颊咬合线的白斑，与相同部位的扁平苔藓难以鉴别。可根据白色斑块的易变性、柔软度、是否高出黏膜面，边界清楚与否，病损是否对称分布加以鉴别。另外，病理检查对鉴别有重要意义。

3. 口腔红斑病　口腔红斑病中的间杂型红斑有时与口腔扁平苔藓很易混淆。表现为红白间杂，即在红斑的基础上有散在白色斑点，常需依靠组织病理检查确诊。镜下红斑上皮萎缩，角化层消失，棘细胞萎缩仅有2～3层，常有上皮异常增生或已经是原位癌。对舌腹、舌缘、口底、口角区黏膜上的病损应提高警惕，注意鉴别。

4. 天疱疮、类天疱疮　口腔扁平苔藓表现为糜烂、溃疡或疱时，缺少明显白色条纹，易与天疱疮、类天疱疮相混淆。

天疱疮：临床检查可见尼氏征阳性，镜下可见棘细胞松解，上皮内疱形成，脱落细胞检查可见天疱疮细胞。

类天疱疮：上皮完整，棘层无松解，上皮下疱形成。免疫荧光检查类天疱疮基底膜处可见均匀细线状翠绿色荧光带，有助于鉴别。

（六）治疗

1. 心理治疗　应详细询问病史，了解身心健康状况，如有无心理压力和焦虑、精神状态、睡眠、月经状况、消化及大便等情况。根据情况可辅以药物治疗，并进行适当的心理治疗和调节自主神经的治疗。

2. 局部治疗　局部应用糖皮质激素，安全且疗效好，可采用糖皮质激素的各种制剂。也可选用10～25mg泼尼松龙、5～10mg曲安西龙或曲安奈德等加入2%利多卡因形成混悬液，对病损区进行黏膜下注射，7～10天1次。口服肾上腺糖皮质激素应慎重，对大面积严重的糜烂型扁平苔藓，可试用小剂量和短程方案，每日泼尼松15～20mg，口服1～2周，并逐渐减量。对于迁延不愈的口腔扁平苔藓，应注意有口腔念珠菌感染的可能，可使用制霉菌素含漱液或碳酸氢钠溶液含漱，也可以用制霉菌素药膜或糊剂涂抹。

3. 全身治疗　使用糖皮质激素，免疫抑制剂和免疫增强剂。对急性大面积或多灶糜烂性口腔扁平苔藓，可慎重考虑采用小剂量、短疗程方案。免疫抑制剂主要有羟氯喹、硫唑嘌呤或环磷酰胺。羟氯喹主要通过稳定溶酶体膜、抑制免疫等机制，产生抗炎、减少免疫复合物的形成、减轻组织和细胞损伤等作用。副作用主要有头晕、恶心、视野减小、视网膜病变等。还可以根据患者自身情况选用胸腺肽和转移因子等免疫增强剂。其他药物如白芍总苷也具有抗炎和免疫调节功能，治疗口腔扁平苔藓具有一定效果。

昆明山海棠和雷公藤：昆明山海棠副作用小，可长期服用，每次0.5g，每日3次；雷公藤多苷片0.5～1mg/（kg·d）。未生育的男性患者禁用。

4. 中医药治疗

（1）阴虚有热型　成药有清肺益肾膏、天王补心丹、六味地黄丸。

（2）脾虚夹湿型　成药有防风通圣丸、香砂六君子丸、香砂养胃丸。

（3）血瘀型　成药有女金丹、散结灵。

5. 物理治疗　对于糜烂性口腔扁平苔藓，光动力疗法可促进口腔黏膜修复并具有抗菌效应，且安全性高、无严重不良反应。低能量激光治疗对有疼痛症状的口腔扁平苔藓有效，可作为替代疗法。

二、口腔白色角化症

口腔白色角化症（leukokratosis）又称口腔白角化病和前白斑等。是长期机械性或化学性刺激所造成的口腔黏膜局部白色角化斑块或斑片，属良性病损。

（一）病因

口腔内残根、残冠、锐利牙尖、不良修复体或吸烟等为常见局部刺激因素。刺激因素去除后，病损逐渐变薄或消退。

（二）病理

上皮过度角化或部分不全角化，上皮层有轻度增厚，棘层增厚，或不增厚，上皮钉突伸长，固有层无炎症细胞浸润或少量浆细胞、淋巴细胞浸润。

（三）临床表现

白色角化症可发生在口内与刺激因素有关的任何部位，以颊、唇和舌部多见。为灰白色、浅白或乳白色的边界不清的斑块或斑片，不高出于或微高于黏膜表面，平滑、柔软而无自觉症状，表面光滑无结节，基底柔软（图8-26）。白色角化症位于颊部损害，以咬合线区域为中心，前后分布呈白色斑片状；位于唇部损害，接近吸烟者衔烟卷的位置，白色斑块似棉絮状；位于上腭部损害，因吸烟的关系常见灰白色或浅白色病损，其间见有

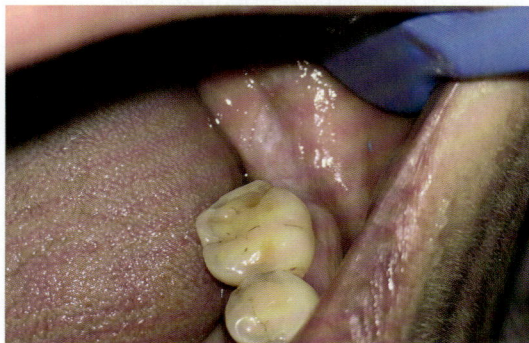

图8-26 口腔白色角化症

腭腺开口面呈小红点状，稍凹陷，呈肚脐状，又称烟碱性白色角化病或烟碱性口炎；位于舌部损害，往往与牙源性刺激有关，与牙尖位置相吻合。

（四）诊断

白色斑块或斑片与局部刺激因素有明显关系，去除刺激因素2～4周后，白色损害颜色变浅，范围明显缩小，甚至消失。重度吸烟者腭部可出现广泛灰白色过角化损害。停止吸烟后，症状逐渐减轻或消失。

（五）鉴别诊断

1. **白色水肿（leukoedema）** 白色水肿多见于双颊黏膜咬合线附近，弥散性半透明灰白色或乳白色薄膜。检查时拉展口腔黏膜，白膜暂时消除，可见齿痕。局部扪之柔软，无压痛；患者无自觉症状。组织病理检查，表层无角化，上皮细胞有显著细胞水肿，基底层无明显改变。

2. **颊白线** 是由于咀嚼时牙齿持续不断的刺激所引起的口腔黏膜组织角化，位于双颊部与双侧后牙咬合线相对应的黏膜上。表现为连续的白色或灰白色线条，与牙列外形相吻合，呈水平状纵向延伸，明显高出黏膜面，光滑。在成年人中常见，患者无自觉症状。组织病理主要为上皮正角化。

3. **灼伤** 由于具有腐蚀性药物不慎接触口腔黏膜，造成黏膜灼伤。腐蚀性药物常见如碘酚、硝酸银、三氧化二砷糊剂、根管塑化液等。病损上有灰白色假膜，去除假膜后，露出出血创面，而不是灰白色弥散性白色损害，边界清楚。组织病理为上皮层凝固坏死及表层剥脱，浅层血管充血。

（六）治疗

主要为去除刺激因素，角化严重者局部可用维A酸制剂涂擦。

三、口腔白斑病

口腔白斑病（oral leukoplakia，OLK）是发生在口腔黏膜上以白色为主的损害，不能擦去，也不能以临床和组织病理学的方法诊断为其他可定义的损害，属于口腔黏膜潜在恶性疾患，不包括吸烟、局部摩擦等局部因素去除后可以消退的单纯性过角化病。可简称为口腔白斑或白斑。

临床上可将白斑分为以下几个阶段：发现白色的黏膜斑块，又不能诊断为其他疾病时，即可做临床印象诊断，此种临时性白斑的诊断可能包括前述白色角化病一部分病例；如果去除某些局部刺激因素，经2～4周的观察后，损害无改善，则可做临床观察诊断；结合切取组织病理检查未发现其他可定义病损，符合口腔白斑病的损害特征，即可做切取组织病理学的诊断；外科切除所有临床可见的损害，并通过组织病理检查而做出的诊断。

（一）病因

口腔白斑病的发病原因仍不十分清楚，目前大致分为两类，一类与局部刺激因素有关系，另一类无明显刺激因素，称为特发性白斑。

1. 局部因素

（1）吸烟　既可引起白色角化症，又可引起白斑。戒烟2～4周有明显好转者则为前者；戒烟后仍无变化的则为后者。

（2）牙源性刺激　不良修复体、残根、残冠、磨损的尖锐边缘嵴等均可引起摩擦性白色角化症和白斑。如去除刺激因素愈合者则为前者；不能完全愈合者则为后者。

（3）白色念珠菌感染　白色念珠菌感染本身就可引起慢性增生型念珠菌病，这种口腔损害与白斑鉴别较困难，如经抗真菌治疗仍无好转，即为白斑。

（4）其他理化刺激　如咀嚼槟榔及摄入酒、醋、辣、烫食物等也可能在白斑的形成中起到促进作用。

2. 全身因素　无明显局部刺激因素的白斑通常解释为特发性，可能与全身因素有关。

（1）遗传因素　由于遗传物质上的某些缺陷，对口腔的斑病有易感性。

（2）免疫因素　全身或局部免疫反应的缺陷，使其对异物的侵入或对突变细胞不能有效清除。

（3）局部的微循环障碍　直接影响局部组织的防御能力和修复能力。

（4）其他因素　如缺铁性贫血，铁、锶、锰等微量元素及钙的缺少，也可作为全身因素考虑。

（二）病理

均质型口腔白斑病主要表现为过度正角化和棘层增生，无上皮异常增生；非均质型白斑病可有上皮异常增生。其恶变潜能随上皮异常增生程度的增大而增大。

上皮异常增生表现在上皮组织分层不规则，排列紊乱，上皮钉突呈水滴状；核分裂象增加，核浆比率增加，核染色质增加，核浓染，核仁增大；基底细胞极向改变，基底层增生，出现多层基底细胞；细胞多形性、异形性，棘层内出现单个细胞或细胞团角化，细胞间黏合性丧失等。

WHO建议在口腔白斑病的病理诊断报告中，必须注明是否伴有上皮异常增生。因此，建议病理学术语可采用两种方式描述，即符合口腔白斑病的临床诊断；伴有或不伴有轻、中、重度异常增生。

（三）临床表现

1. 发病情况

（1）年龄和性别 本病多在中年后发病，40岁以上为好发年龄，而且患病人数随年龄的增加而增加，多发于男性，但近年来女性患者有增高的趋势。

（2）发病部位 本病可发生于口腔黏膜的任何部位，好发部位包括牙龈、颊黏膜咬合线区和舌部，唇、前庭沟、腭、口底也有发生。

（3）症状 患者可无症状或自觉局部粗糙。伴有溃疡或癌变时，可出现刺激痛或自发痛。

2. 临床分型 口腔白斑病分为均质型和非均质型两大类：均质型有斑块型、皱纹纸型两种表现；非均质型有颗粒型、疣状型和溃疡型三种表现。

（1）斑块型 口腔黏膜上出现白色或灰白色均质型斑块，平或稍高出黏膜表面，边界清楚，触之柔软，周围黏膜多正常。患者多无症状或有粗糙感。

（2）皱纹纸型 多见于口底和舌腹，损害有时可累及舌侧牙龈，其他部位较少发生。损害面积不等，表面高低起伏如白色皱纹纸，基底柔软；除粗糙不适感外，初起无明显自觉症状；女性多于男性。为了明确诊断，需进行活体组织检查（图8-27）。

（3）颗粒型 亦称颗粒-结节状口腔白斑病，多见于颊部口角区黏膜，损害常如三角形，底边位于口角。

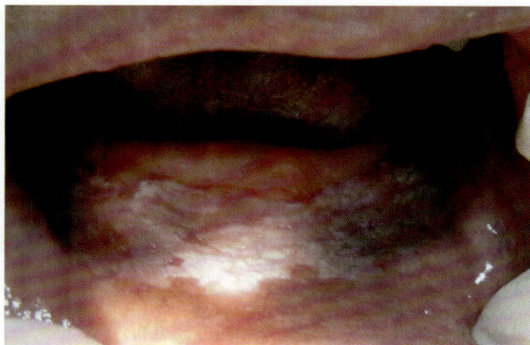

图8-27 口腔白斑病（皱纹纸型）

损害的色泽为红白间杂，红色区域为萎缩性红斑，红斑表面"点缀"着结节样或颗粒状白色斑点，所以有不少同义名（结节颗粒状白斑、颗粒状红斑或非均质型红斑等）。患者可有刺激痛。本型口腔白斑病可伴白色念珠菌感染。

（4）疣状型 多发生于牙槽嵴、口底、唇、腭等部位。损害呈灰白色，表面粗糙呈刺状或绒毛状突起，高低不平，明显高出黏膜表面，触诊微硬。

（5）溃疡型 在增厚的白色斑块上，有糜烂或溃疡，可有或无局部刺激因素。患者感觉疼痛。

（四）诊断

口腔白斑病的诊断需根据临床和病理表现做出综合性判断才能完成。根据临床表现和病因可初步诊断为白斑；去除局部刺激因素后观察2～4周，如明显好转，即可确定其他诊断，如无好转；经病理检查，不具有其他任何疾病的特征，即可确定最后诊断，即肯定性口腔白斑病的诊断。病理检查在口腔白斑病的诊断中至关重要。

（五）鉴别诊断

1. 白色角化症 由于长期受明显的机械或化学因素刺激而引起的白色角化斑块，除去上述刺激因素后病损逐渐变薄，最后完全消退，组织病理变化为上皮过度角化。

2. 白色水肿 多见于前磨牙和磨牙的咬合线部位，表现为透明的灰白色光滑白膜，可以部分刮去。后期表面粗糙有皱纹，病理变化为上皮增厚，上皮细胞内水肿，胞核固缩或消失，出现空泡性变。

3. 异位皮脂腺（fordyce disease） 也称迷脂症，出现在唇颊黏膜上。患者常在青春期前后发现在唇部、颊部黏膜上有针头大小，孤立或聚集成簇的淡黄色或淡白色的斑点；触诊无明显凸起，柔软、弹性正常；有患者舌舔时有颗粒感，一般无自觉症状。

4. 口腔扁平苔藓 与斑片状扁平苔藓鉴别较困难，有时需要依据组织病理检查确诊。通常情况下

扁平苔藓多部位发病，常对称、变化快，边界不清，常有充血、糜烂，伴有白色条纹（表8-4）。

表8-4 口腔白斑病与口腔扁平苔藓的鉴别

项目	口腔白斑病	口腔扁平苔藓
发病部位	多为单一部位	常呈对称性
病损颜色	白色或灰白色	珠光白色
病损形态	不规则斑块；边缘突起于黏膜表面	主要为网状条纹；在舌背可呈圆形或椭圆形斑块，但其周围仍有白纹
病损质地	弹性降低、质地改变	弹性和质地无改变
皮肤损害	无	可伴有
病理特点	角化层较厚	角化层较薄
	粒层明显，棘层肥厚	棘层增生或轻度萎缩
	基底细胞无液化变性	基底细胞液化变性
	基底膜清晰	基底膜界限模糊
	无上皮下疱	可见上皮下疱
	炎症细胞散在于固有层和黏膜下层	炎症细胞在固有层呈带状浸润
	常见上皮异常增生	偶见上皮异常增生

5. 梅毒黏膜斑 Ⅱ期梅毒黏膜斑可与皮肤梅毒疹同时存在，初期为圆形或椭圆形红斑，随后表面糜烂，呈棉絮状乳白色，稍高出黏膜表面，中间凹陷，边缘稍隆起，表面软，下面较硬，假膜不易揭去。需要做实验室检查帮助诊断。

（六）癌变倾向问题

口腔白斑病属于口腔潜在恶性疾患，据WHO发表的资料，口腔白斑病患者癌变率为0.13%～17.50%不等。病理检查有无异常增生及异常增生程度是目前预测白斑癌变风险的重要指标。下列情况需严密随访。

1. **病理** 具有上皮异常增生者，程度越重者越易恶变。
2. **类型** 疣状、颗粒型、溃疡或糜烂型及伴有念珠菌感染、HPV感染者。
3. **部位** 白斑位于舌缘、舌腹、口底以及口角部位等危险区。
4. **时间** 病程较长者。
5. **吸烟** 不吸烟者。
6. **性别** 女性，特别是不吸烟的年轻女性。
7. **面积** 白斑病损面积＞200mm^{2}的患者。

（七）防治

目前尚无根治的方法，治疗目标是缓解症状、预防恶变。主要措施有卫生宣教、去除刺激因素、药物（维生素A和维生素A酸）治疗、手术治疗、物理治疗、中医辨证治疗和定期随访等。

1. **卫生宣教** 是口腔白斑病早期预防的重点。开展流行病学调查，早期发现口腔白斑病患者，进行卫生宣传及必要的健康保健。凡有癌变的倾向者，应及时到医院就诊，并定期复查。

2. **去除刺激因素** 如戒烟、禁酒，少吃烫、辣食物；调磨锐利的牙尖；去除残根、残冠和不良修复体。

3. **维生素A和维生素A酸（维甲酸）** 防止上皮过角化，保持上皮组织的正常功能。

4. **手术治疗** 对于危险区的均质型以及疣状型、颗粒型或溃疡型白斑，当去除可能的刺激因素后仍未见好转，需考虑手术治疗。在病损出现增生、硬结、溃疡等改变时，应及时手术切取活检。对于重度异常增生的白斑应等同原位癌的手术切除。手术治疗切除病损后，仍有可能复发。

5. **物理治疗** 包括光动力治疗和激光治疗等。比药物治疗能更有效地去除病损，且创伤较小，出血较少，引起组织缺损和功能障碍较轻微，但治疗后，口腔白斑病仍可能复发。

6. **定期随访** 无论何种类型的口腔白斑病，均应定期随访。不伴有异常增生者，建议每3个月复查1次。伴有异常增生的患者，建议每1～3个月复查1次。

四、口腔红斑病

口腔红斑病（oral erythroplakia）是指口腔黏膜上鲜红色斑片，似天鹅绒样，边界清楚，临床和病理上不能诊断为其他疾病。口腔红斑病属于口腔潜在恶性疾患，比口腔白斑病少见，但恶变率高。可简称为口腔红斑或红斑。

（一）病因

病因不明。目前研究认为红斑的发生与烟酒的摄入以及在此过程中发生的遗传事件有关。

（二）病理

上皮不全角化或混合角化。上皮萎缩，角化层极薄甚至缺乏。上皮钉突增大伸长。钉突间乳头区棘细胞萎缩变薄，乳头层非常接近上皮，结缔组织乳头内的毛细血管明显扩张，使病损表现为红色。钉突增大处的表面形成凹陷，高突的结缔组织乳头形成红色颗粒。颗粒型红斑大多为原位癌或已经突出基底膜的早期浸润癌。

（三）临床表现

口腔红斑病多见于中年患者，男性略多于女性。发病部位以舌缘最多见，牙龈、龈颊沟、口底与舌腹次之。临床上分为三种类型。

1. **均质性红斑** 病变柔软，天鹅绒样鲜红色表面，光滑，发亮，边界清楚，平伏或微隆起。

2. **间杂型红斑** 红斑病损区内有散在的白色斑点，红白相间，有时与扁平苔藓不易区分。

3. **颗粒型红斑** 红斑病损区内有颗粒样微小的结节，稍高于黏膜表面，微小结节为红色或白色（图8-28）。此型往往是原位癌或早期鳞癌。

（四）诊断

对于红斑病损，正确的诊断程序为：去除可能的创伤因素，如锐利的牙尖、修复体，观察2周。如果病损无明显改善，则需要对病损进行活体组织检查以明确诊断排除恶变。此外，口腔黏膜自体荧光检查术和甲苯胺蓝染色等方法可以提示病损的恶变倾向。

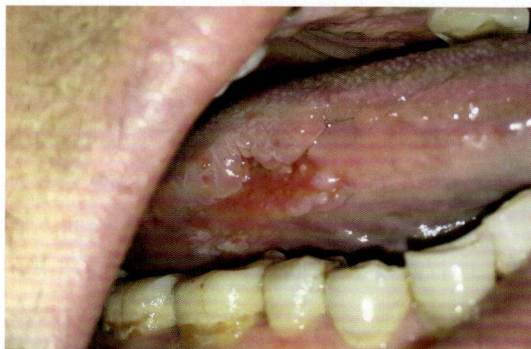

图8-28 口腔红斑病（颗粒型）

（五）鉴别诊断

天鹅绒样红斑相对容易诊断，其他表型的红斑需要与其他疾病鉴别诊断。例如间杂型红斑需与口腔扁平苔藓鉴别。颗粒型红斑呈白色时，需与颗粒型白斑相鉴别。组织病理学检查结果是必需的诊断依据。

（六）治疗

口腔红斑病一旦确诊，立即行根治术。建议术后1年内，每3个月复查1次，如无复发，可逐渐延长复查间隔。一旦出现新发病损，需要立刻对病损进行活体组织病理学检查以明确性质。

五、盘状红斑狼疮

红斑狼疮可分为系统性红斑狼疮（systemic lupus erythematosus，SLE）和盘状红斑狼疮（discoid lupus erythematosus，DLE），是一种慢性皮肤-黏膜结缔组织疾病。前者侵犯全身内脏多个系统以及皮肤、黏膜、关节、肌肉等，而后者的病损主要局限于皮肤、黏膜，口腔病损多属于盘状红斑狼疮，为狼疮病中最轻的一种。发病无种族差异，女性患者约为男性的2倍。

（一）病因

盘状红斑狼疮病因不明，多认为是一种自身免疫性疾病，可能与内分泌障碍、紫外线、感染、寒冷刺激、妊娠、精神紧张、药物使用、遗传因素等有关。

（二）病理

黏膜上皮过度角化与不全角化，角化层可有剥脱，粒层明显。皮肤损害有时可见角质栓；棘层萎缩变薄，有时也可见上皮钉突增生、伸长；基底细胞层显著液化变性，上皮与固有层之间可形成裂隙和小水疱，基底膜不清晰；固有层毛细血管扩张，血管内可见玻璃样栓塞，血管周围有密集淋巴细胞及少量浆细胞浸润；结缔组织内胶原纤维玻璃样变、水肿、断裂；血管周围上皮与结缔组织交界处可见到纤维素样（类纤维蛋白）物质沉积，苏木素伊红染色标本上呈粉红色，过碘酸希夫（PAS）反应为阳性，染成红色。

免疫荧光检查，在上皮基底膜区有一较宽而不连续、粗细不均匀的荧光带，呈颗粒状、块状，称为狼疮带，主要为IgG及IgM、C3沉积。

（三）临床表现

1. **黏膜损害** 病损特点为圆形或椭圆形红斑糜烂凹下似盘状，边缘稍隆起，周围有红晕，可见毛细血管扩张，红晕外围有呈放射状排列的白色短白纹。

下唇唇红是盘状红斑狼疮在口腔黏膜中的多发部位，初起为暗红色丘疹或斑块，逐渐融合成片状红斑，糜烂，中心凹下呈盘状，周围有红晕或可见毛细血管扩张，在糜烂周围靠口内黏膜侧有白色短的条纹，呈放射状排列。病变区可向唇红缘延伸损及皮肤，此时唇红与皮肤界限消失，病损区皮肤边缘有黑色素沉着，呈墨浸状（图8-29）。

由于唇红黏膜乳头层接近上皮表面，唇红糜烂时乳头层内血管丰富，故常易发生溢血而形成血痂，唇红病损经历长时间后，唇红及唇周皮肤可有色素沉着，亦可有脱色斑，状似白癜风色素缺失斑；唇红病损自觉症状少，有时有微痒、刺痛和烧灼感。

口腔黏膜损害还易累及颊黏膜，亦可发生在舌背、舌腹、舌缘、牙龈及软硬腭；病损常不对称，边界较清晰，较周围黏膜稍凹下，其典型病损四周有放射状细短白纹。另外，约5%的患者在阴道和肛周发生红斑性损害。

2. **皮肤损害** 好发头面部等暴露部位，典型病损常发生在双侧颧部、鼻背和鼻侧，呈蝶形分布，又称蝴蝶斑。病损开始为皮疹，呈持久性圆形或不规则形的红色斑块，稍隆起，边界清楚；表面有毛细血管扩张和灰褐

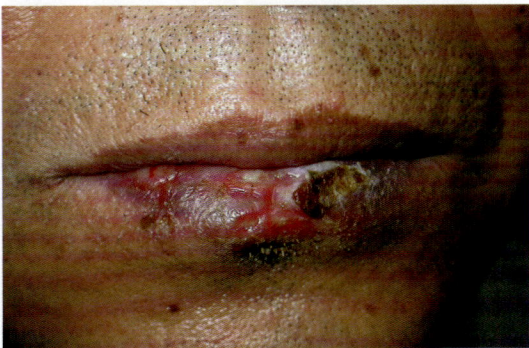

图8-29 盘状红斑狼疮

色黏着性鳞屑覆盖；用力剥下鳞屑覆盖后露出扩张的毛囊孔，而取下的鳞屑底面可见角质栓，状似图钉。除面部皮肤外，头皮、耳郭、颈部、四肢与躯干亦可累及。

3. **全身症状** 局部常无明显自觉症状，可伴有瘙痒、刺痛、灼热等，部分患者伴有全身症状，如不规则发热、关节酸痛或关节炎、淋巴结肿大等。应进一步检查血常规、尿常规、红细胞沉降率、心电图、类风湿因子、抗核抗体，以排除系统性红斑狼疮。

盘状红斑狼疮病损要注意随访观察。病史较长的病例有恶变的报道。

（四）诊断

一般根据皮肤黏膜病损，结合组织病理学检查和实验室检查即可做出诊断。

唇红部糜烂面黏膜侧的放射状白纹，皮肤侧的黑色围线，以及唇红黏膜与皮肤交界模糊，损害向口周皮肤扩展，均有助于本病诊断，如面部出现蝴蝶斑则可以协助诊断。

实验室检查可表现为红细胞沉降率加快、γ球蛋白增高、类风湿因子阳性、抗核抗体阳性，对诊断具有辅助意义。

（五）鉴别诊断

1. **慢性唇炎** 特别是慢性糜烂型唇炎也好发于下唇，与唇红部位的盘状红斑狼疮容易混淆，唇炎无皮肤损害，不向皮肤扩展、无白色条纹。

2. **扁平苔藓** 皮肤扁平苔藓为扁平丘疹，呈淡紫色多角形，伴有瘙痒感。盘状红斑狼疮皮肤病损多在头面部、耳郭，颜面部为蝴蝶斑、中央凹下、鳞屑、毛囊孔扩张，有时鳞屑底面有角质栓。

口腔扁平苔藓在唇红部的损害不越过皮肤-黏膜交界，糜烂周围有白色条纹呈网状，而盘状红斑狼疮在唇红，往往超过唇红缘，黏膜侧白色细密纹呈栅栏状，皮肤侧有黑色围线的损害。

3. **良性淋巴组织增生性唇炎** 为好发于下唇的以淡黄色痂皮覆盖的局限性损害，其典型症状为阵发性剧烈瘙痒。组织病理表现为黏膜固有层淋巴细胞浸润，并形成淋巴滤泡样结构。

4. **多形红斑** 具体鉴别见表8-5。

表8-5　盘状红斑狼疮与多形红斑的鉴别

项目	盘状红斑狼疮	多形红斑
病因	不明确	不明确，可能是一种变态反应
年龄，性别	20～45岁，女性	青壮年，与性别无关
发病情况	发病缓慢，慢性病程	发病急骤，病程为2～6周
前驱症状	无	有，头痛、发热、无倦怠等
光敏感	有	无
好发部位	口腔：下唇唇红 皮肤：颜面部以两颊、颧部、鼻部等暴露部位为主，常呈蝶形	皮肤：颜面、头颈、手掌、足背及四肢伸侧面
口腔病损	桃红色盘状红斑，周围有白色放射状花纹，易糜烂	大面积糜烂，有灰色假膜，无白色花纹，唇部大量血痂
皮肤损害	盘状红斑，附有鳞屑，可有角质栓，毛细血管扩张	虹膜状红斑或靶形红斑
组织病理	上皮萎缩为主	表（上）皮内或表（上）皮下疱
预后	一般良好，极少数可转成系统性红斑狼疮	良好，可复发，重者可伴有多窍性损害
癌变情况	潜在恶性疾患，极少数可癌变	不会癌变

（六）防治

1. **避光** 尽量避免与减少日光照射，户外工作时戴遮阳帽，避免紫外线刺激。

2. **局部治疗**

（1）下唇有血痂或脓痂时，首先用0.1%乳酸依沙吖啶溶液湿敷，去痂皮后外用金霉素或红霉素眼膏。如单纯糜烂无明显感染时，可用局部麻醉药与泼尼松龙或曲安奈德等液体混合，局部黏膜下注射，7～10天1次。

（2）口腔黏膜内病损处可涂敷含糖皮质激素、抗生素、局部麻醉药、中药等的各种口内制剂，如地塞米松糊剂和复方金霉素药膜等。局部可涂用含糖皮质激素的溃疡膏，也可行局部封闭疗法。

3. 全身治疗

（1）羟氯喹　每次100～200mg，每日2次。主要通过稳定溶酶体膜等起作用，而产生抗炎作用及减轻组织和细胞损伤。副作用为头昏、恶心、呕吐、视野缩小、耳鸣、白细胞减少，严重的毒性反应有心律失常、心搏骤停、心源性脑缺血综合征，若不及时抢救可导致死亡。应定期进行眼科检查。孕妇禁用。

（2）雷公藤与昆明山海棠　雷公藤有很强的抗炎作用，抑制体液免疫，对细胞免疫有双向作用。毒副作用主要为胃肠道反应，白细胞、血小板下降，心肌、肾、肝病变，男性失去生育能力，女性闭经、月经紊乱等。雷公藤多苷片0.5～1mg/（kg·d），分3次服用。昆明山海棠每次0.5g，每日3次。

（3）糖皮质激素　在服用羟氯喹、雷公藤效果不明显时，如无糖皮质激素禁忌证条件下，可服用泼尼松5～10mg/d。

（4）有时加用环磷酰胺片口服，每次50mg，每日2次。

4. 中医药治疗

（1）心脾积热型　以养阴凉血，祛风解毒通便为主治疗。成药有二冬青（清肺益肾膏）、三黄片、防风通圣丸。

（2）脾虚夹湿型　以清利湿热、健脾和胃为主治疗。成药有保和丸、橘红丸、香砂六君子丸。

（3）血瘀型　以活血化瘀，清利湿热为主治疗。成药：当归片。

第7节　唇舌疾病

一、唇　炎

唇炎（cheilitis）是发生在唇部的炎症性疾病的总称。唇部是口腔的门户，唇黏膜是被覆黏膜。唇红是黏膜与皮肤的移行部分，独特的生理环境决定了唇部是口腔最容易受伤的部位，也是皮肤和黏膜疾病最易累及的部位。临床表现多样，某些全身疾病和其他口腔黏膜病在唇部有表现，唇炎是特发于唇部疾病中发病率最高的疾病。目前唇炎的分类尚不统一。根据病因病理可分为腺性唇炎、肉芽肿性唇炎、良性淋巴增生性唇炎和光化性唇炎等。

（一）慢性唇炎

慢性唇炎（chronic cheilitis）又称慢性非特异性唇炎，不能归入后述各种有特殊病理变化或病因的唇炎，病程迁延，反复发作。临床上表现为干裂、脱屑和轻度糜烂，包括脱屑性唇炎、糜烂性唇炎等。

1. 病因　原因不明，可能与温度、化学、机械性因素长期持续性刺激有关，如天气干燥、季节更替、舔唇和咬唇不良习惯、涂口红和口腔病灶等。

2. 病理　黏膜上皮角化不全，上皮层内细胞水肿，上皮下见慢性炎症反应。

3. 临床表现

（1）慢性脱屑性唇炎　易发生在夏秋更替季节，青少年女性多见，常累及上下唇红部，以下唇为重。病变初期无明显不适；损害表面干燥、开裂，有黄白色或褐色脱屑；轻者有单层散在性脱屑，重者鳞屑重重叠叠、密集成片，可无痛撕剥脱后露出红而发亮的基底面，呈鲜红的无皮样组织；如继发感染，呈现轻度充血水肿，撕去痂皮，脱屑处有烧灼痛或刺激痛；病情反复，可持续数月或数年不愈合（图8-30）。

（2）慢性糜烂性唇炎　部分患者有舔唇、咬唇的不良习惯。上下唇红部反复糜烂，渗出明显，结痂剥脱，周围无白色条纹。有炎性渗出物时可形成黄色薄痂，有出血时会出现血痂，如继发感染可形成脓痂。痂皮脱落可形成出血性创面，伴有灼热、疼痛或发胀、瘙痒。伴有颌下淋巴结肿大，常复发。

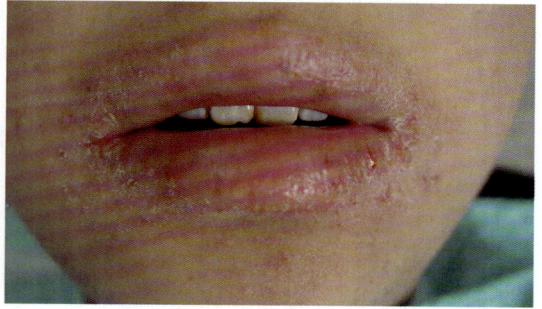

图8-30　慢性脱屑性唇炎

4. 诊断　根据病程反复，时轻时重，寒冷干燥季节好发，唇红反复干裂、脱屑、糜烂、渗出、结痂等临床特点，排除后述各种特异性唇炎后，一般可做出诊断。

5. 鉴别诊断　应与盘状红斑狼疮、扁平苔藓和多形红斑等鉴别。后三者除了易出现唇红部糜烂性损害外，同时能见到相应特征性口腔内及皮肤损害。

6. 治疗

（1）避免一切外界刺激，纠正不良习惯，如舔唇、咬唇、撕痂等。

（2）对于结痂较多和糜烂者，可用消毒抗炎液体或浸有清热解毒作用的中药药液的消毒棉湿敷，每日2～3次，每次20min，湿敷后涂擦金霉素或者红霉素软膏，3～7天即可显效。

（3）必要时使用抗过敏类药物，可取得一定疗效。

7. 预防　避免刺激因素，改变咬唇、舔唇等不良习惯，戒烟戒酒，少吃辛辣食物，避免风吹、寒冷刺激，保持唇部湿润等。

（二）腺性唇炎

腺性唇炎（cheilitis glandularis）是以唇腺增生肥大、下唇肿胀或偶见上下唇同时肿胀为特征的唇炎，病损主要累及唇口缘及唇部内侧的小唾液腺，是唇炎中较少见的一种。

1. 病因　病因不明，可能与口腔卫生状况不佳、牙源性病灶、吸烟、化妆品、含漱液或情绪变化等有关。

2. 病理　单纯性腺性唇炎镜下见腺体明显增生，导管扩张，呈低度炎症性变化。化脓性腺性唇炎镜下可见非特异性炎症，有明显的局限性炎症细胞浸润，且有部分纤维化。

3. 临床表现　腺性唇炎多发于青春期之后，男性多于女性，一般分为单纯型、浅表化脓型和深部化脓型。

（1）单纯型腺性唇炎　是一种以唾液腺增生和导管扩张为主的继发性低度炎症性疾病，患者自觉唇部发胀、肥厚而外翻，触之有很多较硬的颗粒状小结节，为肿大的唇腺。翻开口唇，可见唇红部到黏膜侧有针头大深红色颗粒状突起，挤压时可溢出透明黏液，呈露水珠状。重症者整个下唇肿胀，而形成巨唇（图8-31）。

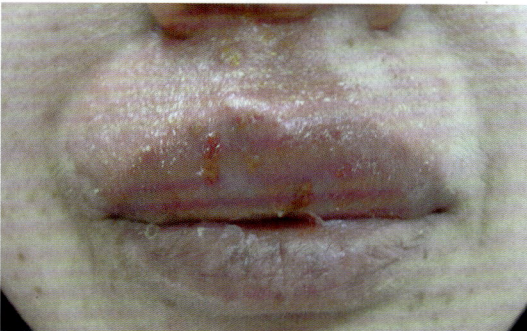

图8-31　单纯型腺性唇炎

（2）浅表化脓型腺性唇炎　由单纯性腺性唇炎合并葡萄球菌感染所致。唇部有浅表溃疡、结痂，痂皮下集聚脓性分泌物，去痂后露出红色潮湿基底部，疼痛明显，在挤压时，有脓性渗出物。在慢性缓解期，唇黏膜失去正常红润。

（3）深部化脓型腺性唇炎　由单纯型或浅表化脓型反复脓肿引起深部感染所致。深部黏液腺化脓并发生瘘管，长期不愈可发生癌变。唇部出现糜烂、结痂、瘢痕形成，呈慢性病程，此起彼伏，唇部逐渐弥漫性肥厚增大。

4. 诊断与鉴别诊断 该病根据典型的临床表现可诊断。深部化脓型必要时可做病理检查，以明确是否癌变。

本病应与肉芽肿性唇炎鉴别，后者发病多位于上唇，常自唇的一侧发病后向另一侧进展，形成巨唇，且不易消退，唇明显肿大外翻，表面有纵横沟裂，呈瓦楞状，扪压无黏液溢出。

5. 治疗 去除局部刺激因素，如牙周治疗、治疗患牙等；局部注射肾上腺糖皮质激素混悬液；放射治疗，如用放射性核素磷贴敷；对化脓性损害可以给予大剂量的青霉素类、头孢类抗生素治疗，同时口服激素。对唇肿明显外翻，疑有癌变者，尽早行活体组织检查以明确诊断。

（三）肉芽肿性唇炎

肉芽肿性唇炎（granulomatosa cheilitis）以唇肥厚肿胀为主要特点。上、下唇可同时患病，以上唇多见。

1. 病因 不明，可能与颌面部炎症、牙源性病灶、变态反应等有关。

2. 病理 上皮层变薄，表面有不全角化；固有层为非特异性炎症；黏膜下层可见肉芽肿形成，也可见有上皮样细胞和多核巨细胞。此外可见淋巴细胞、组织细胞和浆细胞。

3. 临床表现 本病多见于青壮年，男女均可发病。起病急，进程缓慢、持久、反复，呈进行性发展。主要表现为上、下唇肿胀，以上唇多见；唇部肿胀发展较快，自一侧口角至另一侧口角呈弥散肿胀；早期的肉芽肿性唇炎呈淡红色，唇黏膜色泽正常；复发后转为暗红色，局部肥厚结实而有弹性，状似褥垫，压诊时无疼痛，亦无水肿性凹陷；厚胀感为主要自觉症状，无痛，无瘙痒；肿胀可完全消退，但不久复发；多次复发后便不能恢复正常，终至发展为不同程度的巨唇，唇肿可至正常的2～3倍，唇红常伴有纵形沟裂2～6条，左右对称呈瓦楞状，且在较深的沟裂中可见渗出液并形成薄痂（图8-32）。

本病可累及唇部以外的部位，如颊、龈、鼻、颌和眶周等，称为局限性口面部肉芽肿病。如出现复发性口面部肿胀、复发性面瘫和沟纹舌等三种症状时，称为梅-罗（Melkersson-Rosenthal）综合征；若有其中两个症状者称梅-罗综合征不全型。

4. 诊断 依据本病所表现上唇多见，唇肿胀为渐进性的，时而缓解时而加重，扪诊有褥垫感，反复发作或肿胀病损不能恢复等典型症状，可做出诊断，确诊需依据组织病理学检查。

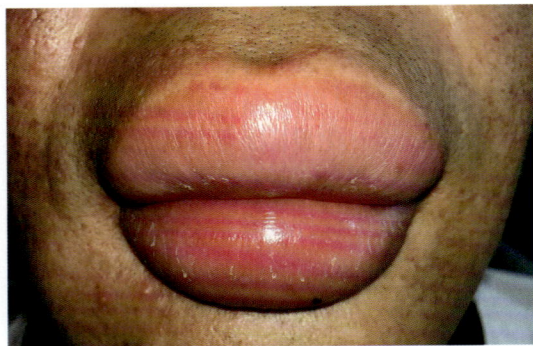

图8-32 肉芽肿性唇炎

5. 鉴别诊断 本病应与血管神经性水肿相鉴别，后者是一种急性、暂时性、局限性无痛的皮下或黏膜下水肿，也是一种特殊类型的变态反应性疾病，好发于唇部，起病急骤，但容易消散而痊愈。唇部肿胀，无指压性凹陷，呈淡红色、无压痛。亦可累及胃肠道及咽喉部黏膜。

6. 治疗 首先需要尽量去除颌面部的炎症，包括充填龋齿，系统治疗牙周病，拔除残根，治疗残冠和鼻窦炎等。还可以采用糖皮质激素在病变部位局部封闭，加上抗炎抗过敏等全身处理。肿胀明显者，必要时采用手术治疗，以恢复唇外形。

（1）糖皮质激素治疗 口服糖皮质激素如泼尼松，可有较好的疗效，局部注射泼尼松龙混悬液或醋酸氢化可的松，效果明显，但停药后常复发。建议局部封闭取得疗效后，继续口服泼尼松10mg 15天左右，巩固疗效后逐渐减量。

（2）放射治疗 可以控制反复发作，但恢复正常较困难。

（3）手术切除 经治疗病情稳定后，可以手术切除，使唇部尽可能恢复正常形态。

（四）良性淋巴组织增生性唇炎

良性淋巴组织增生性唇炎（cheilitis of benign lymphoplasis）又称为淋巴滤泡性唇炎，是多见于下唇的良性黏膜淋巴组织增生病。以淡黄色痂皮覆盖的局限性损害伴有阵发性剧烈瘙痒为特征。

1. 病因 发病原因不明，可能与胚胎发育过程中残留的原始淋巴组织在光辐射下增生有关。

2. 病理 部分上皮变薄，其表面有不全角化。在结缔组织中可见淋巴滤泡样结构，滤泡中央为网织细胞和组织细胞，周围有密集的淋巴细胞。

3. 临床表现 本病多见于青壮年女性，可发生在唇、颊及腭部黏膜，多见于下唇唇红部，尤以下唇正中部位为好发区。其表现与慢性非特异性唇炎的糜烂型相似：反复发作，唇部红肿、脱屑和糜烂，周围无明显炎症反应，基底柔软。最突出的症状是剧烈瘙痒，有时达到难以忍受的程度，迫使患者用力揉搓、咬唇，痂皮破裂，流出淡黄色液体后2～3min瘙痒才能暂时缓解。如此反复，每天发作1～2次，发作时间比较固定。损害长期反复发作后，造成下唇唇红部组织增生。

4. 诊断 根据损害局限、反复发作、剧烈瘙痒、淡黄色黏液等临床表现和病理学检查，一般可以确诊。

5. 鉴别诊断

（1）慢性糜烂性唇炎 糜烂面表浅，微痒或无瘙痒。

（2）唇部糜烂型扁平苔藓 周围非糜烂区有白色网纹，无瘙痒症状。

（3）盘状红斑狼疮 糜烂的黏膜侧白色放射状条纹，皮肤侧有黑色围线。

6. 治疗 避免日光暴晒；湿敷、局部涂布抗炎抗渗出软膏；局部用糖皮质激素封闭等。有文献报道微波治疗可取得一定疗效。

（五）光化性唇炎

光化性唇炎（actinic cheilitis）是由于反复持久的日光暴晒引起唇部糜烂、结痂等损害，故称为光化性唇炎。分为急性和慢性两种：急性光化性唇炎以水肿、水疱、糜烂、结痂和剧烈瘙痒为主要临床特征；慢性光化性唇炎以黏膜增厚、干燥、秕糠样白色鳞屑为主要临床特征。

1. 病因 本病为日光中紫外线过敏所致。症状轻重与个体对光线的敏感程度以及日光光线强弱、照射时间长短、光照范围大小有关。正常人体经日晒后产生黑色素沉积反应，出现皮肤变黑，可自行消退。而日光敏感者，在超过一定剂量的日光照射后，除黑色素生成外，还会发生细胞内和细胞外水肿、结缔组织纤维变性、细胞增生活跃等变化，引发本病。

2. 病理 急性者表现为细胞内与细胞间水肿和水疱形成。慢性损害可见角化不全，棘层肥厚，萎缩少见，基底细胞空泡变性。突出的表现是结缔组织纤维嗜碱性变，地衣红染色呈弹力纤维状结构，称日光变性。少数慢性光化性唇炎标本可出现上皮异常增生的癌前病变表现。

3. 临床表现 发病有明显季节性，常春末起病，夏季加重，秋季减轻或消退。多见于海员、农民、电焊工人及长期户外工作者，50岁以上男性多发。

（1）急性光化性唇炎（acute actinic cheilitis） 起病急，在强烈的长时间照射后，唇部发生急性炎症；以下唇为主，也波及上唇；损害为深红斑、肿胀、小水疱、糜烂或脓血痂皮；自觉症状为灼痛和疼痛。一般全身症状较轻，2～4周可能自愈，也可转成亚急性或慢性。

（2）慢性光化性唇炎（chronic actinic cheilitis） 起病慢，以下唇多见，隐匿发病或由急性演变而来。早期表现为广泛唇红黏膜增厚与口周皮肤脱色，唇红区不断发生黄白色秕糠状鳞屑或脱屑，厚薄不等，鳞屑潮湿油腻，撕去鳞屑基底潮红，不出血，鳞屑脱落后又生新屑，病程迁延可致唇部组织失去弹性，形成皱褶和皲裂。长期不愈者，唇红黏膜增厚，角化过度，发展成浸润性乳白斑片，最终发展成疣状结节，易演变成鳞癌。患者常因干燥不适用舌舔唇引起口周1~2cm宽的口周带状皮炎。

4. 诊断　急性型有日光暴晒史，唇部肿胀、水疱、糜烂、脓血、痂皮等，下唇损害较重。慢性型主要为此起彼伏的秕糠状、潮湿性油腻性鳞屑，有反复日光照射史。组织病理学检查可以确诊病变的性质。

5. 鉴别诊断

（1）单纯疱疹　急性光化性唇炎应与唇部单纯疱疹相鉴别，尤其是已糜烂结痂就诊者，更易混淆。前者有光照史，后者常有病毒感染史，水疱成簇，易破，有自愈倾向。

（2）慢性脱屑　慢性光化性唇炎应与慢性脱屑唇炎鉴别，后者主要为痂皮，白色而菲薄，强行撕去痂皮可出血，有灼痛或刺激痛。

6. 治疗与预防　该病有发生癌变的可能，因此应尽早诊断和治疗。一旦诊断明确，应立即减少紫外线照射，停用可疑药物及食物。

唇部涂擦防光剂，如5%奎宁霜；用0.1%乳酸依沙吖啶溶液湿敷，去除较厚的鳞屑；可外涂蜂蜜、甘油、凡士林、糖皮质激素软膏等。

对日光敏感性较强者，要避免日光直接照射，外出时应以遮光帽或伞等遮蔽强烈光线。

全身治疗可以口服羟氯喹、烟酰胺、对氨基苯甲酸和复合维生素B等。还可以局部采用光动力疗法的物理治疗。

二、口　角　炎

口角炎（angular cheilitis）是发生于两侧上下唇联合处口角区的炎症总称，以皲裂、口角糜烂和结痂为主要症状，故又称口角糜烂、口角唇炎。根据发病原因可分为感染性口角炎、创伤性口角炎、接触性口角炎和营养不良性口角炎。下面对前两种类型进行详述。

（一）感染性口角炎

1. 病因　由病毒、真菌、细菌等病原微生物引起。下列情况容易引起：如老年人牙列缺失，因颌间距离过短而造成口角区皱褶加深的情况下，唾液集中并浸渍口角，为口腔念珠菌等感染提供了有利条件；长期患慢性疾病，或放射治疗、化学治疗后体质虚弱患者，其口角区易感染口腔念珠菌；疱疹病毒感染者引起口角区的疱疹伴发口角炎；其他如梅毒、艾滋病等也可有口角炎表现等。

2. 临床表现　临床上感染性口角炎可以单侧发病，也可双侧同时发病。疱疹性口角炎有急性发病特征，如红肿、疼痛、起疱、疱破后出现糜烂，不久合并继发感染，出现较厚的橘黄色痂皮，有自限性，1~2周自愈，而念珠菌性口角炎常呈慢性双侧发病，局部皮肤黏膜稍增厚，呈湿白色，伴细小横纹或放射状裂纹，疼痛不明显（图8-33）。

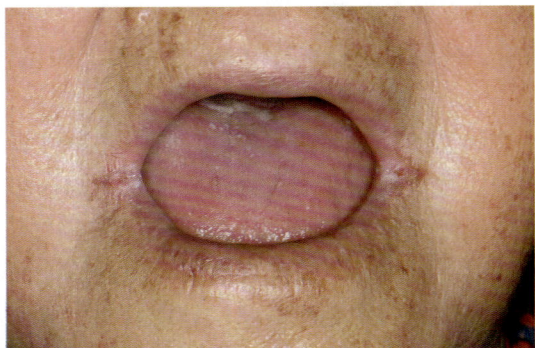

图8-33　感染性口角炎

3. 诊断　根据口角区炎症的临床表现和细菌培养、念珠菌直接镜检等微生物学检查结果可以明确诊断。念珠菌性口角炎常同时发生念珠菌性唇炎。

4. 治疗　治疗可按照病因不同给予不同治疗，疱疹性口角炎可行抗病毒治疗，念珠菌性口角炎行抗真菌治疗。具体用药可参照单纯疱疹和口腔念珠菌病的治疗。

（二）创伤性口角炎

1. 病因　由口角区物理刺激、不良习惯或医源性损伤引起。

2. 临床表现　创伤性口角炎临床不多见，常为单侧口角区损害，为长短不一的新鲜创口，裂口常有渗血、血痂。陈旧创口则有痂皮、水肿、糜烂。

3. 诊断　可依据明确的外伤史或不规范的口腔治疗经历，且发病突然、常单侧发生等确诊。

4. 治疗　以局部处理为主。可用0.1%乳酸依沙吖啶溶液、氯己定溶液和生理盐水等局部冲洗或湿敷，局部涂抹金霉素或者红霉素软膏。

三、舌部疾病

（一）地图舌

地图舌（geographic glossitis）又称地图样舌，是一种浅表性非感染性的舌炎。病损形态不规则，形似地图，故而得名。病损部位迁移不定，常不定期改变形态和位置，故又称游走性舌炎。

1. 病因　尚不明确，可能与遗传、免疫、营养缺乏、内分泌因素、乳牙萌出的局部刺激及精神因素有关，也可能是脓疱型银屑病和贫血等全身疾病的局部表现。

2. 病理　为非特异炎症表现。分为萎缩区与边缘区。萎缩区乳头消失，棘层变薄，上皮内棘细胞变性、水肿。周边边缘区上皮过角化或不全角化，棘层增厚，固有层血管充血，有炎症细胞浸润。

3. 临床表现　多见于儿童，无自觉症状，偶有灼痛。病损多见舌背、舌尖、舌缘。其特征为舌背丝状乳头萎缩消失，形成不规则红色剥脱区，红斑区周边常有白或淡黄色弧形曲线，似地图标示的蜿蜒国界。持续1周或数周内消退，同时又有新病损出现。这种萎缩与修复同时发生，使病变位置与形态呈游走性。病损多在舌前2/3游走，一般不越过人字沟，可不定期发生明显的位置移动。一般无自觉症状，合并感染时出现烧灼样疼痛。地图舌有自限性，发作一段时间会有间歇缓解期（图8-34）。

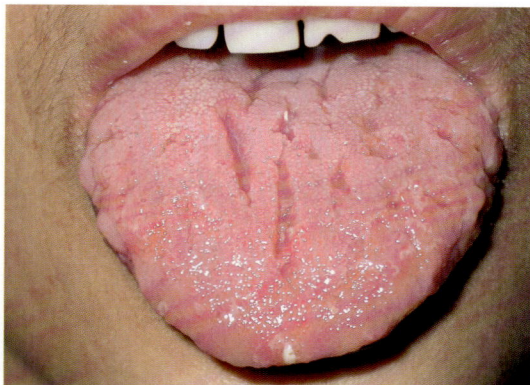

图8-34　地图舌、沟纹舌

4. 诊断　临床常依据病损特征进行诊断。

5. 鉴别诊断　需与舌部扁平苔藓和红斑型念珠菌病相鉴别。前者以白色斑块或条纹损害为主，位置较固定，无昼夜游走变化特征。后者初始发病时，舌乳头萎缩多在舌背中后份，逐渐发展到整个舌背，周围无明显高起的舌乳头。

6. 治疗　本病预后良好，且无明显不适感，故一般无需治疗。也可用0.1%氯己定溶液或2%～4%碳酸氢钠溶液含漱预防感染。

（二）沟纹舌

沟纹舌（fissured tongue）又称脑回舌或皱褶舌，表现为舌背出现纵横或不规则沟裂，其走向、深浅和长短因人而异，可随着年龄增长而加重。常与游走性舌炎并发（图8-34）。

1. 病因　未明，可能与先天性舌发育异常、遗传、环境、营养缺乏及系统性疾病有关。

2. 病理　光镜下可见沟纹底部上皮明显变薄，无角化层；丝状乳头变大，上皮钉突增长；上皮内形成微小脓肿；上皮下结缔组织增厚，大量淋巴细胞、浆细胞浸润。

3. 临床表现　沟纹舌可见于儿童及成人，无性别差异。临床表现为舌背出现不同形态的裂纹，其形态、排列、数目、长短和深浅不一，形状似脑回、叶脉或树枝，也可发生在舌侧缘。沟底黏膜连续完整，无渗血；丝状乳头缺如。舌的色泽、质地和活动正常，常无症状，合并感染可有刺激痛、灼痛。

该病发展缓慢，随年龄增长加重。

4. 诊断 根据舌部的裂纹可做出诊断。

5. 鉴别诊断 深沟纹舌应与舌开裂性创伤相鉴别。后者有创伤史、疼痛、渗血，舌黏膜连续性中断。

6. 治疗 无症状者一般不需要治疗。可以嘱患者保持口腔清洁，用软毛刷清洁舌背；含漱0.1%氯己定溶液或2%～4%碳酸氢钠溶液时，需用舌尖抵住下前牙，使舌背拱起，避免继发感染。

（三）舌乳头炎

舌乳头炎（lingual papllitis）包括丝状乳头炎、菌状乳头炎、轮廓乳头炎和叶状乳头炎四种。除丝状乳头炎以萎缩性损害为主外，其他乳头炎均以充血、红肿、疼痛为主。

1. 病因 全身因素多见，包括营养不良、血液性疾病、真菌感染、滥用抗生素、内分泌失调和维生素缺乏等。局部因素有牙尖过锐、牙石、不良修复体、进食过辣或过烫食物等创伤刺激及咽部感染（叶状乳头炎）。

2. 病理 丝状乳头炎黏膜上皮萎缩变薄，其他舌乳头炎为非特异性炎症表现，上皮下结缔组织炎症细胞浸润，毛细血管扩张。

3. 临床表现

（1）丝状乳头炎 主要表现为萎缩性舌炎，即丝状乳头变薄或脱落。

（2）菌状乳头炎 菌状乳头数目较少，色红，分布于舌前部和舌尖部，炎症时乳头肿胀、充血、灼热、疼痛不适感，肿胀的乳头突起明显。

（3）轮廓乳头炎 轮廓乳头位于舌后1/3处，一般为7～9个，呈"人"字形排列，其侧壁上皮内含味蕾。炎症时乳头肿大突起，轮廓清晰，发红，疼痛感不明显，少数患者有味觉迟钝，也有患者因无意间发现而感到恐惧。

（4）叶状乳头炎 叶状乳头位于舌缘后部，近咽部，为5～8条上下并列的皱襞，富含淋巴样组织。炎症时乳头红肿，乳头间皱襞更显凹陷，患者常有明显的刺激痛或不适感，担心其会发展为肿瘤，是引起患者恐惧的主要原因。

4. 诊断 以丝状乳头炎萎缩为主时可诊断为萎缩性舌炎。其他各种舌炎均以其特殊位置和乳头红肿明确诊断，常可发现与其相对应的过锐牙尖、不良修复体等刺激因素存在。患者常有患癌症的疑虑，因而频频伸舌自检。

5. 鉴别诊断 叶状乳头炎、轮廓乳头炎应与肿瘤鉴别。后者有癌前病变或长期慢性不良刺激史，常伴发溃疡，触诊局部有浸润发硬，且经久不愈，需要及时切取组织进行病理检查。

6. 治疗 有贫血、维生素缺乏等明确病因者应给予纠正贫血、补充维生素等全身治疗；局部可用抗生素含漱液；去除不良局部刺激，如调磨锐利牙尖、牙周治疗等；炎症明显时可口服抗生素。

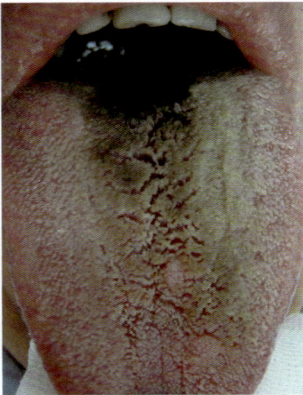

图8-35 黑毛舌

（四）毛舌

毛舌（hair tongue 或 coated tongue）指舌背丝状乳头过度伸长和延缓脱落形成的毛发状损害，可呈黑、褐、白、黄、绿等多种颜色。

1. 病因 其发生一般认为与口腔内环境改变（如口腔卫生不良、过度吸烟、局部长期使用含肾上腺糖皮质激素与抗生素漱口液）、化学刺激、全身疾病（如糖尿病）及放射治疗后有关。黑毛舌由过度吸烟、真菌感染、食物或药物等引起（图8-35）。白毛舌可能与胃肠疾病或白色念珠菌感染有关。

2. *病理* 舌丝状乳头角化细胞显著伸长增生，乳头间夹杂有细菌、食物残渣、脱落的角质块等。上皮钉突明显伸长。因固有淋巴细胞和浆细胞浸润，表现为非特异性炎症。

3. *临床表现* 30岁后成人多见，性别差异不大。常发生于舌背人字沟前方丝状乳头密集区，丝状乳头伸长呈丛毛状，毛长数毫米不等，用探针拨之有如麦波倒状。过长的丛毛可刺激软腭或腭垂，引起恶心。通常无自觉症状，少数患者可有口臭、口干或口内苦涩感。

4. *诊断* 根据舌背部丝状乳头的伸长且呈现各种色泽可诊断。

5. *鉴别诊断* 应与黑苔相鉴别。后者无丝状乳头增生，常因食物或药物而染色。

6. *治疗*

（1）寻找和去除诱因 如停用可疑药物和食物，积极治疗全身性疾病，纠正口腔酸性环境等。

（2）局部处理 如修剪或采用化学法或机械法去除过长丛毛。用2%～4%碳酸氢钠溶液含漱，制霉菌素片50万U含服，每日3次，每次1片，连续使用1个月。

（五）正中菱形舌

正中菱形舌（median rhomboid glossitis）是指发生在舌背人字沟前方，类似菱形的炎性病变。

1. *病因* 可能的因素有舌背遗留的先天性发育异常、念珠菌感染、内分泌失调或继发于其他疾病（如缺铁、维生素缺乏、微血管损伤）等。

2. *病理* 表现为程度不同的上皮萎缩，细胞形态无改变，固有层少量炎症细胞浸润，但可表现为上皮增生和不全角化，棘层增厚，上皮钉突伸长等改变。

3. *临床表现* 正中菱形舌多见于中年以上男性，临床上分为光滑型与结节型两种。

（1）光滑型 位于舌中、后1/3交界处中央，即人字沟中央区，呈菱形或圆形的无舌乳头区，表面光滑，色泽深红或鲜红，质软，无压痛，周围区色泽及舌乳头正常。患者多无自觉症状（图8-36）。

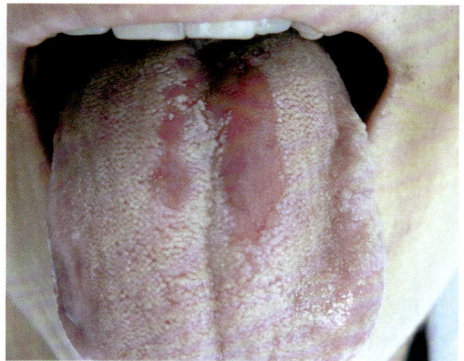

图8-36 正中菱形舌-光滑型

（2）结节型 病损部位及大小同光滑型，但舌乳头剥脱区内出现大小不等的暗红色突起，表面可见散在性白色角化点，不易擦去，扪之有结节、粗糙感、稍硬，无压痛，患者多无自觉症状和功能障碍。

4. *诊断* 根据舌人字沟前的近似菱形损害可做出诊断。对于结节型者应行活体组织检查排除恶变。

5. *鉴别诊断* 结节型正中菱形舌应与慢性增殖型念珠菌病相鉴别。后者除舌背增生外，还可于上腭、颊黏膜等部位出现病损。

6. *治疗* 可给予局部抗真菌药物，且嘱患者勿过频伸舌自检。消除恐惧心理，保持口腔清洁。对质地变硬的结节型病损，应尽早做病理检查排除恶变可能。

四、灼口综合征

灼口综合征（burning mouth syndrome，BMS）一般是指发生于舌部及其他口腔黏膜、以烧灼样感觉为主的症候群，不伴有明显临床病变体征。灼口综合征有很多别名，包括口腔感觉迟钝、舌灼痛、舌痛和口腔痛。因为灼口综合征的诊断标准不同，所以以往文献报道的患病率差异很大，但患病率有逐渐增高的趋势。女性比男性患病率高。更年期和绝经后女性发病率高。

（一）病因

灼口综合征是多因素疾病。病因机制尚不明确，可分为局部因素、系统因素、精神因素和神经系统病变等。有的研究者把灼口综合征分为原发性和继发性。原发性是指没有能确定的局部或系统原因，烧灼感就是疾病本身。而继发性是指烧灼感要晚于局部或全身疾病出现。

1. **局部因素**　包括过敏、接触性皮炎、口内修复体因素、口腔干燥等。

2. **系统因素**　包括铁、叶酸等营养缺乏、糖尿病、药物、自身免疫疾病、应激、激素改变等。需要治疗引起烧灼感的相关性疾病。

3. **精神因素**　有些患者伴有焦虑、抑郁等情绪障碍，增加了口腔灼痛的发生。

4. **神经系统病变**　灼痛感可能涉及中枢和周围神经系统病变。

（二）病理

口腔黏膜无异常改变。

（三）临床表现

灼口综合征多见于围绝经期女性，好发于舌部、颊、唇和腭等黏膜。表现为口腔内的烧灼痛，麻木胀痛、刺痛、瘙痒、异物感，有的患者还伴有味觉异常、口干和口苦。呈持续性疼痛，多数不影响睡眠。症状晨起最轻，逐渐加重。活动时，注意力分散时较轻，静止时，注意力集中于灼痛区时加重。上述症状持续数月甚至数年，大多数患者口服止痛药无效。临床检查灼痛区黏膜颜色、形态和功能都正常，无器质性病变。部分患者有神经衰弱的表现，产生失眠、多梦、烦躁疲乏等症状，甚至长期处于焦虑和抑郁状态。

（四）诊断

诊断通常以既往病史为基础，通过排除局部因素（如念珠菌病、疱疹、唾液过少、过敏或黏膜损伤）或全身因素（如缺乏维生素、糖尿病、甲状腺功能减退、自身免疫性疾病）找出症状的诱发病因。诊断依据包括：好发于围绝经期妇女，舌部灼痛感，灼痛区黏膜正常，无全身器质性疾病。

（五）治疗

灼口综合征虽然不能在短期内治愈，但预后良好，大部分患者的局部症状会逐渐改善，甚至恢复正常。不能恢复正常的患者，症状也会趋于稳定。少数患者会有加重的表现，疼痛明显者可局部应用止痛药物。应针对可能的诱因，采用心理和药物结合治疗。有报道使用如氯硝西泮、α-硫辛酸和低能量激光等方法治疗能有效缓解症状。中医以疏肝解郁等为基本治则，成药可选用加味逍遥丸等。

第8节　性传播疾病的口腔表征

性传播疾病的主要传播途径是性行为。包括梅毒、艾滋病、淋病、尖锐湿疣、生殖器疱疹、软下疳等十余种疾病，有些常伴口腔损害。本教材仅对梅毒和艾滋病做简要描述。

一、梅　毒

梅毒（syphilis）由梅毒螺旋体引起的一种慢性、系统性性传播疾病，可以通过血液和性接触传播，也会经胎盘传给胎儿。早期主要侵犯皮肤与黏膜，可侵犯人体几乎所有器官，因此梅毒的临床表现复杂多样。

（一）病因

梅毒螺旋体又称苍白密螺旋体苍白，繁殖缓慢，革兰氏染色阴性，属厌氧微生物，离开人体不易生存。梅毒螺旋体的抵抗力极弱，对温度和干燥特别敏感，离体后干燥1～2h或50℃加热5min即死亡，100℃立即死亡，但耐寒力强，0℃可存活48h。对常用化学消毒剂敏感，对青霉素、红霉素、砷剂敏感。

梅毒患者是梅毒的唯一传染源，后天性梅毒约95%以上通过性接触传染，先天性梅毒通过胎盘传染。少数患者可因接触带梅毒螺旋体的内衣、被褥、毛巾、剃刀、医疗器械以及哺乳、输血而间接被感染。

（二）病理

梅毒的基本病变主要有血管内膜炎、血管周围炎，晚期还有上皮样细胞和巨噬细胞肉芽肿性浸润。

（三）临床表现

根据传播途径不同，临床将梅毒分为先天性与后天性两类；根据病程，分为一期梅毒、二期梅毒和三期梅毒。前两者算早期梅毒，三期梅毒属于晚期梅毒。

1. 先天性梅毒（胎传梅毒） 系母体怀孕4周左右，经胎盘传播给胎儿。

（1）早期先天性梅毒 患儿可出现口周及肛周特异性放射性皲裂及瘢痕，患儿营养状况不佳，呈脱水、老人貌，可出现褐色皮肤斑疹、斑丘疹或扁平湿疣，患儿常有鼻炎、鞍状鼻，可伴全身骨损害。

（2）晚期先天性梅毒 患儿有上腭和鼻中隔穿孔，上中切牙切缘呈半月形凹陷，称哈钦森牙（Hutchinson teeth），下颌第一磨牙呈桑葚状，称桑葚牙，皮肤出现树胶肿，可伴神经性耳聋、角膜炎及骨损害。

2. 后天性梅毒（获得性梅毒）

（1）一期梅毒 主要表现为硬下疳和淋巴结肿大，一般无全身症状。一般于感染后3周左右在受侵部位发生。口腔表现以下唇最多见，且较其他处大。硬下疳也可发生在龈、舌、腭及扁桃体。初期为小片红斑，以后发展为丘疹或结节，表面发生坏死，形成圆形或椭圆形的单个无痛性溃疡，边界清，周围微隆起，基底平坦，呈肉红色，触之有软骨样硬度，下方常有炎性红晕。在感染1～2周后，病损区周围相关淋巴结逐渐肿大、变硬，但不融合，也无红、肿、热、痛等炎症表现。如从硬下疳或受累淋巴结吸取组织涂片，暗视野显微镜下观察可见大量梅毒螺旋体。

（2）二期梅毒 一期梅毒未经治疗或治疗不彻底，梅毒螺旋体由淋巴系统进入血液循环，大量繁殖扩散，引起的组织损害为二期梅毒。常表现为皮肤、黏膜、骨骼及其他组织器官的多发性损害。常先有类上呼吸道感染症状，继而出现皮肤、黏膜损害。此期传染性最强，引起口腔损害最多，主要口腔表现如下。

1）梅毒性黏膜炎：主要发生在口腔后部和牙龈，表现为口腔黏膜广泛性充血、糜烂与溃疡，有灼痛、口干的表现。

2）梅毒黏膜斑（图8-37）：系二期特征性损害。可发生于口腔任何部位，多见舌及下唇。表现为灰白色斑块，呈圆形或椭圆形，直径约为1cm，边界清楚；有溃

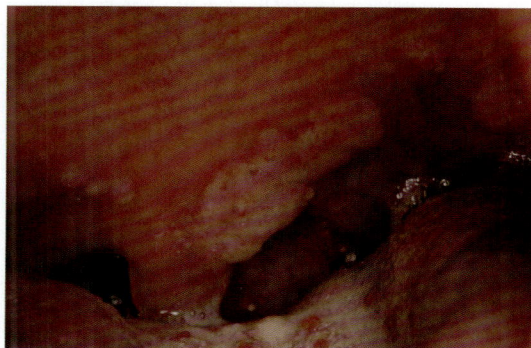

图8-37 梅毒黏膜斑

疡和白色假膜，溃疡高出黏膜，界清，中央凹陷，周边隆起，无压痛，基底稍硬。一般无自觉症状，若发生糜烂或浅表溃疡则有疼痛。黏膜斑常为多个，取组织涂片可见大量梅毒螺旋体。

二期梅毒可有皮肤损害，表现为斑疹、斑丘疹及脓疱疹。斑疹常为红褐色，好发于掌跖，不痒不痛，呈散在对称分布。如累及毛发，常有脱发；如累及指（趾）甲，可致甲变形和甲床炎。累及外阴及肛周皮肤有时可见扁平湿疣。

（3）三期梅毒　即晚期梅毒。早期梅毒未经治疗或治疗不充分，经过一定潜伏期，≥2年，最长可达20年，约40%梅毒患者发生三期梅毒。三期梅毒累及范围广，病情较严重。主要特点为：损害发生时间晚，病程长；症状复杂；组织破坏性大。损害内梅毒螺旋体少，传染性弱，梅毒血清阳性率低。

1）黏膜损害：主要表现为树胶肿、梅毒性舌炎和舌白斑。

树胶肿：可侵犯口、鼻黏膜，初为小结节，继而缓慢扩大，中心软化，形成溃疡，可造成组织缺损和口、鼻相通。也好发于舌背和鼻中隔，可造成舌穿孔及鞍形鼻。

梅毒性舌炎：主要表现为舌乳头消失，损害区光滑发红，范围逐渐扩大，并可出现舌分叶或沟纹舌，表现为间质性舌炎。

舌白斑：舌背可发生白斑，容易恶变为鳞癌。

2）皮肤损害：表现为结节性梅毒疹和树胶肿。前者结节为黄豆大小，呈红褐色，质硬，可坏死软化，形成溃疡。后者初为深在性结节，可与皮肤粘连，形成暗红色斑，中央可软化破溃并流出黏稠树胶状脓液。

3）其他损害：主要有梅毒性骨膜炎和骨树胶肿、梅毒性主动脉炎和主动脉瘤、肝树胶肿、脊髓结核和眼部疾病等。

3. 潜伏梅毒　凡有梅毒感染史，无临床表现或临床表现已消失，除梅毒血清学阳性外无任何阳性体征，且脑脊液检查正常者称为潜伏梅毒，其发生与机体免疫力较强或治疗暂时抑制梅毒螺旋体有关。

（四）诊断

梅毒的诊断依据主要有以下几点：

1. 不洁性交史　应询问时间，确定潜伏期。

2. 家族史及现病史　如怀疑为先天性梅毒，应询问父母有无梅毒史，确定现有病损（黏膜斑、皮疹）的临床表现。

3. 实验室检查

（1）或脑脊液螺旋体抗体吸收试验阳性。暗视野显微镜检查，涂片银染色或核酸扩增试验梅毒螺旋体核酸阳性，均易在二期梅毒皮损中找到梅毒螺旋体。

（2）梅毒螺旋体血清学试验阳性。常用快速血浆反应素试验（RPR）、血清不加热反应素试验（USR）、梅毒螺旋体血凝试验（THRA）等。

（3）非梅素螺旋体血清学试验阳性。

（五）治疗

治疗原则：正确诊断，及时治疗，足够剂量，正规疗程，定期观察。

治疗首选青霉素，如一期、二期梅毒可用青霉素240万U两侧臀部肌内注射，每侧120万U，每周1次，共用3周。也可用普鲁卡因青霉素G，每日80万U肌内注射，连用7～10天。如青霉素过敏，可改用红霉素口服，每日2g，分4次服，连用15天。或用阿奇霉素，每日口服0.5g，连用10天。三期梅毒可用普鲁卡因青霉素G 80万U肌内注射，每日1次，共用10天。先天性梅毒可用普鲁卡因青霉素G 5万U/（kg·d），肌内注射，连用10～14天。一般应对梅毒患者进行跟踪观察，必要时应补充治疗。

二、艾滋病

艾滋病（acquired immune deficiency syndrome，AIDS）又称获得性免疫缺陷综合征。由人类免疫缺陷病毒（human immunodeficiency virus，HIV）引起。主要通过性接触及血液传播，病毒可侵犯并破坏辅助性T淋巴细胞，导致机体细胞免疫功能低下，进而并发各种严重的机会性感染及恶性肿瘤。

艾滋病进展较慢，病程较长。HIV感染者在发展为AIDS前的很长一段时期内可无明显的全身症状，但大多数感染者出现各种口腔损害，有些还是在早期出现。有些口腔病损可以预示HIV感染后的病情进展。因此HIV感染者可能首先就诊于口腔科，早发现、早诊断、早治疗，有利于疾病的控制，减少传播。

（一）传染途径

AIDS患者、HIV携带者是本病的传染源。病毒可存在于患者的血液、精液、子宫和阴道分泌物、唾液、泪液、乳汁、尿液、脑脊液及羊水中。日常生活的一般接触，如握手、礼节性接吻、共同进餐、接触电话、公用便具、被蚊虫叮咬等不造成传播。但在口腔黏膜有炎症、出血、破溃状态下的接吻具有危险性。

1. 性接触传播　是本病的主要传染途径。

2. 血液传播　包括接受含HIV的血液、血制品、器官等，或使用被HIV污染的注射器、针头及医疗器械，用含HIV的精液进行人工授精。

3. 垂直传播（母婴传播）　包括经胎盘、产道或哺乳等方式传播。

（二）高危人群

艾滋病的高危人群为男性同性恋者，静脉注射吸毒者，血友病和多次接受输血、血制品患者，HIV感染者的配偶或性伴侣。

（三）HIV的口腔表现

1. 口腔念珠菌病　在HIV感染者的口腔损害中最为常见，常在疾病早期出现，是免疫抑制的早期征象。好发于颊、腭后部、牙龈及口角，表现为红斑型、假膜型口腔念珠菌病和口角炎。病情反复或严重。

2. 牙周病　包括牙龈线形红斑、HIV相关性牙周炎和急性坏死溃疡性牙龈炎等。

（1）牙龈线形红斑　又称艾滋病相关性牙龈炎，特点是游离龈呈线状充血，附着龈上有散在红斑。常伴有自发性出血，但口腔卫生良好。

（2）HIV相关性牙周炎　可从牙龈线形红斑发展而来，进展迅速，牙周附着严重丧失，骨吸收快，出现牙松动、疼痛，可伴牙龈及牙周组织溃疡与坏死。

（3）急性坏死溃疡性牙龈炎　以前牙牙龈较多见，主要表现为牙龈出血、疼痛、口臭、牙龈乳头坏死。严重者可发展为坏死性溃疡性牙周炎，甚至急性坏死性口炎。

3. 毛状黏膜白斑　是HIV感染者的主要表现之一。毛状白斑的发生可能与EB病毒及口腔念珠菌感染有关。常见于舌侧缘，表现为白色斑块，表面有皱褶状突起，似毛发，不能刮去，有时白斑可扩延至舌背或舌腹。病理主要表现为上皮增生，棘细胞层过度不全角化、角蛋白突起细如毛发。

4. 卡波西肉瘤　是艾滋病患者最常发生的肿瘤，其中有一部分较早出现于口腔。口腔内腭部及牙龈是最常见发病部位，也可见于咽部、唇颊黏膜，舌背则少见。典型表现是淡蓝或暗红色斑（肿）块，早期扁平不高出黏膜，后逐渐扩大，颜色加深，突出黏膜，并可出现结节甚至溃疡，此时可伴疼痛及相关表现。病理表现以内皮组织增生及血管改变为主。

5. 非霍奇金淋巴瘤　HIV 感染者该病发病率明显高于正常人群，是确诊艾滋病的表现之一。该病常以无痛性颈部及锁骨上淋巴结肿大为早期表现，发展迅速，易发生远处转移。如发生在口腔，多见于软腭、扁桃体、舌根等处，一般为单发。肿瘤生长迅速，可逐渐肿大并出现溃疡、坏死，导致疼痛、组织破坏与功能障碍。中、晚期患者可有出血、发热、消瘦、贫血、肝脾大等一系列表现。

（四）诊断

1. HIV 感染　受检者血清试验阳性。

2. 艾滋病　HIV 抗体阳性，又具有近期体重明显减轻且伴有发热或腹泻持久、明显真菌或其他条件致病菌感染、卡氏肺囊虫肺炎、卡波西肉瘤等的任何一项者，可确诊为艾滋病。

（五）鉴别诊断

1. 菌斑性龈炎　龈缘的充血由牙菌斑和牙结石引起，去除菌斑和牙石后充血好转，而对 HIV 感染者的牙龈线形红斑局部洁治常无效，且 HIV 抗体阳性。

2. 口腔白斑病、斑块型扁平苔藓　白斑好发于颊部、软腭、口底或舌腹，病理检查可伴有不同程度的上皮异常增生；舌背斑块型扁平苔藓为灰白色，病理检查可见固有层淋巴细胞带状浸润、基底细胞液化变性等特征性病理表现。而毛状白斑好发于舌外侧缘，可双侧均发生，病理检查很少见上皮异常增生。

3. 口腔念珠菌病　一般多见于老人和婴幼儿，有一定诱因。而 HIV 感染者发生的口腔念珠菌病多见于中青年人，无明显诱因。

4. 单纯疱疹、三叉神经带状疱疹　免疫力无缺陷，具有自限性。

5. 慢性牙周炎　发病缓慢，经系统治疗有效。

（六）防治

目前尚无有效的 HIV 疫苗和治疗方法。预防 HIV 感染应采取综合预防措施，开展宣传教育，实施控制艾滋病的全球战略。治疗可以通过抗 HIV 治疗、免疫调节治疗、支持与对症治疗、心理治疗等综合手段进行。

第 9 节　系统疾病的口腔表征

一、造血系统疾病

（一）缺铁性贫血

缺铁性贫血是指缺铁引起的小细胞低色素性贫血及相关的缺铁异常，是血红素合成异常性贫血的一种。

1. 病因　慢性失血，腹泻致失铁过多，铁吸收不良或摄入不足、身体需求增加等均可导致该病。

2. 临床表现

（1）全身表现　早期无症状，晚期可出现皮肤黏膜苍白，毛发干枯脱落，乏力、易倦、头晕、心悸、食欲缺乏、月经失调等。

（2）口腔表现　唇、舌及牙龈黏膜苍白，可伴灼痛、干燥、异物感，舌背乳头可逐渐减少或消失，呈鲜红光亮状，味觉迟钝，伴舌炎及口角炎。重者口腔黏膜萎缩，易糜烂、溃疡（图 8-38）。

3. **诊断** 依据病史、临床特征及实验室检验可确诊。实验室检验可见血红蛋白减少、血清铁下降（常低于9.0μmol/L）。

4. **治疗** 根据病因进行诊断是治疗的前提。也可行补铁治疗：口服硫酸亚铁0.3g，每日3次；口服复合维生素B与维生素C。加强口腔卫生，预防与控制继发感染。

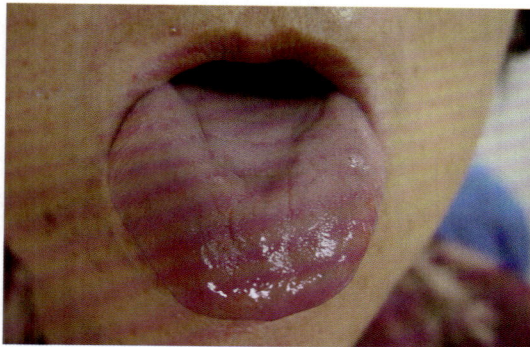

图 8-38 贫血性舌炎

（二）白血病

白血病是一类造血干细胞的恶性克隆性疾病，因白血病细胞自我更新增加、增生失控、分化障碍、凋亡受阻，而停滞在细胞发育的不同阶段。在骨髓和其他造血组织中，白血病细胞大量增生累积，使正常造血受抑制，并浸润其他组织和器官。根据白血病细胞的成熟程度和自然病程，白血病分为急性和慢性两类。

1. **病因** 白血病病因未明，可能与病毒感染、电离辐射及遗传背景有关。

2. **临床表现** 急性白血病起病急缓不一，急性患者可有突然高热，或严重出血，全身淋巴结肿大、肝脾大、胸骨压痛等表现。慢性者出现低热、盗汗、明显肝脾大等表现。常因脸色苍白、皮肤紫癜、月经过多或拔牙出血不止被发现。

各型白血病都可以出现口腔表现，主要有牙龈红肿、牙龈出血，口腔黏膜瘀斑及血肿，重者牙龈增生至接近咬合面，出现牙龈溃疡坏死、牙痛及牙松动。如经拔牙或刮治术，发生出血不止或继发严重感染。有较难愈合的不规则溃疡。

3. **诊断** 根据临床特点，结合血象及骨髓分析可确诊。血象分析可发现大量幼稚白细胞，骨髓涂片分析有助于分型。

4. **治疗** 由内科医生主持治疗。口腔治疗时必须十分谨慎，以保守治疗为主，尽量避免在操作时引起出血和继发感染，切忌手术和活检，禁用具有刺激性和腐蚀性药物。对牙髓病、牙周病应从简处理，待全身病情缓解再治疗。牙龈出血者用3%过氧化氢溶液冲洗牙周后，上碘甘油，必要时上牙周塞治剂或云南白药等，采用压迫止血。加强口腔宣教，注意口腔卫生，防治黏膜溃疡及继发感染。

（三）血小板减少性紫癜

血小板减少性紫癜是一组免疫介导的血小板过度破坏所致的出血性疾病。

1. **病因** 原发性者病因未明，可能与病毒感染及自身免疫异常有关。继发性与电离辐射、药物、感染、脾功能亢进等因素有关。

2. **临床表现** 多呈慢性病程，以皮肤瘀斑或血肿、鼻出血、月经过多、血尿、便血等为主要表现，可伴头痛、恶心呕吐、乏力等症状，严重者可有多处内脏出血。

口腔表现：牙龈自发性出血，如吸吮、刷牙会加重出血。口腔黏膜上易出现瘀斑、血疱或血肿，若有破溃，易继发感染，口内有血腥臭或口臭。

3. **诊断** 根据临床特点、病史及血液检查可确诊。血液检查可发现血小板明显减少，出血时间延长、毛细血管脆性试验阳性等均可帮助确诊。

4. **治疗** 全身治疗首选糖皮质激素。还可采取输血、补充免疫球蛋白、脾切除手术进行治疗。止血可肌内注射维生素K_1、维生素K_3等，口腔内出血可用压迫、上牙周塞治剂、3%过氧化氢溶液冲洗、0.1%氯己定溶液漱口等治疗，预防和控制感染。

二、维生素缺乏症

（一）维生素B₂缺乏症

维生素B₂又称核黄素，为水溶性维生素之一，主要来源于动物性食物。

1. **病因** 与摄入不足、吸收不良或需要量增加等有关。某些药物如抗生素及激素能影响维生素B₂在体内合成与吸收，也能导致该病发生。

2. **临床表现** 多部位多样化，如疲劳、创伤难愈合、血管增生性角膜炎、干痒性皮炎或脂溢性皮炎等。阴囊及会阴部皮肤湿痒并伴有红斑、丘疹等。

口腔表现如下。

（1）口角炎 表现为对称性口角区黏膜皮肤湿白，可伴糜烂与皲裂，张口时疼痛且易出血，易形成脓痂或脓疱。

（2）唇炎 多为红肿伴糜烂，长期发展可转变为暗红、肥厚及干燥脱屑，可出现皲裂，易出血感染。

（3）舌炎 初期可有舌干燥、灼痛，后舌乳头逐渐萎缩呈光滑状，遇刺激疼痛加重。

3. **诊断** 根据临床特点及营养状况进行判断，必要时做血清或尿液的维生素B₂检测，以帮助诊断。

4. **治疗** 补充维生素B₂或复合维生素B₂，改善食物烹调方法，多吃水果。局部治疗以预防与控制感染为主，如灼痛、刺激痛较重，可用0.5%达克罗宁溶液涂布，或以0.1%利多卡因溶液含漱。

（二）维生素C缺乏症

维生素C缺乏症又称坏血病，是长期缺乏维生素C所引起的营养缺乏症，临床特征为出血和骨骼病变。

1. **病因** 与摄入不足（偏食及食物加工过度）、吸收不良有关。

2. **临床表现** 发病初期患者有乏力、体重减轻的表现，而后出现皮肤出血点、血尿、血便、贫血、伤口不易愈合等。

口腔表现：早期可出现牙龈肿胀、松软、易出血，多见于龈乳头及龈缘，牙龈呈暗红色，可见糜烂与溃疡。如伴发感染，可出现疼痛及口臭。如口腔卫生不良，可使症状加剧，特别是牙周炎患者，在短期内牙齿松动脱落。口腔黏膜可见出血点或瘀斑。口腔创口愈合延迟，对感染的易感性增加。X线片可见牙槽骨明显吸收或骨板吸收明显。

3. **诊断** 根据营养状况及饮食习惯，临床特征及实验室检查可做出诊断，患者一般血清维生素C水平明显降低，而糖耐量试验增高，凝血酶时间延长，毛细血管脆性试验阳性也有助于诊断。也可先诊断性治疗，即补充维生素C，如疗效明显，可确诊。

4. **治疗** 去除病因，多食富含维生素C的水果与蔬菜，改善烹调方法。如病情较重，每日可口服维生素C 200～500mg，分3次口服，连用1个月。

医者仁心

"张医生"的医者初心

在中国工程院院士张志愿的心中，最让他珍视的还是"张医生"这个普通而神圣的身份。不管是刚当医生还是当院长、院士，张医生一直坚守医者初心。面对门诊慕名而来的患者，他习惯正视患者的眼睛，用最通俗简洁的语言，清楚地告知对方诊断、治疗方案、预后和注意事项。在临床教学工作中，他用自己的言行教导学生要牢记"医者初心"，做患者信赖的好医生，从问诊到检查操作，从开刀到止血，都要想到患者。张医生一直注重医学人文教育，多次为青年医生讲述医学人生与职业生涯，用自身经历勉励医学生走好"从医之路"。

自 测 题

A₁/A₂型题

1. 带状疱疹的致病病原体为（ ）
   A. 柯萨奇病毒
   B. 水痘-带状疱疹病毒
   C. Ⅰ型单纯疱疹病毒
   D. 肠道病毒
   E. 腺病毒

2. 下列哪一类人群易患口腔念珠菌病（ ）
   A. 患有消化道疾病者
   B. 更年期妇女
   C. 吸烟者
   D. 嗜酒者
   E. 长期使用广谱抗生素者

3. 口腔念珠菌病最常出现的症状为（ ）
   A. 麻木不适
   B. 粗糙感
   C. 口苦
   D. 口干、烧灼感
   E. 瘙痒感

4. 下列哪种疾病愈后遗留瘢痕（ ）
   A. 轻型复发性阿弗他溃疡
   B. 创伤性血疱
   C. 重型复发性阿弗他溃疡
   D. 创伤性溃疡
   E. 疱疹样复发性阿弗他溃疡

5. 下列哪项不是复发性阿弗他溃疡的治疗原则（ ）
   A. 手术治疗
   B. 止痛
   C. 促进愈合
   D. 消炎
   E. 消除诱因

6. 慢性盘状红斑狼疮好发于（ ）
   A. 两颊黏膜
   B. 下唇黏膜
   C. 舌背黏膜
   D. 附着龈
   E. 上腭黏膜

7. 治疗天疱疮的首选药物是（ ）
   A. 谷维素
   B. 以中药为主
   C. 维生素
   D. 抗生素
   E. 糖皮质激素

8. 哪种类型的疱病会出现口腔病损（ ）
   A. 寻常型天疱疮
   B. 大疱型类天疱疮
   C. 增殖型天疱疮
   D. 落叶型天疱疮
   E. 红斑型天疱疮

9. 梅-罗综合征包括沟纹舌、肉芽肿性唇炎，以及下面哪项（ ）
   A. 迷脂症
   B. 地图舌
   C. 面神经麻痹
   D. 正中菱形舌
   E. 三叉神经痛

10. 艾滋病的病原体是（ ）
    A. 人类乳头状瘤病毒
    B. 螺旋体
    C. 单纯疱疹病毒
    D. 人类免疫缺陷病毒
    E. 巨细胞病毒

11. 患者，男，40岁，感冒后自觉唇周皮肤刺痛发痒，下唇及唇周皮肤出现成簇的针尖大小水疱，后融合破溃结痂。本病的可能诊断为（ ）
    A. 口角炎
    B. 带状疱疹
    C. 固定性药疹
    D. 唇疱疹
    E. 手足口病

12. 女婴，1个月，口腔黏膜出现白色凝乳状斑点及斑片，用力可擦掉；患儿烦躁不安、拒食、啼哭，应怀疑为（ ）
    A. 鹅口疮
    B. 带状疱疹
    C. 疱疹性龈口炎
    D. 球菌性口炎
    E. 手足口病

13. 患者，男，45岁，发现右颊黏膜白色斑块1年余，检查发现右颊黏膜约1.5cm×1.0cm的白色斑块，边界清楚，稍高于黏膜表面，切取部分组织行病理学检查。本病的可能诊断为（ ）
    A. 口腔红斑病
    B. 口腔扁平苔藓
    C. 慢性盘状红斑狼疮
    D. 白斑，上皮轻度异常增生
    E. 白色角化症

14. 患者，女，50岁，发现下唇唇红黏膜糜烂，周围可见白色放射状条纹，病损累及口周黏膜。本病可能诊断为（ ）
    A. 扁平苔藓
    B. 盘状红斑狼疮
    C. 腺性唇炎
    D. 肉芽肿性唇炎
    E. 慢性唇炎

A₃/A₄型题

（15～17题共用题干）

患儿，女，1.5岁。高烧3天，口腔破溃2天，啼哭、流涎、拒食。检查发现患儿全口牙龈红肿，上腭黏膜可见成簇针尖大小水疱，部分破溃为溃疡，周围黏膜广泛充血水肿。

15. 本病最可能的诊断为（ ）
    A. 鹅口疮
    B. 手足口病
    C. 疱疹性龈口炎
    D. 球菌性口炎
    E. 坏死性龈口炎

16. 本病感染的病原体可能为（ ）
    A. 金黄色葡萄球菌
    B. 柯萨奇病毒A16
    C. Ⅰ型单纯疱疹病毒
    D. 白色念珠菌

E. 梭状杆菌

17. 本病的治疗措施中哪一项不合适（　　　）

A. 注意休息加强营养

B. 全身应用抗病毒药物

C. 补充大量维生素

D. 局部应用类固醇激素雾化吸入

E. 中医药治疗

（18～19题共用题干）

患者，女，65岁，近2周自觉左侧舌缘疼痛。检查可见左舌缘一个较深溃疡，边缘隆起、色泽灰白，对应左下第一磨牙为残冠，舌侧边缘嵴锐利。

18. 本病最可能的诊断为（　　　）

A. 创伤性溃疡　　　　B. 轻型复发性阿弗他溃疡

C. 疱疹性龈口炎　　　D. 癌性溃疡

E. 腺周口疮

19. 本病最有效的治疗方法为（　　　）

A. 漱口液局部含漱

B. 肾上腺皮质激素治疗

C. 调磨左下第一磨牙锐边或拔除患牙

D. 应用免疫增强剂

E. 中医药治疗

（20～22题共用题干）

患者，女，48岁。发现舌背上可见2块黄豆大小的白色病损，边界尚清。两颊黏膜以及唇红黏膜可见大面积白色网状条纹，黏膜充血发红。平时进食刺激性食物，疼痛明显。没有牙体治疗史。

20. 本病最可能的诊断为（　　　）

A. 口腔红斑病　　　　B. 白色水肿

C. 口腔扁平苔藓　　　D. 口腔红斑病

E. 盘状红斑狼疮

21. 鉴别诊断时最需与该疾病鉴别的是（　　　）

A. 复发性口腔溃疡　　B. 白色海绵状斑痣

C. 盘状红斑狼疮　　　D. 白色水肿

E. 苔藓样变

22. 本病的治疗措施中哪一项不合适（　　　）

A. 如检出念珠菌，进行抗念珠菌治疗

B. 局部激素治疗

C. 保持口腔卫生，心理治疗

D. 长期口服激素治疗

E. 中医药治疗

B₁型题

（23～25题共用选项）

A. 单纯疱疹　　　　　B. 疱疹性咽峡炎

C. 手足口病　　　　　D. 带状疱疹

E. 口腔念珠菌病

23. 由Ⅰ型单纯疱疹病毒引起的是（　　　）

24. 由柯萨奇病毒A4引起的是（　　　）

25. 柯萨奇病毒A16或肠道病毒71型引起（　　　）

（26～27题共用选项）

A. 牙龈　　　　　　　B. 颊黏膜

C. 下唇唇红　　　　　D. 舌背

E. 上腭

26. 盘状红斑狼疮好发部位是（　　　）

27. 类天疱疮好发部位是（　　　）

（金建秋　周　璿）

实　　训

实训 1　口腔内科检查方法和病历书写

【目的要求】

1. 正确使用口腔检查器械。
2. 了解 X 线检查在口腔科中的应用。
3. 学会口腔科门诊病历书写和牙式符号记录。
4. 培养学生的整体观念和无菌观念。

【实训内容】

1. 口腔检查前的准备。
2. 示教口腔检查方法，病历采集、病历书写和牙式符号记录方法。
3. 观看 X 线片。
4. 学生相互做口腔检查。

【实训器材】　器械盘，口镜，镊子，探针（实训图 1-1），帽子，橡皮手套或指套，口罩，牙周探针，口杯，牙胶条或小冰棒，牙髓活力测试仪，咬合纸，蜡片，消毒棉球。

【方法步骤】

1. 指导学生准备常用口腔检查器械。
2. 介绍口腔常用检查器械的结构和使用方法。
3. 调节好椅位和光源。
4. 检查学生衣、帽、口罩的穿戴和洗手方法。
5. 示教口腔检查方法

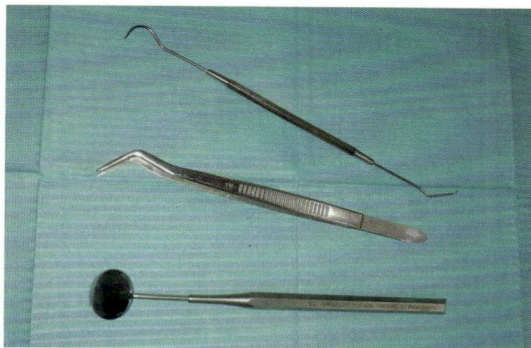

实训图 1-1　口腔检查常用器械（从下到上依次为口镜、镊子、探针）

（1）一般检查方法　按问、视、探、叩、触诊等顺序全面检查口腔颌面部组织，重点检查牙体、牙周、口腔黏膜及舌，认识正常解剖结构。可用金属手持器械（如金属口镜）的平头末端进行叩诊。

（2）牙髓活力测验　冷、热诊方法，电诊法及注意事项。

（3）讲解各类 X 线片的读片知识及要点，认识正常的牙体、牙周组织及各种材料在 X 线片上的表现。

6. 讲解病历书写和牙式符号记录要求，指导学生书写病历。

7. 学生两人一组，相互进行口腔检查，书写一份完整的口腔内科门诊病历。

【注意事项】

1. 检查时，长头发不要出帽子，不要带戒指和项链，注意仪表端庄，仪态稳重。
2. 洗手时要先去除饰物，剪指甲、清除甲垢，并用流动水冲洗。
3. 戴手套前调好椅位和灯光；戴手套前后要保持拱手位，避免交叉感染。
4. 学生相互做口腔检查时要体现爱伤观念和无菌操作。

实训 2　窝洞的结构、分类及石膏牙备洞

【目的要求】
1. 熟悉窝洞的分类、结构和各部位的名称。
2. 掌握 Ⅰ、Ⅱ、Ⅲ、Ⅴ类洞洞形的设计、备洞的方法和要点。

【实训内容】　观察各类标准洞型。在石膏牙上雕刻 Ⅰ、Ⅱ、Ⅲ、Ⅴ类洞洞形。

【方法步骤】
1. **窝洞结构与分类**　在备有各类标准洞形的石膏牙上，了解洞形的分类，观察洞型的结构（洞缘、洞壁、洞角），并说出洞形各部位的名称（实训图 2-1）。

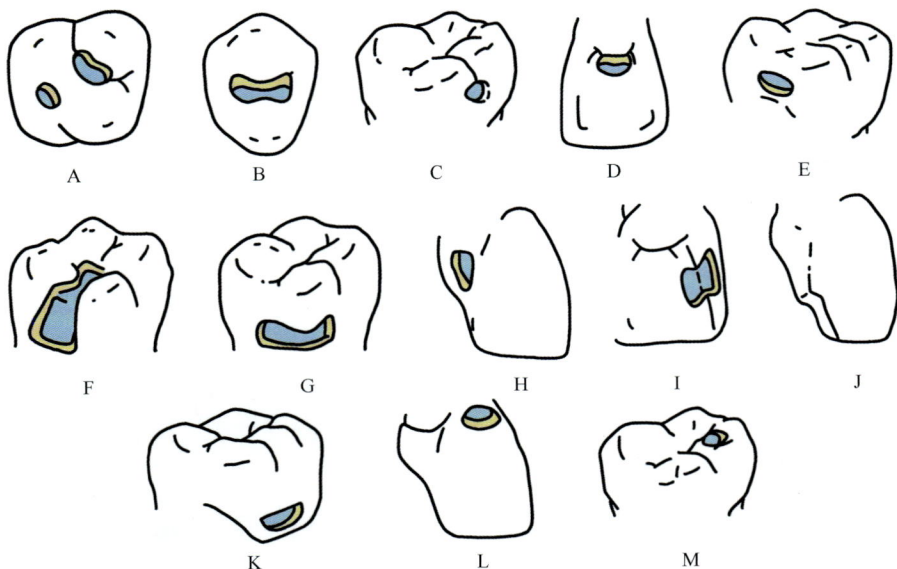

实训图 2-1　窝洞的分类

A～D. Ⅰ类洞；E～G. Ⅱ类洞；H～L. Ⅲ类洞；J. Ⅳ类洞；K～L. Ⅴ类洞；M. Ⅵ类洞

2. **石膏牙Ⅰ类洞洞形制备**（实训图 2-2）

（1）实训器材　下颌第一磨牙石膏牙，雕刻刀，尺子，铅笔，红蓝铅笔，Ⅰ类洞标准洞形的石膏牙模型。

（2）设计外形　用尺子、铅笔、红蓝铅笔在石膏制下颌第一磨牙𬌗面上设计洞外形。注意避让牙尖和边缘嵴，包括全部窝沟和裂隙（预防性扩展），外形线要圆缓。

（3）雕刻侧壁　在外形线内约0.5mm处入刀，注意雕刻时要有支点，保持刀与牙体长轴平行。依次雕刻颊侧壁、远中壁、舌侧壁及近中壁，洞深1.5～2.0mm（可按照石膏牙实际放大倍数增加雕刻深度）。

（4）雕刻洞底　沿一侧洞壁雕刻洞底，要求底平。

（5）修整洞形　要求底平、壁直的盒状洞形，点线角清晰，在牙尖下方做倒凹固位。

3. **石膏牙Ⅱ类洞洞形制备**（实训图 2-3）

（1）实训器材　上颌第一磨牙石膏牙，雕刻刀，尺子，铅笔，红蓝铅笔，Ⅱ类洞标准洞形的石膏牙模型。

（2）设计外形　用铅笔在石膏制上颌第一磨牙的𬌗面和近中面设计Ⅱ类洞的外形线。邻面的颊、舌侧缘位于自洁区，并略向𬌗方聚合，使邻面部分形成龈方大于𬌗方的梯形。龈壁位于颈缘线以上，

呈圆缓曲线。越过边缘嵴，画出𬌗面的鸠尾形。鸠尾膨大部分位于近中窝内，画线要避开斜嵴及近中颊、舌尖。鸠尾峡位于颊、舌二尖之间的髓壁上方，宽度为颊、舌尖间距的1/4～1/3，鸠尾峡部应在轴髓线角的内侧、不能重叠。

（3）雕刻邻面洞　用雕刻刀沿外形线内侧0.5mm处，先制备邻面部分。形成颊侧壁、舌侧壁、龈壁、轴壁，轴壁与邻面外形一致，侧壁与釉柱方向一致，略向外敞，龈轴线角近似直角。邻面洞深1.0～1.5mm。

（4）制备𬌗面部分　沿𬌗面外形线制备鸠尾形，底平、壁直，深度均匀一致。轴壁与髓壁相交形成阶梯，阶梯的轴髓线角应圆钝。洞深1.5～2.0mm。

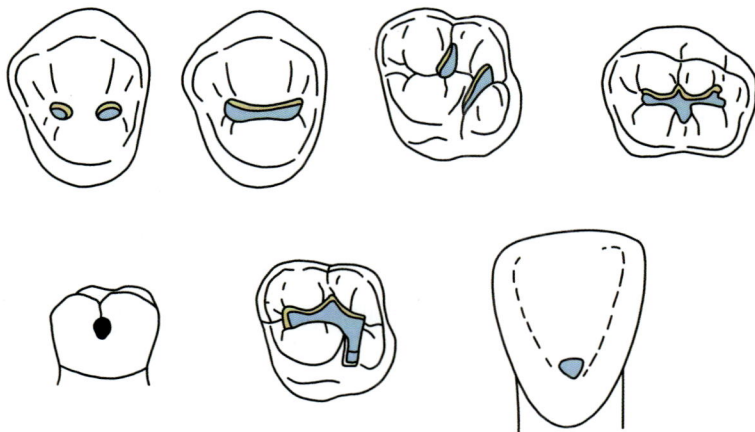

实训图 2-2　Ⅰ类洞外形

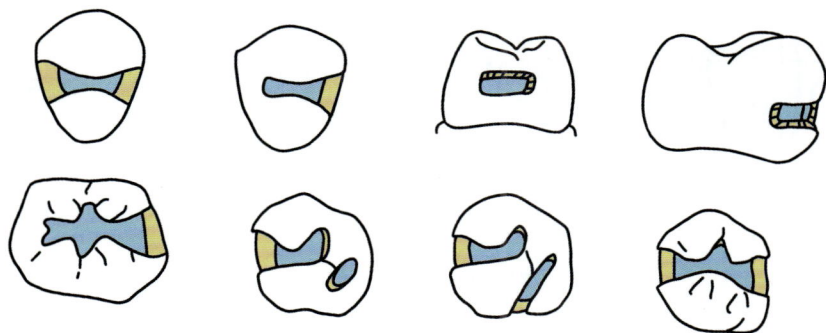

实训图 2-3　Ⅱ类洞外形

（5）修整洞形　要求底平、壁直，点、线角清晰而圆钝，在𬌗面牙尖下制备倒凹固位。

4. 石膏牙Ⅲ类洞洞形制备（实训图 2-4）

（1）实训器材　上颌中切牙石膏牙，雕刻刀，尺子，铅笔，红蓝铅笔，Ⅲ类洞标准洞形的石膏牙模型。

（2）设计外形　用铅笔在石膏制上颌中切牙的近中面画出邻面洞外形，邻面唇侧缘与唇面平行，切侧缘和龈侧缘略向舌侧聚合。越过近中边缘嵴，在舌面设计鸠尾。鸠尾位于舌隆突的切方，一般不超过中线，还应避开切1/3区。鸠尾峡位于髓壁的上方，其宽度为邻面洞切龈宽度的1/3～1/2。

（3）雕刻邻面部分　轴壁与牙的邻面外形一致，龈壁、唇壁、切壁与轴壁垂直，深度均匀一致，呈唇方略大于舌方的梯形盒状洞形，深1.0～1.5mm。

（4）雕刻舌面　从近中边缘嵴中份向舌面制备髓壁和鸠尾外形。髓壁与舌面平行，侧壁与髓壁垂直，外形线圆缓，鸠尾峡位于髓壁上方。鸠尾峡宽度为邻面洞舌方宽度的1/3～1/2。

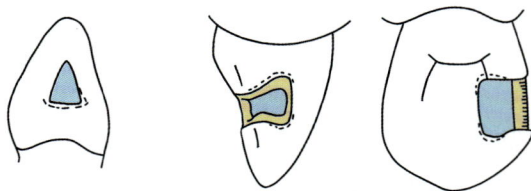

实训图2-4　Ⅲ类洞外形

（5）修整洞形　使侧壁直、底平，点、线角圆钝清晰。

5.石膏牙Ⅴ类洞洞形制备（实训图2-5）

（1）实训器材　下颌第一前磨牙石膏牙，雕刻刀，尺子，铅笔，红蓝铅笔，Ⅴ类洞标准洞形的石膏牙模型。

（2）设计外形　用尺子、铅笔、红蓝铅笔在石膏制下颌前磨牙的颊面距离颈1/3区颈缘线以上画出肾形Ⅴ类洞外形，凹面向着牙尖，突面向着牙颈缘，近远中洞缘不超过轴面角。

（3）雕刻洞侧壁　自近中缘靠颊侧的外形线内约0.5mm处进刀，形成洞侧壁，深度均匀一致，龈壁和𬌗壁与洞底垂直，近、远中壁与釉柱方向一致略向外敞开，在髓轴线角与龈轴线角制备倒凹，洞深1.0～1.5mm。

（4）雕刻洞底　用气枪吹去石膏粉末，自近中侧壁处开始，保持深度，雕刻刀与颊面垂直，使洞底与颊面外形一致。

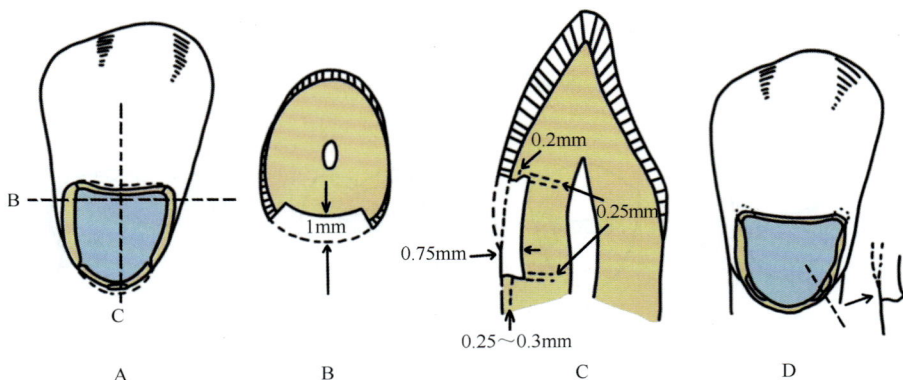

实训图2-5　Ⅴ类洞外形

（5）修整洞形　使洞壁直，点、线角清晰且圆钝，洞底与颊面弧度一致。

【注意事项】

1.以执笔式持雕刻刀，选用合适支点，用力与牙长轴平行。雕刻时将石膏块状"雕"下，不要呈粉末状"刮"下。

2.窝洞内的石膏粉末只能用气枪吹去，不能用嘴吹。

3.依据石膏牙放大倍数，推算洞形应取的尺寸。

4.勿损伤洞缘的牙面。

实训3　复合树脂牙、离体牙窝洞制备

【目的要求】

1.熟悉Ⅰ、Ⅱ、Ⅲ、Ⅴ类洞洞形的制备方法和要点。

2.了解备洞的各种器械及其使用方法。

3.学会支点的灵活运用。

【实训内容】　学习在合成树脂牙或离体牙上制备牙窝洞技术。

【实训器材】　仿头模，复合树脂牙或装有离体牙的石膏模型，器械盘，口镜，探针，镊子，帽子，橡皮手套，口罩，高速手机，低速手机，球钻、裂钻、倒锥钻等各种钻针，蒸馏水，咬合纸，消毒棉球，各类标准洞形的离体牙。

【方法步骤】

1. Ⅰ类洞洞形制备（实训图 3-1）

（1）术前准备　将装有前磨牙树脂牙或离体前磨牙的石膏模型固定于仿头模上，调整椅位和灯光。

（2）制备洞形　左手持口镜，右手持手机，环指找好支点，冷却水下，先使用裂钻自𬌗面中央窝的点隙、裂、沟处钻入，达釉牙本质界内0.5mm，保持深度，并与𬌗面相垂直顺沟、裂将洞口扩大，使用球钻去净腐质，换用裂钻按Ⅰ类洞洞形的要求修整侧壁和洞底，完成制洞。洞底应平，侧壁应与洞底垂直；洞深为 1.5～2.0mm；洞的外形应呈圆缓曲线。

（3）修整窝洞　修整外形和点、线角后，用倒锥钻在洞底牙尖下方制备倒凹。

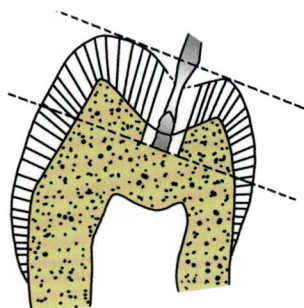

实训图 3-1　下颌第一前磨牙Ⅰ类洞制备

2. Ⅱ类洞洞形制备

（1）术前准备　将下颌磨牙树脂牙或离体磨牙的石膏模型固定于仿头模上，调整椅位和灯光。

（2）制备远中邻面洞　左手持口镜，右手持手机，环指找好支点，冷却水下，使用裂钻从𬌗面远中边缘嵴靠近中份处入钻，保持钻针方向与远中邻面外形一致，向龈方钻入达龈缘上方1mm处，使用球钻去净腐质，换用裂钻保持深度向颊、舌方向扩展，轴壁与𬌗面外形一致，颊、舌侧壁与釉柱方向一致，略向外敞并达自洁区，同时颊、舌壁还应略向𬌗方聚合，使邻面部分形成龈方大于𬌗方的梯形。龈壁平直，宽约 1.0～1.5mm，龈轴线角约90°。

（3）制备𬌗面鸠尾　用裂钻自邻面的釉牙本质界下约0.5mm先向中央窝拉一条沟，然后从中央窝处向颊、舌面扩展形成面鸠尾，要求底平、壁直，深度均匀一致，洞深约为 1.5～2.0mm。鸠尾膨大部分应在中央窝处，包括中央窝邻近的窝、沟。鸠尾峡位于颊、舌二尖之间的髓壁上方、轴髓线角内侧，其宽度为颊、舌二尖间距的1/4～1/3。轴壁与髓壁相交形成阶梯，阶梯的轴髓线角应圆钝。

（4）修整窝洞　用倒锥钻及裂钻修整𬌗面及邻面，要求底平、壁直，点线角清晰、圆钝，轴髓线角圆钝。

3. Ⅲ类洞洞形制备

（1）术前准备　将装有上颌中切牙树脂牙或离体中切牙的石膏模型固定于仿头模上，调整椅位和灯光。

（2）制备邻面洞　左手持口镜，右手持手机，环指找好支点，用裂钻自近中边缘嵴中份，向内约lmm保持钻针方向与舌面外形垂直，向唇方钻入，深达唇侧釉牙本质界内约0.5mm，然后向切端和龈向扩展，使龈壁、切壁略向舌侧聚合。轴壁与邻面外形一致，最后形成的邻面洞为唇方大于舌方的梯形，洞深约 1.0～1.5mm。

（3）制备舌面鸠尾　用小倒锥钻或裂钻，从邻面边缘嵴中份，釉牙质界下约0.5mm处入钻，保持钻针与舌面垂直，水平拉向远中，形成一条沟达中线，然后从中线向龈、切方向扩展，形成鸠尾膨大部分。鸠尾形一般不越过切1/3，也不能损伤舌隆突，向远中不越过中线。鸠尾峡位于髓壁上方，宽度约为邻面洞舌方宽度的1/3～1/2。

（4）修整窝洞　用倒锥钻及裂钻修整洞形，使舌面髓壁与舌面斜度一致，侧壁与髓壁垂直，轴髓线角圆钝，再用小球钻在邻面点角处做弧形倒凹。

4. Ⅴ类洞洞形制备

（1）术前准备　将装有树脂牙或离体牙的石膏模型固定于仿头模上，调整椅位和灯光。

（2）制备洞形　左手持口镜，右手持手机，环指找好支点，制备洞形用裂钻从唇（颊）面龈1/3区距龈缘约1mm的中份钻入，达釉牙本质界下0.5mm，保持深度并使钻针与牙面垂直，向近、远中向扩展，并略扩向切方。在前牙，洞形为半圆形；在前磨牙和磨牙典型的轮廓为肾形。龈壁与颈曲线一致，切侧壁不越过龈1/3，并和切缘相一致，近、远中壁与釉柱方向一致，略向外敞，但不越过轴面角。洞底与唇（颊）面外形一致，洞深为1.0～1.5mm。

（3）修整窝洞　修整洞形，使点线角圆钝。用倒锥钻在龈轴线角和切轴线角中份制备倒凹。

【注意事项】

1. 窝洞制备过程必须有支点。

2. 切割牙体时，钻针方向要垂直牙表面，深浅要均匀一致。

3. 制备各类窝洞操作时，自始至终要采用正确体位、术式和支点，用口镜反光和反射上颌牙齿的情况，以保证术区光线充足。

4. 制备洞形时，尽量避免切割不必要磨除的健康牙体组织。

5. 手机钻磨必须间断切割，避免持续钻磨产热过多而刺激牙髓组织。

实训 4　橡皮障隔离术

【目的要求】

1. 正确使用橡皮障隔离术的常用器械。

2. 熟练掌握橡皮障隔离技术，达到隔离唾液、龈沟液和血液等目的，防止交叉感染。

3. 培养学生的爱伤观念和良好的医患沟通能力。

【实训内容】　学习橡皮障隔离技术。

【实训器材】　仿头模，树脂牙模型，器械盘，口镜，探针，镊子，帽子，橡皮手套，口罩；橡皮障隔离系统：橡皮布，打孔器，橡皮障夹，橡皮障夹钳和橡皮障支架；可根据情况选择使用辅助工具：打孔模板，牙线，润滑剂，楔线，暂封材料，吸引器，剪刀，咬垫等。术中常用器械如实训图4-1所示。

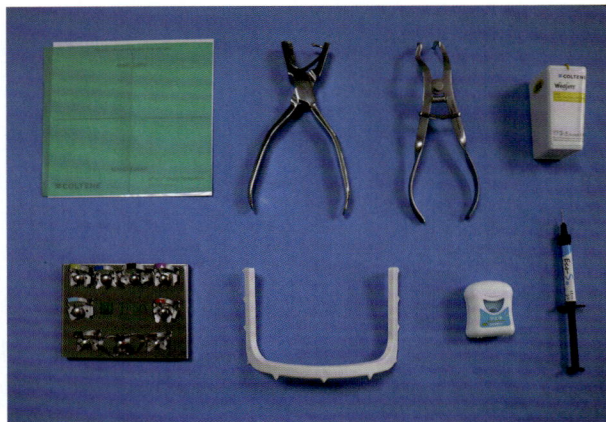

实训图4-1　橡皮障隔离术常用器械

【方法步骤】

1. 术区准备　核对牙位，局部清理牙石或调磨锐利牙尖，用牙线检查接触点，并使邻面光滑，以免导致橡皮布撕裂。

2. 选择橡皮布　根据牙位和治疗内容选择橡皮布。如牙髓病治疗多选用不易撕裂的中、厚型橡皮布；前牙或刚萌出的牙则宜用薄型橡皮布。橡皮布暗面朝向术者，减少炫光。橡皮布的大小要能完全覆盖口腔，上缘不能阻挡鼻孔，下缘达颏下部。

3. 打孔　利用打孔模板，在橡皮布上标记打孔的位置进行打孔，要求边缘整齐，大小合适。

（1）打孔的范围　上颌牙在橡皮布上缘以下2.5cm；下颌牙在橡皮布下缘以上5cm。

（2）打孔的大小　根据牙齿大小选择合适的打孔直径。通常5孔打孔器由小至大依次对应的牙位为下颌切牙、上颌切牙、尖牙和前磨牙、磨牙、较大磨牙或橡皮障优先法时的磨牙。

（3）孔间距离　取决于牙间隙的宽度，一般间隔2～3mm为宜。

（4）打孔的数目　根据治疗的牙数和缺损的部位决定打孔的数目。如治疗咬合面洞打1个孔；治疗Ⅱ类洞或两颗患牙时打2～3个孔；治疗两颗以上患牙，则要比治疗牙数多打1～2个孔；前牙易滑脱，有时治疗1颗牙需打多个孔。

（5）涂布润滑剂　将橡皮布对着牙齿的一面在打孔区周围涂上一层润滑剂，方便橡皮布进入牙间隙；同时在患者的口角处也应涂上润滑剂，以减小橡皮布对口角处的摩擦。

4. 选择橡皮障夹　先根据牙位选择前牙夹、前磨牙夹或磨牙夹，然后根据安装方式选择有翼或无翼的橡皮障夹，再根据剩余牙体组织的多少选择喙的形态（有A或无A标识）。

5. 放置橡皮障

（1）翼法　常用于单颗牙隔离。

1）将有翼橡皮障夹的翼部套入已打好孔的橡皮布，露出橡皮障夹体部。

2）核对牙位，用橡皮障夹钳撑开橡皮障夹，连同橡皮布一起夹在牙颈部，夹的弓部位于牙的远中。

3）用水门汀充填器的扁铲端或用手指将翼上方的橡皮布推至翼下牙颈部，暴露翼部。

（2）橡皮布优先法　常用于多颗牙的隔离。

1）将打好孔的橡皮布套入牙齿并推向牙颈部，邻面不易滑入时，可用牙线帮助橡皮布通过接触点；若有两个以上的孔，应逐一从远中向近中套入。

2）用橡皮障夹钳将合适的橡皮障夹固定到牙颈部。隔离单颗牙时，橡皮障夹的弓部必须放置在远中。

以上两种放置方法虽然不同，但橡皮障夹的喙与牙颈部都必须保持四点接触，以保证橡皮布固位稳定。

橡皮障夹就位后，用橡皮障支架将橡皮布游离部分在口外撑开，U形支架的开口端朝鼻孔方向，支架的凹部朝向面部，其弧度与颏部一致。

6. 拆卸橡皮障　治疗结束后，单颗牙可先用橡皮障夹钳取下橡皮障夹，再将橡皮障支架和橡皮布一并取出。如果是多颗牙或邻面洞，则需用剪刀剪除牙间的橡皮布，再除去橡皮障夹，将支架和橡皮布一并取出。

【注意事项】

1. 橡皮障夹就位时需要反复核对牙位，防止牙位错误。

2. 注意保护牙龈和黏膜，避免软组织损伤。

3. 橡皮布应紧紧包裹牙颈部，无破损或渗漏。可以使用窝洞暂封剂或橡皮障封闭剂封闭潜在的间隙；也可以在牙颈部用牙线结扎以利于保持橡皮布在牙颈部收紧。

4. 对于全身情况较差或有精神疾患的患者，不推荐安放橡皮障。

实训 5 牙体充填治疗

【目的要求】
1. 熟悉复合树脂修复洞形制备的特点。
2. 掌握复合树脂充填的操作步骤。
3. 熟悉玻璃离子修复洞形制备的特点。
4. 掌握玻璃离子水门汀充填的操作步骤。

【实训内容】
1. 复合树脂充填。
2. 玻璃离子水门汀充填。

【实训器材】 器械盘，口镜，探针，镊子，仿头模，装有后牙树脂牙粒或离体后牙石膏模型，帽子，口罩，无菌橡皮手套，口杯，高速手机，低速手机，各种钻针，成形片和成形片夹，赛璐路条，楔子，复合树脂，光固化灯，酸蚀剂，粘接剂，氢氧化钙制剂，玻璃离子水门汀，小毛刷，咬合纸，抛光套装，橡皮障套装，消毒棉球，蒸馏水。

【方法步骤】

1. 复合树脂充填

（1）固定 将装有后牙树脂牙粒或离体后牙石膏模型固定于仿头模上，调整椅位和灯光。

（2）比色 清洁牙面后，自然光下比色板进行比色，选择合适色度的复合树脂。

（3）窝洞制备 选择合适大小的锋利球钻，冷却水下去净腐质及着色深的牙本质，尽可能保留健康牙体组织，去除无基釉和薄壁、弱尖，勿损伤邻牙。用水冲洗吹干后，不断观察窝洞是否符合制备原则和要求，根据𬌗面或邻面龋损大小、形态制备洞形。用杵形金刚砂钻沿洞缘全长制备 1.0～1.5mm 宽的洞斜面，洞斜面与牙长轴交角为 45°，洞缘线应避开咬合接触区。若釉质面积不够，可适当形成固位洞形。后牙Ⅱ类洞邻面部分龈壁的制备如实训图 5-1 所示。

（4）护髓垫底 缺损达牙本质中层，用玻璃离子水门汀垫底；近髓处（髓壁和轴壁）用氢氧化钙制剂盖髓，再用玻璃离子水门汀垫底以保护牙髓组织，选用棉卷或橡皮障隔湿，气枪吹干。

（5）排龈 窝洞的龈壁不能完全暴露（如龈壁距离龈缘较近或位于龈下）时，需选择相应型号或合适粗细的排龈线轻柔排龈，暴露清洁、干燥、清晰的龈壁粘接界面，减少边缘微渗漏。排龈线可联合牙龈收缩剂或止血药物使用，增强排龈和止血效果。对于排龈线无法暴露的龈壁洞形，可使用电刀切除部分牙龈组织。

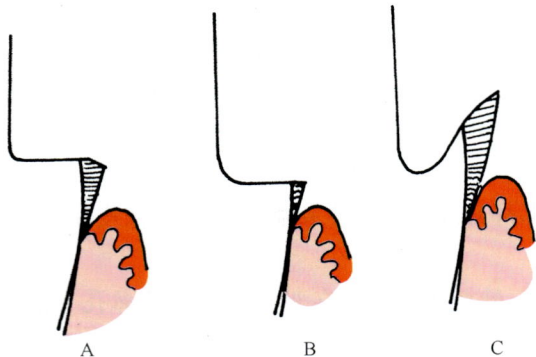

实训图 5-1 后牙Ⅱ类洞邻面部分龈壁的制备
A. 龈壁有足够的釉质时可制备成短斜面；B. 龈壁釉质较薄时不做洞斜面；C. 悬釉较多时制备内斜面

（6）酸蚀 根据缺损和充填的需要，安放成形片。涂布酸蚀剂，轻轻地涂在已预备好的牙体部位，保持湿润 20～30s。用高压水彻底冲洗 20～30s 及以上，注意及时吸出冲洗液，避免处理后的牙面与唾液或口腔软组织接触。再将牙体隔湿、吹干，此时的牙釉质表面呈现白垩色。

（7）涂布粘接剂 用小棉球或小刷子蘸粘接剂涂布整个窝洞及牙面酸蚀过的地方，气枪轻吹，均匀涂薄，光照 20s。

（8）复合树脂充填 用树脂充填器将适量的复合树脂放置在窝洞最深处，然后堆塑成形。光照 20～40s。复合树脂厚度不能超过 2mm，如超过此厚度，应将材料分次填入窝洞，分层固化。固化后，移去成形片和楔子（实训图5-2）。

（9）修形抛光 树脂固化后，可用金刚砂车针修整外形，调整咬合，最后依次用粗、细抛光车针打磨，橡皮轮蘸打磨膏抛光，邻面可用砂纸条磨光。

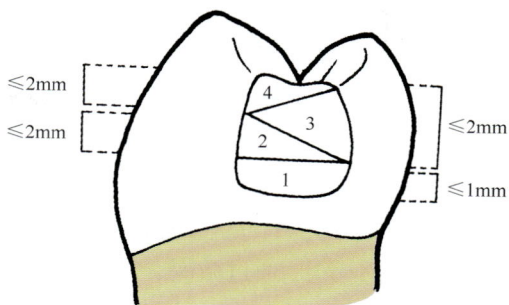

实训图5-2 复合树脂斜向分层充填技术

2. 玻璃离子充填

（1）制备窝洞 以充填 V 类洞为例，如楔状缺损患牙，临床上不必制备标准洞形，仅需去净腐质或去除表面软垢、牙石和玷污层，修整窝洞外形，制备必要的固位形。

（2）排龈护髓 必要时排龈，氢氧化钙盖髓后，隔湿干燥窝洞，涉及邻面可用赛璐珞条（或加牙楔）将窝洞与邻牙隔开。

（3）调制玻璃离子 按材料说明书的粉液比用塑料调拌刀进行调制，方法与调制磷酸水门汀相似，必须分次加粉。用于粘接的玻璃离子水门汀调成拉丝状糊剂；用于充填的玻璃离子水门汀呈软面团状，表面有光泽。整个调制过程应在30s内完成。

（4）充填 用水门汀充填器将调好的玻璃离子水门汀置于窝洞并向洞底轻压，使之与洞底和洞壁贴紧，在充填物有流动性时完成外形的初步修整，此工作时间为3～5min。表面涂布凡士林。

（5）修整抛光 建议在充填24h后进行修整与抛光，方法同复合树脂。对于高强度玻璃离子，最快可在固化后3min进行修整和抛光，去除多余材料和悬突。

【注意事项】

1. 复合树脂充填

（1）在实际临床操作时，术前行牙洁治术，去除牙石、软垢，消除龈炎。

（2）修复前应向患者说明修复可能达到的效果，避免患者要求或期望过高。

（3）酸蚀后的牙面呈白垩状，在涂布釉质粘接剂前严禁污染，例如唾液、手指或其他与治疗无关的物品相接触、喷水中混油等污染。如发生了污染，必须重新酸蚀。

（4）酸蚀剂、粘接剂和各种光固化树脂材料在使用前应仔细阅读厂家说明，遵照厂家推荐的操作方法进行。在使用后应立即加盖、干燥、低温、避光保存。

（5）光固化时，医患佩戴护目镜，避免眼睛直视蓝光造成视网膜受损。

（6）术后嘱患者保持口腔卫生，避免用修复部位咬过硬食品。

2. 玻璃离子充填

（1）玻璃离子材料的调制与临床应用均需严格按厂家说明书进行。

（2）须用塑料调刀调拌，以免材料变色。

（3）充填用玻璃离子不能呈稀糊状，否则硬固后材料的强度降低，且溶解度增大。

实训6 牙髓腔解剖形态认识和开髓术

【目的要求】

1. 通过对模型标本的观察，了解各组牙髓腔形态与牙表面的解剖关系。

2. 了解根管口的位置、形态、根尖孔的形态和侧支根管的分布。

3. 掌握钻针的选择及正确使用方法。

4. 掌握前牙、前磨牙和磨牙的开髓部位、形状，开髓技术及开髓要点。

5. 掌握前牙、前磨牙和磨牙髓腔各部分的名称与牙髓腔的解剖特点。

6. 熟悉口腔科医师体位、术式和支点的应用。

【实训内容】

1. 辨认各种牙齿的髓腔解剖形态、结构、名称。

2. 分别进行离体前牙、前磨牙、磨牙的开髓术。

【实训器材】 髓腔图片或模型，仿头模，前牙，前磨牙和磨牙离体牙，器械盘，口镜，探针，镊子，帽子，橡皮手套，口罩，一次性无菌注射器，高速手机，低速手机，裂钻，球钻，扩大针，根管口探针（DG-16探针），生理盐水，牙剖面模型，开髓术相关微课、动画。

【方法步骤】 通过微课、动画了解开髓术

1. 辨认髓腔的形态、结构、名称 髓腔被坚硬的牙本质所包围，位于牙的中央，与牙的外形相似，但明显缩小，仅有根尖孔与外界相通。牙冠对应部分称为髓室，与髓室相连呈细管状深入牙根的部分称为根管，每个牙根均有根管，并且根管的形状及数目与牙根的外形、数目常常不一致。通常较圆的牙根内有1个与牙根外形相似的根管；而较扁的牙根内，可能会有1个、2个或1个和2个根管的混合形式。根据恒牙根管的形态，可有单根管牙、双根管多根管牙。在一个牙根内有2个根管时，2个根管可以彼此独立，互不相通，以各自的根尖孔与外界相通，也可能时合时分，最终合为1个根尖孔或者2个根尖孔与外界相通。根管的细小分支称为侧支根管，多存在于根尖1/3处。副根管来自于髓室底，位于根分叉处，多与主根管方向一致。根尖孔可开口于根尖的唇，或远、近中任何侧面，根管狭窄部在近根尖孔约1mm处（实训图6-1）。

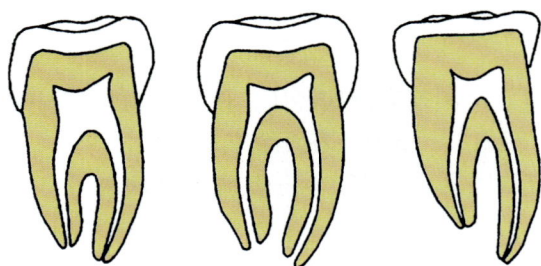

实训图6-1 髓腔的增龄性变化

2. 剖面图观察各组牙的髓腔解剖形态

（1）上颌切牙组髓腔解剖形态 为单根管，粗而直。近远中剖面可见近中髓角突出，髓室顶似屋脊，且为髓腔最宽处。唇舌向剖面，可见髓腔最宽的横径在舌隆突的相应部位，颈部根管横断面呈唇舌向较宽的椭圆形，在舌面的投影位于舌侧窝内。根管向切端的延伸线在切缘的唇面。

（2）下颌切牙髓腔解剖形态 多数为单根管，呈唇舌径明显大于近远中径的扁根管。颈部根管横断面见近远中径明显缩窄，在舌面的投影位于舌侧窝内。根管向切端的延伸线在切缘的舌侧或通过切缘。

（3）上下尖牙髓腔解剖形态 多为单根管，下尖牙有时有2个根管；根管唇舌径大于近远中径，颈部根管横断面呈圆三角形，其投影恰好在舌面的舌嵴上。

（4）上颌前磨牙髓腔解剖形态 为近远中径窄、颊舌颈宽的扁根。有时在近根尖处分成颊舌二根。从颊舌向切面可见牙冠的颊舌尖内有细而突出的髓角，根管较扁，或在根尖1/2～1/3处分为2个根管，有时两根管在根尖处又汇合为一个根管。两根管之间出现交通支。牙颈部横断面，根管呈近远中径窄、颊舌径宽的哑铃状。

（5）下颌前磨牙髓腔解剖形态 为单根管，且较粗大，颊侧髓角较突出，特别是下颌第一前磨牙，由于牙冠向舌侧倾斜，根管向𬌗面的延伸线在颊尖一侧。颈部横断面，根管呈颊舌径宽、近远中径窄的椭圆形。

（6）上颌磨牙髓腔解剖形态 髓室呈斜立方形，髓室顶凹，近颈缘水平。髓室底在颈缘下约2mm。一般为3个根，即近中颊根、远中颊根和腭侧根。每个根有一个根管，近中颊根有时可有2个根管。颊侧根管较细弯，腭侧根管较粗直，颈部髓底横断面可见3～4个根管口，排列成三角形或斜方形。

（7）下颌磨牙髓腔解剖形态 牙冠舌倾，髓腔却偏向颊侧。一般有近、远中2个牙根，近中根较扁，含颊、舌2个根管，远中根较粗，多只1个粗大根管，少数也有2个根管。颈部横断面根管口连线呈近远中径长于颊舌径的长方形，其投影位于𬌗面中1/3，稍偏颊侧。下颌第二磨牙牙根有时在颊侧融合，根管在融合处也彼此连通，在颈部横断面根管呈"C"字形。

3. 上颌前牙开髓术（实训图6-2）

（1）开髓洞形　切牙开髓位置在舌面窝的中央近舌隆突处，洞形为圆三角形。三角形的顶位于舌隆突处，两腰分别与近、远中边缘嵴平行，底边与前牙切缘平行。上尖牙的开髓洞形则近似于椭圆形。

（2）开髓步骤　调整仿头模位置和角度，左手持口镜，右手握笔式握持手机，以环指作支点，选用小球钻或小裂钻从舌面窝中央下钻，钻针方向与舌面垂直。当钻针钻至釉牙本质界，阻力感减小时，改变钻针方向使其与牙长轴平行，向深层钻入，有"落空感"，表示钻针已进入髓腔。根据髓腔的形态、大小揭净髓室顶。修整洞壁和洞外形，充分暴露近远中髓角及根管口。

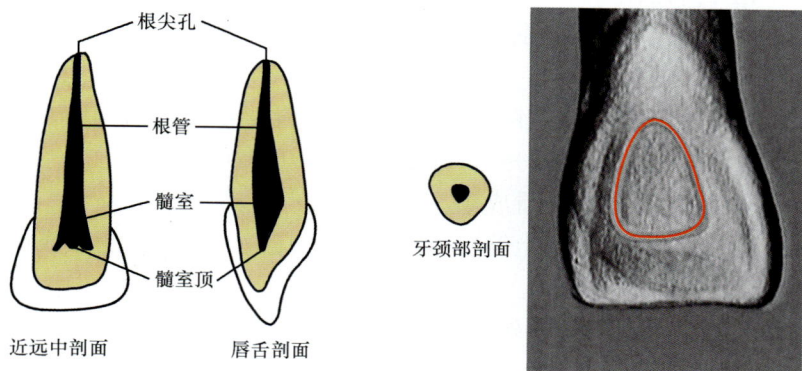

实训图6-2　前牙开髓部位

（3）用注射器装生理盐水，冲洗洞内的残屑，再用气枪吹干，观察髓室、根管口。然后用扩大针或根管口探针插入根管内检查窝洞进入道与根管是否成直线通路，根管操作器械能否无阻碍地进出根管。如制备窝洞进入道时，没有充分向切缘或舌嵴延伸，会形成"肩台"，影响器械进出。

（4）注意事项

1）钻针垂直钻到釉牙本质界后应立即改变钻针方向与牙长轴一致，否则会形成唇侧台阶或颈部侧穿。

2）注意在开髓过程中要有稳定的支点，防止钻针滑动。

3）开髓口的洞形不宜过大，以免出现台阶或侧穿。

4）开髓口的洞形不宜过小，以免近、远中髓角不能充分暴露，遗留残髓。

4. 下颌前牙开髓术

（1）开髓洞形　同上颌前牙，洞口较小。

（2）开髓步骤　调整仿头模位置和角度，左手持口镜，右手握笔式握持手机，以环指作支点，选用小球钻或小裂钻从舌面窝的中央下钻，钻针方向与牙长轴方向一致，进入髓腔后，初步预备洞外形成漏斗状，去净髓室顶，彻底暴露髓角。

（3）注意事项

1）下前牙开髓应选用较小型号钻针，钻针方向始终与牙长轴一致，在颈部勿向近远中扩展，否则极易造成侧穿。

2）避免开髓口过大形成台阶，或开髓口过小遗漏另一舌侧根管，遗留舌侧髓室顶。

5. 上颌前磨牙开髓术（实训图6-3）

（1）开髓洞形　上颌前磨牙开髓口的外形为一颊舌向的长椭圆形。其宽度约为咬合面近远中宽度的1/2，颊舌径长约为颊、舌尖三角嵴中点之间的距离。

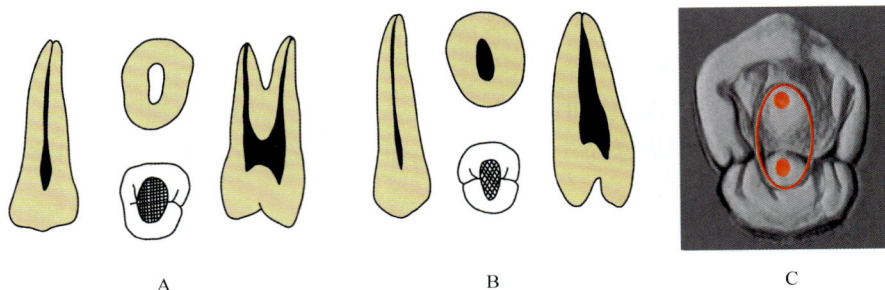

实训图6-3 前磨牙开髓部位

（2）开髓步骤　调整仿头模位置和角度，左手持口镜，右手握笔式握持手机，以环指作支点，在
殆面中央钻入，至牙本质深层后向颊舌侧扩展至颊、舌尖三角嵴的中点处呈长椭圆形。穿通颊侧、舌
侧髓角，去净髓室顶，充分暴露根管口。

（3）注意事项　开髓时还应注意不宜钻磨过浅，以免将髓角误认为根管口。

1）钻针方向始终保持与牙长轴方向一致，避免侧穿或形成台阶。

2）去净髓室顶，避免将颊、舌髓角看成颊、舌根管口。

3）开髓洞口的近远中宽度不能超过上颌前磨牙的髓室的近远中径，避免形成台阶或牙颈部侧穿。

6.下颌前磨牙开髓术

（1）开髓洞形　下颌前磨牙开髓口的外形为一颊舌向的长椭圆形。

（2）开髓步骤　调整仿头模位置和角度，左手持口镜，右手握笔式握持手机，以环指作支点，在
下颌前磨牙殆面中央近颊尖处钻入，调整钻针方向与牙长轴方向一致，一直穿透髓腔，钻针向颊、舌
侧稍扩展，使冠部洞形成椭圆形漏斗状，去净髓室顶，充分暴露根管口。

（3）注意事项

1）在咬合面的颊尖三角嵴中下钻入，钻针方向保持与牙长轴一致，防止向舌侧偏斜形成台阶。

2）揭髓室顶时，要去净颊、舌侧髓角处的髓室顶，避免遗漏根管。

7.上颌磨牙开髓术（实训图6-4）

（1）开髓洞口　髓室顶在殆面投影的位置呈三角形，略偏近中，三角形的底向颊侧，尖朝向腭侧，
颊舌径略宽于近远中径，远中不越过斜嵴。

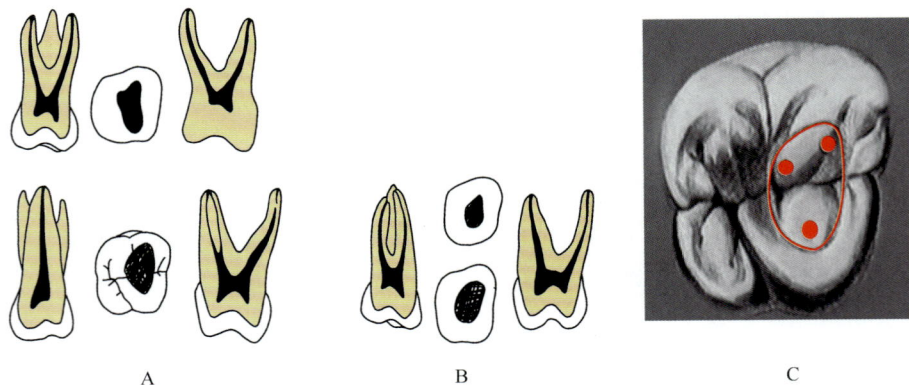

实训图6-4 上颌磨牙开髓部位

（2）开髓步骤　调整仿头模位置和角度，左手持口镜，右手握笔式握持手机，以环指作支点，根
据髓室顶在殆面的投影，设计开髓洞形的外形，确定开髓部位，选用1号球钻，使钻针略向腭侧倾斜，
与腭侧根管方向一致钻入，到达牙本质深层时，向颊、舌向扩展，形成一个偏近中且颊舌径较长的钝

圆三角形。然后从近中舌尖处穿通髓角，依三角形揭去髓室顶。精修髓室顶的残余部分，使洞壁光滑略外敞，和髓腔成直线连接，以利于根管治疗器械的进出。

（3）用生理盐水冲洗洞内残屑，再用气枪吹干。观察髓室底、根管口。然后用扩大针或根管口探针进行检查，试探并感觉进入根管的方向是否有阻碍。若开髓洞形正确，一般情况下应顺利找出3个根管，即近中颊侧根管，远中颊侧根管及腭侧根管。

（4）注意事项

1）上颌磨牙开髓洞形略偏近中，尽量避免破坏咬合面强大的近中舌嵴。

2）在揭髓室顶时仔细确定颊侧底边的长度，以尽量保留𬌗面牙体组织。

3）顶底间距离随年龄增加而变小，揭髓室顶时要避免破坏髓底形态，防止髓室底穿。

8. 下颌磨牙开髓术

（1）开髓洞口　髓室顶在𬌗面的投影位置呈方圆形，略偏近中，略靠颊侧，方圆形的近中边较长，远中变较短，较为圆钝，近远中径长于颊舌径。

（2）开髓步骤　调整仿头模位置和角度，左手持口镜，右手握笔式握持手机，以环指作支点，根据下颌第一磨牙的髓室顶在𬌗面的投影，设计开髓洞形的外形，确定开髓孔的部位，然后选用1号球钻，使钻针略偏向颊侧，与颊侧根管方向一致钻入，直达髓腔有较明显的落空感。然后改用锥形裂钻，以髓室顶到𬌗面上距离为深度，从里向外提拉，依次揭去髓室顶。此时钻针不可太深，也不可从外向里切割，以免损伤髓室底。最后可换用44号柱状砂石精修髓室顶的残余部分，使洞壁光滑略外敞，和髓腔成直线连接，以利于根管治疗器械的进出。

（3）用生理盐水冲洗洞内残屑，再用气枪吹干。观察髓室底、根管口。然后用扩大针或根管口探针进行检查，试探并感觉进入根管的方向是否有阻碍。若开髓洞形正确，一般情况下应顺利找出3个或4个根管，即近中2个根管，远中1个或2个根管。

（4）注意事项

1）开髓时钻针方向应始终保持与牙长轴方向一致，否则易形成台阶或髓室壁侧穿。

2）下颌磨牙开髓洞形的位置在中线偏颊侧才能暴露髓腔，可避免造成舌侧的台阶或髓底穿通。

3）中老年患者磨牙髓室顶底距离变窄，开髓时应注意区别髓室顶底的形态，防止破坏髓室底形态而造成底穿。

4）要注意磨牙髓腔变异，如下颌第二磨牙的"C"字形根管及远中有2个或多个根管等情况。

实训 7　离体牙盖髓术

【目的要求】

1. 掌握盖髓术的原理和适应证。

2. 熟悉盖髓术的操作技术及注意事项。

3. 坚持无菌观念和爱伤观念。

【实训内容】　离体牙间接盖髓术或直接盖髓术。

【实训器材】　仿头模，离体牙石膏模型，高速手机，慢速手机，各类钻针，挖匙，棉球，器械盘，口镜，探针，镊子，帽子，橡皮手套，口罩，一次性无菌注射器，生理盐水，75%乙醇溶液，氢氧化钙制剂，氧化锌丁香油酚水门汀，玻璃离子水门汀，复合树脂，光固化灯，水门汀充填器，树脂充填器，调拌刀，玻璃板，盖髓术有关图片（实训图7-1）、微课或动画等。

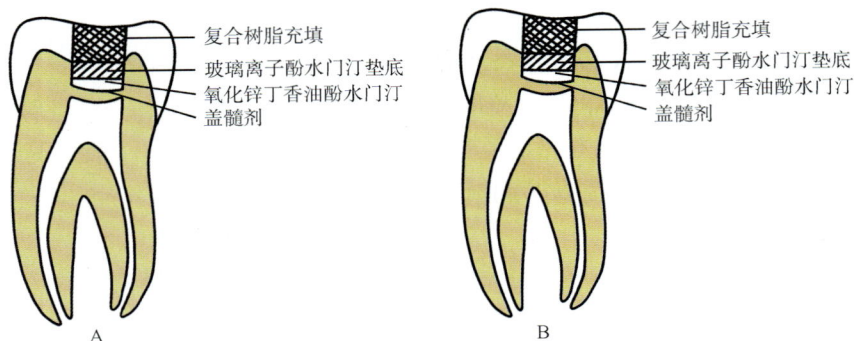

复合树脂充填
玻璃离子酚水门汀垫底
氧化锌丁香油酚水门汀
盖髓剂

复合树脂充填
玻璃离子酚水门汀垫底
氧化锌丁香油酚水门汀
盖髓剂

实训图7-1　盖髓术

A. 直接盖髓术；B. 间接盖髓术

【方法步骤】　观看盖髓术有关图片、微课或动画，了解盖髓术。

1. 去净殆面洞腐质，制备离体牙Ⅰ类洞，辨清窝洞的近髓或穿髓区。

2. 生理盐水缓慢冲洗窝洞、隔湿唾液并清洁、干燥窝洞。

3. 调制氢氧化钙糊剂作为盖髓剂。

4. 用探针挑取适量氢氧化钙糊剂轻敷于近髓或穿髓区，覆盖范围应超出近髓或穿髓区，厚约1mm左右，垫平洞底，避免糊剂沾在洞壁的其他区域。

5. 调制氧化锌丁香油水门汀糊剂，用水门汀充填器取适量氧化锌丁香油水门汀糊剂轻压，暂封窝洞。

6. 术后观察1～2周后，患牙如无症状且牙髓活力正常，则除去大部分暂封物，玻璃离子水门汀垫底，复合树脂永久充填。

【注意事项】

1. 练习操作时，始终保持正确的术式、支点和口镜的使用。

2. 要求严格的无菌操作，所用器材均应严格消毒，因为控制感染是盖髓术成功的关键。

3. 临床上，盖髓术后需定期复查，观察牙髓活力状况、修复性牙本质和根尖孔的形成情况，已便做进一步治疗。

实训 8　根管治疗术

【目的要求】

1. 掌握根管治疗术的适应证。

2. 熟悉根管治疗器械及使用方法。

3. 掌握根管治疗术步骤和技术要点。

【实训内容】　在离体牙上进行根管治疗。

【实训器材】　仿头模，已开髓的离体牙石膏模型，离体牙X线片，器械盘，口镜，探针，镊子，帽子，橡皮手套，口罩，一次性无菌注射器（5ml），高速手机，慢速手机，各种车针，光滑髓针，拔髓针，髓针柄，根管扩大针和根管锉（#15～#40），根管冲洗器，尺子，吸潮纸尖，螺旋输送器，牙胶尖，根充糊剂，水门汀充填器，根尖定位仪，根管侧压器，挖器，棉球，酒精棉球，调拌刀，玻璃板，17%EDTA（乙二胺四乙酸），0.50%～5.25%次氯酸钠，0.9%氯化钠，樟脑酚液，牙胶尖，根管充填糊剂，磷酸锌水门汀，氧化锌粉，丁香油，酒精灯，打火机，光固化复合树脂，光固化灯，根管治疗术相关微课、动画等。

【方法步骤】

1. **术前准备**　通过微课、动画了解根管治疗器械的用途。根据X线片，了解根管长度、形态、粗细、有无变异等。

2. **拔髓**　先用光滑髓针探测出已开髓离体牙的根管方向及通畅程度后，取出光滑髓针，滴入0.5%～5.25%次氯酸钠于髓腔内，轻轻插入拔髓针，顺时针方向无阻力稍捻转，缓慢将残髓取出，如牙髓腐败分解，可用拔髓针分次取出，或用超声波根管内荡洗，再用0.5%～5.25%次氯酸钠冲洗。

3. **测量根管长度**　可按X线片上的冠根比例计算。根尖定位仪是目前临床上最常用的根管长度的测量设备，其准确性可达90%以上。测量时一个电极与根管锉相连，另一个电极与口腔黏膜接触。当根管锉在根管内逐渐深入到达根尖狭窄区时，电流回路形成。阻抗和设置值一致，可确定根管的工作长度。

4. **预备根管**　根管内导入润滑剂EDTA，将小号扩大针（锉）插入根管后，顺时针方向同时向根尖无阻力稍捻转，直达根尖狭窄处，然后顺根管壁一侧抽出，重复数次，直至根管锉能自由顺利抽出为止。根管预备时要求器械从小号到大号逐号依次使用，由细到粗逐号扩大根管，边冲洗边扩大；捻转角度不可过大，遇到阻力不可强行扩大，以免器械折断，或使器械超出根尖孔，刺伤根尖周组织。

5. **冲洗根管**　扩大根管后，用0.50%～5.25%次氯酸钠和0.9%氯化钠交替冲洗根管。用纸捻或棉捻吸干根管。

6. **消毒根管**　用棉捻蘸樟脑酚液，放置于根管内，用氧化锌丁香油糊剂暂封窝洞。

7. **充填根管**

（1）根据测量的根管长度和扩大的程度，选择牙胶尖。

（2）除去根管内的药物棉捻，并干燥根管。

（3）用螺旋输送器将根管糊剂填满于根管。

（4）将主尖牙胶尖蘸糊剂插入根管直达根尖，勿超填。再另取牙胶尖插入根管，用侧压针从管壁一侧插入，将牙胶尖压向一侧，再填塞牙胶尖，直到侧压针不能进入为止。

（5）平齐根管口处切断超出根管口的牙胶尖。

（6）拍X线片检查根管充填情况。

（7）若充填完满，用磷酸锌水门汀垫底后，光固化复合树脂充填。

【注意事项】

1. 根管预备时要注意正确使用器械，遇到阻力时，不可用力过大，防止器械折断于根管内。

2. 根管预备前要确定根管的工作长度，尽量预备彻底，又不能超出根尖孔。

3. 根管预备时要逐号进行，不能跳号。

4. 根管充填时要选择正确的充填方法，不能欠填，也不能超填。

5. 高浓度的次氯酸钠只能在安放了橡皮障的前提下使用。

实训 9　牙周病的检查和口腔卫生指导

【目的要求】　认识牙周组织的健康和病理状态表现，掌握口腔卫生指导的方法。

【实训内容】

1. 示教牙周检查的方法。

2. 讲解和讨论口腔卫生指导的必要性和内容，示教机械清除菌斑的方法。

3. 学生间互相进行牙周检查。

4. 学生间相互练习菌斑染色的方法，互相进行口腔卫生指导并练习菌斑控制方法。

【实训器材】 口腔治疗盘，口镜，镊子，探针，牙周探针，口杯；宣教用全口牙模型和牙刷、牙线、牙签、牙间隙刷；学生练习用菌斑显示剂、牙刷和牙线；镜子。

【方法步骤】

1. 牙周病的检查

（1）口腔卫生状况的检查

1）牙菌斑和软垢的检查：可用直接观察法（详见第7章第5节的 Silness 和 Löe 菌斑指数）或牙菌斑染色法；分别将检查结果以菌斑指数和软垢指数记录于牙周检查表中并计算有菌斑牙面的百分率。

计算公式：菌斑百分率＝（有菌斑牙面数/总受检牙面数）×100%

2）牙石的检查：可以直接观察或通过口镜检查牙石在牙面上的覆盖面积，利用尖探针检查龈沟内龈下牙石的量及分布。并根据检查结果记录牙石指数。

3）检查其他局部刺激物如食物嵌塞、不良修复体等。

（2）牙龈的检查　包括对牙龈色、形、质、龈沟出血情况、龈缘的位置和附着龈宽度的检查。

（3）牙周探诊

1）探诊深度（probing depth，PD）的检查：探诊工具为钝头带刻度的牙周探针。以改良握笔法握持探针，与牙体长轴平行，顶端贴住牙面直达袋底。探入力量为20～25g，探诊时要有支点。提插式移动探针，围绕牙齿各个牙面进行检查，探至邻面时，探针紧靠接触区，顶端略向对侧倾斜以探入接触区下方的龈谷处。测量袋底到龈缘的距离即为PD，以毫米（mm）为单位。每颗牙分别记录颊侧和舌侧的近中、中央和远中共6个位点。

2）附着丧失（attachment loss，AL）的检查：袋底至釉牙骨质界的距离为AL，以毫米（mm）为单位。可用牙周探针顶端探查釉牙骨质界的位置，记录此处至龈缘的距离。若龈缘正位于釉牙骨质界处，则AL记为0；若龈缘位于釉牙骨质界冠方，此距离记为正值，AL为PD减去釉牙骨质界至龈缘的距离；若龈缘位于釉牙骨质界根方，即有龈退缩，则釉牙骨质界至龈缘距离记为负值，AL为PD加上龈退缩的距离。

3）根分叉病变的探查：用尖探针（或Nabers探针）探查多根牙的根分叉区。下颌磨牙颊、舌侧和上颌磨牙颊侧可从中央处探查，上颌磨牙的近、远中应从腭侧探查。记录根分叉病变的分度（详见第7章第8节根分叉病变的分度）。

（4）牙齿松动度的检查　用镊子夹持前牙切缘或抵住后牙𬌗面窝轻轻摇动，根据牙齿移动的幅度或方向记录牙齿松动度。

（5）咬合关系的初步检查　目视法初步检查有无异常，进一步的检查可借助咬合纸、蜡片等。

（6）牙周检查记录表的记录　参照实训图9-1制作牙周检查记录表，对全牙列的每个牙齿按牙位记录各项检查指标。

2. 口腔卫生指导

（1）口腔卫生指导的必要性和内容　菌斑是牙周病的始动因子且不断在牙面持续形成，因此必须坚持每天进行良好的菌斑控制才能预防牙周病，防止其复发。医生只有通过口腔卫生指导才能让患者了解控制菌斑、维护良好口腔卫生对于牙周病的预防、治疗和疗效维护的意义，激发患者的主动意愿去配合治疗和疗效维护。

口腔卫生指导的内容包括让患者了解什么是牙周组织，其作用是什么、健康牙周组织是什么表现，患者目前的牙周组织有哪些疾病表现、导致病变的原因是什么、什么是菌斑和牙石，有什么危害性、向患者介绍控制菌斑对于牙周病的预防、治疗和疗效维护的意义。让患者学会控制菌斑的方法。

（2）机械清除菌斑的方法

1）刷牙：水平颤动拂刷法（改良Bass刷牙法）的操作详解：将牙刷的刷毛置于上颌最后一颗磨牙的颊侧龈缘，刷毛指向牙根与牙面成45°角，稍微加压，使一部分刷毛进入龈沟，一部分进入邻面牙间隙，以2～3颗牙为一组，先在原处水平颤动数次，再转动牙刷使刷毛向牙冠方向移动，拂刷牙齿颊面，然后仍以2～3颗牙为一组向前移动牙刷，保证每次移动都与前一次有牙重叠，重复前述动作，直至对侧最后一颗磨牙。同样方法刷腭侧及下颌牙齿。在刷前牙舌（腭）侧时，可以竖起牙刷使前部刷毛接触龈缘，向牙冠方向提拉刷牙。最后刷咬合面，牙刷刷毛指向咬合面，稍用力前后方向做短距离来回刷动。最后一颗牙的远中面也要刷到。用此方法时应使用尼龙丝制作的软毛牙刷，且刷毛的末端应圆钝。

菌斑																
溢脓																
牙齿松动度																
根分叉病变																
探诊出血																
AL（附着丧失）																
龈缘-CEJ																
PD（探诊深度）																
牙位	8	7	6	5	4	3	2	1	1	2	3	4	5	6	7	8
PD（探诊深度）																
龈缘-CEJ																
AL（附着丧失）																
探诊出血																
根分叉病变																
牙齿松动度																
溢脓																
菌斑																

实训图9-1　牙周检查记录表

2）牙线的使用：用于清除牙邻面的菌斑。可清除牙周健康牙齿或龈乳头有退缩但根面无凹面的邻面菌斑。方法为：取一段长约20cm的牙线，两端打结形成一个线圈。双手撑住线圈，并用一手示指和另一手拇指绷紧牙线，手指之间留出2～3cm的距离，放在两邻牙之间通过拉锯式移动将牙线轻轻通过接触区。然后将牙线紧贴着包绕一侧牙面，并略达龈下，再向切拾方刮动，反复几次，将邻面菌斑清除。再将牙线包绕相邻的另一牙的邻面，以前述方法操作。最后，将牙线从切拾方拉出。依次用同样方法把全口牙邻面菌斑彻底清除。全过程中应多次用清水漱口，并清除牙线上的菌斑。

3）牙签的使用：用于龈乳头退缩而有较大牙间隙者或暴露的根分叉内菌斑的清除。方法为：把牙签放入牙间隙或根分叉，将侧面贴住牙面或根面做颊舌向移动，清除菌斑。应选择光滑无毛刺、木质、横断面为圆形或三角形而尖端略细的牙签。

4）牙间隙刷的使用：用于龈乳头退缩而有牙间隙的邻面菌斑清除，特别适用于清除邻面不规则或根面呈凹面及暴露的根分叉内的菌斑。方法为：选用的牙间隙刷直径应略大于牙间隙或根分叉病变区。把牙间隙刷插入牙间隙或根分叉内，做颊舌向移动刷除菌斑。

3.学生使用菌斑显示剂，牙刷、牙线、镜子，互相进行牙周检查和口腔卫生指导。

【注意事项】 牙周探诊要注意用力的大小和方向。

实训 10　龈上洁治术

【目的要求】 掌握龈上洁治器械的辨认和选择，初步掌握龈上洁治术的操作方法并能实际临床操作，学会抛光技术。

【实训内容】
1.示教不同种类洁治器械的辨认和选择。
2.示教龈上洁治术和橡皮杯抛光的操作。
3.学生在模型上练习洁治术。
4.学生相互间练习龈上洁治术并使用橡皮杯抛光。

【实训器材】
1.口腔治疗盘、口镜、镊子、尖探针和口杯。
2.模型练习用的和消毒后的各种洁治器各1套。
3.上、下颌牙模型（带人工牙石）和仿头模。
4.抛光用橡皮杯、抛光膏、低速弯机。
5.冲洗器、3%过氧化氢溶液、棉球敷料等。

【方法步骤】

1. 实验室示教及练习

（1）洁治器的辨认和选择　洁治器由柄、颈和工作端三部分组成。依据工作端的形状不同，洁治器可分为镰形洁治器与锄形洁治器（详见第7章第9节的龈上洁治术）。不同区域、不同牙面洁治时，应学会选择相应的洁治器。

（2）龈上洁治术的操作要点

1）用改良握笔法握持洁治器，操作时必须有支点（详见第7章第9节的龈上洁治术）。

2）镰形洁治器的放置和角度：将镰形洁治器尖端侧方1～2mm的工作刃紧贴牙面，保持尖端与牙面接触放于牙石的根方，使洁治器工作面和牙面所成角度以70°～80°为宜。

3）用力方式与方向：握紧器械向牙面施加侧压力使之挂住牙石，再通过腕-前臂的移动或转动发力，将牙石整体刮除，避免层层刮削。用力方向一般向冠方。也可斜向或水平向。单纯用指力拉动工作刃虽动作较精细易于控制，但易于疲劳，故仅用于轴角处或窄根唇舌面。必要时可辅以推力。

4）器械的移动：每两次动作间刃部与牙面的接触轨迹保持部分重叠，在邻面也要从颊、舌侧各进入超过颊舌径1/2的深度以免存在遗漏区域。器械从颊（或舌）面移向邻面时，仍应使工作端的尖端始终接触牙面，可借助拇指和示指转动洁治器柄来完成，避免刺伤牙龈。

5）锄形洁治器的放置与工作：锄形洁治器的工作端一侧为锐角一侧为钝角，工作时应选择锐角端置于牙石根方，向冠方发力，整块去除龈上牙石及浅的龈下牙石，整个刃口可用以清洁光滑面。

（3）在仿头模的牙模型上示教和练习

1）仿头模体位：上身后仰，工作部位平齐操作者肘部。操作下颌时下颌牙殆平面基本平行地面；操作上颌时上颌牙殆平面与地面成45°～90°角。

操作者体位：主要位于模型右前方，也可在右后方、正后方或左后方。应根据洁治的牙位及牙面的不同选择不同的体位。

2）全口牙可分为上、下颌的前牙及左右侧后牙6个区段，逐区完成洁治。应合理规划洁治牙面的次序，避免频繁更换器械和体位。

3）根据部位选择相应洁治器，按前述操作要点进行操作，应特别注意支点要稳固。

4）洁治完成后用探针检查有无残留牙石，邻面部位尤应注意，如有残留应再次彻底清除。

5）如模型带有人工牙龈，还应检查有无损坏，并总结反思如何避免对牙龈的损伤。

2. 学生间互相练习龈上洁治术并抛光牙面

（1）询问有无血液病史、传染病史及其他全身情况，确定是否可行常规的洁治术。

（2）术前0.12%氯己定液或3%过氧化氢溶液含漱1min。

（3）按前述实验室练习的操作要点进行洁治。

（4）洁治过程中随时清除过多的血液及唾液，保持视野清楚。

（5）上述操作完成后，用3%过氧化氢溶液冲洗，然后请患者用清水漱口。仔细检查有无残留牙石、有无牙龈损伤和渗血，如有则行相应处理。

（6）洁治的最后步骤是进行抛光。将抛光用橡皮杯安装在低速手机上，蘸取抛光膏，橡皮杯略加力压向牙面使杯缘稍变形，低速旋转抛光牙面。注意抛光剂应保持湿润，以减少摩擦时的产热。

【注意事项】

1. 应先进行模型练习，掌握洁治的基本操作要点后，才能进行临床相互间洁治练习。

2. 洁治时支点不稳会使牙石不能被有效除去，也易使器械失控滑动而造成损伤。应使用改良握笔法握持器械，用中指放于被洁治牙附近作支点，也可使用环指与中指共同作支点，此时应注意两指必须紧贴。操作中支点手指要始终保持稳固地支持在牙面上，避免滑脱。

3. 洁治时要避免在牙石表面层层刮削。放置洁治器时应将尖端放入牙石底部挂住牙石，再通过腕-前臂的发力动作产生"爆发力"将牙石整块去除。

4. 要避免洁治中对牙龈造成损伤。损伤牙龈的原因主要是洁治器的尖端移动时未始终贴住牙面，或工作面与牙面间的角度大于90°，或支点不稳造成滑脱。操作中应避免出现这些问题。

5. 临床实际操作中还应注意交叉感染的预防。

实训 11　龈下刮治术及根面平整术

【目的要求】

1. 掌握龈下刮治术及根面平整术的概念和原理。

2. 熟悉刮治器械的辨识及其选用原则。

3. 熟悉龈下刮治术及根面平整术的操作方法。

【实训内容】

1. 示教刮治器械的辨识及其选用原则。

2.示教龈下刮治术及根面平整术的操作方法。

3.学生熟悉刮治器械的辨识及其选用原则。

4.学生在模型上练习龈下刮治术及根面平整术的操作。

【实训器材】

1.通用刮治器和Gracey刮治器各一套。

2.口腔治疗盘、口镜、镊子、尖探针、牙周探针。

3.带有根面牙石的上、下颌牙模型、仿头模。

【方法步骤】

1. 匙形刮治器的种类及辨认　匙形刮治器的工作端为匙形，其侧面（一侧或两侧）为工作刃，顶端为圆形。工作端断面为新月形或类似半圆形，底部圆滑。刮治器工作端外形的圆滑设计使之便于深入深牙周袋，并尽可能避免在操作中损伤软组织。匙形刮治器分为通用刮治器和专用刮治器两类。

（1）通用刮治器

1）特点：工作端两侧皆为工作刃，每个刃缘可适于多个区域的根面；工作端只在一个方向上有弯曲，即从工作端顶端至工作端起始处有弯曲；从顶端向颈部观看，工作面与颈部末端成90°角。

2）型号：分为适用于前牙的刮治器、适用于前磨牙的刮治器和适用于磨牙的刮治器。适用于前牙的刮治器颈部弯度较小，适用于磨牙的刮治器颈部弯度最大，适用于前磨牙的刮治器颈部弯度介于二者之间。

（2）专用刮治器　如以设计者名字命名的Gracey刮治器。

Gracey刮治器的特点：

1）区域专用：Gracey刮治器一套9支，均为双头，编号为#1～#18，每支器械的两个工作端成对，分别占用相邻的两个编号。每支Gracey刮治器只适用于某个或某些特定的部位和牙面。其中Gracey#1/2～#5/6适用于前牙，Gracey#7/8～#9/10适用于前磨牙及磨牙的颊舌面，Gracey#11/12适用于前磨牙及磨牙的近中面，Gracey#13/14适用于前磨牙及磨牙的远中面，Gracey#15/16适用于后牙近中面，Gracey#17/18适用于后牙远中面。临床常用其中的4支，即Gracey#5/6、Gracey#7/8、Gracey#11/12和Gracey#13/14。

2）工作端只有单侧工作刃：虽然工作端侧面与工作面仍有两条交线，但只有较长且弯曲较大的一侧刃才是工作刃。亦可将颈部末端垂直地面，工作面上较低一侧刃为工作刃。

3）工作端在两个方向弯曲：分别为从起始部向顶端的弯曲和向侧方的弯曲，利于工作端与牙面的贴合。

4）工作面与颈部成70°角：即从工作端顶端向颈部观看，工作面与颈部末端成70°角。因此工作端进入龈下刮治时，当器械颈部末端与牙长轴平行且工作刃靠住根面时，工作面即与牙面成最佳工作角度，便于有效刮除牙石。

2. 龈下刮治术和根面平整术的操作要点

（1）首先应先用牙周探针探查牙周袋的深度和形状，以及龈下牙石的多少和分布。

（2）以改良执笔法握持刮治器，操作时要有稳固的支点。可用中指作支点或以中指与环指靠紧在一起作支点，支点手指的指腹放在邻近牙齿上。

（3）将刮治器工作面与根面成0°角，缓缓放入袋底至牙石根方，再调整刮治器角度，直至工作面与牙根面成70°～80°的工作角度。

（4）用力方式　向根面施加侧压力，以腕-前臂发力将牙石去除。运用指力易疲劳，仅可在个别精细部位使用。

（5）每一下刮治的动作幅度不要过大，在刮治过程中工作端由袋底向冠方移动，以不超出龈缘为宜。

（6）用力方向　主要为冠向，牙周袋较宽时也可斜向或水平向运动。

（7）刮治器应放在龈下牙石根方整体刮除牙石，避免层层刮削。每一下刮治的动作范围要与前一下有部分重叠，并有一定次序，不要遗漏。

（8）刮除龈下牙石后，要继续刮除软化的牙骨质表层，平整根面。但也不要过多刮除根面以免治疗后出现敏感症状。

（9）最后再用尖探针探查，确定龈下牙石已经去净，根面光滑坚硬。

3.在仿头模的牙模型上分区段示教并练习刮治方法

（1）在仿头模上示教不同区段进行龈下刮治术及根面平整术的体位、器械选择和操作方法。

（2）学生在仿头模上练习各区段龈下刮治术及根面平整术的体位、器械选择和操作方法。

（3）完成后再用尖探针探查，确定龈下牙石已经去净，根面光滑坚硬。

【注意事项】　龈下刮治术及根面平整术是牙周治疗的基本技术，操作时器械工作端不能直视，须靠触觉来发现龈下牙石并去除之，因此操作要十分小心，既要避免遗漏牙石，又要避免损伤牙龈。

实训 12　窝沟封闭

【目的要求】　掌握窝沟封闭的适应证与非适应证、操作步骤及注意事项。

【实训内容】

1.窝沟封闭的适应证与非适应证、操作步骤及注意事项。

2.示教窝沟封闭操作要领。

3.学生相互间完成1～2个恒磨牙的窝沟封闭，掌握操作方法及注意事项。

4.总结操作过程中出现的问题，并分析讨论失败的原因。

【实训器材】　口腔综合治疗台；器械盘、口镜、尖探针、镊子、帽子、橡皮手套、口罩、窝沟封闭剂、酸蚀剂、光固化灯、气枪、低速手机及毛刷、浮石粉或不含氟牙膏、棉球；窝沟封闭临床操作录像；教师用示教模型1个，窝沟封闭视频。

【方法步骤】

1.教师讲解

（1）窝沟的解剖特点及窝沟龋的特点。

（2）窝沟封闭的原理、适应证、禁忌证。

（3）常用隔湿方法及隔湿的重要性。

（4）窝沟封闭的操作要点。

2.学生观看窝沟封闭临床操作的视频。

3.教师示教。

4.学生相互间在口内完成1～2颗恒磨牙窝沟封闭操作。

具体操作步骤：

（1）在照明良好的条件下以视、探诊检查牙齿窝沟情况，牙面有菌斑软垢时应先清洁再检查。

（2）清洁牙面　用装有毛刷的低速手机蘸适量浮石粉或不含氟牙膏刷洗牙面后彻底冲洗，再用探针清除窝沟中残留的清洁剂。

（3）酸蚀　用棉球隔湿，在牙尖斜面2/3需要封闭的窝沟周围涂布酸蚀剂（35%磷酸凝胶），酸蚀30s。

（4）冲洗、干燥牙面　吹牙面前先吹一下口镜，去除管道内的油，高压水气冲洗牙面10～15s，在严密隔湿的条件下，吹干牙面后牙面应出现白垩色变。

（5）涂布封闭剂　将窝沟封闭剂涂布在酸蚀后的牙面上，尤其是下颌磨牙的颊点隙和上颌磨牙的腭点隙，以探针帮助排出气泡，使封闭剂均匀地覆盖窝沟。

（6）光照固化　用光固化灯在距离牙面1mm处照射20～40s（根据具体使用的产品类型和光固化灯性能的情况而定），照射范围应大于封闭剂涂布的范围。

（7）检查封闭情况　完成后用探针检查固化及粘接情况，检查是否存在遗漏，并检查咬合。

（8）操作中如果牙面被唾液污染，需要重新酸蚀5s后再继续操作。

5.学生就实施各项操作及被操作的感受进行讨论。

6.教师讲评总结。

【注意事项】

1.清洁牙面时需要使用不含氟的牙膏或者浮石粉，避免使用含有油脂或者过细磨料的清洁剂。

2.酸蚀牙面时，注意酸蚀剂的用量要适当，不要溢出到口腔软组织，同时避免产生气泡，酸蚀过程中，不要反复擦拭酸蚀牙面。

3.封闭前需保持牙面干燥，不被唾液污染，这是窝沟封闭成功的关键。

4.涂布封闭剂时用量不可过多，避免封闭后咬合过高。

（韩灿灿　吴陈炫　刘颖萍）

主要参考文献

陈谦明，2020. 口腔黏膜病学 . 5 版 . 北京：人民卫生出版社 .

高学军，岳林，2013. 牙体牙髓病学 . 2 版 . 北京：北京大学医学出版社 .

葛立宏，2020. 儿童口腔医学 . 5 版 . 北京：人民卫生出版社 .

孟焕新，2020. 牙周病学 . 5 版 . 北京：人民卫生出版社 .

中华口腔医学会口腔黏膜病专业委员会，中华口腔医学会中西医结合专业委员会，2012. 复发性阿弗他溃疡诊疗指南
　（试行）. 中华口腔医学杂志，47（7）：402-404.

中华口腔医学会口腔修复学专业委员会，2021. 牙齿漂白治疗技术指南 . 中华口腔医学杂志，56（12）：1191-1196.

中华口腔医学会口腔预防医学专业委员会牙本质敏感专家组，2019. 牙本质敏感的诊断和防治指南（2019修订版）. 中华
　口腔医学杂志，54（4）：223-227.

周学东，2020. 牙体牙髓病学 . 5 版 . 北京：人民卫生出版社 .

自测题参考答案

第2章

1. C 2. D 3. A 4. D

第3章

1. B 2. C 3. C 4. A 5. E 6. B 7. A 8. B 9. A 10. A 11. D 12. B 13. B 14. E 15. C
16. A 17. E 18. D 19. E 20. D 21. C 22. E 23. B 24. B 25. B 26. E 27. A 28. E

第4章

1. B 2. D 3. B 4. C 5. D 6. C 7. E 8. C 9. C 10. C 11. B 12. E 13. B 14. D 15. C
16. E 17. A 18. B 19. A 20. B 21. E

第5章

1. B 2. D 3. D 4. C 5. C 6. C 7. E 8. D 9. E 10. B 11. A 12. A 13. C 14. D

第6章

1. B 2. D 3. C 4. E 5. C 6. D 7. D 8. A 9. D 10. B 11. A 12. B

第7章

1. E 2. E 3. D 4. A 5. C 6. B 7. C 8. B 9. A 10. E 11. D 12. C 13. B 14. D 15. D
16. E 17. A 18. B 19. D 20. C 21. E 22. D 23. B 24. A 25. B 26. A 27. C 8. E

第8章

1. B 2. E 3. D 4. C 5. A 6. B 7. E 8. A 9. C 10. D 11. D 12. A 13. D 14. B 15. C
16. C 17. D 18. A 19. C 20. C 21. C 22. D 23. A 24. B 25. C 26. C 27. A